O NOVO CZAR
Ascensão e reinado de Vladimir Putin

O NOVO CZAR
Ascensão e reinado de Vladimir Putin

STEVEN LEE MYERS

Tradução de
Marcia Men

Amarilys

Título original em inglês: *The new Tsar: the rise and reign of Vladimir Putin*

Amarilys é um selo editorial Manole.

Este livro contempla as regras do Acordo Ortográfico da Língua Portuguesa de 1990, que entrou em vigor no Brasil.

Capa: Axel Sande/Gabinete de Artes
Foto da capa: gettyimages.com
Editora-gestora: Sônia Midori Fujiyoshi
Editor: Enrico Giglio
Editoração eletrônica: Rafael Zemantauskas

CIP-BRASIL. CATALOGAÇÃO NA PUBLICAÇÃO
SINDICATO NACIONAL DOS EDITORES DE LIVROS, RJ

Myers, Steven Lee
O novo Czar : ascensão e reinado de Vladimir Putin / Steven Lee Myers ; [tradução Marcia Men]. - 1. ed. - Santana de Parnaíba [SP] : Amarilys, 2018.
624 p. : il. ; 23 cm.

Tradução de: The new Tsar : the rise and reign of Vladimir Putin
Inclui bibliografia e índice
ISBN 978-85-204-5601-9

1. Putin, Vladimir Vladimirovich, 1952-. 2. Presidentes - Rússia (Federação) - Biografia. 3. Rússia (Federação) - Política e governo - 1991-. I. Men, Marcia. II. Título..

18-48443 CDD: 923.147
CDU: 929:32(47)

Meri Gleice Rodrigues de Souza - Bibliotecária CRB-7/6439
16/03/2018 20/03/2018

1ª edição brasileira 2018

Editora Manole Ltda.
Av. Ceci, 672 – Tamboré
06460-120 – Barueri – SP – Brasil
Tel.: (11) 4196-6000 – Fax: (11) 4196-6021
www.manole.com.br
info@manole.com.br

Impresso no Brasil
Printed in Brazil

Para
Margaret, Emma,
e Madeline
e em memória
de minha mãe,
Nita Louise Myers

Sumário

PARTE UM

CAPÍTULO 1 *Homo sovieticus* 3
CAPÍTULO 2 Coração quente, cabeça fria e mãos limpas 21
CAPÍTULO 3 Um espião mediano em um império moribundo . . . 36
CAPÍTULO 4 A democracia enfrenta um inverno voraz 53

PARTE DOIS

CAPÍTULO 5 O espião vem do frio 75
CAPÍTULO 6 Democracia mal administrada 95
CAPÍTULO 7 Uma via inesperada para o poder 112
CAPÍTULO 8 Nadando duas vezes no mesmo rio 128
CAPÍTULO 9 *Kompromat* 146
CAPÍTULO 10 Na latrina 165

PARTE TRÊS

CAPÍTULO 11 Transformando-se em Portugal 189
CAPÍTULO 12 A alma de Putin 218
CAPÍTULO 13 Os deuses dormiram em suas cabeças 239
CAPÍTULO 14 *Annus Horribilis* 261
CAPÍTULO 15 O contágio laranja 283
CAPÍTULO 16 Kremlin, Inc. 302

CAPÍTULO 17 Veneno . . . 327
CAPÍTULO 18 O problema 2008 . . . 348

PARTE QUATRO

CAPÍTULO 19 A Regência . . . 371
CAPÍTULO 20 Homem de ação . . . 388
CAPÍTULO 21 O retorno . . . 409

PARTE CINCO

CAPÍTULO 22 A restauração . . . 433
CAPÍTULO 23 Sozinho no Olimpo . . . 451
CAPÍTULO 24 Putingrado . . . 469
CAPÍTULO 25 Nossa Rússia . . . 494

Agradecimentos . . . 521
Notas . . . 524
Bibliografia . . . 581
Índice remissivo . . . 593

Ah, ele compreendia muito bem que para a alma dócil de um russo humilde, exausto pelo pesar e pelas dificuldades e, acima de tudo, pela injustiça e pelo pecado constantes, dele mesmo ou do mundo, não existia necessidade mais intensa do que encontrar um altar sagrado ou um santo diante do qual se prostrar e adorar.

– Fiódor Dostoiévski,
Os Irmãos Karamazov

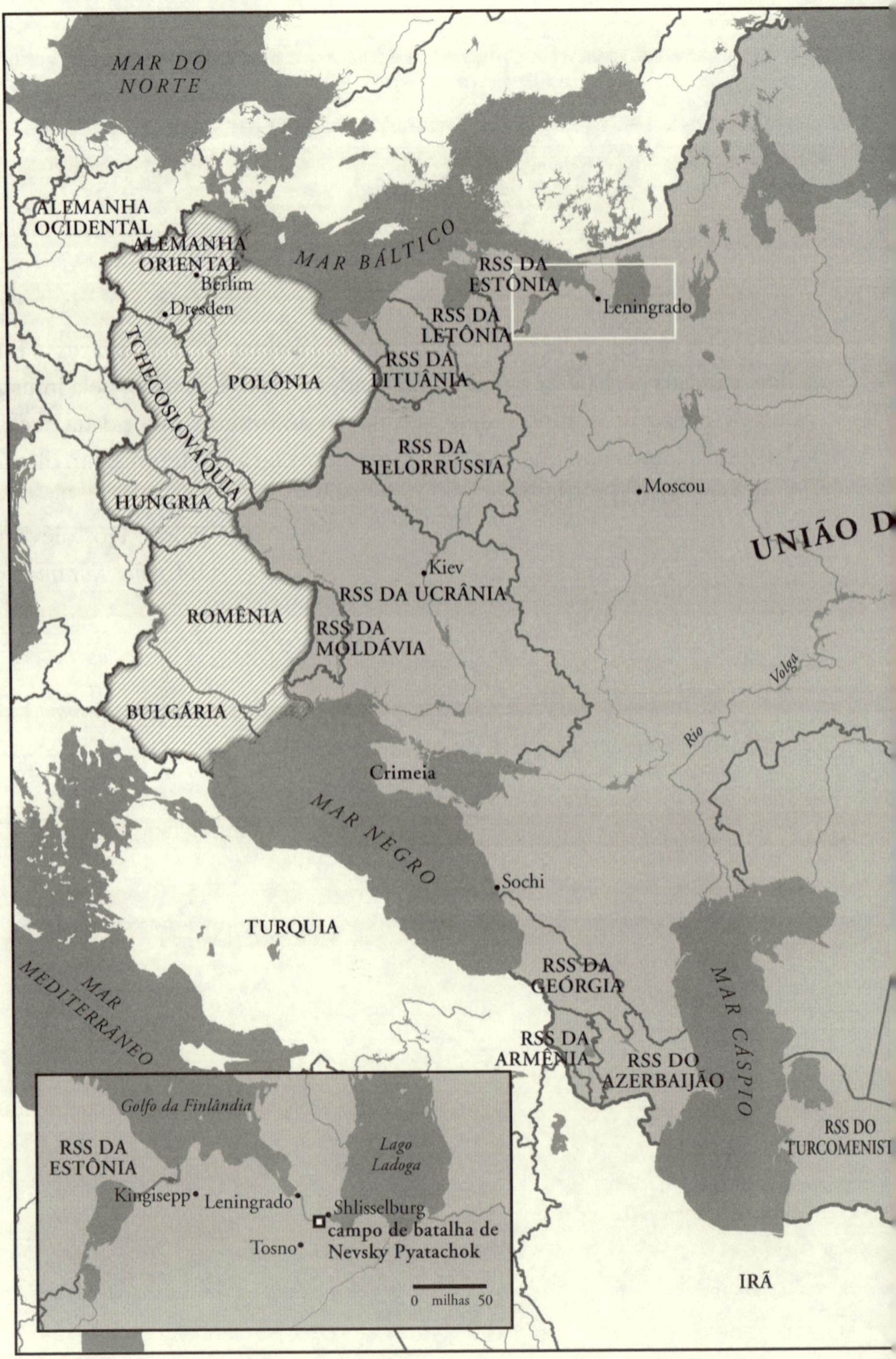

MAR DO NORTE
ALEMANHA OCIDENTAL
ALEMANHA ORIENTAL
Berlim
Dresden
MAR BÁLTICO
RSS DA ESTÔNIA
Leningrado
RSS DA LETÔNIA
RSS DA LITUÂNIA
TCHECOSLOVÁQUIA
POLÔNIA
RSS DA BIELORRÚSSIA
Moscou
HUNGRIA
UNIÃO D
Kiev
RSS DA UCRÂNIA
ROMÊNIA
RSS DA MOLDÁVIA
Volga
Rio
BULGÁRIA
Crimeia
MAR NEGRO
Sochi
TURQUIA
MAR MEDITERRÂNEO
RSS DA GEÓRGIA
MAR CÁSPIO
RSS DA ARMÊNIA
RSS DO AZERBAIJÃO
RSS DO TURCOMENIST
IRÃ
Golfo da Finlândia
RSS DA ESTÔNIA
Lago Ladoga
Kingisepp
Leningrado
Shlisselburg
campo de batalha de Nevsky Pyatachok
Tosno
0 milhas 50

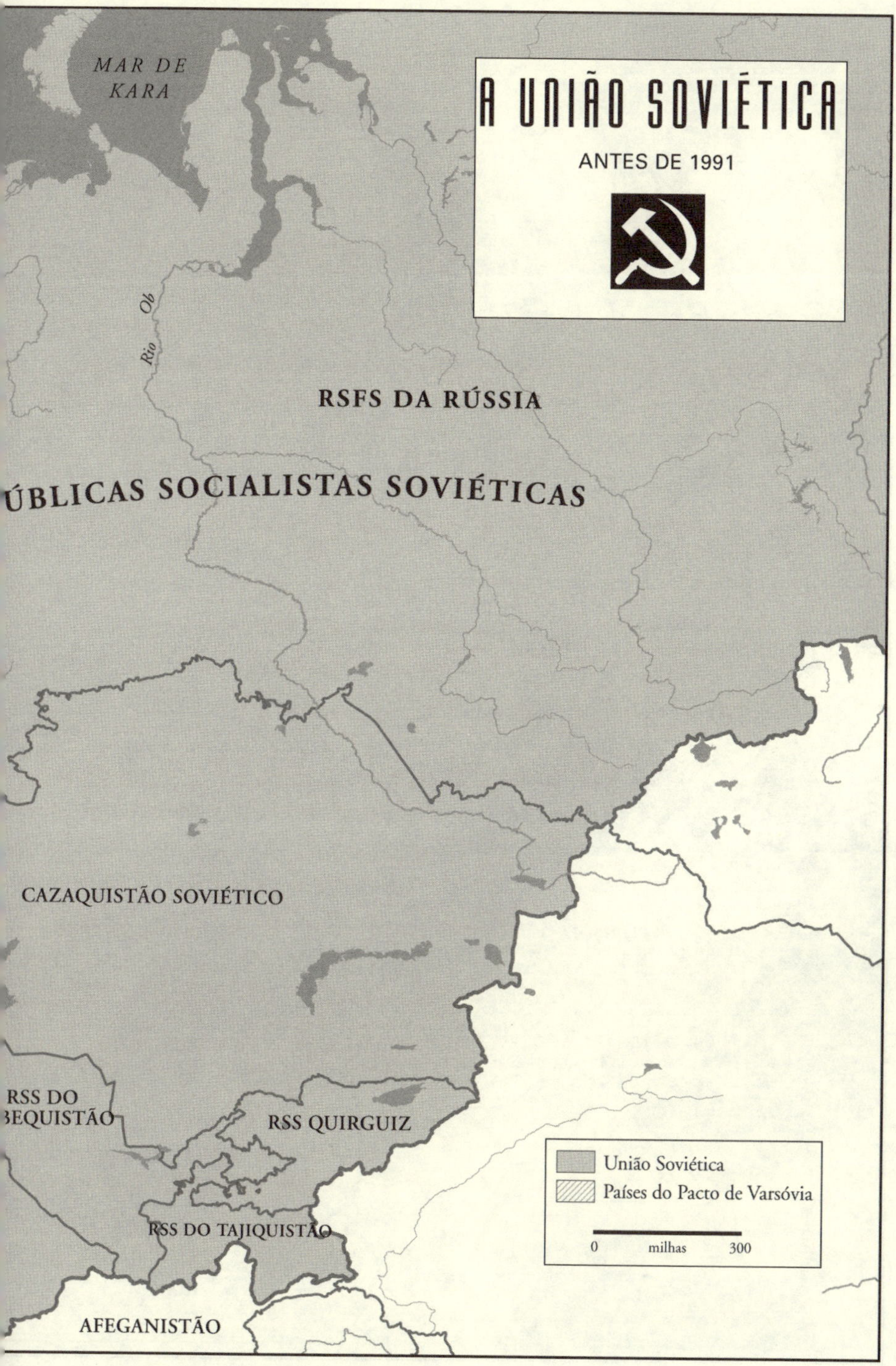

MAR DE KARA
A UNIÃO SOVIÉTICA
ANTES DE 1991
Rio Ob
RSFS DA RÚSSIA
ÚBLICAS SOCIALISTAS SOVIÉTICAS
CAZAQUISTÃO SOVIÉTICO
RSS DO
BEQUISTÃO
RSS QUIRGUIZ
RSS DO TAJIQUISTÃO
AFEGANISTÃO
União Soviética
Países do Pacto de Varsóvia
0 milhas 300

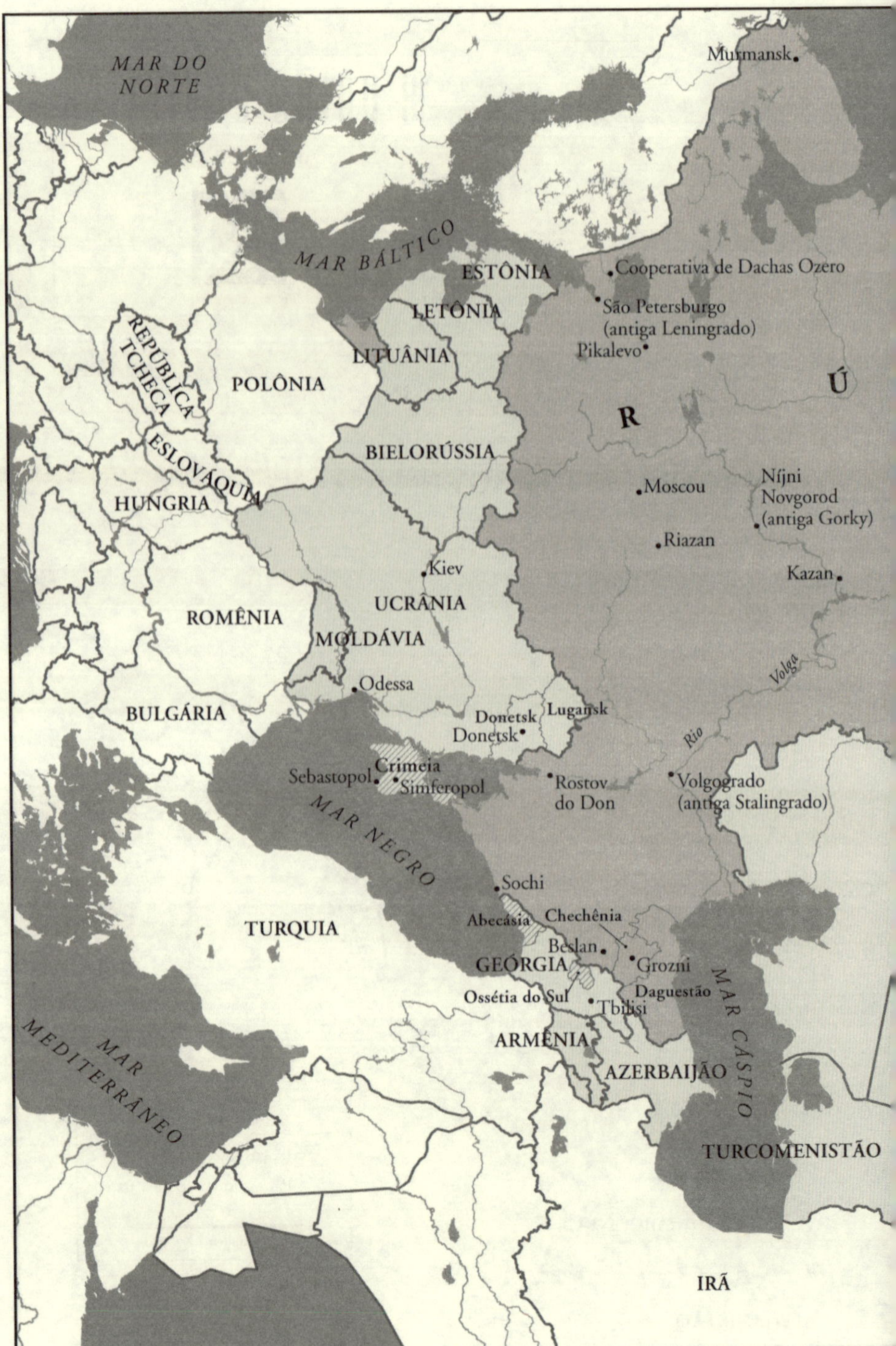

MAR DO NORTE
Murmansk
MAR BÁLTICO
ESTÔNIA
Cooperativa de Dachas Ozero
LETÔNIA
São Petersburgo (antiga Leningrado)
Pikalevo
LITUÂNIA
REPÚBLICA TCHECA
POLÔNIA
R
Ú
ESLOVÁQUIA
BIELORÚSSIA
HUNGRIA
Moscou
Níjni Novgorod (antiga Gorky)
Riazan
Kiev
Kazan
ROMÊNIA
UCRÂNIA
MOLDÁVIA
Odessa
Volga
BULGÁRIA
Donetsk
Lugansk
Donetsk
Rio
Crimeia
Sebastopol
Simferopol
Rostov do Don
Volgogrado (antiga Stalingrado)
MAR NEGRO
Sochi
Abecásia
Chechênia
TURQUIA
Beslan
Grozni
GEÓRGIA
Ossétia do Sul
Daguestão
Tbilisi
MAR CÁSPIO
ARMÊNIA
MAR MEDITERRÂNEO
AZERBAIJÃO
TURCOMENISTÃO
IRÃ

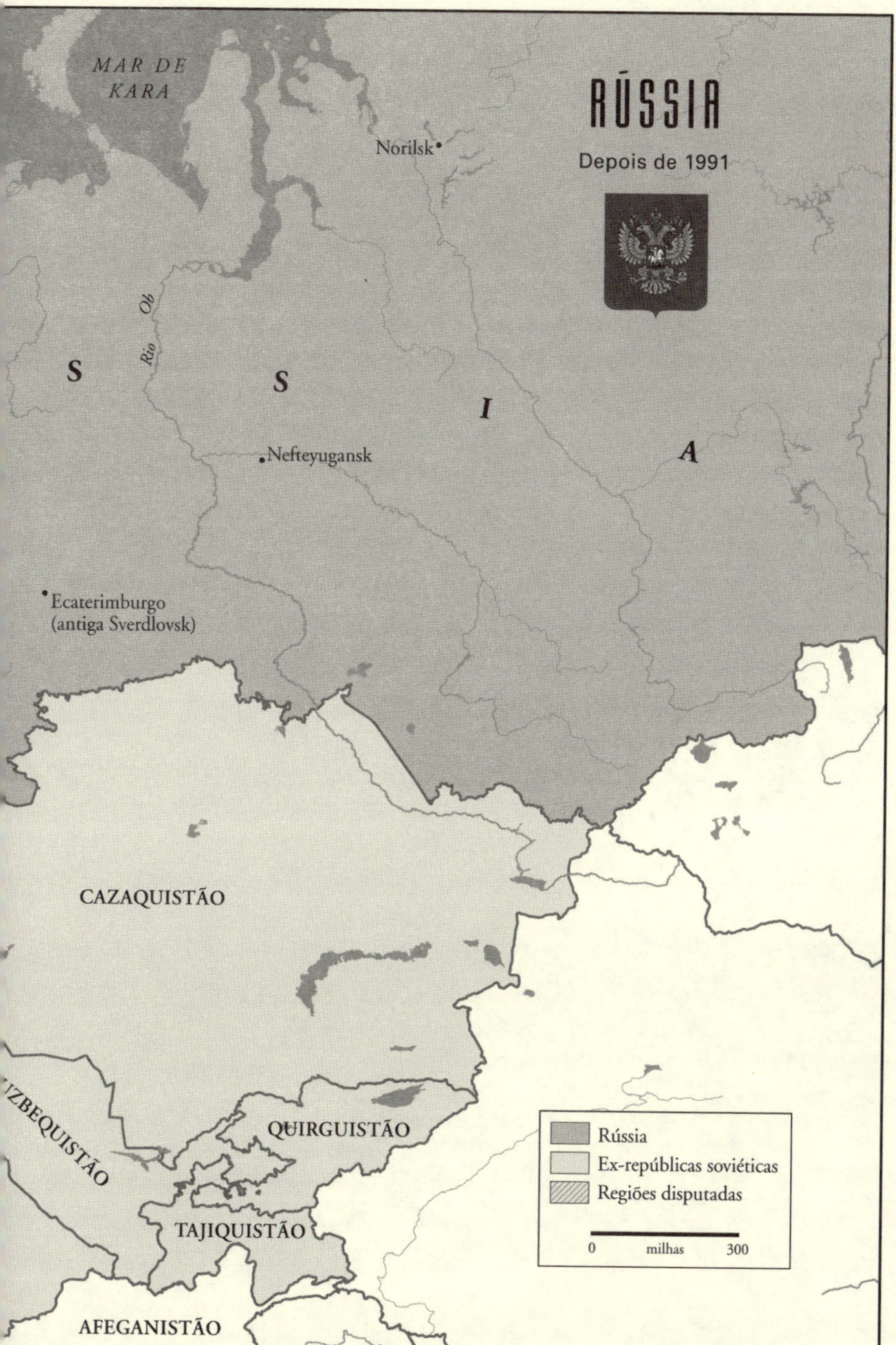
RÚSSIA
Depois de 1991
MAR DE KARA
Norilsk
Rio Ob
S
S
I
A
Nefteyugansk
Ecaterimburgo
(antiga Sverdlovsk)
CAZAQUISTÃO
UZBEQUISTÃO
QUIRGUISTÃO
TAJIQUISTÃO
AFEGANISTÃO
Rússia
Ex-repúblicas soviéticas
Regiões disputadas
0 milhas 300

PARTE UM

1

Homo Sovieticus

Vladimir Spiridonovich Putin avançou pelo campo de batalha esburacado ao lado do rio Neva, cerca de cinquenta quilômetros distante de Leningrado. Suas ordens eram suicidas. Ele deveria fazer reconhecimento das posições alemãs e, se possível, capturar uma "língua", gíria para um soldado para interrogar. Era 17 de novembro de 1941,[1] já fazia um frio de amargar, e o humilhado exército da União Soviética agora lutava desesperadamente para evitar sua destruição total nas mãos da Alemanha nazista. Os últimos tanques na reserva da cidade tinham atravessado o Neva na semana anterior, e os comandantes de Putin agora tinham ordens de romper posições pesadamente reforçadas, defendidas por 54 mil soldados da infantaria alemã.[2] Não havia opção além de obedecer. Ele e outro soldado se aproximaram de uma trincheira junto a um front escavado, entalhado de trincheiras, eivado de crateras de bombas, manchado de sangue. Um alemão se levantou de súbito, surpreendendo os três. Por uma fração de segundos, nada aconteceu. O alemão reagiu primeiro, soltando o pino de uma granada e lançando-a. Ela aterrissou perto dos pés de Putin, matando seu camarada e crivando suas pernas com estilhaços. O soldado alemão escapou, dando Putin por morto. "A vida é algo tão simples, de verdade", diria um sujeito contando a história décadas depois, com um fatalismo característico.[3]

Putin, então com trinta anos, ficou ali, ferido, em uma cabeça de ponte na margem oriental do Neva. Os comandantes do Exército Vermelho haviam despejado soldados do outro lado do rio na esperança de romper o cerco a Leningrado que começara dois meses antes, quando os alemães capturaram Shlisselburg, uma antiga fortaleza na foz do Neva, mas o esforço fracassou. Os alemães montaram um cerco que duraria 872 dias e mataria um milhão de civis por bombardeios, inanição ou doença. "O Führer decidiu aniquilar a cidade de Petersburgo da face da terra", declarou uma ordem secreta alemã em 29 de setembro. Não seria aceita rendição. Bombardeios aéreos e por artilharia seriam o instrumento da destruição da cidade, e a fome seria sua aliada, já que "alimentar a população não é algo que possa ser resolvido por nós, nem deveria ser".[4] Nunca antes uma cidade moderna suportou um cerco assim.

"Este é o final das suas perdas?", telegrafou Josef Stalin aos defensores da cidade, furioso, no dia seguinte ao início do cerco. "Talvez já tenham decidido entregar Leningrado?" O telegrama foi assinado por toda a liderança soviética, inclusive Vyacheslav Molotov, que em 1939 havia assinado o infame pacto de não agressão com seu equivalente nazista, Joachim von Ribbentrop, um acordo que agora tinha sido traído.[5] Este não foi, de forma alguma, o fim das perdas. A queda de Shlisselburg coincidiu com ataques aéreos ferozes à própria Leningrado, inclusive um que deixou o principal depósito de alimentos da cidade em chamas. As forças soviéticas que defendiam a cidade estavam em desarranjo, assim como no resto da União Soviética. A Operação Barbarossa, a invasão nazista que começou em 22 de junho de 1941, esmagou as defesas soviéticas ao longo de um front com 160 quilômetros de extensão, indo do Mar Báltico ao Mar Negro. Até Moscou parecia estar correndo o risco de cair.

Stalin jamais cogitou entregar Leningrado, e despachou o chefe de gabinete, Georgy Zhukov, para reunir as defesas da cidade, o que ele fez com grande brutalidade. Na noite de 19 de setembro, sob ordens de Zhukov, as forças soviéticas montaram o primeiro ataque seiscentos metros além do Neva para romper o cerco, mas foram rechaçadas pelo devastador poder de fogo alemão. Em outubro, Zhukov tentou novamente, lançando adiante a 86ª Divisão, que incluía a unidade de Putin, o 330º Regimento de Fuzileiros. A cabeça de ponte que esses soldados conseguiram criar na margem oriental do Neva ficou conhecida como Nevsky Pyatachok devido a seu tamanho, a partir da palavra usada para descrever uma moeda de cinco copeques ou um pequeno remendo. Em seu trecho mais amplo, o campo de batalha mal chegava a um quilômetro e meio de largura e menos de um quilômetro de profundidade. Para os soldados fadados a combater ali, era uma armadilha mortal, brutal e sem sentido.

Putin era um trabalhador inculto, um dos quatro filhos de Spiridon Putin, um *chef* que já havia trabalhado no famoso Astoria Hotel da cidade antes da revolução. Spiridon, apesar de partidário dos bolcheviques, fugiu da capital imperial durante a guerra civil e a fome que se seguiram à Revolução de Outubro em 1917. Ele se assentou em seu vilarejo ancestral, Pominovo, nas colinas ondulantes a oeste de Moscou, e posteriormente se mudou para a cidade propriamente dita, onde cozinhou para a viúva de Vladimir Lenin, Nadezhda Krupskaya, em sua dacha soviética oficial, no distrito de Gorki, nos limites de Moscou.[6] Após a morte dela em 1939, ele trabalhou no retiro do Comitê do Partido Comunista de Moscou. Dizia-se que ele havia cozinhado para Grigory Rasputin certa vez no Astoria e para Stalin em diversas ocasiões, quando este visitava a viúva de Lenin, iniciando uma tradição familiar de servidão à elite política. A proximidade com o poder não ajudou em nada a proteger seus filhos dos nazistas; a nação toda lutava pela sobrevivência.

Vladimir Putin já era um veterano quando os nazistas invadiram a União Soviética em junho de 1941. Ele tinha servido como tripulante de submarino na Frota do Báltico na década de 1930 antes de se assentar não muito distante de Leningrado, no vilarejo de Petrodvorets, onde Pedro, o Grande, construíra seu palácio no Golfo da Finlândia. Nos dias caóticos que antecederam a invasão, Vladimir, como muitos cidadãos, apressara-se a se oferecer como voluntário para defender a nação, sendo designado inicialmente para um destacamento especial de demolição do Comissariado do Povo para Assuntos Internos, ou NKVD, a temida agência da polícia secreta que mais tarde se tornaria a KGB. A NKVD criou 2.222 desses destacamentos para atormentar os nazistas atrás do front, que na época avançavam rapidamente.[7] Uma das primeiras missões de Putin na guerra foi um desastre. Ele e 27 outros combatentes *partisans* foram lançados de paraquedas atrás dos alemães que avançavam sobre Leningrado, perto da cidade de Kingisepp. Ela ficava perto da fronteira com a Estônia, que a União Soviética tinha ocupado no ano anterior, junto com a Letônia e a Lituânia, como parte do famigerado pacto pré-guerra com Hitler. O destacamento de Putin conseguiu explodir um depósito de armas, segundo conta a história, porém ficou rapidamente sem munição e rações. Residentes locais, estonianos, trouxeram-lhes comida, mas também os entregaram aos alemães, a quem muitos nas nações bálticas deram as boas-vindas, ao menos a princípio, como libertadores da ocupação soviética. Os soldados alemães se aproximaram da unidade, disparando sobre ela enquanto os homens corriam por uma estrada de volta para trás das linhas soviéticas. Putin se separou deles, perseguido por alemães com cachorros, e se escondeu em um pântano, submergindo e respirando através de um caniço até que a patrulha seguisse em frente.[8] Como exatamente ele conseguiu voltar se perdeu na névoa da história, contudo apenas ele e três outros de seu destacamento sobreviveram ao ataque. A NKVD o interrogou depois de sua fuga, mas ele conseguiu evitar a suspeita de deserção ou covardia e em breve foi enviado de volta ao front.[9] Pode ter sido apenas coragem o que impulsionava Putin, ou pode ter sido medo. A Ordem Nº 270 de Stalin, promulgada em 16 de agosto, ameaçava os soldados que se rendessem de execução e seus familiares, de aprisionamento.

Dentro de Leningrado, as condições se deterioraram rapidamente, apesar do empenho das autoridades em manter um senso de normalidade. As escolas funcionaram como sempre em 1º de setembro, mas três dias depois as primeiras bombas alemãs caíram dentro da cidade.[10] Com o cerco completo e a cidade agora sob ataque regular vindo do alto, as autoridades intensificaram o racionamento de comida. As rações diminuiriam gradualmente, levando ao desalento, desespero e, por fim, à morte. Enquanto Vladimir Putin lutava fora da cidade, sua esposa, Maria, e o bebê do casal estavam presos lá dentro. Vladimir e Maria, nascidos em 1911, eram filhos do turbulento século XX na Rússia, fustigado pela Primeira Guerra Mundial, a revolução bolchevique e a guerra civil que veio em seguida. Eles se conheceram em Pominovo, para onde o pai dele havia se mudado após a revolução, e se casaram em 1928, quando ambos tinham apenas dezessete anos. Eles se mudaram para Leningrado como recém-casados, fixando-se em Petrodvorets com parentes dela em 1932. Depois do recrutamento de Putin na Frota Báltica, eles tiveram um filho chamado Oleg, que morreu ainda pequeno. Um ano antes da guerra, tiveram um segundo filho, Viktor.

Maria e Viktor escaparam por pouco da ocupação em territórios tomados pelos nazistas. Ela se recusou teimosamente a deixar Petrodvorets; no entanto, conforme os alemães se aproximavam, seu irmão, Ivan Shelomov, forçou-a a deixar a área. Ele servia como primeiro capitão no quartel-general da Frota Báltica e, portanto, tinha autoridade militar e quaisquer privilégios que ainda existissem em uma cidade sitiada.[11] O capitão Shelomov foi buscá-los "debaixo de tiros e bombas" e os instalou em uma cidade cujo destino era precário.[12] As condições ficaram dramáticas quando o inverno chegou, com o frio daquele ano ainda mais intenso do que o usual. Maria e Viktor se mudaram para um dos abrigos abertos às dúzias pelas autoridades para receber os refugiados que brotavam dos arredores ocupados. O irmão dela a ajudou com suas próprias rações, mas a saúde de Maria se deteriorou mesmo assim. Certo dia – quando exatamente, não se sabe –, ela desmaiou e transeuntes colocaram seu corpo do lado de fora, junto com os cadáveres congelados que tinham começado a se acumular na rua para coleta, tendo sido tomada por morta enquanto seu marido lutava no front. Ela foi descoberta, de alguma forma, nesse morgue a céu aberto, quando seus gemidos atraíram atenção.[13]

A sobrevivência de Vladimir parecia tão improvável quanto a dela. Ele ficou largado, ferido, ao lado do Neva por várias horas antes que outros soldados soviéticos o encontrassem e carregassem de volta para o reduto do regimento na margem. Ele podia ter morrido, um dos mais de 300 mil soldados que perderam suas vidas no Nevsky Pyatachok, exceto pelo fato de que um antigo vizinho o encontrou em uma maca em um primitivo hospital de campo. Ele passou Putin sobre os próprios ombros e o carregou, atravessando o rio congelado, até um hospital do outro lado do rio.

No final, o ferimento de Putin quase certamente salvou-lhe a vida. Sua unidade, o 330º Regimento de Fuzileiros, lutou na cabeça de ponte por todo o inverno de 1941-1942. A batalha prenunciou o terrível cerco de Stalingrado no ano seguinte que, pela escala e nível de carnificina, foi chamado de "um monstruoso moedor de carne".[14] As forças reunidas ali suportaram um bombardeio incessante dos alemães, e a margem arborizada do rio se tornou uma paisagem revirada e sem vida, onde nada cresceria por anos. Novos recrutas cruzaram o Neva para substituir aqueles mortos ou feridos a uma taxa atordoante de centenas por dia até a primavera de 1942, quando a cabeça de ponte sucumbiu e os alemães reconquistaram o terreno em 27 de abril. O 330º Regimento de Fuzileiros foi totalmente destruído, exceto por um major do quadro de comando, Aleksandr Sokolov, que conseguiu nadar até alcançar um ponto seguro, a despeito de ferimentos graves.[15] Foi uma das batalhas mais mortais da guerra toda e, para o comando militar soviético, uma insensatez que desperdiçou dezenas de milhares de soldados e provavelmente prolongou o cerco, em vez de encurtá-lo.[16]

Putin passou meses em um hospital militar, recuperando-se em uma cidade que morria ao seu redor. Quando a última estrada para fora da cidade foi fechada, três milhões de civis e soldados continuaram sitiados. Maria, que se recusou a deixar a cidade quando ainda era possível, acabou encontrando seu marido no hospital. Contrariando as regras, ele dividiu suas rações hospitalares com ela, escondendo comida das enfermeiras até que um médico reparou e impediu as visitas diárias de Maria por algum tempo.[17] A resiliência inicial da cidade sucumbiu à devastação, à fome e a coisas piores.

Serviços essenciais deterioraram junto com o suprimento de comida. Cadáveres jaziam amontoados em pilhas nas ruas. Em janeiro e fevereiro de 1942, mais de 100 mil pessoas morreram a cada mês.[18] A única conexão com territórios não ocupados era a improvisada "Estrada da Vida", uma série de rotas precárias por cima das águas congeladas do lago Ladoga. Elas ofereciam um alívio mínimo à cidade, e o cerco prosseguiu até janeiro de 1943, quando o exército soviético rompeu o cerco a leste. Foi preciso mais um ano para libertar totalmente a cidade das garras dos nazistas e começar a irredutível, implacável marcha soviética a Berlim.

Vladimir e Maria de algum jeito sobreviveram, embora os ferimentos dele o fizessem mancar com dores para o resto de sua vida. Em abril de 1942, ele foi liberado do hospital e mandado para trabalhar em uma fábrica de armas, produzindo projéteis de artilharia e minas antitanque.[19] O filho deles, Viktor, não sobreviveu – morreu de difteria em junho de 1942 e foi enterrado em uma vala comum no cemitério Piskaryovskoye, junto com outros 470 mil civis e soldados. Nem ele nem Maria sabiam o lugar exato, e evidentemente não se esforçaram muito para descobrir. Também não falariam disso com muitos detalhes mais tarde.[20] O custo cobrado pela guerra era devastadoramente pessoal. A mãe de Maria, Elizabeta Shelomova, morreu nas linhas de frente a oeste de Moscou, em outubro de 1941, embora nunca tenha ficado claro se foi uma bomba soviética ou alemã que a matou; seu irmão Ivan sobreviveu, mas outro irmão, Pyotr, foi condenado por um tribunal militar no front nos primeiros dias da guerra, evidentemente por algum abandono do dever, e seu destino final nunca foi descoberto, e certamente não mencionado. Dois dos irmãos de Vladimir também morreram durante a guerra: Mikhail em julho de 1942, também em circunstâncias perdidas na história; e Aleksei, no front de Voronezh em fevereiro de 1943.[21]

ESSAS ERAM AS HISTÓRIAS DA Grande Guerra Patriótica – contos de heroísmo e sofrimento – que o terceiro filho de Vladimir e Maria cresceria ouvindo e que deixariam nele uma impressão indelével. De "alguns trechos, alguns fragmentos" de conversas escutadas às escondidas na mesa da cozinha de um apartamento comunitário superlotado em uma Leningrado ainda devastada, ele criou a narrativa de sua família, uma história remoldada pelo tempo e a memória, que pode ter sido apócrifa em alguns pontos e estava longe de completa. Os Putin eram uma gente simples, com pouca probabilidade de conhecer alguns dos aspectos mais sombrios da guerra: os expurgos paranoicos de

Stalin no Grande Terror que dizimou o exército antes da guerra; a conivência com os planos de Hitler para conquistar a Europa; a partilha da Polônia em 1939; a anexação forçada dos países bálticos; a defesa caótica assim que a invasão nazista teve início; as prevaricações oficiais que contribuíram para a fome em Leningrado; as atrocidades vingativas cometidas por soldados soviéticos enquanto marchavam para Berlim. Mesmo então, após a morte de Stalin em 1953, continuava sendo perigoso falar mal do Estado em qualquer tom acima de um cochicho. A vitória – e a pequena participação dos Putin nela – era uma fonte inesgotável de orgulho. O que mais poderia ser? Não se pensa nos erros cometidos, diria o menino mais tarde; pensa-se apenas em vencer.

Este terceiro filho, Vladimir Vladimirovich Putin,[22] nasceu em 7 de outubro de 1952, em uma cidade ainda marcada pelo cerco, ainda sofrendo privações, ainda consumida pelo medo. A megalomania de Stalin, mesmo na vitória, havia descambado para a paranoia e a retaliação. No final da década de 1940, a elite da cidade na época da guerra, tanto civil quanto militar, sucumbiu a um expurgo conhecido como o Caso Leningrado. Dúzias de funcionários do partido e seus parentes foram detidos, aprisionados, exilados ou fuzilados.[23] Cidadãos leais ao Estado evitaram se manifestar, fosse por medo ou por cumplicidade nos crimes que foram cometidos, mesmo descendentes de um homem confiável o bastante para cozinhar de vez em quando para Stalin. Poucas pessoas cujas vidas se entrecruzaram à de Stalin, mesmo por breves períodos, "escaparam ilesas", relembraria depois Vladimir Vladimirovich Putin, "mas meu avô foi uma delas".[24] Não que ele falasse muito sobre isso. "Meu avô se mantinha bastante quieto sobre sua vida passada. Meus pais também não falavam muito sobre o passado. Naquela época, as pessoas geralmente não falavam." O pai de Vladimir era taciturno e severo, assustador até para as pessoas que o conheciam bem.[25] A experiência do pai durante a guerra – o coxear que ele carregou por toda a vida e que sempre parecia piorar quando esfriava – claramente causou uma impressão forte no filho. Depois da guerra, o Vladimir mais velho continuou a trabalhar na Fábrica Yegorov na avenida Moskovsky, que produzia os vagões de passageiros para os metrôs e trens do país. Membro do Partido Comunista, ele se tornou o representante do partido na fábrica, um *apparatchik* proletário garantindo rigor, lealdade, disciplina e, principalmente, cautela.

O emprego lhe dava direito a um único aposento – de 17 metros quadrados – em um decrépito apartamento comunal no quinto andar do que já havia sido um elegante prédio residencial do século XIX na via Baskov, 12, não muito distante da avenida central de Leningrado, a Nevsky Prospekt, e do canal Griboyedov. Os Putin se mudaram para lá em 1944 e, depois da guerra, precisaram dividir o espaço reduzido com duas outras famílias. Eles morariam ali por mais de duas décadas. O apartamento não tinha água quente, nem banheira. Um corredor sem janelas servia como cozinha comunitária, com um queimador monobloco diante de uma pia. O banheiro ficava em um armário enfiado contra uma escadaria. O apartamento era aquecido por meio de um fogão a lenha.

Maria, como seu marido, tinha uma educação limitada. Faltavam dez dias para ela completar 41 anos quando Vladimir nasceu. Depois de tanta perda e sofrimento, ela tratou seu filho como o milagre que ele parecia ser.[26] Labutou em vários trabalhos humildes, limpando prédios, lavando tubos de ensaio em um laboratório e entregando pão, todos empregos que lhe ofereciam mais tempo para cuidar do menino. Um casal idoso partilhava um cômodo no apartamento. Uma família judaica praticante com uma filha mais velha, Hava, dividia o outro. O Vladimir mais novo, única criança no lar comunitário, lembraria do casal idoso com carinho, e passava tanto tempo com eles quanto com seus pais. Eles se tornaram avós substitutos, e ele conhecia a mulher como Baba Anya. Ela, como a mãe dele, possuía uma profunda fé religiosa. A Igreja Ortodoxa Russa, reprimida pelo regime soviético, recebeu permissão para funcionar abertamente durante a guerra para ajudar a unir a nação, embora voltasse a ser reprimida severamente quando as armas silenciaram. Segundo Vladimir contaria a história mais tarde, em 21 de novembro, quando ele tinha sete semanas, Baba Anya e Maria caminharam três quarteirões no frio do inverno até a Catedral da Transfiguração, um monumento amarelo do século XVIII construído no estilo neoclássico de muitas das igrejas da cidade, e ali batizaram o menino em segredo.[27]

Não fica claro se ela manteve o batismo em segredo por medo de seu marido rígido ou por temor de uma censura oficial, embora seu filho posteriormente sugerisse que talvez não fosse tão secreto quanto ela esperava. Poucas coisas eram realmente segredo na União Soviética. Ela às vezes levava o menino consigo para a missa, mas manteve o apartamento, pela sua falta de privacidade, sem nenhum ícone ou sinais evidentes de prática religiosa.[28] Evidentemente, também não discutiu suas crenças com ele na época, ao menos não em detalhes. Foi só quarenta anos depois que Maria entregou a ele sua cruz de batismo, pedindo-lhe para que a abençoasse na

Igreja do Santo Sepulcro em Jerusalém quando ele visitou Israel pela primeira vez. Contudo, a fé religiosa pairava no pano de fundo da vida do menino, junto com o comprometimento do pai à ortodoxia secular do comunismo. Ele manifestou pouca preferência por qualquer um dos dois, apesar de alguns conhecidos afirmarem, anos depois, que seu relacionamento com os vizinhos judeus instilou nele uma tolerância ecumênica incomum e um desdém pelo antissemitismo que há muito atormenta a cultura russa.[29]

O prédio na via Baskov foi o universo juvenil de Vladimir Putin. Os marcos dourados da Rússia czarista – o Hermitage, o Almirantado, a Catedral de Pedro e Paulo – ficavam ali perto, mas eram pouco mais do que monumentos distantes na paisagem urbana. Putin era um herdeiro do proletariado, não da *intelligentsia* soviética ou da elite política; apenas mais tarde, olhando para trás, ele tomaria consciência das privações de sua infância. A escadaria para o quinto andar era toda esburacada, fétida e mal iluminada; os degraus cheiravam a suor e repolho cozido. O prédio era infestado de ratos, que ele e seus amigos perseguiam com gravetos. Era o que eles tinham como brincadeira – até a ocasião em que ele encurralou um dos bichos no final de um corredor. "Subitamente, ele deu um rebote e se jogou para cima de mim", relembrou ele. "Fiquei surpreso e assustado."[30]

Ele sempre foi um menino fraco. Uma de suas primeiras memórias de se aventurar para fora de sua infância enclausurada ocorreu no Dia do Trabalhador de 1959, talvez, ou 1960. Ele se viu aterrorizado na agitação da "grande esquina" da rua Mayakovskaya. Poucos anos depois, ele e seus amigos pegaram um trem suburbano para uma parte desconhecida da cidade em busca de aventura. Estava frio e eles não tinham nada para comer e, embora tivessem acendido uma fogueira para se esquentar, eles voltaram desanimados, e o pai de Putin deu-lhe uma surra de cinto como punição.

O prédio residencial contornava um pátio interno que se ligava ao pátio do prédio vizinho para formar um espaço desmazelado e desprovido de árvores, pouco melhor do que o fundo de um fosso. O pátio atraía bêbados e delinquentes, fumando, bebendo e, de modo geral, dissipando suas vidas. Pelos relatos dele mesmo e de seus amigos, a vida no pátio e depois na escola o endureceu, fazendo dele um arruaceiro sempre pronto para se defender contra ofensas e ameaças – no entanto, o mais provável, considerando-se seu tamanho, é que ele sofresse intimidações. Seus pais o mimavam, e quando mais novo, recusavam-se a autorizar que ele deixasse o pátio sem permissão. Ele cresceu envolto pelo abraço, se não visivelmente amoroso, protetor, de pais que haviam sobrevivido por milagre e que fariam qualquer coisa para garantir que o filho deles também sobrevivesse. "Não havia beijos", relembrou Vera Gurevich, uma professora que acabou se tornando próxima da família. "Não tinha nada daquele negócio carinhoso e fofo na casa deles."[31]

Em 1º de setembro de 1960, Vladimir começou a frequentar a Escola Nº 193, localizada a uma curta distância de caminhada na mesma rua em que ele morava. Vladimir estava com quase oito anos, e Maria o mantivera fora do jardim de infância, talvez por um excesso de cautela. Ele não dispunha da competência social que poderia ter desenvolvido se tivesse crescido perto de mais crianças. Apareceu no primeiro dia carregando não flores para sua professora, como ditava a tradição, mas um vaso de planta.[32] Na escola, foi um aluno indiferente, petulante e impulsivo, provavelmente um pouquinho mimado. Vera Gurevich o chamava de pião, porque ele entrava na sala e girava em círculos. Ele era bastante problemático, dentro e fora da sala de aula,[33] mais inclinado a passar tempo com meninos que ela considerava uma má influência, inclusive dois irmãos chamados Kovshov, ambos mais velhos que ele. Putin foi pego na escola carregando uma faca, e uma vez foi repreendido por delinquência por um comitê do partido na vizinhança, que ameaçou mandá-lo para um orfanato.[34] Seu comportamento o manteve inicialmente fora dos Pioneiros, a organização juvenil do Partido Comunista cuja adesão era um rito de passagem; na terceira série, ele era um dos poucos entre seus 45 colegas de classe que não havia se juntado à associação. Seu pai, como representante do partido, só pode ter ficado desolado ante um fracasso tão conspícuo, que Vladimir posteriormente descreveu como uma rebelião contra seu pai e o sistema ao redor dele. "Eu era um vândalo, não um Pioneiro", disse ele.[35] Vera Gurevich, que o conheceu na quarta série, acabou reclamando com o pai que o garoto era inteligente, mas desorganizado e desinteressado.

"Ele não está usando todo seu potencial", ela disse ao Vladimir pai no apartamento da via Baskov, que ela descreveu como horrível, "tão frio, simplesmente pavoroso".

"Bem, o que eu posso fazer?", retrucou Vladimir Spiridonovich. "Matá-lo ou o quê?"[36]

Entretanto, Vladimir e Maria prometeram a Gurevich que controlariam o filho. O pai o pressionou para começar a aprender boxe, apesar de o menino fracote ter rapidamente desistido quando, disse ele, um soco quebrou seu nariz. Em vez disso, ele se voltou para as artes marciais, aparentemente contra a vontade dos pais, praticando sambo, um estilo soviético que mistura judô e luta e era mais adequado à estatura diminuta e "natureza belicosa" dele.[37] Um de seus técnicos foi uma influência decisiva em sua vida. Anatoly Rakhlin trabalhava no Club Trud (ou Trabalho), não muito longe da via Baskov e, em 1965, Putin, agora na quinta série, filiou-se ao clube. Rakhlin teve que assegurar aos pais de Vladimir que "nós não ensinamos nada de mau às crianças".[38] A disciplina e o rigor do sambo, e mais tarde do judô, intrigaram o menino de um jeito que nenhuma outra coisa conseguira até então. As artes marciais transformaram a vida dele, dando-lhe os meios de se afirmar contra meninos maiores e mais durões. "Foi uma ferramenta para me afirmar no grupo", diria ele.[39] Elas também lhe trouxeram um novo círculo de amigos, especialmente os irmãos Arkady e Boris Rotenberg, que se manteriam ao lado dele por toda a vida. As artes marciais lhe deram uma ortodoxia que ele não encontrou nem na religião, nem na política. Era mais do que mero esporte, ele acreditava; era uma filosofia. "Foi o esporte que me tirou das ruas", recordou ele. "Para ser honesto, o pátio não era um ambiente muito bom para um garoto."[40]

Isso talvez exagere um pouco a transformação dele. Suas declarações de ter passado pela vida da selva soavam mais como bravata. A sordidez do pátio e seus ocupantes aviltados podem tê-lo intrigado, mas também lhe instilaram um desprezo pela bebida e o cigarro, além da preguiça e a desordem. Não obstante, assim que ele descobriu sua paixão pelas artes marciais, exibiu uma determinação férrea para triunfar. Como o Trud exigia notas decentes para manter a afiliação, ele se empenhou mais, e na sexta série suas notas tinham melhorado. Vera Gurevich e seus colegas de classe resolveram colocá-lo nos Pioneiros, tardiamente, apelando ao representante da escola para abrir uma exceção aos lapsos anteriores de Vladimir. Sua cerimônia de admissão ocorreu em Ulyanovka, um vilarejo rústico antes conhecido como Sablino, onde a irmã de Lenin havia morado.[41] Em semanas, ele se tornou o líder da sucursal Pioneira em sua escola, sua primeira posição de liderança. Na oitava série, ele ficou entre os primeiros escolhidos para se juntar ao Komsomol, a organização juvenil do Partido Comunista. Foi um ponto de partida necessário para o que ele logo descobriu ser a vocação de sua vida.

Em 1965, o vigésimo aniversário da vitória sobre os nazistas chegou com uma nova onda de nostalgia e celebração oficiais. Um dos romances mais populares da década era uma história de espionagem, *The Shield and the Sword* [O escudo e a espada]. Ele apareceu primeiro como uma série publicada na revista literária *Znamya*, ou *Estandarte*, o órgão do Sindicato de Escritores. Seu autor, Vadim Kozhevnikov, servira como correspondente de guerra para o *Pravda*, e sua experiência dava à história um viés realista, apesar de ela ainda se ajustar zelosamente à narrativa da propaganda soviética. (Kozhevnikov, como diretor do sindicato dos escritores, esteve envolvido no banimento de um relato muito mais realista da guerra, o livro *Vida e Destino**, de Vasily Grossman.) O herói da obra, o major Aleksandr Belov, era um agente secreto soviético se passando por alemão na Alemanha nazista pouco antes da deflagração da Grande Guerra Patriótica. Usando o pseudônimo Johann Weiss, ele ascende na hierarquia da Abwehr, a organização nazista de inteligência militar e, mais tarde, na Schutzstaffel ou SS. Weiss é corajoso nos combates, estoico e inflexível, mesmo quando torturado. Ele sente repugnância pelos nazistas a quem deve teoricamente servir, repugnância pelo nazista que precisa aparentar ser, mas é obrigado a suportar a experiência para poder sabotar o esforço de guerra alemão. "Ele nunca supôs que a parte mais difícil e torturante da missão que escolheu estaria nessa divisão de seu eu consciente", escreveu Kozhevnikov. "Para começar, ele até se sentiu atraído por esse jogo de vestir a pele de outro alguém e criar seus pensamentos e ficar contente quando esses coincidiam com o que outras pessoas esperavam dessa personalidade inventada."[42]

Não era Tolstói, certamente. Era, para um adolescente impressionável, muito, muito melhor. Três anos após sua publicação, o livro se tornou um filme com mais de cinco horas de duração, com Kozhevnikov nos créditos como roteirista. Foi o filme mais popular na União Soviética em 1968, uma homenagem em preto e branco ao serviço secreto – ao que havia se tornado a KGB. Vladimir Putin, então com quase dezesseis anos, ficou encantado. Ele e seus amigos assistiram ao filme várias vezes. Mais de quatro décadas depois, ele ainda podia se lembrar da letra da melosa música tema do filme, "Onde começa a Pátria-Mãe", evocativa de pássaros e bétulas no interior russo.[43] Vladimir prontamente abriu mão de seus sonhos de infância de se tornar um marinheiro, como seu pai tinha sido, ou talvez um piloto. Ele se tornaria um espião, imaginando-se como um futuro misto do major Belov

* N.T.: Publicado no Brasil pela Alfaguara.

com Johann Weiss: belo, em forma, e com o poder de mudar a história sozinho. "O que me deslumbrou, mais do que tudo, foi como os esforços de um único homem podiam alcançar o que exércitos inteiros não podiam", relembrou ele anos depois, com a mesma apreciação romântica que tivera na juventude. "Um espião podia decidir o destino de milhares de pessoas."[44]

Ele sabia pouco sobre a KGB na época, ou sobre seu funcionamento interno. O pai de um de seus colegas de classe tinha servido na inteligência, mas já havia se aposentado. O lançamento do filme foi parte do empenho por modernização do novo diretor da agência, Yuri Andropov, que assumira o cargo em 1967. Andropov pretendia refazer a imagem da agência, lançando-a não como uma temida força policial secreta responsável pela repressão e pelo terror, mas como defensora da grande nação soviética. Ao menos no caso de Vladimir, a propaganda alcançou seus objetivos: o esporte pode tê-lo tirado da rua, mas o filme inspirou sua carreira. No dia seguinte após ter visto o primeiro episódio, ele disse a um colega de classe que seria um espião,[45] e pouco tempo depois, conforme conta, ele fez uma coisa audaciosa e ingênua. Entrou sem ser anunciado no escritório do quartel-general local da KGB na avenida Liteiny, não muito distante de seu apartamento, e ofereceu seus serviços como voluntário.

O QUARTEL-GENERAL DA KGB EM Leningrado era conhecido como o Casarão, não apenas por causa de seu tamanho. Uma piada sardônica circulava sobre sua enormidade, contada com variações em muitas cidades soviéticas: da Catedral de Santo Isaac, pode-se ver toda Leningrado. Do Casarão, pode-se ver até as Ilhas Solovetsky – o arquipélago no Mar Branco, centenas de quilômetros ao norte, que incluía um notório precursor dos campos de trabalhos forçados do Gulag. Vladimir teve que tentar três vezes antes de encontrar a entrada correta para o Casarão e um funcionário que o recebesse. O funcionário cedeu ao garoto, mas lhe disse com todas as letras que a KGB não aceitava voluntários. Em vez disso, eles entravam em contato com aqueles que considerassem valiosos, aqueles que já estivessem no exército ou na universidade. Vladimir pressionou. Ele queria saber que ramo de estudos seria mais adequado à sua nova ambição. O funcionário, aparentemente ansioso para se livrar dele, sugeriu Direito, e aquilo decidiu a questão. Ele iria para a universidade e estudaria Direito, contra a vontade de seus pais, que julgavam suas notas e seu temperamento mais apropriados a uma escola técnica, como a Academia de Aviação Civil, que ele a princípio aspirava frequentar. No entanto, Vladimir podia ser impulsivo e inflexível. Seus pais e seus técnicos ficaram intrigados com esse novo propósito, já que ele não lhes contou sobre sua jornada ao Casarão e, com isso, o motivo real de escolher a faculdade de Direito. Um técnico no Trud o criticou duramente quando ficou sabendo da escolha, presumindo que aquilo faria dele um promotor ou oficial de polícia. Furioso, Vladimir gritou de volta: "Eu não vou ser um policial!"[46]

Sua decisão de se juntar à KGB ocorreu em meio ao tumulto internacional de 1968. Apenas alguns dias antes de ele começar a escola secundária em Leningrado, a União Soviética invadiu a Tchecoslováquia para esmagar as reformas da Primavera de Praga. Vladimir, todavia, parecia impassível frente a repressão à dissidência, fosse doméstica ou no exterior. Como tantos outros, ele flertava com a cultura proibida do Ocidente, ouvindo os Beatles em discos passados entre amigos como contrabando. "A música era como uma lufada de ar fresco", diria ele mais tarde, "como uma janela para o mundo lá fora."[47] Vladimir tocou acordeão por algum tempo, e mais tarde, em um violão que seu pai lhe deu, aprendeu as canções folk de Vladimir Vysotsky e outros poetas da época. Embora o final da década de 1960 na União Soviética fosse visto como uma era de repressão e posterior estagnação, seus anos de adolescência foram muito mais despreocupados do que qualquer coisa que a geração de seus pais tinha passado. Os Putin não eram parte da elite privilegiada, mas seu padrão de vida havia melhorado após a guerra, e a família também ficou mais confortável. Vladimir e Maria tinham até um grande telefone preto no apartamento, o que ainda era uma raridade, e Vladimir e seus amigos faziam ligações com ele.[48] A essa altura, eles já estavam abastados o bastante para comprar uma dacha de três cômodos em Tosno, um vilarejo nos arredores de Leningrado, onde ele passou muitos de seus anos adolescentes com um grupo nuclear de amigos, fora do ambiente claustrofóbico do apartamento comunitário. Na parede acima de uma mesa na dacha, pendia um retrato impresso que um amigo, Victor Borisenko, não reconheceu. Quando ele perguntou a respeito, Vladimir explicou que era Jan Karlovich Berzin, um fundador do ramo de inteligência militar dos bolcheviques. Ele foi preso no Grande Terror em 1937 e executado um ano depois, mas havia sido postumamente reabilitado.[49]

Vladimir frequentou a escola secundária na Escola Nº 281, uma academia científica seletiva e especializada que pretendia preparar estudantes para a universidade. Ele não foi um aluno popular; era um tanto atrevido, obcecado com esportes e estudioso de forma quase militante.[50] Embora estudar ciências pudesse ter lhe garantido uma vaga em uma prestigiosa universidade técnica, ele se aprofundou nas ciências humanas, literatura e história. Também continuou suas aulas de alemão, que começara a estudar na quarta série com o encorajamento de Vera Gurevich. Dessa vez sua professora foi Mina Yuditskaya, que o descreveria como um aluno mediano, mas sério. Ela teria uma influência profunda sobre ele, que se lembraria dela décadas depois com um afeto sentimental.[51] A Escola Nº 281 tolerava, dentro de certos limites, a abertura intelectual e o debate. Um professor popular, Mikhail Demenkov, distribuía *samizdat*, a literatura banida que circulava em cópias carbono. Uma professora de história, Tamara Stelmakhova, presidia discussões sobre a possibilidade de Nikita Khrushchev conseguir cumprir sua promessa de construir um Estado verdadeiramente comunista em vinte anos.[52]

Ainda que tenha se juntado ao Komsomol em 1967, ele raramente participava de suas atividades, devotando-se, em vez disso, aos esportes e o trabalho escolar a ponto de excluir outras preocupações adolescentes. Vera Brileva, uma garota dois anos mais nova, lembra-se dele debruçado sobre sua escrivaninha, que ficava na sala de estar comunitária, perto de um sofá e um bufê. Ela o conheceu na dacha em Tosno, em 1969, e se apaixonou. Vera recordou-se de um breve beijo durante uma brincadeira da garrafa – "Eu senti um calorão de repente" – mas logo descobriu que ele tinha pouco tempo para garotas, algo que até o professor dele notou.[53] O cortejo juvenil terminou um dia quando ela interrompeu os estudos dele no apartamento, perguntando se ele se lembrava disso ou daquilo. Ela não havia nem terminado a frase quando ele a interrompeu. "Eu só me lembro das coisas que preciso lembrar", disparou ele.[54] Em uma entrevista muitos anos depois, ela se recordou das "mãos pequenas e fortes" dele e soou melancólica sobre a rejeição.

Tanta assiduidade foi recompensada. Em seus últimos dois anos na escola secundária – a educação soviética consistia em apenas dez anos – ele conquistou notas boas, embora não particularmente impressionantes. Ele se saiu bem em história e alemão, com menos destaque em matemática e ciências. Em seu último ano, ele se devotou menos aos estudos em sala de aula e mais aos esforços para os exames de admissão que lhe granjeariam uma disputada vaga na Universidade Estatal de Leningrado, uma das mais prestigiosas da União Soviética. Vera Gurevich expressou dúvidas de que ele pudesse entrar e nunca soube do motivo real pelo qual ele queria isso. "Eu mesmo resolvo esse problema", ele lhe disse.[55] As chances de entrar na Universidade de Leningrado eram tão baixas, com aprovação de apenas um a cada quarenta candidatos, que já houve especulações de que ele tenha passado por conta de suas raízes proletárias ou até, por mais improvável que pareça, devido à mão silenciosa da KGB guiando furtivamente a carreira dele, mesmo sem seu conhecimento.[56] Todavia, ele obteve notas altas em seus exames e foi aceito no departamento de direito da universidade no outono de 1970, exatamente como o funcionário da KGB sugerira dois anos antes.

Como universitário, ele continuou a estudar rigorosamente e a devotar muito de seu tempo a competições de judô, renunciando ao fumo e à bebida para poder se manter em boa forma física. Recusou ofertas para se unir à equipe de judô da Universidade de Leningrado, permanecendo leal a seus técnicos do Trud. Ele veio a se tornar um mestre no esporte em 1973 e competiu em vários campeonatos municipais e regionais. Ainda morava no apartamento comunitário, mas viajava consideravelmente dentro da União Soviética. Putin frequentou competições de judô até em Moldova, cortou lenha durante um verão em Komi, ao norte, e passou duas semanas em um acampamento estudantil de construção em Abkhazia, na época uma região da república soviética da Geórgia. Ele recebeu 800 rublos, ou quase 600 dólares na época, comprou um casaco que vestiria pelos próximos quinze anos e gastou o restante em Gagra, um resort na costa verdejante do Mar Negro.[57] Ele e seus amigos conseguiram entrar escondidos em uma barca que se dirigia a Odessa, com pouco dinheiro e apenas carne enlatada para comer. Por duas noites ele dormiu em um bote salva-vidas, invejando os passageiros com cabines, mas também cativado pelo céu noturno. "As estrelas pareciam penduradas ali", recordou ele. "Os marinheiros podiam estar acostumados com aquilo, mas para mim foi uma descoberta assombrosa."[58]

Em 1972, a mãe dele ganhou um carro depois de comprar um bilhete de loteria de trinta copeques. Ela podia ter vendido o carro por 3.500 rublos, mas indulgentemente presenteou o filho com ele. Era apenas um Zaporozhets, pequeno e lembrando um caixote, mas poucos adultos, quanto mais universitários, tinham seu próprio carro na União Soviética nos anos 1970. Para Vladimir, era um símbolo de status e uma nova distração. Ele dirigia para todo canto, indo a suas lutas e dando caronas a amigos apenas pelo gosto de dirigir. Ele também era um motorista louco e imprudente. Certa ocasião, ele atropelou um homem que entrou de súbito na estrada, embora afirmasse que o sujeito estava tentando cometer suicídio. Segundo algumas versões, ele teria perseguido o homem quando ele saiu cambaleando, mas Vladimir nega. "Não sou um animal", insistiu ele.[59]

Ele passou quatro anos na universidade antes de ser abordado por um sujeito misterioso que, como descobriria mais tarde, servia na divisão da KGB que supervisionava as universidades. A essa altura, ele já tinha praticamente desistido de suas ambições adolescentes. Ele estagiou um verão na divisão criminal do ministério de transporte local, participando da investigação de um acidente aéreo, e parecia destinado a se tornar um advogado no gabinete do promotor da região, como seu técnico o alertara que aconteceria. A lei atraía Vladimir como as artes marciais. Ela impunha regras e ordem, que ele veio a respeitar mais do que qualquer ideologia. Ele declarou nunca ter trabalhado para a KGB como estudante, e nem mesmo ter ouvido falar da agência, apesar de a colaboração com os serviços secretos ser comum entre os universitários. Assim, quando o recrutamento que ele cobiçara por tanto tempo finalmente chegou, em 1974, durante seu quarto ano, ele diria que veio de surpresa. O homem nem mesmo se apresentou realmente. "Preciso conversar com você sobre sua escolha de carreira", disse ele a Vladimir pelo telefone, recusando-se a entrar em detalhes. Vladimir, contudo, sentiu a importância do encontro e concordou em se reunir com ele mais tarde, na sala dos professores da universidade. Depois de chegar na hora, ele esperou por vinte minutos, pensando com raiva que tinha sido vítima de uma pegadinha. O sujeito apareceu e, sem fôlego, pediu desculpas, algo que impressionou muito o jovem.[60]

Vladimir passou por uma checagem de antecedentes minuciosa. Um último passo envolvia uma entrevista com seu pai e, em janeiro de 1975, um funcionário de meia idade chamado Dmitri Gantserov visitou Vladimir Spiridonovich. O Putin pai não era muito alto, pensou Gantserov, mas um homem simples, honesto, trabalhador, que sentia orgulho pelo filho ter chegado à universidade e estar agora sendo cogitado para os serviços de segurança. Ele compreendia a responsabilidade e a dificuldade das tarefas diante de seu filho. Então falou francamente, quase de forma suplicante, com esse desconhecido. "Volodya é tudo para nós", disse ele, usando o diminutivo do nome de seu filho. "E todas as nossas esperanças estão ligadas a ele. Afinal, sabe, dois filhos nossos morreram. Depois da guerra, decidimos ter um bebê. Agora vivemos apenas a vida de Volodya. Já vivemos a nossa."[61]

Não obstante o fato de que seu Volodya devia estar ciente do que a KGB fazia, o jovem parecia despreocupado com seu histórico e com seu papel de policiar os inimigos, seja em casa ou no exterior. Ao contrário, ele considerava ser dever de um cidadão soviético correto cooperar com a KGB – não por dinheiro, mas para a segurança do Estado. "A cooperação de cidadãos normais era uma ferramenta importante para a atividade viável do Estado", disse ele.[62] Pode ter havido excessos, ele compreendia, mas o culto à personalidade em torno de Stalin tinha sido desmantelado pouco tempo após o nascimento de Vladimir, e as vítimas de seu terror gradualmente libertadas do Gulag. Ele não dedicou muita atenção a isso. Até onde lhe dizia respeito, os crimes do passado que mataram ou arruinaram milhões de pessoas eram história antiga, e sua abordagem não era incomum nesse ponto. Para muitos russos, mesmo aqueles que sofreram sob o jugo de sua tirania, Stalin continuou sendo o pai reverenciado da pátria, que levou o país à vitória sobre os nazistas; os recessos mais sombrios de seu governo foram suprimidos, fosse por medo, cumplicidade ou culpa, levando a um legado conflituoso que dominaria a sociedade soviética por décadas. Conforme relembrou mais tarde, ele mesmo era "um produto totalmente bem-sucedido da educação patriótica de um homem soviético".[63]

2

Coração quente, cabeça fria e mãos limpas

Vladimir Putin realizou seu sonho de se unir à KGB no verão de 1975, mas nunca se tornou o agente secreto de sua imaginação infantil. Sua admissão foi rotineira, exceto por um cômico erro de comunicação ocorrido quando ele apareceu naquela primavera diante da comissão de emprego da universidade que atribuía aos formandos suas carreiras no sistema soviético. Um funcionário do departamento de direito da universidade anunciou que ele se juntaria à associação de advogados de Leningrado, afinal. Então, um funcionário da KGB que monitorava as atribuições se mexeu no canto da sala. "Ah, não", disse o funcionário. "Essa questão já foi resolvida."[1] Vladimir nem sabia qual seria sua missão, mas ficou satisfeitíssimo. "Vamos", ele disse a seu amigo de infância, Victor Borisenko, depois de buscá-lo em seu carro. Ficou claro para Borisenko que algo importante tinha acontecido, mas Vladimir não deu nenhuma pista do que seria. Eles foram a um restaurante georgiano perto da Catedral Kazan, o ponto turístico cheio de colunatas na avenida Nevsky, comeram frango ao molho de nozes e, para surpresa de Borisenko, pois seu amigo nunca antes se permitira essa indulgência, beberam doses de licor.[2] Só depois ele descobriu que estavam celebrando a aceitação do amigo na KGB.

Quando Vladimir se juntou a eles, a KGB tinha crescido e se transformado em uma vasta burocracia que supervisionava não apenas questões de inteligência doméstica e estrangeira, mas também contrainteligência local e no exterior, contrainteligência militar, fiscalização das fronteiras e alfândega, e a proteção física da liderança política e das instalações governamentais, tais como as centrais nucleares do país. Existiam diretorados que controlavam as comunicações e a criptografia e monitoravam chamadas telefônicas. O Sexto Diretorado monitorava a "segurança econômica", policiando a especulação, os câmbios de moedas e outros sinais de atividades de livre mercado destoantes. O Quinto Diretorado Principal, criado em 1969 para "proteger" a Constituição, impunha a lealdade partidária e assediava dissidentes de todo tipo. A KGB era mais do que apenas uma agência de segurança; era um Estado dentro do Estado, sempre em busca de inimigos internos e externos. Ela servia ostensivamente ao interesse do Partido Comunista – e agia sob ordens dele –, mas seus vastos poderes também serviam como um controle sobre o poder do partido.[3]

Vladimir foi trabalhar no Secretariado do Diretorado, o serviço de pessoal do quartel-general da KGB em Leningrado, abrigado no mesmo prédio da avenida Liteiny que ele visitara quando adolescente. Entretanto, agora ele não era um espião, um herói, nenhum Johann Weiss infiltrando-se nas fileiras de uma potência inimiga. Era uma época de relativa paz, e a União Soviética naquele momento travava uma guerra apenas consigo mesma. Ele era um burocrata iniciante, com 23 anos, lidando com a papelada no trabalho e ainda morando na casa dos pais, sem um quarto próprio. Seu escritório era sem graça, povoado por veteranos calvos do tempo de Stalin, velhos o bastante para se lembrar do Gulag, se não do Terror de 1937. O jovem agente declarava questionar o jeito antigo, mas nunca se rebelou contra a KGB, certamente não de forma a sabotar sua carreira em ascensão ao, como dizia o ditado, "balançar o barco".[4]

Depois de sua iniciação em uma escrivaninha, ele frequentou o treinamento para oficiais na Escola Nº 401 em Leningrado, uma das academias regionais de treinamento da KGB. Localizada dentro de um prédio de seis andares pesadamente protegido, perto de onde o rio Okhta encontra o Neva, a escola era "quase um submarino" onde os cadetes mergulhavam nos estudos e no treino físico, separados do resto da sociedade.[5] Durante seis meses, ele aprendeu táticas básicas de inteligência, incluindo técnicas de interrogatório. As fileiras da KGB tinham inchado sob a administração de Yuri Andropov, que serviu como seu diretor de 1967 até 1982, quando se tornou o líder absoluto da União Soviética. Andropov se tornou um dos heróis de Vladimir, um líder distante e, mesmo assim, reverenciado. Andropov compreendia os limites do sistema soviético e buscou modernizá-lo para que pudesse recuperar o atraso em relação ao Ocidente, especialmente nas questões econômicas. A KGB buscou recrutas que entendessem de macroeconomia, comércio e relações exteriores. Vladimir parece ter antecipado essa mudança com seus estudos na Universidade Estatal de Leningrado, onde escreveu uma tese sobre o princípio do status de nação mais favorecida no comércio internacional.[6] Andropov queria transformar a KGB em um quadro de elite, e

Vladimir era um discípulo fiel. Ele representava uma nova geração na KGB, a geração de recrutas pós-Stalin que era considerada menos ideológica, jovem demais para lembrar dos horrores do regime stalinista.

Andropov era visto, no contexto soviético, como um reformista, a despeito de seu envolvimento com a repressão em casa e no exterior. Ele era o embaixador soviético em Budapeste durante o Levante Húngaro em 1956, e foi assombrado pelo resto de sua vida pela brusca violência que podia irromper e ameaçar o governo unipartidário. Ele "assistiu horrorizado das janelas da embaixada enquanto agentes do detestado serviço de segurança húngaro eram dependurados em postes de luz".[7] Esse "complexo húngaro" moldou a crença de Andropov de que apenas a força, administrada com sabedoria, podia assegurar a sobrevivência do Estado e do império soviéticos. Assim, embora Andropov pudesse desejar modernizar o sistema soviético, também punia impiedosamente a dissidência contra ele. Foi ele quem criou o infame Quinto Diretorado para combater a oposição ideológica, que levou à perseguição do físico Andrei Sakharov e do escritor Aleksandr Solzhenitsyn. Foi ele que, em 1969, instituiu uma rede de hospitais psiquiátricos para perseguir dissidentes, classificando a oposição ao Estado como evidência de doença mental.

Vladimir, com os antolhos da propaganda oficial ou da indiferença, racionalizava e romantizava o trabalho da KGB. Ele acreditava que o agente de inteligência fosse o defensor da lei e da ordem. No verão de 1976, ele emergiu da academia da KGB como primeiro tenente. Não retornou ao departamento pessoal, indo, em vez disso, para o departamento de contrainteligência, o Segundo Diretorado Principal da KGB. Ele tomou parte em operações não contra o inimigo lá fora, mas contra o inimigo interno. Tornou-se um *apparatchik* que buscava, acima de tudo, manter a ordem social e o controle político, apesar de se conhecer pouquíssimo sobre suas atividades na época. Seus amigos, e mesmo seus colegas, nunca sabiam com certeza o que ele fazia, e ele se esforçou bastante por muitos anos para manter os detalhes de seu trabalho em segredo. Um funcionário que trabalhou com ele mais tarde declarou que, na verdade, ele havia trabalhado para o Quinto Diretorado Principal, mas ninguém tinha como ter certeza.[8] Ainda que Vladimir negasse, seu colega acreditava que ele estivesse intimamente familiarizado com as táticas que a KGB empregava contra críticos do poder soviético, inclusive Solzhenitsyn e, mais tarde, Sakharov. Certamente, um de seus amigos mais chegados em Leningrado, Viktor Cherkesov, tornou-se famigerado por seu trabalho no Quinto Diretorado contra dissidentes, inclusive crentes religiosos.[9] E ele não sentia nenhum remorso nem reserva quanto ao fato de a KGB depender de informantes ou colaboradores. Apesar de eles semearem a desconfiança por toda a sociedade soviética, ele acreditava que a conspiração com um Estado policial temido não apenas não era algo errado, como também era essencial para a manutenção da ordem. Noventa por cento das informações da KGB, ele afirmara certa vez, vinham de cidadãos soviéticos comuns delatando, voluntariamente ou não, outras pessoas: seus colegas de trabalho, amigos, parentes. "Não se pode fazer nada sem agentes secretos", disse ele.[10]

Vladimir, evidentemente, reuniu e controlou agentes durante seu período na contrainteligência em Leningrado, em especial empresários, jornalistas e atletas que viajavam ao exterior ou se encontravam com estrangeiros em visita ao país. Por mais que suas atividades continuem envoltas em mistério até hoje, ele tinha se tornado algo próximo ao "policial" que seu técnico alertara que se tornaria caso entrasse para a faculdade de direito. Ele levava uma vida dupla, porém muito menos dramática e perigosa do que aquela mostrada em *The Shield and the Sword*. Foi entre esse grupo que ele forjou amizades com homens que trabalhavam com ele nas sombras e o fariam por muitos anos ainda: Viktor Cherkesov, Aleksandr Bortnikov, Viktor Ivanov, Sergei Ivanov e Nikoali Patrushev. Nesse círculo próximo e muito fechado de amigos – todos homens –, ele encontrou camaradagem entre oficiais de mente semelhante que reforçaram o que se tornaria uma visão de mundo rígida, em branco e preto.

Depois de seis meses na contrainteligência, Vladimir foi transferido para o Primeiro Diretorado Principal da KGB, responsável pelas operações de inteligência fora das fronteiras da União Soviética. Este era considerado o ramo de elite da KGB. Dos quase 300 mil funcionários do aparato de segurança, menos de 5 mil serviam nesse departamento.[11] Seu estudo da língua alemã sem dúvida o ajudou a conseguir a vaga, e a KGB o capacitou a continuar estudando duas horas por dia, três vezes por semana.[12] Mesmo assim, ele não se tornou um espião, e não foi ao exterior. Continuou no Casarão na avenida Liteiny, responsável por acompanhar visitantes e diplomatas estrangeiros alocados nos consulados da cidade. Boa parte do trabalho era analítica, e não muito exigente. Como a segunda maior cidade da União Soviética, Leningrado não era exatamente um posto provinciano, mas faltavam ali as intrigas de capa e espada que rodopiavam pela capital, Moscou. A própria KGB começara a sucumbir ao inchaço e à esclerose, suas fileiras superabundantes resultando em uma redução da eficiência. Para muitos agentes, o entusiasmo juvenil pelo mundo da espionagem inevitavelmente sucumbiu ao tédio e à inércia burocrática. "É só na ficção que um homem solitário pode enfrentar o mundo inteiro", escreveu um contemporâneo, Yuri Shvets, sobre aquela era.[13]

Vladimir parecia contente em labutar nos escalões inferiores. Apesar de ser descrito por um de seus superiores como meticuloso em seu trabalho,[14] ele não demonstrava nenhuma ambição premente em subir na hierarquia da organização. Em 1977, seu pai se aposentou da fábrica de trens e, como veterano de guerra portador de deficiência, recebeu um pequeno apartamento de dois quartos – que não chegava a ter trinta metros quadrados – na avenida Stachek, em Avtovo, um distrito recentemente reconstruído ao sul do distrito histórico de Leningrado. A crise habitacional do pós-guerra na cidade era tamanha que muitas famílias ainda viviam em habitações comunitárias – nem os oficiais da KGB se qualificavam automaticamente para um apartamento –, entretanto, agora, aos 25 anos, pela primeira vez em sua vida, Vladimir possuía seu próprio quarto, seu próprio "cantinho", como Vera Gurevich disse.

Com tempo livre em abundância, ele chispava pela cidade no carro que sua mãe lhe dera e, segundo seus amigos, continuava a se meter em brigas de rua, a despeito da ameaça que tais indiscrições podiam causar a sua carreira. Ele era indiferente ao risco e ao perigo – orgulhosamente contando sobre uma má avaliação de desempenho que dizia isso – em parte porque seu serviço na KGB lhe oferecia alguma proteção diante da polícia comum. Ele desobedecia às regras porque podia fazê-lo. Numa Páscoa, ele levou Sergei Roldugin, um músico clássico que se tornou um amigo próximo, a uma procissão religiosa que ele tinha sido designado para monitorar, policiando os fiéis, gente como a sua própria mãe. Ele impressionou seu amigo levando-o para ver o altar da igreja, ao qual o acesso era proibido aos leigos, deixando claro que Putin sentia pouca reverência pela santidade da igreja. "Ninguém pode ir lá, mas nós podemos", ele disse ao amigo. Ele era inconsequente e temperamental. No caminho de volta para casa depois de seu passeio à igreja, conforme Roldugin recordou, um grupo de estudantes bêbados em um ponto de ônibus os abordou pedindo um cigarro. Vladimir, claramente uma presença nada intimidadora, recusou com tanta grosseria que um deles o empurrou. Putin o jogou por cima do ombro como se estivesse em uma luta na academia.[15]

Ele dizia aos amigos que era um agente da polícia junto ao Ministério do Interior, e muitos, pelo visto, acreditaram nisso. Entretanto, em breve ficou mais difícil disfarçar seu cargo verdadeiro. Roldugin, que o conheceu em 1977, rapidamente descobriu a verdade. E ela o deixou cauteloso. Como músico, ele havia viajado ao exterior em visitas monitoradas por agentes da KGB mal disfarçados como funcionários do Ministério da Cultura. Roldugin não gostava desses cuidadores ideológicos e aprendeu a não falar livremente perto deles. Todavia, ali estava ele, tornando-se amigo de um deles. Vladimir o desarmou admitindo sua profissão real, apesar de mesmo então Roldugin descobrir ser impossível fazer com que ele se abrisse um pouco mais. "Eu toco violoncelo", disse o músico certa vez a seu amigo. "Eu jamais poderia ser um cirurgião – mesmo assim, sou um bom violoncelista. E qual é a sua profissão? Eu sei que você é um agente da inteligência, mas não sei o que isso significa." Vladimir satisfez o amigo, mas só um pouquinho. "Sou um especialista em relações humanas", disse ele, enigmático, e então se recusou a falar mais a respeito.[16]

Já em 1979, Vladimir havia alcançado a patente de capitão e foi, finalmente, enviado a Moscou para frequentar a Escola Superior da KGB, que recebera o nome de Felix Dzerzhinsky, o fundador da polícia secreta soviética. Dzerzhinsky permaceceu uma figura reverenciada na KGB, cujos manuais de treinamento citavam suas características como essenciais ao oficial de inteligência: "um coração quente, uma cabeça fria e mãos limpas".[17] Enfim o Primeiro Diretorado Principal parecia estar preparando-o para o serviço no exterior. Não obstante, após um breve curso, ele retornou a Leningrado e retomou a tarefa de monitorar estrangeiros – com sucesso duvidoso. Um supervisor descreveu o trabalho dele como "extremamente produtivo", mas o funcionário veterano da KGB em Leningrado durante a carreira de Putin, Oleg Kalugin, disse que o ramo de contrainteligência fracassou em descobrir um único espião estrangeiro sequer à solta na cidade.[18]

Sua carreira pareceu estagnar exatamente quando o período de distensão e paz relativa da União Soviética começava a enfrentar instabilidade crescente, tanto interna quanto externamente. Em retrospecto, eram os primeiros sinais da decadência e do colapso final da União Soviética. Em dezembro de 1979, a União Soviética invadiu o Afeganistão após um golpe sangrento orquestrado pela KGB de Andropov e executado pelos comandos militares de elite vestindo uniformes afegãos. A invasão começou uma operação fútil para apoiar o governo comunista em Cabul que custaria a vida de milhares de soldados, cujos corpos foram levados de volta para casa em caixões de zinco conhecidos pelo codinome CARGO 200 e mantidos envoltos em segredo.

A eleição de Ronald Reagan para presidente dos Estados Unidos em novembro de 1980 inflamou as tensões da Guerra Fria e empurrou as duas superpotências cada vez mais para um confronto. O Kremlin e a KGB logo ficaram obcecados com o que os líderes soviéticos acreditavam ser os planos de Reagan para lançar um ataque nuclear preventivo contra a União Soviética. Em uma conferência em maio de 1981, um Leonid Brezhnev já debilitado denunciou Reagan como uma ameaça à paz mundial, enquanto Andropov anunciava que, dali por diante, a prioridade máxima dos serviços de segurança era descobrir evidências do plano de Reagan para destruir o país.[19] Essa vasta operação – de codinome RYAN, um acrônimo em russo para "ataque por míssil nuclear", *raketno-yadernoye napadenie* – tornou-se o principal empenho da inteligência dos escritórios da KGB no mundo todo, continuando a ser uma obsessão paranoica pelo resto da década. Logo Vladimir Putin desempenharia um papel nisso.

Em 1980, Vladimir retornou a Leningrado, onde sua vida pessoal – e carreira – deram uma guinada importante. Algo incomum para a sociedade soviética, ele continuava solteiro aos 28 anos. Sua solteirice não era bem aceita na conservadora KGB. O Primeiro Diretorado Principal, na verdade, recusava-se a enviar homens solteiros para cargos no exterior, temendo que suas ligações sexuais os deixassem vulneráveis a qualquer exposição ou chantagem.[20] Vladimir era bonito, com olhos de um azul profundo, em extrema boa forma e perspicaz, embora de um modo bastante irônico; porém, quando se tratava de mulheres, ele parecia emocionalmente reticente, até mesmo atrofiado; ficava muito mais à vontade com o círculo de amigos de sua juventude e da KGB. "Eu costumava dizer a ele que ele era terrível em puxar conversa", disse Roldugin.[21]

No fim de seus anos universitários, Vladimir teve seu primeiro relacionamento sério com uma aluna de medicina. O nome dela era Lyudmila Khmarina, cujo irmão, Viktor Khmarin, também era um amigo próximo. Roldugin a descreveu como bonita e obstinada, mais inclinada a contar a Vladimir quando ele estava doente do que a lhe perguntar como ele se sentia. Eles se conheceram na dacha da família dele em Tosno e namoraram até a formatura e o início da carreira de Putin. Em 1979, ficaram noivos. Solicitaram uma licença de casamento, e os pais de ambos compraram as alianças, um terno e um vestido. E então, de súbito, ele rompeu o relacionamento. Decidiu que "era melhor sofrer agora do que fazer ambos sofrerem mais tarde", mas nunca explicou o que tinha acontecido, nem mesmo a Roldugin. Ele só insinuou "alguma intriga", embora não parecesse ter ficado especialmente amargurado, já que permaneceria amigo do irmão dela, Viktor, por muitos anos ainda. Vladimir havia se acostumado à vida de solteiro – talvez a preferisse, como um filho mimado ainda vivendo com os pais. Ele presumia que talvez jamais viria a se casar.[22]

Em março de 1980, no entanto, ele conheceu outra Lyudmila – Lyudmila Shkrebneva, uma comissária de bordo da Aeroflot com olhos azuis que morava em Kaliningrado, a antiga província prussiana tomada pela União Soviética após a derrota nazista. Ela tinha 22 anos e cabelos loiros que caíam em ondas até os ombros. Ela e outra comissária de bordo, Galina, visitaram Leningrado por três dias. Em sua primeira noite na cidade, ansiosas para conhecer o máximo possível de pontos turísticos locais, foram com o namorado de Galina, Andrei, ao Teatro Lensovet assistir a uma performance de Arkady Raikin, um ator e humorista já idoso. Como Galina convidara Lyudmila, Andrei levou consigo seu amigo, Vladimir. Lyudmila não se impressionou muito a princípio, notando as roupas surradas e o comportamento nada cativante. Se o encontrasse na rua, recordou ela, "não teria lhe dado nenhuma atenção".[23] Durante o intervalo, contudo, ela ficou mais ousada e perguntou se ele podia ajudá-los a comprar entradas para a apresentação musical da noite seguinte. Ele ajudou, e no final da segunda noite deu a ela seu telefone. Andrei ficou chocado. "Você está maluco?", perguntou ele ao amigo mais tarde. Ele nunca o vira dar seu número a alguém que não conhecia bem.[24] Eles se encontraram de novo na terceira noite e, quando ela voltou a Kaliningrado, ligou para aquele número.

Quando Lyudmila tornou a voar para Leningrado, em julho, eles iniciaram um relacionamento. Ela brincava que as outras garotas pegavam ônibus ou bondes para ir a um encontro, enquanto ela voava para o seu.[25] Lyudmila resolveu se mudar para Leningrado. Vladimir a incentivou a voltar à faculdade – ela tinha desistido de uma faculdade técnica para se tornar comissária de bordo – e se matriculou no departamento de filologia na *alma mater* dele, a Universidade Estatal de Leningrado. O estresse da mudança e dos estudos interrompeu o relacionamento de ambos no começo, e ela rompeu com ele até que ele voou a Kaliningrado e a persuadiu a voltar. Em outubro, ela havia se instalado em um apartamento comunitário que dividia com uma mulher cujo filho havia partido para servir no exército.[26] Vladimir provou-se um namorado exigente e ciumento; ela sentia que ele a estava sempre vigiando, testando, julgando. Ele declarava sua vontade – fosse de sair para esquiar, digamos, ou fazer um curso de datilografia – e não dava a ela espaço para discussão. Ao contrário da primeira Lyudmila, essa era mais maleável. Quando a mãe de Vladimir a conheceu, não ficou impressionada – e pior, disse isso à garota. Seu filho já tinha outra Lyudmila, bufou Maria, uma "boa garota".

Lyudmila não sabia que ele trabalhava para a KGB. Vladimir lhe disse inicialmente que trabalhava no ramo de investigações criminais do Ministério do Interior. Era um disfarce comum para agentes da inteligência, e ele tinha recebido um cartão de identificação falso.[27] Sempre que ela lhe perguntava o que ele fazia durante o dia, ele fugia da pergunta com gracejos. "Antes do almoço, nós pegamos", ele lhe disse uma vez, como se ele e seus colegas tivessem passado o dia pescando. "Depois do almoço, soltamos."[28] Foi só em 1981, depois de um ano e meio namorando, que ela descobriu o emprego verdadeiro dele – e mesmo assim, pela esposa de um amigo. Ela sentiu um formigamento de empolgação e orgulho. Ao contrário de Roldugin, ela não tinha motivo algum para temer a KGB ou esse jovem. Seu comportamento taciturno agora parecia compreensível, explicando o que antes parecia evasivo. Quando sua amiga lhe contou, foi uma revelação e uma inquietação. Estar com Vladimir significava aceitar que uma parte dele sempre permaneceria fora de seu alcance.[29] Chegou a lhe ocorrer que a mulher que revelara o segredo dele poderia muito bem ter sido instruída a fazê-lo. Ela nunca teve certeza. Só então se lembrou de um encontro estranho ocorrido alguns meses antes.

Certa vez, ela concordara em ligar para Putin às sete, como fazia com frequência. Como seu apartamento comunitário não tinha telefone, ela ia a um telefone público em um pátio próximo. Enquanto escurecia, ela discou o número dele, que não atendeu. Ela então desistiu, sabendo da tendência dele de trabalhar até mais tarde. Quando estava saindo, um jovem se aproximou dela no local vazio e silencioso. Ela virou para voltar a seu apartamento pela entrada em arco do pátio, e ele ainda a seguia. Ele acelerou o passo, e ela fez o mesmo.

"Minha jovem, por favor, não vou fazer nada de mau. Só quero falar com você. Apenas dois segundos." Ele parecia sincero e falava do fundo do coração. Ela parou. "Minha jovem, é o destino. O destino! Como eu queria conhecê-la."

"Do que você está falando?", retrucou ela, desdenhosa. "Não é o destino."

"Bem, por favor, eu lhe imploro. Me dê seu telefone."

"Eu não tenho telefone."

"Então anote o meu", disse ele. Ele estava oferecendo o número de seu telefone do mesmo jeito que Putin oferecera no segundo encontro deles.

"Não", respondeu ela, antes de finalmente ele a deixar ir embora.[30]

O episódio semiesquecido voltou-lhe à mente em um borrão intrigante. Será que a KGB – Vladimir – a havia testado na rua, ao anoitecer? Se ela fosse o tipo de mulher que começava um relacionamento com qualquer sujeito na rua, aquilo podia provocar o ciúme de um marido, deixando ela própria e seu marido expostos a contraespionagem ou chantagem. Ou talvez ele fosse apenas um rapaz arrojado que ansiava conhecê-la. Ela não estava exatamente desconfortável, mas agora sabia em que tipo de vida entraria com esse homem. Alguns poderiam ficar com medo de um teste assim, ela assegurou a si mesma, mas seria bobo deixar que isso a perturbasse. Afinal, ela não tinha nada a esconder. Não guardava rancor do trabalho dele – "Trabalho é trabalho", afirmou ela, dando de ombros –, porém, quando lhe perguntou sobre o encontro, mais de uma vez, ele se recusou a responder, o que a aborreceu. Ela sabia que ele jamais lhe contaria nada sobre o outro mundo em que vivia, nunca tranquilizaria sua mente explicando o motivo pelo qual chegava em casa, digamos, à meia-noite, em vez de às nove. Ela se preocuparia, depois ficaria com raiva, mas sempre teria que esperar, sozinha e sem saber de nada. O trabalho de Vladimir na KGB deixaria sua marca nela. Lyudmila jamais poderia falar sobre o serviço dele ou ser franca com as pessoas sobre sua vida, ou a de ambos juntos. Casar com Putin seria um "banimento privativo" em sua própria vida, ela sabia. Apaixonou-se pelo homem lentamente, mas aquilo lhe parecia opressivo.[31]

Vladimir podia ser ousado e impetuoso, mas em questões de cortejo, ele perdia tempo. Ele usou sua posição – e seu salário – para viajar com Lyudmila. Foram duas vezes ao Mar Negro, que ele amava desde sua viagem como jovem estudante fitando as estrelas. Uma vez foram de carro com amigos até Sochi, a cidade turística a mais de 150 quilômetros ao sul. Eles ficaram em um apartamento de dois quartos no resort reservado para os guardas de Bocharov Ruchei, a mansão litorânea construída sob as ordens de Nikita Khrushchev nos anos 1950 para a elite soviética e que um dia, no futuro imprevisível, viria a ser o retiro dos presidentes de uma nova Rússia. Leonid Brezhnev convalesceu ali nos últimos anos apáticos de seu governo. Da sacada, eles podiam ver a praia, mas o acesso a ela era proibido. Em 1981, eles voltaram ao Mar Negro, dessa vez ficando duas semanas em Sudak, na Crimeia, em sua primeira viagem sozinhos.[32] Entretanto, não foi, de forma alguma, um romance tempestuoso. Quando ele enfim pediu Lyudmila em casamento, já era abril de 1983, e ela pensou que ele estava rompendo o relacionamento.

"Em três anos e meio, você provavelmente já se decidiu", ele lhe disse, em seu apartamento.

"Sim", disse ela, hesitante, temendo o final. "Já me decidi."

Ele pareceu em dúvida. "Sim?", retrucou ele, e então acrescentou: "Bem, então, se é assim que as coisas são, eu te amo e proponho que nos casemos."[33]

Vladimir já havia escolhido a data: 28 de julho, dali a apenas três meses. Eles tiveram uma cerimônia civil, não uma religiosa, o que poderia ter sido proibido a um oficial da KGB, e em seguida duas celebrações do matrimônio. Vinte amigos e parentes compareceram à primeira, a bordo de um restaurante flutuante ancorado em uma barragem ao lado da Universidade Estatal de Leningrado. Na noite seguinte, eles fizeram uma comemoração diferente em um espaço mais privado, um salão de recepções no Hotel Moscou. Para Lyudmila, a primeira festa foi mais calorosa e alegre; a segunda foi mais cerimonial, apesar de agradável, mas "um pouco diferente". Entre os convidados estavam os colegas de Vladimir na KGB, que não podiam arriscar sua confidencialidade, mesmo a parentes e amigos próximos de um de seus camaradas.

O casal passou a lua de mel na Ucrânia, primeiro indo de carro até Kiev, onde se encontraram com amigos que viajaram com eles, com frequência dividindo um quarto. Eles passearam por Moldova, depois Lviv, na Ucrânia ocidental e, finalmente, voltaram à Crimeia, ficando em Nikolayev e Yalta. Todas essas cidades eram marcos turísticos do vasto império soviético. Em Yalta, os recém-casados tiveram um quarto exclusivo para eles, e ficaram ali por doze dias, nadando e tomando sol na praia pedregosa.[34] A Crimeia parecia um lugar mágico e sagrado para Vladimir. Eles voltaram via Moscou, para que ele pudesse passar no quartel-general da KGB – o Centro, como era chamado – e depois se mudaram para o apartamento de dois quartos dos pais dele, na avenida Stachek. Ele estava com trinta anos e ela, com 25, e juntos se ajeitaram em um casamento feliz, embora limitado.

Um colega dele, Igor Antonov, acreditava que Vladimir tivesse se casado para avançar na carreira, sabendo que sua solteirice o refrearia.[35] Ele sem dúvida parecia ter pensado em tudo minuciosamente, e sua grande chance profissional veio no ano seguinte. A KGB o promoveu a major depois de nove anos de serviço e o enviou para estudar em Moscou, na escola de elite para inteligência estrangeira, a Academia de Inteligência Externa (também conhecida como Instituto do Estandarte Vermelho). Fundada em 1938, era o campo de treinamento para os espiões estrangeiros da União Soviética. O instituto não era apenas ideologicamente excludente. Ele também discriminava com base em raça e etnia. Judeus eram banidos, assim como tártaros da Crimeia, chechenos e calmuques. Qualquer tipo de prática religiosa era proibida. A admissão de Putin pode muito bem ter resultado de uma versão de ação afirmativa da KGB. Nos anos 1980, o Primeiro Diretorado Principal começou a reclamar que muitos de seus cadetes eram "os filhos mimados de pais privilegiados" que usavam sua influência e suas conexões em Moscou para conseguir entrar. Em vez disso, a instituição queria candidatos robustos com aptidão para linguagens e devoção absoluta à causa soviética. O diretorado tentou expandir sua peneira de recrutamento aumentando a proporção de cadetes vindos das províncias, pedindo a quartéis-generais regionais que indicassem jovens oficiais.[36] Leningrado enviou Vladimir Putin.

O instituto agora levava o nome de Andropov. Após seu longo reinado no comando da KGB, ele assumiu como secretário-geral do Partido Comunista após a morte de Brezhnev, em 1982, aumentando as esperanças daqueles que queriam modernizar o Estado sob a mão firme dos serviços de segurança. Em vez disso, Andropov serviu por apenas quinze meses antes de morrer subitamente em fevereiro de 1984, iniciando uma rotatividade tumultuada de líderes soviéticos geriátricos. Konstantin Chernenko substituiu Andropov apenas alguns meses antes que Vladimir começasse a frequentar a Academia de Inteligência Externa e mal aguentou um ano antes de morrer, em março de 1985. A grande nação soviética de repente parecia incapaz de gerar novos líderes, arrastando-se por um período de estagnação econômica e política que a deixou ainda mais atrasada em relação ao Ocidente e ao "adversário principal", os Estados Unidos. A guerra soviética no Afeganistão havia decaído a um pântano, e os membros dos círculos de inteligência que Vladimir frequentava tinham confiança para discutir verdades a respeito desse assunto que jamais poderiam ser ditas em público. Ele ficou estarrecido pelas revelações, tendo acreditado por reflexo na justiça da intervenção.[37]

O instituto era uma instalação secreta localizada em uma floresta fora de Moscou, onde ainda funciona hoje sob o nome de Academia de Inteligência Externa. Ele oferecia cursos com duração de um a três anos, dependendo da educação, experiência e missão que se esperava do cadete.[38] Lyudmila, agora grávida, permaneceu em Leningrado, morando com os pais de Putin. Foi na academia que Vladimir aprendeu o ofício de espião – como recrutar agentes, comunicar-se em código, conduzir vigilância, como se livrar de alguém em seu encalço, como fazer e utilizar uma *dead-letter box*.* Acima de tudo, ele estava desenvolvendo a arte da infiltração profunda. Ao longo do treinamento, os cadetes adotavam codinomes, derivados da primeira letra de seus nomes. Putin se tornou o Camarada Platov, protegendo sua identidade real até dos outros estudantes. Eles vestiam roupas civis, não uniformes, preparando-se para o futuro, quando fingiriam ser jornalistas, diplomatas ou delegados de comércio em países os quais esperava-se que conhecessem intimamente, sem jamais tê-los visitado. Vladimir apareceu em setembro de 1984 trajando um costume de três peças, ansioso para impressionar, embora fosse um dia quente de outono. "Agora olhem para o Camarada Platov!", disse o coronel Mikhail Frolov, um dos instrutores, aos outros cadetes – citando o rapaz magro como modelo a ser seguido.[39]

Finalmente, depois de quase uma década de tédio monitorando estrangeiros e dissidentes em Leningrado, ele estava aprendendo o ofício que imaginara quando adolescente. Os três principais departamentos da academia eram dirigidos na época por veteranos da "era de ouro" da espionagem da KGB – os anos que vieram imediatamente antes, durante e depois da Segunda Guerra Mundial: Yuri Modin na inteligência política, Ivan Shishkin na contrainteligência, e Vladimir Barkovsky na inteligência científica e tecnológica. Todos eles tinham construído sua reputação como espiões em Londres, e Modin era o último controlador do grupo que se tornou conhecido como os Cinco Magníficos, os jovens formandos de Cambridge, incluindo Kim Philby, que foram recrutados durante a década de 1930 como agentes da União Soviética e acabaram penetrando nos níveis mais elevados do po-

---

* N.T.: *Dead letter* box ou *dead drop* é um método de espionagem utilizado para passar itens entre dois agentes por meio de um local secreto, sem a necessidade de ambos se encontrarem pessoalmente.

der britânico. Embora tivesse sido há muito exposta e desmantelada, a operação continuava sendo "um modelo para jovens oficiais da inteligência" na academia.[40] O Camarada Platov estava aprendendo com os astros da KGB.

Em 28 de abril de 1985, enquanto ainda completava sua educação universitária, Lyudmila deu à luz uma filha. Ela queria chamá-la de Natasha, mas Vladimir já tinha se resolvido. Ela se chamaria Maria, ou Masha, em homenagem à mãe dele. Ele perdeu o nascimento da filha, mas depois que a mãe e o bebê foram liberados do hospital, ele recebeu uma licença para visitar e celebrar sua nova família com Sergei Roldugin e sua esposa na dacha do pai de Roldugin, perto de Vyborg, junto à fronteira finlandesa. Embora ainda não soubesse, a própria Lyudmila estava passando por uma checagem de antecedentes detalhada a respeito de sua saúde e seu temperamento; ela só descobriu a respeito depois de ser convocada pela administração da universidade e avisada de que tinha sido considerada inocente de qualquer suspeita.[41]

Vladimir era agora um ajustado pai de família no momento mais crítico de sua vida até então. Suas esperanças de ir para o exterior – de subir ao trabalho de elite na inteligência estrangeira – dependiam de seu sucesso na Academia de Inteligência Externa, e esse resultado era decididamente incerto. Por sua imersão em linguagem, estava claro que ele seria designado para um país de idioma alemão. A única questão era se seria designado para o Ocidente capitalista – o que significava Alemanha Ocidental, Áustria ou Suíça – ou para o satélite soviético no Oriente, a República Democrática Alemã. Servir infiltrado no Ocidente requereria pelo menos mais um ou dois anos no instituto, com treinamento cada vez mais profundo em costumes locais que com frequência traíam origens estrangeiras – aspectos básicos da vida capitalista, como hipotecas, podiam deixar um agente soviético perdido, revelando suas origens.[42] Vladimir posteriormente declararia preferir servir na Alemanha Oriental, mas a escolha não era dele.

A comissão de formatura da academia decidia as missões com base no desempenho e no comportamento pessoal. E apesar do que estava em jogo, o comportamento de Vladimir colocou tudo em risco. Ele pôde voltar a Leningrado para descansos curtos e, durante um deles, tornou a se envolver em uma briga, um confronto no metrô com um grupo de vândalos, conforme ele contou a Sergei Roldugin. Dessa vez, ele sofreu tanto quanto seus oponentes, quebrando um braço na luta. Ele disse a Roldugin que haveria consequências e, de fato, foi censurado, apesar de nunca ter explicado a punição a seu amigo. "Ele tem um defeito que é objetivamente ruim para os serviços especiais: ele corre riscos", disse Roldugin. "Alguém nessa posição deveria ser mais cauteloso, e ele não é."[43]

Sua avaliação no fim do ano de treinamento foi medíocre. Ele não sofria de um excesso de ambição – a palavra "carreirista" era praticamente uma ofensa no sistema soviético –, mas o coronel Frolov notou várias características negativas. Ele era "retraído e reservado". Embora fosse "sagaz", também possuía "certa tendência acadêmica", um jeito polido de descrever seu comportamento pedante.[44] Ele não tinha as conexões familiares nem o histórico para lubrificar o caminho para um posto de prestígio. A briga no metrô de Leningrado contribuiu quase que com certeza para o final abrupto de seus estudos na Academia de Inteligência Externa. Em vez de continuar por mais dois anos de preparação para as fileiras de elite do ofício de espionagem, ele partiu no final do primeiro ano. E quando recebeu sua missão, ela não era para a Alemanha Ocidental, e sim para a Oriental. Não iria sequer para Berlim, um centro de espionagem da Guerra Fria desde a derrota dos nazistas, mas para Dresden, a provinciana capital da Saxônia, perto da fronteira com a Tchecoslováquia. Pela primeira vez, ele recebeu um passaporte estrangeiro. Tinha quase 33 anos e nunca tinha saído da União Soviética.

3

Um espião mediano em um império moribundo

De todos os países socialistas estabelecidos pela União Soviética vitoriosa após a guerra, a República Democrática Alemã era o que parecia ter construído o paraíso proletário prometido pelo comunismo – unido, eficiente e mantido tanto pela opressão e o terror quanto pela ideologia. O Ministério de Segurança do Estado – a Stasi – mantinha uma rede de 91 mil funcionários, com pelo menos 173 mil informantes, talvez mais, em uma nação de 17 milhões de pessoas. "Não se pode colocar um limite em torno da Stasi", escreveu um historiador sobre a onipresença do ministério, "da mesma forma que não se pode delimitar um cheiro em uma sala".[1] Para Vladimir Putin, recém-promovido ao posto de major, parecia que ele tinha voltado no tempo. Sem nenhuma ironia evidente, ele considerava o lugar "um país duramente totalitário",[2] menos um país do que um onipresente aparato de segurança. Ele gostou muito disso.

A KGB mantinha uma presença enorme na Alemanha Oriental. Em sua base em Karlshorst, em Berlim, onde o exército soviético também possuía seu quartel-general, ela empregou centenas de funcionários ao longo da Guerra Fria. Os oficiais da Stasi – "amigos queridos", como seus equivalentes soviéticos os chamavam invariavelmente – eram ao mesmo tempo aliados e rivais. A Stasi executava boa parte do trabalho político da KGB, fornecendo a maioria dos relatórios de inteligência enviados por telegrama ao Centro em Moscou – não apenas da Alemanha, mas de todo o bloco soviético. A KGB também tratava seus "amigos queridos" com uma cautela condescendente da qual os alemães se ressentiam. Uma das maiores operações da KGB, iniciada na década de 1970, na época de Brezhnev, com o codinome LUCH, ou "facho", recrutou furtivamente agentes alemães para monitorar e entregar relatórios a respeito de seus próprios líderes partidários, funcionários do governo e pessoas comuns por deslealdade à causa soviética.[3]

A residência da KGB em Berlim era a maior do mundo. Em contraste, o escritório em Dresden era um posto avançado minúsculo da intriga internacional da agência. A cidade, escarranchada sobre o rio Elba, nunca teve mais que 6 a 8 oficiais da KGB. O escritório deles ficava no número 4 da Angelikastrasse, em um belo sobrado cinzento com telhado vermelho na Neudstadt, em frente às famosas pontes do centro histórico da cidade. Ali, em um escritório num canto do segundo andar, o major Putin trabalharia pelos próximos quatro anos e meio.

Dresden, uma das mais lindas cidades da Europa, ainda estava desfigurada pelas ruínas devastadas da Frauenkirche. A igreja barroca continuou sem reparações por quatro décadas após as bombas incendiárias de fevereiro de 1945, como um símbolo dos horrores da guerra – e, para um propósito propagandista mais contemporâneo, da barbárie ocidental. Angelikastrasse, do outro lado do rio, era uma rua curta e bela, forrada de árvores e jardins que floresciam a cada primavera em uma tapeçaria viva de cores, muito diferente da arquitetura monumental desmoronada de Leningrado. Do outro lado da intersecção, onde ela dava para a rua principal, escondia-se um grande complexo que se estendia até um despenhadeiro acima do amplo estuário gramado do Elba. Depois da guerra, a polícia secreta soviética, a NKVD, converteu um pequeno prédio ali no despenhadeiro em um tribunal militar, onde julgaram não apenas os remanescentes do regime nazista como também os opositores do novo Estado comunista.[4] A Stasi, após sua criação, assumiu o complexo, expandindo-o regularmente. Em 1953, ela construiu uma prisão de última geração com 44 celas, onde eventualmente mais de 12 mil prisioneiros seriam mantidos, aguardando interrogatório e sentença de prisão.

Quando o major Putin chegou, o quartel-general da Stasi havia se tornado uma cidade secreta ao longo da Bautznerstrasse. Dentro ficavam os escritórios da administração, incluindo uma casa de hóspedes VIP e blocos residenciais suficientes para abrigar 3 mil pessoas. Também existia um prédio separado do resto, onde oficiais ajustavam fones de ouvido volumosos sobre as orelhas e escutavam horas e horas de conversas gravadas por aparelhos de escuta escondidos. O chefe da Stasi em Dresden, Horst Böhm, tinha um escritório no segundo andar do prédio principal que dava para um pátio cimentado onde os oficiais da Stasi jogavam vôlei e futebol, às vezes com seus camaradas da KGB vindos do outro lado da rua.

A vida na União Soviética era tão estagnada que até um sistema socialista esclerosado como o da Alemanha Oriental parecia próspero em comparação, perigosamente cheio de tentações, em especial para jovens oficiais da KGB e do Exército Vermelho: mulheres, dinheiro e bebida. Todos esses eram caminhos perigosos para a degeneração ideológica.[5] Os agentes e soldados designados para a Alemanha coletavam qualquer coisa que pudessem adquirir – jeans, pornografia, até mesmo armas – para vender ou trocar no mercado negro por vodca, que na época era restrita pelos comandantes do Exército Vermelho. Mesmo entre o quadro de elite da KGB, oficiais e seus cônjuges compravam comida, roupas e eletrônicos – artigos de luxo com baixa oferta na terra natal – e enviavam tudo para casa, para que outros os vendessem em um mercado negro voraz.

Quando chegou a Dresden em agosto de 1985, Vladimir tinha realizado seu sonho de infância: ele era um oficial de inteligência enviado ao exterior para combater os inimigos do Estado. Entretanto, sua experiência foi bem menos cinematográfica do que ele imaginara. Ele nem sequer estava infiltrado. Era um diretor de casos, juntando-se a uma equipe cínica e dissoluta em um posto avançado provinciano do império da KGB. Seus colegas imediatamente o apelidaram de "Volodya Pequeno", visto que já havia dois outros Vladimir na mansão da Angelikastrasse, o "Volodya Grande" e o "Volodya Bigodudo".[6] O Volodya Grande era Vladimir Usoltsev, que chegara dois anos antes. Ele havia treinado e servido em escritórios provincianos da KGB na Bielorrússia e em Krasnoyarsk e estava, a essa altura, profundamente desiludido.

Quando Konstantin Chernenko morreu no início daquele ano, antes que o Volodya Pequeno chegasse, Usoltsev e seus colegas brindaram à doença que o levou rapidamente, em vez de forçar o país a suportar outro longo período de incerteza. Ele zombava da burocracia, das exigências insaciáveis do Centro e sua obsessão, na mente dele, com ameaças imaginárias. Ele gracejava que "a arma mais perigosa" do espião da KGB em Dresden era o perfurador com o qual ele abria buracos nas resmas de relatórios devida e inutilmente enviados a Moscou, muitos deles nada além de um resumo dos eventos políticos relatados na imprensa local.[7] "Volodya Putin veio à KGB por um romantismo heroico", escreveu ele, "mas em Dredsen não podia, por definição, haver nenhum romantismo especial, e a essa altura ele já tinha compreendido isso muito bem."[8]

Não obstante, Volodya Pequeno se encaixou perfeitamente ali. Ele se aproximou quase de imediato do chefe da estação de Dresden, coronel Lazar Matveyev, que servia ali desde 1982. Matveyev era baixo, ainda mais que Putin, começando a engordar na linha da cintura e quase careca, exceto pelos anteparos de cabelos brancos asseadamente cortados. Nascido em 1927, ele era da velha guarda, um devotado oficial de inteligência soviético cujos pai e mãe haviam morrido na Grande Guerra Patriótica. Ele colocou o jovem major sob suas asas, admirando sua ética de trabalho objetiva e sua integridade. No ano anterior à chegada de Putin em Dresden, a KGB começou a pagar a seus oficiais ali o equivalente a 100 dólares em moeda forte, uma soma extravagante distribuída em dólares e marcos. Na cabeça de Usoltsev, uma temporada na Alemanha Oriental era, para a maioria dos oficiais da KGB, "uma chance única de garantir uma velhice confortável".[9] Não para Putin, porém, nem para sua esposa. Matveyev adorava Lyudmila como uma jovem e linda mãe que não era, como as outras, "uma mercenária". Ele não escondia ao resto do quadro da KGB na Angelikastrasse que Volodya Pequeno era seu favorito – acima de tudo, porque esse jovem major não mostrava nenhum sinal de ser "um carreirista" determinado a ofuscar seus superiores. Ele era uma "pessoa transparente como cristal" e um "trabalhador" de verdade, embora não fosse o tipo de subordinado que exagerava ao trabalhar dia e noite.[10]

No começo, Lyudmila continuou em Leningrado, terminando seus estudos. Volodya Pequeno se mudou por pouco tempo com um colega para o andar superior de um bloco residencial comprido e recém-construído no número 101 da Radebergerstrasse, a uma curta caminhada de cinco minutos da mansão da KGB. O prédio fazia limite com um alojamento militar soviético de um lado e um parque arborizado do outro, na periferia nordeste de Dresden. Como a maioria dos edifícios da vizinhança, mas não todos, ele abrigava oficiais soviéticos e da Stasi e suas famílias. Era uma comunidade pequena e autossuficiente composta pela polícia secreta e por espiões. O bairro incluía uma loja militar, um estabelecimento que vendia produtos russos, escolas para as crianças, um cinema exibindo filmes soviéticos e uma *banya* (a versão russa de uma sauna). O major Putin posteriormente mudou-se para um apartamento no quarto andar, acima da primeira de doze entradas separadas para o prédio, cada qual com seu próprio poço de escadas, apesar de não haver nenhum elevador. O apartamento tinha apenas quatro cômodos, cobrindo 65 metros quadrados. Não era luxuoso, mas era sua primeira casa própria.

Quando Lyudmila chegou, no outono de 1985, embalando Masha, ela encontrou à sua espera na mesa da cozinha uma cesta com bananas, na época uma raridade em Leningrado. No início, pareceu-lhe que ela estava em um sonho. O bairro era encantador, as ruas, limpas. As janelas do apartamento eram lavadas uma vez por semana. As esposas alemãs penduravam suas roupas lavadas em varais presos a postes metálicos plantados no jardim gramado, de forma muito arrumada e semelhante.[11]

O posto avançado de Dresden supervisionava o trabalho da KGB nos quatro distritos mais ao sul da Alemanha Oriental: Dresden, Leipzig, Gera e Karl Marx Stadt. O major Putin e seus colegas se envolviam em operações de inteligência, contrainteligência, análise e outra das crescentes obsessões do Centro, a espionagem científica e técnica – tudo focado principalmente no inimigo do outro lado da fronteira. Ele compartilhava um escritório no segundo andar com Usoltsev, que chamava o lugar de sua cela e Volodya Pequeno de seu colega de cárcere. A sala tinha duas escrivaninhas, um cofre para papéis confidenciais e dois telefones, apesar de haver apenas uma linha. Volodya Pequeno inicialmente temia atender ao telefone, embaraçado por sua luta com a língua alemã, que acabaria melhorando ao ponto de ele se adaptar ao dialeto saxônico.[12] Como estudante, ele começara a amar a cultura, história e literatura alemãs, e agora se encontrava imerso nelas. "Às vezes ele sabia mais do que eu", relembrou Horst Jehmlich, um assessor sênior de Böhm, o chefe da Stasi em Dresden. O russo com frequência pedia que Jehmlich lhe explicasse expressões idiomáticas em alemão, sempre esperando melhorar sua habilidade linguística.[13]

Usoltsev ficou intrigado com seu novo colega, seu senso de humor e raízes humildes. Não obstante os contatos de seu avô com os grandes da Revolução de Outubro na cozinha, Volodya Pequeno não tinha parentes "elevados" que pudessem tê-lo ajudado a avançar na carreira. Ele era o queridinho do chefe e se tornou o representante do Partido Comunista no escritório, liderando discussões semanais sobre os acontecimentos políticos, mas fazia isso com o que Usoltsev notava ser uma piedade fingida, até mesmo irônica. Ele gostava de programas de variedades acessíveis na televisão alemã e, entretanto, também lia prodigiosamente os clássicos, preferindo os escritores satíricos russos, como Nikolai Gogol e Mikhail Saltykov-Shchedrin, que devastavam a burocracia czarista rígida e corrupta do século XIX. *Almas mortas**, a obra-prima de Gogol alfinetando o mercantilismo provinciano e suas súplicas, tornou-se seu romance favorito. Ele gracejava com

* N.T.: Publicado em português pela Perspectiva.

irreverência sobre os traços detestáveis dos agentes de contrainteligência, cargo que ele havia ocupado, ao menos por algum tempo. E zombava do antissemitismo de Matveyev, algo muito comum na KGB, embora nunca o fizesse na frente do chefe.

Volodya Pequeno, pensava Usoltsev, tinha uma capacidade surpreendente de adaptar sua personalidade à situação e a seus superiores, encantando-os e conquistando sua confiança; uma característica decisiva que outros também notariam. Em suas amplas horas de conversa – amiúde na *banya* no subsolo da mansão – Volodya revelaria lampejos de individualidade e até uma perigosa independência de pensamento. Em 9 de novembro de 1985, eles assistiram à transmissão soviética da final dramática do campeonato mundial de xadrez entre Anatoly Karpov e Garry Kasparov, vista como um embate ideológico entre a velha e a nova guardas. Quase todo o quadro da KGB torcia por Karpov, o então campeão e herói proclamado da União Soviética. Eles achavam que Kasparov, que foi esfolado na imprensa oficial conforme a partida se desenrolava, era um "arrivista extremamente desaforado". Volodya Pequeno, por sua vez, mostrava uma "simpatia perigosa" por Kasparov. Ele ficou contente com a vitória de Kasparov e não teve medo de dizer isso.

O que mais intrigava Usoltsev era a crença confessa de seu colega em Deus. Na KGB, isso era "algo inconcebível", e Usoltsev, um comunista realmente ímpio, ficava espantado diante de sua disposição em reconhecer qualquer fé, apesar de o jovem major tomar cuidado para nunca fazer alarde disso. Ele era tão discreto, de fato, que Usoltsev nunca teve certeza absoluta de que ele não estava apenas usando Deus como outra tática de inteligência.[14]

O MAJOR PUTIN SE ADAPTOU à vida na Alemanha com bastante conforto. Pela primeira vez em sua vida adulta, parou de praticar judô e abriu mão de se exercitar regularmente. Apesar de nunca ter sido um grande bebedor, ele pegou gosto por cerveja, em particular Radeberger Pilsner, feita em uma cidadezinha perto de Dresden. Ele fez amizade com um dono de bar que lhe servia sua ração – um barril pequeno – com regularidade, e rapidamente acrescentou onze quilos à sua estrutura estreita. Quase imediatamente após sua chegada, Lyudmila ficou grávida de novo, e a segunda filha deles, Yekaterina, ou Katya, nasceu em 31 de agosto de 1986. Usoltsev sentiu que ele havia ficado "levemente desencorajado" por não ter tido um filho.

Como marido e pai, ele se provou um tanto chauvinista. Ele se recusava a ajudar nas compras, na cozinha ou em qualquer outra área doméstica, acreditando em uma divisão tradicional dos papéis no matrimônio, algo comum entre os homens russos. Durante uma breve hospitalização de Lyudmila no período de sua gravidez em Dresden, ele ficou sozinho por três dias com Masha, e foi quase assoberbado pelo esforço. Ele era o "provedor e defensor", como diria Lyudmila, e ela precisava cuidar do resto. Vladimir era tão chato na hora de comer, recusando-se a tocar nos pratos de que não gostava, que ela perdia a paciência ao cozinhar para ele. Quando ela reclamava, ele citava um ditado russo: "Não elogie uma mulher, senão vai mimá-la demais". Ele nem mesmo comemorava os aniversários de casamento dos dois.[15]

As exigências sobre o major Putin no escritório não eram tão pesadas a ponto de estragar os finais de semana do casal. Os Putin, com um Zhiguli de fabricação soviética à disposição deles, viajaram muito com seus vizinhos russos – todos eles, agentes de segurança e suas esposas. Ele se filiou a um clube de pesca e visitou com Lyudmila as florestas e parques da Saxônia. Eles foram à Tchecoslováquia, outro satélite soviético, pelo menos duas vezes, uma delas com o coronel Matveyev e sua esposa, Yevgenia. Os Putin compraram um aparelho de som estéreo do Ocidente e, mais tarde, um dos primeiros videogames Atari. No entanto, nunca viajaram à Alemanha Ocidental e, embora recebessem assiduamente amigos russos e alemães em seu apartamento, sua vida social incluía apenas os integrantes de um círculo estreito de agentes de inteligência alemães e soviéticos. Eles ficaram amigos próximos de um casal, os Burkhard, que tinham um filho deficiente. Quando o casal se divorciou posteriormente, segundo Horst Jehmlich, o major Putin ajudou a esposa a encontrar um emprego em Berlim. Em comparação com as pessoas que conheciam na União Soviética, os Putin levavam uma vida de privilégio e conforto, porém era uma vida circunscrita. As esposas eram desencorajadas de fazer amizades fora do círculo de segurança, o que criava uma comunidade insular que desgastava os nervos e alimentava fofocas e disputas mesquinhas. Os anos em Dresden se tornaram "medidos, regulados, ordinários e monótonos".[16] A vida ficou rotineira e, para Lyudmila, claustrofóbica. Seu marido nunca falava sobre o trabalho em casa, apesar de este pairar sobre tudo. Mais de uma vez ele avisou a Lyudmila para evitar conhecidos "indesejáveis" que ela encontrava. Mesmo entre os fraternais alemães, ninguém era confiável de verdade. Suas intenções e identidades reais podiam demorar anos para se tornarem visíveis, como os Putin descobririam mais tarde quando fosse alegado que a agência de inteligência estrangeira da Alemanha Ocidental, a BND, havia se infiltrado na mansão da Angelikastrasse com uma agente escultural que serviu como intérprete. Sua figura inspirou seu codinome, SACADA, e dizem que ela havia ficado amiga dos Putin, particularmente de Lyudmila. Lyudmila lhe confidenciara que seu casamento era tempestuoso, que Vladimir era abusivo e mulherengo.[17] É impossível provar que a intérprete era uma espiã; isso podia simplesmente fazer parte da guerra de desinformação entre agências de inteligência rivais. No ofício da espionagem, a verdade nunca é realmente o objetivo.

A META DA KGB NA Alemanha Oriental era reunir inteligência e recrutar agentes que tivessem acesso ao Ocidente. A parte do major Putin nessa missão era rotineira, até tediosa. Os alemães orientais endossaram dois oficiais para o escritório da KGB, e juntos eles vasculharam os documentos de inscrição daqueles que esperavam viajar para a Alemanha Ocidental. O objetivo era determinar quem entre eles tinha parentes perto das bases militares americanas e da OTAN em Bad Töltz, Wildflecken e Celle e verificar se, em troca de um visto, essa pessoa colaboraria com a KGB relatando qualquer coisa incomum que eventualmente visse. Em 1986, os líderes da KGB continuavam fixados no risco representado pela OTAN, mesmo enquanto mudanças que eram introduzidas por um carismático novo líder soviético, Mikhail Gorbachev, prometiam uma redução na tensão da Guerra Fria. As ordens deles se concentravam em particular em uma obsessão com a localização dos Boinas Verdes na Alemanha, o que Usoltsev julgava ridículo. A enfadonha seleção das listas de potenciais recrutas era a "primeira tarefa" do escritório de Dresden, disse ele, mas eles acabaram abandonando-a por ser uma perda de tempo.[18]

O major Putin aparecia de uniforme em alguns dias e em trajes civis em outros, dependendo de suas tarefas ou suas ordens. Ele cuidava de informantes recrutados por ele mesmo ou por outros na esperança de reunir informações sobre acontecimentos econômicos, políticos ou militares no Ocidente e também dentro da Alemanha Oriental. Os agentes eram os espiões de verdade, escondendo suas atividades e identidades, convivendo com o medo da traição; ele era um administrador. Ele rastreava executivos e outros estrangeiros que passavam por ali e prestava atenção sobretudo à única Igreja Ortodoxa Russa da cidade, dedicada a São Simão e conhecida sob o nome de São Simão da Montanha Maravilhosa, compilando um dossiê sobre seu clérigo, o arcipreste Grigory Davidov, e seu pequeno rebanho de crentes.[19] Horst Jehmlich relembrou que Putin concentrou seus esforços de recrutamento sobre os estudantes "que poderiam se tornar importantes em seus países de origem algum dia", escalando a hierarquia na indústria ou no governo. Foi assim que a KGB recrutou Philby e os outros em Cambridge com efeitos tão atordoantemente danosos, mas o sucesso de Putin, até onde se sabia, empalidecia em comparação. Antigamente as pessoas ajudavam a União Soviética por convicção ideológica; entretanto, agora a maioria traía sua nação por dinheiro, como Aldrich Ames e Robert Hanssen faziam então nos Estados Unidos. O que mais a União Soviética tinha a oferecer, àquela altura?

Para cada potencial recruta, o major Putin preparava a papelada e a submetia à aprovação do escritório de Böhm. "Precisávamos garantir que as pessoas registradas por nossos amigos não fossem contatadas por nós também", explicou Jehmlich. Mesmo assim, disse ele, a Stasi não sabia de tudo que a KGB sabia. O posto avançado em Dresden também analisava eventos políticos e líderes do partido na Alemanha Oriental e na Alemanha Ocidental, procurando sinais de oposição a políticas soviéticas que, sob o governo de Gorbachev, passavam por uma mudança profunda. A Operação LUCH, o empenho perene da KGB para monitorar os alemães orientais, continuava a fornecer ao Centro relatórios sobre seus "caros amigos", mesmo os da Stasi.

Em 1987, o major Putin foi promovido a tenente-coronel, além de tornar-se um dos assistentes de Matveyev e, posteriormente, seu assistente sênior. Ele se tornou efetivamente o vice-diretor do posto avançado de Dresden. Suas tarefas administrativas cresceram com as promoções, mas também o afastaram ainda mais do trabalho ativo dos agentes e espiões de verdade. Ele era, assim como havia sido em Leningrado, um controlador, o equivalente a um oficial de assuntos internos, sempre vigilante quanto a inimigos internos, além de externos. Um vizinho da Angelikastrasse, Siegfried Dannath, passeava com seu cachorro certa ocasião quando parou na frente do escritório da KGB para bater papo com um dos colegas de Putin. Quando a esposa de Dannath fotografou os dois juntos com a mansão de fundo, um guarda russo berrou, alarmado. Ele censurou tanto o russo quanto os alemães, gritando que fotos eram estritamente proibidas. Dannath se esqueceu rapidamente do encontro, mas o tenente-coronel Putin enviou uma carta à Stasi solicitando que os Dannath fossem colocados sob vigilância aumentada como precaução.[20]

Em sua função oficial, Putin teve a chance de conhecer a liderança da Alemanha Oriental em Dresden, inclusive Horst Böhm e Hans Modrow, o secretário do Partido Comunista para a cidade, mas sua patente e posição ainda eram baixas demais para que agisse com familiaridade. Seus deveres incluíam questões mundanas como verificar se três oficiais da KGB em visita podiam ficar em um hotel sem custos (Moscou dispunha, evidentemente, de poucos fundos) ou arranjar entradas gratuitas para soldados soviéticos assistirem a uma partida de futebol entre o time de Dresden e o Spartak de Moscou. A única correspondência conhecida entre ele e Böhm é uma carta solicitando ajuda para restaurar o serviço telefônico de um informante dentro do comércio atacadista da Alemanha Oriental. Putin parecia destinado a continuar uma figura nada impositiva, apagado junto ao pano de fundo.[21]

Em 1987, o chefe da Stasi, Erich Mielke, assinou um decreto premiando o tenente-coronel Putin com uma medalha de ouro pelo septuagésimo aniversário da Revolução Russa. Naquela noite de 7 de novembro, ele e outros doze oficiais da KGB se juntaram a seus colegas da Stasi no salão de bailes do quartel-general, na Bautznerstrasse – o mesmo edifício que abrigava a prisão – para ouvir um discurso proferido por Horst Böhm. Böhm era um famoso adepto da linha-dura, e seu tom era deliberado, sombrio e aterrorizante em sua certeza ideológica. O líder soviético podia estar em busca de um relacionamento menos antagônico com o Ocidente, mas Böhm alertou que as agências de inteligência dos inimigos do socialismo não haviam dado trégua alguma. "Os serviços secretos imperialistas aumentaram suas atividades para obter qualquer informação que seja ou possa ser importante para ações posteriores" contra a Alemanha Oriental e as outras nações socialistas, trovejou ele. Não obstante, um mês depois, Gorbachev e Ronald Reagan assinaram o Tratado de Forças Nucleares de Alcance Intermediário em Washington para eliminar algumas das armas mais perigosas na Europa.

A Guerra Fria não havia terminado, mas seu derretimento era previsível – embora não para os líderes da Alemanha Oriental. Eles se tornaram críticos ferozes da *perestroika* e da *glasnost* de Gorbachev, suas denúncias enchendo os relatórios da KGB transmitidos para o Centro. A convicção da crença dos líderes da Alemanha Oriental no futuro inabalável do país nunca esmoreceu, até que fosse tarde demais. Gorbachev compreendeu que a União Soviética estava ficando para trás em relação ao Ocidente – nos campos econômico, científico e militar – e se despedaçando. Os primeiros atos de Gorbachev para reformar o sistema econômico soviético, apesar de apoiado por uma liderança da KGB agora "reformista", começou a expor rachaduras perigosas no Estado inamovível e dentro da própria KGB. Enquanto seus apelos para a modernização das produções industrial e agrícola tiveram pouco impacto imediato sobre o poder ou os privilégios da KGB, sua política da *perestroika*, anunciada no 27º Congresso do Partido, em 1986, prometia iniciativa e criatividade no governo e tolerava críticas. Era o começo do fim da rígida ortodoxia da era Brezhnev.

O quadro na Angelikastrasse assistiu a esses acontecimentos à distância e reagiu com cautela. O coronel Matveyev não gostou do que viu se agitando em Moscou sob o governo Gorbachev, mas os outros, talvez com o benefício da visão *a posteriori*, diriam mais tarde que sabiam que o sistema soviético estava se fragmentando sob a pressão causada pela *glasnost*. "Nós éramos a geração mais jovem do serviço de segurança", relembrou Usoltsev. "Estava absolutamente claro para nós que o poderio soviético marchava inexoravelmente para o abismo."[22] O tenente-coronel Putin também tinha uma visão sombria da situação da União Soviética. Ele achava que a guerra no Afeganistão tinha se tornado "sem sentido e, de fato, criminosa".[23] Putin vira por si mesmo a comparativa riqueza do Ocidente "decadente" quando examinara os catálogos das lojas de departamento alemãs tão cobiçados no escritório da KGB que eram objeto de troca, enviados para casa para servir como moldes de moda para as costureiras.[24] Vasculhando jornais como o *Der Spiegel* ou revistas como *Stern* em busca de fofocas com que encher seus relatórios de inteligência para o Centro, ele e seus colegas podiam ver por si mesmos os relatórios nus e crus dos desastres, como o acidente na usina nuclear de Chernobyl, na Ucrânia, em 1986, e saber que a versão oficial equivalia a uma mentira. De certa forma, a *glasnost* chegou primeiro nas forças de segurança, já que elas tinham acesso ao que era proibido na época, mas em breve vazaria para a consciência pública.

O pequeno posto avançado em Dresden espelhava as divisões dentro da KGB como um todo a respeito das mudanças tectônicas ocorrendo em casa, a divisão entre os adeptos da linha-dura e os reformistas, entre a velha guarda e a nova geração. No final de 1986, a libertação de Andrei Sakharov do exílio em Gorki incitou o coronel Matveyev a uma diatribe, e inspirou compaixão em seu subordinado favorito. O tenente-coronel Putin expressava, vez por outra, admiração por dissidentes como Sakharov ou Solzhenitsyn. Na noite seguinte à libertação de Sakharov do exílio, ele tornou a surpreender Usoltsev. "Não se esqueça", disse ele, "apenas a óbvia superioridade militar do Ocidente pode chamar à razão os mestres irrestritos no Kremlin."[25] Em outra ocasião, já em 1987, ele contou a um médico do Exército Vermelho que o conheceu em Dresden que apoiava a ideia de uma eleição para o novo presidente da União Soviética,[26] três anos antes de isso acontecer. Sua ambivalência já era evidente. Ele sentia a necessidade de mudanças políticas e econômicas, porém, como Gorbachev e muitos outros russos, preferia uma transformação evolucionária, não uma reforma radical. Assim como muitos outros, jamais quis que o Estado desmoronasse.

O DIRETOR DO PRIMEIRO DIRETORADO Principal em Moscou, Vladimir Kryuchkov, adaptou-se rapidamente ao novo modo de pensar de Gorbachev, ao menos de modo superficial. Kryuchkov era como Putin em muitos sentidos: um fanático pela boa forma, um maníaco por trabalho, e um abstêmio que "causou consternação nas fileiras tradicionalmente beberronas" ao banir as bebidas nas festas de despedidas para oficiais prestes a viajar para o exterior.[27] Ele se tornou um dos conselheiros mais próximos de Gorbachev, abraçando uma nova abertura nas questões relativas à inteligência e, em 1988, tornou-se diretor da KGB; a essa altura, a KGB já começava a sentir que o bloco criado na Europa Oriental estava condenado.

De seu posto avançado em Dresden, o tenente-coronel Putin e seus colegas também já podiam ver que o governo liderado por Erich Honecker, um obstinado marxista da velha guarda, estava perdendo apoio popular. Honecker e seu chefe na Stasi, Mielke, recusaram-se firmemente a replicar a *perestroika* e a *glasnost* de Gorbachev, mas os cidadãos alemães orientais comuns já percebiam a mudança no ar; o desejo latente por liberdades básicas estava despertando, como em todo o restante da Europa Oriental. O "sumiço" do país era inevitável, pensou Putin, mas ele não fazia ideia de que estivesse tão próximo.[28]

Naquele agosto, a Hungria abriu suas fronteiras com a Áustria, permitindo que os cidadãos atravessassem livremente. Os alemães orientais, que podiam viajar dentro do bloco soviético, começaram a dirigir-se para lá na esperança de emigrar. Protestos espocaram por toda a Alemanha Oriental, energizados pelo povo que exigia, no mínimo, o que o líder soviético oferecia a seus próprios cidadãos: eleições mais democráticas, liberdade para criticar o governo unipartidário e reformas de mercado que oferecessem mais prosperidade material. O medo da Stasi continuava, mas naquele ano efervescente de revolução – da Lituânia à Praça da Paz Celestial – já não era suficiente para manter as pessoas em suas casas, em silêncio e temerosas. Em 4 de setembro, em Leipzig, um movimento de oposição se formou dentro da Igreja de São Nicolau e organizou um pequeno protesto após o culto naquela noite de segunda. Os "protestos de segunda-feira" cresceram a cada semana que se passava e se espalharam para outras cidades, inclusive Dresden. Em outubro, dezenas de milhares de pessoas tinham se unido ao movimento oposicionista, enquanto outros milhares fugiram para o Ocidente.

Em 2 de outubro, Honecker emitiu ordens para sufocar os protestos à força, mas uma unidade de paraquedistas despachada para Leipzig jamais as executou. No dia seguinte, a Alemanha Oriental tentou conter o fluxo de emigrantes banindo as viagens para a Tchecoslováquia. Quando Gorbachev chegou a Berlim Oriental em 6 de outubro, ostensivamente para celebrar o quadragésimo aniversário da fundação da República Democrática Alemã, o fim já era iminente. Ele pressionou Honecker para responder às demandas dos manifestantes, dizendo: "A vida pune aqueles que se demoram", mas o outro continuou de modo desafiador. "Vamos resolver nossos problemas sozinhos, por meios socialistas", declarou ele em seu discurso, com Gorbachev a seu lado. "As propostas que pretenderem enfraquecer o socialismo não irão desabrochar aqui."[29]

Menos de duas semanas depois ele foi expulso e substituído por seu vice, Egon Krenz, na esperança de conter o tumulto político. Era tarde demais. O ímpeto do protesto se provou irreversível, e os atos cada vez mais erráticos do governo aceleraram seu próprio colapso. Em 9 de novembro, um porta-voz do governo anunciou que o Politburo autorizara os alemães orientais a viajar livremente ao Ocidente e, quando lhe perguntaram, disse que até onde ele sabia, a mudança entrava em vigor imediatamente. Dezenas de milhares chegaram ao Muro de Berlim, pressionando os guardas da fronteira. Sem instruções claras vindas do alto escalão, os guardas deixaram as pessoas passarem. Elas foram saudadas do outro lado por alemães ocidentais eufóricos. Juntos, eles começaram a derrubar o símbolo mais infame da Guerra Fria.

Em Dresden, o tumulto consumia o escritório da KGB. O tenente-coronel Putin enfrentava um conflito profundo, ou afirmaria isso posteriormente, pelo menos. Ele disse que simpatizava com as exigências mais amplas dos manifestantes, mas seu coração estava com seus amigos da Stasi. A Stasi, pensou ele, "também fazia parte da sociedade" e estava "infectada com a mesma doença", não era uma força alienígena que pudesse ser jogada fora com a decrépita liderança política. O que ele desprezava – o que temia – era o governo da massa. E era isso que ele via se desenrolar ao seu redor. Pior, ninguém em Moscou parecia se importar. Ele reclamou que a KGB, consumida com as disputas internas que ocorriam em casa, ignorou os sinais e recomendações que ele e seus colegas tinham enviado. Não apenas a União Soviética encontrava-se em crise, mas agora sua própria carreira parecia ter se tornado uma reflexão tardia, um beco sem saída. "O trabalho que fazíamos não era mais necessário", recordou-se ele mais tarde. "Qual era o sentido de escrever, recrutar e buscar informações? Ninguém no Centro de Moscou estava lendo nossos relatórios."[30]

A queda do Muro de Berlim em novembro não encerrou os protestos. Nem derrubou o governo de imediato. A rede de segurança da Stasi continuava em seu lugar, embora sua autoridade começasse a se erodir. Depois da euforia em Berlim, grupos de oposição se formaram e pressionaram suas exigências por eleições livres. As demandas eram voltadas para a própria Stasi. Em Dresden, um grupo oposicionista organizou um protesto na porta do quartel-general da Stasi em 5 de dezembro. No começo, compareceram algumas centenas de pessoas, mas logo milhares se aglomeraram. De uma sacada lateral na mansão da Angelikastrasse, a equipe da KGB podia facilmente ver a multidão enxameando o complexo da Stasi. O tenente-coronel Putin aventurou-se até as bordas do complexo para observar mais de perto. Às cinco da tarde, sobrepujado pelo tamanho da multidão e incapaz de acalmar a situação por meio do medo, Böhm cedeu e mandou que abrissem os portões. Os manifestantes inundaram o complexo, perambulando pelos edifícios que até aquela noite haviam instilado apenas o pavor. Böhm, atordoado e pálido, implorava por calma enquanto eles saqueavam seu quartel-general. A tomada foi em grande parte pacífica, contudo, na mente de Putin, a multidão estava enlouquecida, consumida pelo frenesi da massa. Ele se lembrava de uma mulher gritando: "Procurem pela passagem sob o Elba! Há prisioneiros lá sendo torturados com água até os joelhos!". Ele sabia que isso era bobagem – mas só porque sabia muito bem onde ficavam as celas da prisão.

Já estava escuro quando ele se retirou para a mansão. O major-general Vladimir Shirokov, um oficial novo da KGB em posição superior à dele, substituíra Matveyev mais cedo naquele mesmo ano. Ele deixou a mansão às nove naquela noite e estava em algum ponto da cidade. Depois que a aglomeração vasculhou os edifícios da Stasi, um pequeno grupo se separou, subiu pela Angelikastrasse e se reuniu do lado de fora do posto avançado da KGB. Um guarda de segurança parado em uma pequena guarita entrou correndo para informar ao tenente-coronel Putin, agora o oficial mais veterano no local, com apenas outros quatro lá dentro. Ele ficou zangado e alarmado; a responsabilidade pelas propriedades da KGB – seus arquivos, seus segredos – agora lhe pertencia. Ele ordenou aos guardas que se preparassem para um ataque,[31] e então ligou para o comando militar soviético em Dresden, pedindo que fossem enviados reforços para proteger o prédio. Um oficial de plantão lhe disse que não podia fazer nada porque "não havia ordem alguma de Moscou". Mas ele prometeu averiguar. Quando o oficial não retornou a ligação, Putin voltou a telefonar.

"Bem, e aí?", pressionou ele.

"Eu perguntei a Moscou", replicou o oficial, "mas Moscou está em silêncio."

"E o que nós vamos fazer?", perguntou Putin.

"Por enquanto, não há nada que eu possa fazer para ajudar."[32]

Ele ficou pasmo. Fossem quais fossem suas dúvidas sobre o destino do sistema comunista, Putin continuava sendo um dedicado funcionário do Estado. Agora o Estado falhava com ele em um momento de crise. "Eu tive a sensação de que o país não existia mais", relembrou-se mais tarde, a amargura ainda dolorida anos depois. "Que o país tinha desaparecido. Ficou claro que a União [Soviética] estava enferma. Era uma doença mortal e incurável chamada paralisia – uma paralisia do poder."[33] Ele agonizou pensando no que fazer. Mesmo sem uma declaração explícita, estava claro que a liderança soviética não pretendia mais sustentar o governo da Alemanha Oriental como fizera em 1953, como fez à força na Hungria em 1956 e novamente na Tchecoslováquia, em 1968. Putin não podia usar a força contra a multidão do lado de fora e, na verdade, não possuía poder de fogo para fazer muita coisa de qualquer forma. Ele pensou nos arquivos ali dentro – os relatórios de inteligência ao Centro – e as consequências quase inimagináveis se eles caíssem nas mãos da plebe. Os documentos trairiam não apenas o trabalho da KGB, mas também afetariam "o destino de pessoas reais", aquelas que haviam colaborado com ele e seus colegas ao longo dos anos, gente "que tinha confiado nos órgãos de segurança" da União Soviética. Ele tinha certeza que enfrentaria um tribunal militar se os arquivos fossem comprometidos; entretanto, não tinha recebido nenhuma ordem detalhando o que podia fazer para protegê-los. Pensou em sua carreira na KGB e em sua família, que dependia dela. Sentiu então que a União Soviética desmoronaria e, com ela, a única vida que ele conhecera: seu serviço como um oficial da inteligência.[34]

Foi em seu nadir, perto da meia-noite, que o tenente-coronel Putin cometeu o ato mais arriscado e decisivo de sua carreira na KGB. Vestido em seu uniforme militar, ele saiu do prédio. Embora mantivesse uma pistola concedida pela KGB no cofre do escritório, ele não a apanhou. Putin caminhou sozinho até o portão da mansão, sem seu quepe e sem ordens, e blefou.

O clima na Angelikastrasse era mais eufórico que agressivo. Um grupo de duas dúzias de homens se reunia na rua, do lado de fora dos portões, conversando empolgadamente entre si, perplexos que a temida Stasi tivesse desabado sem uma luta. Siegfried Dannath, que dois anos antes tivera com seu cão aquele encontro na frente da mansão da KGB, estava entre eles. Alguém desafiou o guarda de plantão para que os deixasse entrar, mas ele não disse nada. Depois que este sumiu para dentro da casa, eles não souberam muito bem o que fazer em seguida. Foi então que Dannath viu um oficial baixinho emergir da porta de entrada, descer os poucos degraus e se aproximar. Ele não disse nada a princípio, falando depois com calma e devagar.

"Esta casa é vigiada severamente", disse ele em um alemão tão fluente que Dannath se espantou. "Meus soldados têm armas. E eu lhes dei ordens: se alguém entrar no complexo, eles devem abrir fogo."

Ele não gritou nem ameaçou. Simplesmente disse essas poucas palavras, fez uma pausa, e em seguida virou-se e voltou para dentro da casa. Os homens na rua cochicharam. Dannath sentiu o clima mudar. Os manifestantes pensaram melhor na possibilidade de tentar abrir o portão à força. Ninguém queria violência, e eles já tinham derrubado a Stasi. Enfrentar a KGB era algo totalmente diferente. Assim, eles dispersaram, vagando pela Angelikastrasse para se reunir à turba perambulando pelo complexo da Stasi.[35] Algumas horas depois, a base soviética finalmente recebeu suas ordens, e os comandantes enviaram dois veículos blindados com soldados que já não eram mais necessários.

Cresceram as lendas sobre essa noite, abrilhantadas de acordo com o autor e seu propósito. Em algumas versões, "centenas" de manifestantes "invadiram" o edifício. Em outras, guardas posicionados na janela apontaram suas AK-47 para a multidão, prontos para atirar para matar. Em uma versão, o oficial russo brandiu uma pistola do lado de fora, ou no topo das escadas para o segundo andar, enfrentando uma horda que se apinhava em sua direção. Não aconteceu nada tão dramático naquela noite, e o que ocorreu foi eclipsado pelos eventos muito mais importantes se desenrolando em Berlim, inclusive a renúncia do comitê de segurança do Partido Comunista e a detenção de Erich Honecker. Egon Krenz renunciou no dia seguinte, abrindo caminho para os primeiros líderes não comunistas na história da Alemanha Oriental.

O papel do tenente-coronel Putin nos acontecimentos em torno da dissolução da Alemanha Oriental foi um ato pequeno diante da incerteza, se não do perigo. Por um momento fugaz, ele foi de fato um oficial da inteligência colocando-se, sozinho, em defesa de seu país, um único homem capaz de afetar o curso da história – na Alemanha, nada menos que isso –, exatamente como imaginara quando era um rapazinho impressionável, duas décadas antes. Ele agiu com uma determinação calma e estoica. Evitou uma violação da segurança e também o derramamento de sangue. Contudo, não haveria nenhum reconhecimento por seus atos naquela noite, nenhuma comenda, nenhuma medalha. *Moscou está em silêncio*. A frase o assombrou por anos depois disso. Ele sentiu naquela noite que sua carreira estava chegando ao fim. Assim como seu país.

4

A democracia enfrenta um inverno voraz

Era ruim o bastante para Vladimir Putin ter que testemunhar o colapso do ideal soviético na Europa, impotente para reverter as perdas. Ele sabia que uma Alemanha dividida não poderia durar, apesar do juramento de Erich Honecker, no início de 1989, de que o Muro de Berlim ainda estaria de pé "daqui a 50 e até mesmo 100 anos". Para ele, o que importava era o que via como uma rendição incondicional soviética, seguida por uma retirada humilhante, catastrófica e caótica. "Foi isso que doeu", disse ele. "Eles simplesmente largaram tudo e foram embora."[1]

Os homens e mulheres com quem ele havia trabalhado por quase cinco anos foram deixados de lado, abandonados por seus chefes soviéticos, deixados à mercê da Alemanha Ocidental e seus cidadãos vingativos. Os vizinhos e amigos dos Putin se viram subitamente sem emprego, relegados ao ostracismo por sua ligação à temida Stasi. A professora da pré-escola de Katya, uma oficial da Stasi, foi proibida de trabalhar com crianças. Uma das amigas de Lyudmila "chorou por seus ideais perdidos, pelo colapso de tudo em que acreditou a vida toda", relembrou Lyudmila. "Para eles, era a derrocada de tudo – suas vidas, suas carreiras."[2]

Os oficiais de inteligência da Alemanha Oriental se sentiram especialmente traídos. Markus Wolf, diretor da inteligência estrangeira para a Alemanha Oriental até 1986, ressentia-se da indiferença de Gorbachev depois de 1989, embora tenha recebido refúgio por algum tempo na Rússia. "Não houve nenhuma grande onda de apoio e camaradagem vinda de nossos amigos em Moscou durante os últimos meses estressantes", escreveu ele. "Assim como nós, eles estavam completamente despreparados para o que aconteceu. A fraternidade supostamente eterna à qual erguemos brindes por tantos anos era agora um bando em farrapos."[3] Horst Böhm, o diretor da Stasi em Dresden, cometeu suicídio em sua casa em 21 de fevereiro de 1990, pouco antes de ter de testemunhar diante de uma comissão sobre o futuro do estado que se desmantelava, embora persistissem rumores de que ele tivesse sido assassinado para não testemunhar em um julgamento criminal de seu chefe despótico em Dresden, Hans Modrow.[4] Os alemães orientais logo descobriram a verdade sobre a Operação LUCH da KGB, o empenho de décadas de espionagem contra eles. Horst Jehmlich, assistente de Böhms, sentiu-se pessoalmente traído pelo próprio Putin. "Eles nos traíram e mentiram para nós", disse ele.[5]

A KGB na Alemanha Oriental estava em total desarranjo, esforçando-se para destruir ou retirar seus arquivos de inteligência enquanto cortava ou disfarçava suas redes de agentes e plantava os alicerces para novas redes. O último diretor em Dresden, general Shirokov, ordenou a retirada e destruição de doze caminhões de documentos do quartel-general da divisão blindada soviética. Eles queimaram tantos papéis que a fornalha designada para essa tarefa quebrou. Um comandante de batalhão então cavou um fosso no terreno, jogou ali os papéis e ordenou que os encharcassem com gasolina.[6] O tenente-coronel Putin também queimou arquivos – "todas as nossas comunicações, nossas listas de contatos e as redes de nossos agentes" –, mas ele e seus colegas carregaram os mais importantes para os arquivos da KGB em Moscou. O perigo real estava na exposição dos segredos da KGB ao Ocidente e à OTAN, apesar de ele ou qualquer outra pessoa no posto avançado de Dresden poderem fazer muito pouco para impedir isso naquele momento.

No início da década seguinte, o tenente-coronel Putin e seu quadro tinham sido chamados de volta para casa, porém ele ainda teve uma última missão como operativo de inteligência soviética. Ele continuou a recrutar informantes, esperando estabelecer uma nova rede de agentes que serviria como uma retaguarda na Alemanha Oriental em democratização. Ele se voltou para seus velhos amigos e contatos, inclusive um inspetor no departamento de polícia de Dresden e oficial da Stasi chamado Klaus Zuchold, que ele conhecera quatro anos antes. Zuchold o levara em um de seus primeiros passeios na Saxônia – antes mesmo da chegada de Lyudmila – e o visitava com frequência. Zuchold nunca trabalhou para a KGB antes dos eventos de 1989. Em janeiro de 1990, em um de seus atos finais, o tenente-coronel Putin o recrutou formalmente, enviando seu arquivo da Stasi ao Centro, em Moscou, para aprovação. Ele ditou a Zuchold sua carta de aliança à KGB, deu à filha dele um livro de contos de fadas russos e brindou a ocasião com conhaque soviético.[7] Esse sucesso provou-se curto: um ano depois, após a reunificação da Alemanha em outubro de 1990, Zuchold aceitou uma oferta de anistia e não apenas revelou seu próprio recrutamento, como também expôs quinze outros agentes que fizeram parte da rede da KGB em Dresden.[8]

A inconfidência com os agentes – e a apreensão da imensa coleção de arquivos da Stasi pela BND da Alemanha Ocidental, seguida pela sua exposição pública, o que também evidenciou a extensão das atividades da KGB – enfureceu o tenente-coronel Putin. Posteriormente, ele disse a seu velho amigo Sergei Roldugin que a Stasi jamais deveria ter entregado seus arquivos, jamais deveria ter traído aqueles que trabalharam como informantes. Roldugin poucas vezes o ouviu falar sobre seu trabalho e raramente o viu tão emotivo. "Ele disse que aquilo equivalia a traição", relembrou Roldugin. "Ele ficou muito aborrecido, extremamente", mas também envergonhado e cheio de remorso. Tinha sido impotente para ajudar seus camaradas alemães enquanto o mundo secreto deles implodia. "Eu senti aquilo", ele disse a Roldugin, "como se fosse culpa minha".[9]

Em fevereiro de 1990, caixas de mudança, cada uma delas numerada e com nome, enchiam o modesto apartamento dos Putin. O apartamento lembrava um depósito. A retirada da KGB, seguida pela dos militares soviéticos, subitamente liberou muitos imóveis em Dresden. Jörg Hofmann, um jovem cuja esposa tinha conexões na administração municipal, conseguiu ficar com o aluguel do apartamento. Ele passou por ali para ver o local enquanto os Putin esperavam o pessoal da mudança. As paredes estavam cobertas de papel-alumínio, as janelas, decoradas por matrioskas de papel, recortadas pelas meninas. Os Putin foram polidos e amistosos; o tenente-coronel não demonstrou nenhuma amargura ou outra emoção. Ele apenas disse a Hofmann que estava indo para casa.[10] Em 1º de março, os Hofmann se mudaram para lá. Em quatro anos e meio, os Putin tinham conseguido poupar um pouco do dinheiro vivo que ele ganhou, e um vizinho lhes presenteou com uma máquina de lavar roupas. Ela tinha vinte anos, mas funcionou por mais cinco.[11] Era tudo o que eles possuíam como prova da carreira dele como agente da inteligência estrangeira. Seus pertences foram colocados em um contêiner de transporte e enviados para Moscou. O casal, com as duas filhas pequenas, embarcou em um trem, também para Moscou. Na viagem de volta, um ladrão fugiu com o casaco de Lyudmila e todos os rublos e marcos que ela carregava.[12]

Os Putin acompanharam as reviravoltas da era Gorbachev – o entusiasmo público gerado pela *perestroika* e a *glasnost* –, porém, fosse lá o que eles esperassem, o que encontraram na volta os desapontou. Depois do relativo conforto da Alemanha Oriental, a vida em casa pareceu um choque. "Lá estavam as mesmas filas terríveis, os cartões de racionamento, os cupons, as prateleiras vazias", recordou Lyudmila.[13] Ela temia ir até os mercados, incapaz de "farejar as barganhas e ficar em todas as filas. Eu só corria até o mercado mais próximo, comprava o que fosse mais necessário e ia para casa. Era horrível". Eles tinham perdido o espírito de liberdade intelectual e política daquela era, o lançamento de filmes banidos e romances previamente censurados, como *O Mestre e Margarida**, a obra-prima de Mikhail Bulgakov imaginando a visita de Satã a Moscou, ou *Doutor Jivago***, de Boris Pasternak. A nova liberdade para ler, debater e pensar livremente tinha sido eletrizante para muitos, mas eles voltaram à Rússia no momento em que as reformas liberalizantes de Gorbachev começavam a se desfazer.[14]

Lyudmila sentiu que seu marido "tinha perdido contato com o propósito real de sua vida".[15] Sua carreira como oficial da KGB se encontrava em uma encruzilhada. Ele se juntou a uma repatriação em massa de operativos de inteligência vindos do exterior, não apenas da Alemanha, mas de toda a Europa Oriental e outros distantes campos de batalha da Guerra Fria, como Afeganistão, Angola, Mongólia, Vietnã, Nicarágua e Iêmen. Eles estavam derrotados, desanimados e efetivamente desempregados, refugiados deslocados de um império em ruínas. O Centro, em Moscou, era o destino típico para os oficiais que retornavam de uma posição no exterior. Só que nada mais era típico. Por três meses no começo de 1990, Putin nem sequer recebeu pagamento. A KGB inicialmente ofereceu a ele um posto no quartel-general do Primeiro Diretorado Principal em Yasenevo, o complexo arborizado e pesadamente protegido a sudoeste de Moscou. Sua patente e sua nomeação normalmente teriam lhe garantido um apartamento em Moscou, mas não havia nenhum disponível. Com tantos veteranos da inteligência em busca de um lar, ele teria que esperar, possivelmente por anos. Lyudmila gostava de Moscou e queria se mudar para lá, e ele compreendia que qualquer perspectiva de avanço para ele existia na capital, não em Leningrado, mas suas vagas dúvidas sobre o futuro da União Soviética tinham se endurecido. Após quinze anos, sua carreira não era nada espetacular e já não era inspiradora. Em seu último ano em Dresden, ele sentira a desorganiza-

* N.T.: Publicado em português pela Editora 34.

** N.T.: Publicado em português pela Bestbolso.

ção nos órgãos do poder, a quebra da disciplina, o roubo e a ilegalidade dentro de suas próprias fileiras.

Putin encontrou o antigo diretor de seu posto e mentor, coronel Lazar Matveyev, que estava na época estacionado em Yasenevo. "Eu não sei o que fazer", disse ele a Matveyev, no apartamento do grisalho coronel em Moscou. Matveyev, apesar de todo seu afeto pelo antigo subalterno, não fez nada para persuadi-lo a ficar em Moscou ou na KGB. "Convença Lyuda a abrir mão disso", disse-lhe ele, em confidência, "e vá para Leningrado".[16] Ali, ao menos, ele tinha um apartamento onde podiam morar: o de seus pais. Os pais de Putin haviam se mudado para um imóvel maior, dessa vez na avenida Sredneokhtinsky, não muito longe da academia onde Vladimir treinava assim que entrou na KGB. Agora, ele aceitou um emprego como assistente do reitor de questões internacionais em sua antiga universidade, um posto da KGB que pretendia ficar de olho em alunos e visitantes. Até que enfim ele estaria "infiltrado", embora a identidade verdadeira de oficiais em postos desse tipo fosse, de propósito, um segredo mal guardado. Não era nada mau que as pessoas soubessem que a KGB espreitava em todo canto. Ele agora se juntava ao que Oleg Kalugin, o ex-vice-diretor da KGB em Leningrado, descreveu como "esse zigurate absurdo e estupendo, essa máquina apavorantemente centralizada, essa religião que buscava controlar todos os aspectos da vida em nosso vasto país".[17]

O reitor da universidade, Stanislav Merkuriev, era um físico teórico nomeado no início do governo Gorbachev. Ele falava inglês, alemão e francês, e estava determinado a abrir o abafado sistema de educação superior. Quando sobreveio sua morte precoce, em 1993, ele havia conquistado aplausos por fazer daquela universidade uma das melhores na Europa.[18] Ele se cercou de profissionais com mentalidade semelhante – e, como ele certamente sabia, um último defensor da KGB. Para um veterano da KGB já envelhecido, o posto na universidade poderia ser considerado uma sinecura, confortável e pouco exigente; porém, para um tenente-coronel com apenas 37 anos e muito tempo de serviço pela frente, aquilo parecia um beco sem saída. Ele tinha poucas oportunidades agora de conquistar outra missão no exterior; a KGB estava reduzindo seus quadros, e suas conquistas mal lhe garantiam uma posição. Sua carreira na inteligência estrangeira chegou, assim, a um final súbito. Nem mesmo Matveyev podia estender a mão e puxá-lo para cima. Ele disse a Sergei Roldugin que planejava deixar a KGB de vez, embora Roldugin tivesse suas dúvidas. "Não existe algo como um ex-

-agente de inteligência", disse ele. Ele simpatizava com a raiva e a confusão de seu amigo, mas também compreendia sua mentalidade. "Você pode deixar de trabalhar para essa organização, mas o ponto de vista e o jeito de pensar deles ficam na sua cabeça."[19]

Externamente, Leningrado mudara pouco, mas a *perestroika* soprara uma vida inesperada na política da cidade. Em março de 1989, enquanto os Putin ainda estavam em Dresden, as cidades por toda a União Soviética realizaram a primeira eleição disputada na história do país para escolher deputados para um quase parlamento, o Congresso dos Deputados do Povo. Em vez de apenas carimbar líderes do Partido Comunista, como as eleições soviéticas invariavelmente faziam, os eleitores em Leningrado se rebelaram e rejeitaram os cinco principais candidatos, dentre os quais o próprio líder municipal do partido, Yuri Solovyev.[20] Em vez deles, entre os eleitos estava Anatoly Sobchak, um professor de direito alto e carismático da universidade que Vladimir Putin frequentou. Nascido no interior da Sibéria e educado em Leningrado, Sobchak já havia conquistado proeminência como crítico do sistema soviético. Ele escreveu amplamente, defendendo reformas de mercado e o Estado de direito; sua dissertação de doutorado foi rejeitada como politicamente incorreta. Os colegas de Sobchak no curso de direito inesperadamente o designaram como um dos quatro candidatos do distrito da universidade na Ilha Vasilievsky, que também incluía o extenso estaleiro báltico e milhares de construtores navais e estivadores. Não obstante os esforços do Partido Comunista para peneirar os candidatos da oposição, Sobchak conseguiu ficar em segundo lugar em algo como uma convenção partidária ocorrida no Palácio da Cultura do estaleiro depois de fazer um discurso tarde da noite que, extemporaneamente, evocou Martin Luther King Jr. "Eu sonhei com uma época em que nosso Estado seria governado pelas regras da lei – um estado que não permitiria a cessão de direitos e privilégios a algumas pessoas às custas de outras",escreveu ele posteriormente.[21]

Apesar de não ter experiência eleitoral, Sobchak se lançou na política. Assim como Gorbachev, ele acreditava que o sistema soviético podia mudar por meio de reformas, mas flagrou a si mesmo (e ao país) despreparado para a novidade da democracia após as décadas de governo de um único partido, de medo e suspeita que haviam fragmentado a sociedade soviética. As peculiaridades do sistema – com empregos, habitação e até mesmo férias designadas pelo governo – significavam que a maioria das pessoas morava e trabalhava em um círculo social estreito, alimentando uma profunda desconfiança de qualquer um de fora dele. "Nunca converse com estranhos", a famosa fala de *O Mestre e Margarida*, era uma profissão de fé na União Soviética. Sobchak vivia o que ele mesmo admitia ser a vida rarefeita da *intelligentsia*, confortável e "progressivamente circunscrita" e, fazendo campanha fora de seu meio, ele descobriu o quanto desconhecia sobre como as pessoas comuns viviam.[22]

Uma vez eleito, Sobchak impressionou quando o Congresso dos Deputados do Povo se reuniu, na primavera de 1989. Ele se juntou a um bloco de legisladores reformistas que incluía Andrei Sakharov, o físico dissidente, e Boris Yeltsin, o grosseiro funcionário do partido que se tornara o primeiro secretário em Moscou, e atormentou de forma apaixonada e eloquente a liderança soviética, os militares e a KGB em audiências públicas que eram transmitidas por todo o vasto país. Sobchak coordenou uma investigação sobre o assassinato de vinte pessoas durante um protesto antissoviético em 9 de abril em Tbilisi, a capital da Geórgia, expondo a hipocrisia da versão oficial da repressão militar. As turbulências de 1989 haviam agora se espalhado para a própria União Soviética – com agitação na Lituânia, no Azerbaijão e na Armênia – e, apesar dos empenhos recentes e violentos para conter o fervor, as autoridades soviéticas já não detinham poder bastante para manter o sistema intacto.[23]

Um mês após o retorno dos Putin, Leningrado elegeu um novo conselho municipal. Foi eleito um número suficiente de reformistas e independentes para quebrar o monopólio do Partido Comunista sobre o poder municipal. Os novos legisladores eram sérios, mas também inexperientes, desorganizados e sem liderança. Um bloco deles pediu que Sobchak concorresse a uma das 25 vagas restantes e então, em caso de vitória, que disputasse a vaga de diretor do conselho. A proeminência de Sobchak no Congresso dos Deputados do Povo em Moscou levantou esperanças de que ele pudesse ser um líder unificador para a cidade. Ele venceu a eleição e em maio se tornou o diretor do conselho, que era efetivamente a principal autoridade eleita da cidade. Sobchak "personificava a transição para uma nova forma de governo", conforme disse um historiador, na qual a esperança triunfava sobre a razão.[24] Ele era um erudito legal, não um administrador e, por maior que fosse seu carisma, não tinha experiência no governo de uma cidade de 5 milhões de pessoas – quanto mais em um momento de agitação política, com uma burocracia recalcitrante ainda controlada pelos comunistas. Sobchak precisava de aliados e especialistas, e se voltou para a única instituição onde julgou que poderia encontrar assessores competentes para navegar o que se revelava como uma transição política traiçoeira. Ele se dirigiu para a instituição contra a qual havia vituperado no palanque do Congresso dos Deputados do Povo. Voltou-se para a KGB.

Pouco tempo depois de assumir seu novo posto, Sobchak telefonou para Oleg Kalugin, o antigo mestre espião cuja carreira entrara em conflito com intrigas da KGB após seu período trabalhando com a inteligência estrangeira, deixando-o em "exílio interno" em Leningrado. Kalugin havia, desde então, se unido às fileiras dos reformistas democratas e se tornado um dos mais destacados críticos à sua antiga agência. Agora Sobchak tinha um favor a lhe pedir. Será que ele poderia recomendar alguém dentro da KGB em quem ele pudesse confiar como conselheiro? Ele desconfiava da burocracia. Precisava de uma ligação com as forças de segurança. Kalugin sugeriu um oficial veterano, um tenente-general em quem confiava, mas Sobchak descartou a ideia. Preocupado com o fato de que uma aliança visível com a KGB pudesse manchar suas credenciais democráticas, ele queria alguém com um perfil mais discreto. Alguns dias se passaram, e Sobchak tornou a ligar. Ele perguntou a Kalugin se ele já tinha ouvido falar de um jovem oficial chamado Vladimir Vladimirovich Putin.[25]

Alguns presumiriam que a KGB teve alguma influência na direção do jovem oficial para o escritório de Sobchak, porém, de acordo com Kalugin, foi Sobchak quem o recrutou. Vladimir Putin se lembrava de Sobchak por suas aulas no curso de direito, mas não o conhecia muito bem. Segundo ele mesmo conta, um amigo do curso de direito havia sugerido que ele visitasse Sobchak, o que ele fez cheio de nervosismo. Ele dificilmente concordaria com algumas das críticas mais ácidas de Sobchak à KGB, e o futuro político de Sobchak era, no melhor dos casos, tênue como tudo na União Soviética de 1990. Entretanto, em maio daquele ano, ele foi ao novo escritório de Sobchak no Palácio Mariinsky, e Sobchak o contratou de pronto. Ele disse que combinaria a transferência de Putin com Merkuriev e lhe falou para começar na segunda-feira seguinte. Primeiro, contudo, Putin sentiu-se obrigado a revelar sua profissão verdadeira. "Eu devo lhe dizer que não sou apenas um assistente do reitor", disse ele a Sobchak. "Sou um agente regular da KGB."

Segundo Putin se recorda, Sobchak hesitou e então, para a surpresa de Putin, ignorou a questão. "Que se dane!", retrucou ele.[26]

Putin insistiu que deveria informar seus superiores e, se necessário, desligar-se da KGB. Ele se atormentou a respeito dessa decisão, dizem os amigos. Embora tivesse se desiludido, a KGB continuava a ser a instituição à qual ele servira lealmente. No caso, quaisquer preocupações sobre a reação do Centro foram descabidas. A KGB ficou feliz em ter um agente seu trabalhando infiltrado no escritório do astro em ascensão da política de Leningrado. Esse novo experimento democrático, afinal, era algo perigoso que exigia uma vigilância eterna. Assim, com a bênção da KGB, talvez até sob insistência desta, o tenente-coronel Putin permaneceu a seu serviço, fazendo por merecer seu salário parco, mas estável, o que era mais do que ele ganhava como conselheiro de Sobchak.

Ele se encontrava agora levando uma vida dupla, a vida de um agente infiltrado, finalmente – só que dentro de seu próprio país. Putin começou a aconselhar Sobchak ao mesmo tempo que continuava a trabalhar no pequeno escritório no primeiro andar do prédio branco e vermelho dos Doze Colégios da universidade. Sua tarefa ali era monitorar estudantes e visitantes estrangeiros que chegavam em números cada vez maiores conforme a *glasnost* reduzia as restrições a viagens. Ele já não trabalhava mais no Casarão da avenida Liteiny, mas ainda fazia visitas ocasionais, cujos propósitos só podiam ser o de manter seus superiores informados sobre as mudanças políticas daqueles dias – na universidade e no escritório de Sobchak. Quando uma delegação da Faculdade Comunitária São Petersburgo, na Flórida, chegou para um intercâmbio educacional, no outono de 1990, foi o tenente-coronel que bancou o anfitrião para o incauto presidente da faculdade, Carl M. Kuttler Jr.

Kuttler conheceu o conselheiro de Putin na universidade, Valery Musin, quando este visitou a Flórida e propôs o estabelecimento de uma ligação entre as duas cidades e as duas universidades. Quando Kuttler e sua delegação chegaram, Putin os encontrou no aeroporto e passou os dez dias seguintes cuidando de todos os arranjos para suas reuniões, refeições, concertos sinfônicos e balé. Ele o fez com uma pontualidade e eficiência que surpreenderam Kuttler, considerando-se as condições econômicas deterioradas da cidade, que passava inclusive por uma falta crítica de gasolina que gerava filas longas e frustrantes. Quando Kuttler saiu em excursão para fora da cidade, a limusine do governo corria o risco de ficar sem combustível até que Putin interveio e indicou um depósito de saneamento municipal onde seria possível encontrar gasolina.

As duas carreiras de Putin começaram a se entrecruzar cada vez mais. Ele apresentou Kuttler a Sobchak e, em um banquete na última noite, Sobchak pediu um favor a Kuttler. "Carl, você poderia fazer uma coisa para mim?", começou ele. "Nós não temos muito dinheiro para viajar." Sobchak havia focado em viagens internacionais e queria ir outra vez aos Estados Unidos. "Você pagaria por uma visita?"[27]

Kuttler arrecadou o dinheiro e Sobchak visitou os Estados Unidos um mês depois. Em Washington, ele se encontrou com o presidente George H. W. Bush e os principais líderes do congresso. A Procter & Gamble levou a delegação de Sobchak a Cleveland por um dia. E ele se hospedou na casa de Kuttler, na baía da Flórida, onde se maravilhou com as restrições ambientais que o proibiam de derrubar uma árvore que fosse sem a permissão das autoridades municipais.[28] Putin creditou a decisão de Sobchak de promovê-lo à sua equipe permanente em 1991 a essa viagem. Ele se lembrou também do comportamento de Kuttler durante o banquete. Quando chegou o momento de reciprocar um brinde, Kuttler pediu aos hóspedes surpresos que se dessem as mãos e fizessem uma prece. "Você rezou pela nossa universidade", Putin o lembrou quando eles se reencontraram, uma década depois. "Você rezou pela nossa cidade. Você rezou pelo nosso país. E rezou por mim." Kuttler desconfiou que o jovem assistente universitário nunca tinha ouvido uma prece em sua intenção antes. Ele jamais imaginou que seu anfitrião fosse um oficial da KGB.[29]

O FUTURO DO TENENTE-CORONEL PUTIN estava agora cada vez mais preso a um homem dado a citar poetas clássicos e articular primorosamente falas que no passado eram consideradas heresias. "Todos nós fomos infectados, em certo grau, pelo sistema", escreveu Sobchak apenas um ano depois de seu novo conselheiro vir trabalhar para ele, refletindo sobre o *Cavaleiro de Bronze* de Pushkin e o que ele chamava de "síndrome do sistema". "Desde o nascimento nos ensinaram intolerância, suspeita e um medo paranoico de espiões." Sobchak idealizava uma nova União Soviética que oferecesse justiça e esperança, uma democracia, um "Estado normal, civilizado", no qual "não haja necessidade de assassinar metade da população para deixar a outra metade feliz".[30]

Os dois faziam um par estranho. Eles diferiam em idade, temperamento e filosofia. Sobchak era exibido e carismático; Putin era reservado, inerentemente desconfiado e cheio de segredos. Ele não partilhava da hostilidade de Sobchak para com a União Soviética, entretanto serviu ao novo chefe com tanta lealdade quanto havia servido aos comandantes da KGB, e ao longo do tempo começou a absorver alguns dos pontos de vista de seu superior. Mesmo quando outros oficiais da KGB se demitiram por princípios ou na busca por novas formas de ganhar dinheiro, Putin evitou se comprometer. Ele nunca rompeu relações com a agência, como fizera Kalugin; não se arrependia de seu serviço prestado e jamais se arrependeria. Yuri Leshchev, um de seus superiores em Leningrado, que também servira na Alemanha Oriental, disse que trabalhar na KGB era, para Putin, "um negócio sagrado".[31] Contudo, Sobchak o arrastou cada vez mais profundamente para a nova política da época. Ele trabalhava para o antigo regime – e para aqueles que o derrubariam.

O conselho municipal de Leningrado, embora democrático, em breve provou-se inepto. Seus membros discutiam interminavelmente entre si e com Sobchak a respeito dos poderes do diretor, mas pouco faziam para resolver as prementes necessidades da cidade em habitação, alimentação e transporte. Quando chegou o verão de 1990, a economia soviética arrastava-se, à beira do colapso e, em Leningrado e outras cidades, os alimentos mais básicos tinham começado a se esgotar; as prateleiras de seus precários mercados primeiro se esvaziaram de chá e sabão, depois foram o açúcar, os cigarros e até mesmo a vodca. Pouco depois de voltar dos Estados Unidos – onde ele visitara um Kmart bem abastecido em Alexandria, na Virgínia –, Sobchak forçou o conselho a introduzir cartões de racionamento. Dificilmente se poderia chamar aquilo de fome – não com um mercado negro florescente –, mas o racionamento trouxe de volta memórias terríveis do cerco. "A democracia enfrenta um inverno voraz", disse Sobchak em defesa do plano. "É crucial para a democracia sobreviver a este inverno."[32]

A ESSA ALTURA, A KGB e os líderes militares soviéticos já haviam começado a fazer planos de emergência para a imposição da lei marcial. Em janeiro de 1991, Gorbachev ordenou aos militares que restaurassem o governo comunista na Lituânia após dias de protestos, revertendo a declaração de independência da república feita no ano anterior. A ofensiva culminou com um ataque de tanques à torre de televisão na capital, Vilnius. Catorze pessoas morreram, mas os líderes lituanos continuaram a desafiar Moscou e prosseguiram com um referendo sobre a independência em fevereiro, o qual Gorbachev declarou ilegal. Em junho, a Rússia realizou sua própria eleição presidencial, e Boris Yeltsin se tornou um contrapeso eleito legitimamente ao governo cada vez mais errático e impopular de Gorbachev. No mesmo mês, Sobchak tirou vantagem da eleição nacional para elaborar e vencer a eleição a um ramo executivo recém-criado que exerceria autoridade sobre a complicada legislatura municipal. Apenas um mês antes da eleição, ele forçou o conselho a criar o cargo de prefeito, o qual apenas ele estava em condições de vencer. Os membros do conselho discordavam progressivamente mais do papel de Sobchak como seu diretor, e esperavam que, criando ramos separados de governo, seriam capazes de conter os poderes dele como líder da cidade. Leningrado também realizou um plebiscito não vinculativo para restituir à cidade seu nome pré-revolucionário, São Petesburgo. Sobchak inicialmente se opôs à mudança, mas fez campanha para o retorno ao nome antigo da cidade com esperteza e tato. Ele descreveu a mudança como a evolução natural da visão de Pedro, o Grande, da cidade como uma "janela para a Europa", e ofereceu a ideia de retirar o cadáver de cera de Lenin de seu mausoléu na Praça Vermelha e enterrá-lo junto a seus parentes em Leningrado, seguindo o desejo expressado no testamento do revolucionário. Sua oferta respeitava aqueles que ainda reverenciavam Lenin e tranquilizava aqueles que desejavam acabar com o culto que ainda o cercava.[33] Quando veio a eleição, Sobchak obteve 66% dos votos, enquanto uma porcentagem um pouco menor, 54%, votou a favor da mudança no nome da cidade.[34]

Vladimir Putin não desempenhou nenhum papel na elevada política do colapso da União Soviética. Ele não mereceu nenhuma menção nas muitas memórias contemporâneas e histórias dos eventos monumentais de 1991 – nem mesmo na de Sobchak, que foi escrita no ano seguinte ao que Putin começou a trabalhar para ele. Ele permaneceu um jovem funcionário, acostumado a trabalhar nas fileiras e nas sombras. Suas lealdades e seu destino, todavia, agora repousavam com o líder político inconteste da cidade, um homem frequentemente mencionado como um futuro presidente de toda a Rússia.

Após a eleição de Sobchak, Putin encerrou suas atividades na universidade e, em junho de 1991, juntou-se à equipe do prefeito como diretor do novo comitê municipal de relações exteriores. Ele se tornou indispensável: uma presença silenciosa, equilibrada, mas severa, trabalhando em um escritório parcamente mobiliado. Ele trabalhava de forma tão incansável e com tanta eficiência e "bruta determinação", conforme mencionou um colega, que conquistou o apelido nada lisonjeiro de "Stasi", apenas em parte por causa de sua época trabalhando na Alemanha Oriental.[35]

A KGB não havia se esquecido de seu oficial nas fileiras de Sobchak. Por coincidência ou não, os colegas de Putin apareceram no escritório dele uma noite depois que Sobchak saíra apressado em viagem e o deixara com três folhas de papel em branco, cada uma delas assinada, para serem completadas. Os oficiais que o procuraram queriam uma delas para algum propósito nefasto que ele desconhecia ou nunca revelou. "Vocês não veem que esse homem confia em mim?", Putin afirmou mais tarde ter retrucado, mostrando a eles uma pasta com os papéis.[36] Putin não recusou definitivamente, mas eles também não insistiram. Apenas pediram desculpas e foram embora.

Em 17 de agosto de 1991, a família Putin saiu de férias, dirigindo até Kalingrado para ficar em um resort no Istmo da Curlândia, um estreito crescente de praias, dunas e florestas no Mar Báltico.[37] Sobchak havia passado aquele final de semana na Lituânia para discutir sua visão de um acordo de livre comércio e então voado para Moscou na noite de 18 de agosto para tomar parte dois dias depois na assinatura de um novo Tratado de União que, na prática, dissolveria o Estado central soviético. Mikhail Gorbachev, Boris Yeltsin e o líder do partido no Cazaquistão, Nursultan Nazarbayev, tinham negociado em segredo o acordo para transferir funções do governo central para as repúblicas soviéticas individuais, enfraquecendo consideravelmente a autoridade central do Kremlin.

A cerimônia não chegou a ocorrer. Naquela noite, dentro do Kremlin, um grupo da linha-dura havia disparado um golpe, colocando Gorbachev sob prisão domiciliar em sua casa de férias na Crimeia e estabelecendo o Comitê Nacional de Estado de Emergência. Os líderes do golpe incluíam o vice de Gorbachev, Gennady Yanayev, o primeiro-ministro, os ministros da defesa e do interior e Vladimir Kryuchkov, o ex-chefe de inteligência estrangeira e agora diretor da KGB. As ordens formais aos militares e à KGB para assumir o controle foram emitidas por eles às quatro da manhã do dia 19 de agosto.

Os Putin ouviram essas notícias do mesmo jeito que a maioria do país: primeiro através de uma série de anúncios no rádio e então em boletins especiais na televisão estatal, interrompendo a exibição de *O Lago dos Cisnes*. Sobchak acordou em seu quarto de hotel em Moscou quando um amigo lhe telefonou do Cazaquistão para contar as novidades. Tanques e paraquedistas em veículos blindados já haviam inundado as ruas de Moscou. Sobchak, com guardas e um motorista, foi até a dacha de Yeltsin, juntando-se à liderança do recém-eleito parlamento russo para organizar a resistência. O nome de Sobchak, como o de Yeltsin, estava na lista de mandados de prisão da KGB, mas as prisões jamais começaram a ocorrer. Yeltsin instou para que Sobchak voltasse a Leningrado e liderasse a oposição ao golpe a partir de lá. Sobchak, com um único guarda, chegou ao aeroporto Sheremtyevo e comprou passagem no próximo voo disponível para Leningrado. Os planejadores do golpe, apesar do estado de emergência declarado, permitiram que a vida prosseguisse mais ou menos normalmente, inclusive as viagens aéreas comerciais. Os três agentes da KGB que o encontraram no saguão do aeroporto tinham ordens para prendê-lo, mas simplesmente as desobedeceram e esperaram com ele até o momento de embarcar. "Então agora eu tinha quatro guardas, três deles armados com metralhadoras", relembrou Sobchak.[37] O golpe que os reformistas temeram estava se transformando em uma farsa.

Em Leningrado, o comandante militar da cidade, coronel-general Viktor Samsonov, também recebeu ordens de mobilizar tropas. Ele foi à televisão às dez da manhã para anunciar o estado de emergência, proibindo quaisquer protestos e reuniões públicas e dissolvendo todos os partidos políticos e organizações sociais que brotaram como cogumelos nos dois anos anteriores. Ele também declarou a formação de um comitê de emergência que substituiria o governo municipal recém-eleito. O comitê incluía militares locais, líderes da KGB e o novo líder do Partido Comunista, Boris Gidaspov. O nome de Sobchak estava conspicuamente ausente, mas não o de Vyacheslav Shcherbakov, o contra-almirante que Sobchak escolhera como seu vice-diretor e, posteriormente, vice-prefeito. Ele também estava em um resort praiano à beira do Mar Negro, e depois de voltar para Leningrado, repudiou qualquer envolvimento com o golpe. Entretanto, quando o voo de Sobchak partindo de Moscou aterrissou, às duas da tarde, nenhum soldado havia entrado na cidade. A ordem do general Samsonov não havia sido cumprida.

O comandante da polícia da cidade, Arkady Kramarev, enviou um motorista que levou Sobchak diretamente ao quartel-general militar na Praça do Palácio, defronte ao Hermitage, onde o comitê de emergência de Leningrado tinha se reunido. Kramarev já estava lá, resistindo abertamente às ordens de Samsonov para tirar das ruas os manifestantes que haviam começado a se juntar do lado de fora do quartel-general do conselho municipal, no Palácio Mariinsky.

Sobchak irrompeu vociferando e acusando-os de uma conspiração ilegal que resultaria em "outro Nuremberg". Sobchak ignorou Gidaspov, o chefe partidário que deveria substituí-lo como líder da cidade, em vez disso concentrando sua fúria no general Samsonov. Ele citou exemplos específicos de comandantes militares sendo usados por líderes partidários corruptos ou criminosos, incluindo os assassinatos investigados por ele na Geórgia. Advogado até o fim, ele desafiou a legalidade das ordens do general com base na tecnicalidade de que elas não autorizavam explicitamente um estado de emergência em Leningrado. Kramarev disse depois que Sobchak censurou o general em um tom que ele quase certamente nunca tinha ouvido em seus anos como oficial.[39] "Se você der um passo fatal agora, todos o recordarão como um traidor, um carrasco", Sobchak lhe disse.[40] Fosse por causa da raiva ou da lógica de Sobchak, o general prometeu reconsiderar a mobilização de tropas e hesitou durante horas cruciais.

Sobchak então disparou para a rede televisiva da cidade e falou ao vivo naquela noite, aparecendo com Shcherbakov e o líder legislativo da província, Yuri Yarov. Ambos haviam sido anunciados como líderes locais dos comitês de emergência, porém agora ficava claro ao público que eles não tinham apoiado o golpe. Os canais nacionais de televisão em Moscou haviam sido tomados, mas os de Leningrado não, e eles ainda transmitiam para boa parte da União Soviética. O gerente da estação permitiu a transmissão, já que Shcherbakov estava lá, presumindo que ele estava agora no comando.[41] Milhões de pessoas ouviram as observações de Sobchak e puderam ver que o golpe enfrentava resistência. "Mais uma vez ocorre uma tentativa de bloquear o caminho de nosso povo para a liberdade, a democracia e a verdadeira independência", começou Sobchak. Ele encorajou a população a se reunir na manhã seguinte na Praça do Palácio. Referiu-se aos líderes do golpe como "ex"-ministros e depois simplesmente como "cidadãos", o modo como se chamavam os réus no tribunal.[42]

Ao longo daquele primeiro dia crucial, Vladimir Putin permaneceu no resort de praia, a mais de oitocentos quilômetros de distância. Ele falou com Sobchak por telefone na noite de 19 de agosto, mas não voltou de imediato, embora presumivelmente pudesse. Em vez disso, esperou até o dia seguinte, quando pegou um voo regular para Kaliningrado.[43] Ele estava, segundo todos os relatos, profundamente ambivalente. Um ano e meio antes, ele retornava das ruínas do império soviético na Europa Oriental, desolado pelo que considerava o abandono das nações camaradas, a retirada humilhante de suas tropas e oficiais de inteligência, e o triunfo da OTAN, do Ocidente e do capitalismo. Agora a própria União Soviética estava se desmantelando, suas repúblicas, inclusive a Rússia, movendo-se entropicamente para a independência. Isso significava o desmembramento de seu país, e os líderes do golpe, diria ele posteriormente, pretendiam apenas impedir isso. Ele considerava nobre o propósito deles. O diretor da KGB, Kryuchkov, considerado amplamente um maçante pomposo e conivente, era, para ele, "um sujeito muito decente".[44] Apesar de as intenções de Kyuchkov serem claras, as lealdades da KGB não eram. Muitos oficiais leais ao novo governo russo auxiliaram Boris Yeltsin e os opositores do golpe com informações e até mesmo uma máquina de impressão. Alguns agentes mais jovens até esboçaram uma declaração denunciando o golpe.[45] O tenente-coronel Putin, agora trabalhando para um dos principais democratas do país, tinha que escolher um lado.

Pouco depois da alvorada de 20 de agosto, Sobchak foi para a enorme fábrica em Kirov que produzia tanques, tratores e as turbinas usadas nos submarinos nucleares e navios quebra-gelos da União Soviética. A fábrica, a maior da cidade, era lendária na mitologia soviética por causa de sua participação na Grande Guerra Patriótica, permanecendo aberta por todo o cerco, apesar de ficar a apenas alguns quilômetros do front. Sobchak queria chegar antes do turno matutino para reunir os 30 mil funcionários. Ele falou diante de um carro com um alto-falante, e em seguida os gerentes da fábrica deram permissão aos funcionários para se juntarem à manifestação que ele convocara na Praça do Palácio. A fábrica, a polícia e a maioria dos oficiais municipais eleitos agora desafiavam o golpe abertamente. Milhares de operários de Kirov marcharam em colunas pela avenida Stachek até o centro da cidade. "Eles sabiam a que isso podia levar", disse um operador de máquina entre eles. "Eles sentiram que eram pessoas, seres humanos. Eles tinham deixado de sentir medo."[46]

A multidão que se reuniu naquele dia foi a maior vista em Leningrado em décadas. Mais de 130 mil pessoas se amontoaram na Praça do Palácio e nas ruas adjacentes por vários quarteirões. Do lado de fora do Museu Hermitage, uma faixa declarava: "Não ao golpe militar!". Em contraste com a atmosfera tensa em Moscou, onde manifestantes se preparavam para os movimentos das unidades blindadas da cidade, o protesto foi organizado e cheio de esperança, supervisionado por agentes da polícia e da KGB que deveriam ter impedido que ele ocorresse. Segundo o relatório de um jornal, Sobchak até discutiu planos para o protesto com o chefe local da KGB, Kurkov, concordando que ele seria conduzido com calma.[47] Sobchak falou brevemente, seguido por Dmitri Likhachev, um venerado linguista, preservacionista e historiador reverenciado que sobrevivera ao Gulag e ao exílio, que contou à multidão que o povo "já não pode mais ser forçado a ficar de joelhos". Naquela noite, Sobchak compareceu a uma sessão especial do conselho municipal no Palácio Mariinsky. "A situação em Leningrado está plenamente sob controle dos órgãos de poder legítimo", declarou ele. O golpe desmoronara em Leningrado antes de em qualquer outro lugar.

Putin chegou de Kaliningrado naquela tarde, mas não participou da manifestação na Praça do Palácio. Ele se juntou a Sobchak no Palácio Mariinsky e continuou por lá. Putin havia assistido o novo "presidente em exercício" da União Soviética, Gennady Yanayev, atender à coletiva de imprensa na noite anterior – assistira enquanto Yanayev repetia as mentiras do comitê de emergência sobre a saúde de Gorbachev e jurava colocar um fim nos "Tempos de Dificuldades atuais", referindo-se à ocupação, guerra e fome que haviam seguido à morte de Boris Godunov no final do século XVII. "Tendo embarcado no rumo das reformas profundas e seguido por um tempo considerável nessa direção, a União Soviética agora chegou a um ponto em que se encontra diante de uma crise profunda, cujo desenrolar poderia, além de colocar em questão o próprio curso das reformas, levar a sérios cataclismos no campo internacional", disse Yanayev; todavia, enquanto o dizia, sua voz tremia, assim como as mãos. Os jornalistas presentes começaram a fazer perguntas pertinentes; eles até riram das respostas improváveis que ele deu.

Putin disse que soube, naquele momento, que o golpe estava condenado. Não importa o quanto sua lealdade à KGB fosse profunda, ele não seguiria as ordens desse comitê de emergência, mesmo que apoiasse sua intenção intrínseca de preservar a união. O esforço deles para reiterar a potência soviética significava o final dela. "Até aquele momento, eu não compreendia de fato a transformação que estava acontecendo na Rússia", relembrou ele, falando de seu retorno da Alemanha Oriental. "Todos os ideais, todos os objetivos que eu tinha quando fui trabalhar para a KGB, desmoronaram." Entretanto, ficar do lado de Sobchak seria como uma violação de seu juramento de posse. Assim, após dezesseis anos de serviço à KGB, ele entregou sua carta de demissão.

Foi, segundo ele declarou, sua segunda demissão. Ele disse ter enviado uma carta semelhante um ano antes, embora em circunstâncias bem menos periclitantes. Na agitação política cercando o conselho municipal e mais tarde, no gabinete do prefeito, Putin enfrentara insinuações sobre seu passado na inteligência; algumas pessoas esperavam que isso as ajudasse, enquanto outras ameaçavam expor o que sabiam. De qualquer forma, elas queriam algo de Putin, e ele estava "simplesmente cansado daquela chantagem descarada".[48] Desejava proteger Sobchak e sua reputação, como o alertara quando começou a trabalhar como seu conselheiro. Foi a decisão mais difícil da sua vida, disse ele, mas ele rascunhou e enviou sua carta de demissão. E aí nada aconteceu. Ele nunca ouviu nenhuma resposta à sua carta, que desapareceu na burocracia, se é que chegou a seu destino. Ele também não se empenhou em acompanhar o desenrolar do caso, uma discrepância que nunca explicou por completo.

Dessa vez, no meio do golpe confuso, ele contou a Sobchak sobre sua decisão de se demitir, deixando claro para seu chefe e mentor que ele havia tomado seu partido. A despeito do imenso protesto público contra o golpe, a situação em Leningrado permaneceu incerta. Yeltsin, atuando como presidente da Rússia, emitiu um decreto nomeando Shcherbakov o comandante militar do distrito de Leningrado, na prática substituindo o general Samsonov, que de fato estava obedecendo discretamente aos alertas de Sobchak e se mantendo nos bastidores. Putin organizou as defesas dentro do Mariinsky, distribuindo pistolas para os conselheiros de Sobchak, embora mais tarde afirmasse ter deixado seu revólver da KGB no cofre, como fizera em Dresden. Alguns milhares de manifestantes continuavam na praça lá fora, mantendo uma vigília nervosa por trás de barricadas improvisadas que não serviriam para muita coisa contra um ataque militar determinado. Ele mais uma vez se flagrou dentro de um prédio cercado por uma multidão tensa exigindo liberdade, só que agora ele estava do lado dela nas barricadas.

Rumores de ação militar iminente continuavam a rondar, incluindo um relatório aterrorizante por volta das três da manhã de que tropas de elite de operações especiais tinham sido mobilizadas para um local secreto dentro da cidade e marchariam para o gabinete de Sobchak. "Eles podem acabar com a gente em cinco minutos", Shcherbakov disse a Sobchak. Para a sua própria segurança, Sobchak e Putin fugiram e passaram a noite na fábrica de Kirov.

Ao amanhecer de 21 de agosto, no entanto, o golpe havia se esfacelado. Gorbachev foi libertado da prisão domiciliar e estava retornando a Moscou. Boris Yeltsin, a face pública da resistência ao golpe, se tornaria o líder da nova nação russa emergente. Sobchak tinha chefiado a resistência em Leningrado, e se converteu em um dos mais proeminentes novos democratas da nação. Não por mérito de nenhum plano seu, Vladimir Putin aterrissou no lado vencedor do colapso da União Soviética. Mesmo assim, ele não compartilhava da euforia que tantos russos sentiam. Pelo contrário, a experiência para ele tinha sido difícil. Lyudmila e seus amigos descreveram o período como o mais atribulado de sua vida. "De fato", disse ele, "aquilo despedaçou minha vida."[49] O coronel Leshchev, que fora um de seus superiores no quartel-general da KGB em Leningrado, disse que a exoneração de Putin era mais pragmática do que idealista. "Não havia nenhuma perspectiva e, de modo geral, não estava claro o que aconteceria com o serviço de inteligência."[50] Era um risco calculado. Caso o golpe tivesse sido bem-sucedido, ele poderia enfrentar a prisão. No mínimo, estaria com certeza desempregado. Do modo como as coisas aconteceram, ele esperou até que o ímpeto tivesse colocado todos contra o golpe. Leonid Polokhov, que estudou direito com ele na Universidade Estatal de Leningrado e mais tarde se tornou um promotor militar que expôs os terríveis rituais dos trotes no serviço militar soviético durante a era da *glasnost*, ficou simplesmente atônito quando descobriu que seu amigo tinha deixado o serviço de inteligência. "Volodya me surpreendeu imensamente duas vezes: a primeira, quando se juntou à KGB – e a segunda, quando saiu de lá", disse ele.[51]

PARTE DOIS

5

O espião vem do frio

IGOR SHADKHAN PASSOU QUATRO MESES em 1991 filmando um documentário em Norilsk, uma cidade inóspita e industrial no extremo norte da Sibéria. Esse local, acima do Círculo Ártico e sempre congelado, era virtualmente inabitável, mas debaixo dele jaziam alguns dos minerais mais valiosos do mundo: níquel, cobre e outros metais. A partir da década de 1930, a União Soviética construiu um campo de prisioneiros e depois uma cidade para extrair a riqueza em minas que se estendiam por quilômetros subterrâneos. Shadkhan estava ali para documentar uma verdade sombria que jamais teria sido revelada antes da *glasnost*: Norilsk não tinha sido uma gloriosa conquista da natureza pelos soviéticos; era uma ilha congelada e desolada do Arquipélago Gulag, construída sobre os ossos daqueles que não haviam sobrevivido.

Shadkhan, com 51 anos e praticamente careca, era nativo de Leningrado. Ele alcançou fama como diretor de uma série televisiva, *Teste para Adultos*, que havia começado em 1979 e ainda estava no ar em 1991. Nela, ele filmava entrevistas com um grupo de dez crianças e seus pais, mapeando a evolução da vida deles ao longo dos anos. O talento de Shadkhan repousava em sua habilidade para conversar; ele trazia à tona as esperanças de seus participantes em entrevistas sensíveis que evitavam tópicos que talvez fossem ofensivos aos censores durante a era Brezhnev, mas que ainda assim pareciam esclarecedoras. Ele planejava transformar suas entrevistas com os sobreviventes do Gulag em uma nova série, que se chamaria *Neve: Meu Destino*, mas o diretor-geral de seu canal, Dmitri Rozhdestvensky, tinha outra coisa em mente para ele antes disso. Ele pediu que Shadkhan fizesse um perfil da equipe do prefeito de Leningrado. Rozhdestvensky, que depois viria a fundar uma produtora de televisão chamada Vídeo Russo, achou que seria bom para os negócios, já que o prefeito agora era efetivamente o dono da estação de TV, e sugeriu que Shadkhan começasse com um assessor que ocupava um cargo importante.

"Quem é esse tal de Putin?", perguntou Shadkhan.[1]

Quando Shadkhan retornou de Norilsk naquele outono, sua cidade natal era subitamente uma cidade diferente, sob o controle não do Partido Comunista, mas dos democratas. O colapso do golpe de agosto acelerou o colapso da União Soviética, então em suas últimas semanas de existência. Os conspiradores foram presos, inclusive Vladimir Kryuchkov, o diretor da KGB – que depois seria separada em vários departamentos sob o controle político dos novos líderes da Rússia. O Quinto Diretorado Principal, que caçava dissidentes, foi abolido. Gorbachev voltou a seu posto, mas como presidente de um país que agora se desdobrava em quinze estados diferentes. O parlamento russo em Moscou – englobando o Congresso dos Deputados do Povo e um Soviete Supremo menor, com 252 membros – era agora o poder legislativo inconteste da nação. Em 6 de setembro, ele ratificou formalmente os resultados do plebiscito realizado em Leningrado três meses antes. A cidade mais uma vez se tornava São Petersburgo, conforme Pedro, o Grande, a batizara quase três séculos antes. Sobchak presidiu uma celebração formal de rebatismo em 7 de novembro, escolhendo de propósito o 74º aniversário da Revolução Russa para isso.

Boris Yeltsin, como presidente da nova Rússia, havia banido o Partido Comunista depois do golpe, e Sobchak usou todas as oportunidades para enterrar o partido também em sua cidade. Ele confiscou o poder, os bens e a infraestrutura do partido, inclusive seu quartel-general no Instituto Smolny, o antigo colégio para meninas onde Lenin montou seu governo bolchevique, usando-o como seu gabinete. Esse ato simbolizava "a vitória das forças democráticas" em uma nova Rússia, mas também sinalizava "a intenção de Sobchak de conquistar poder real para si mesmo logo no começo da era pós-comunista".[2]

Sobchak agora nomeou Putin para ser o líder do novo comitê municipal para questões de economia externa, e Putin ocupou um novo escritório em Smolny. Seguindo o exemplo de Sobchak, ele substituiu o retrato de Lenin que decorava os escritórios dos *apparatchik* com uma gravura de Pedro, o Grande. Em sua nova competência, Putin combateu os esforços da retaguarda do partido para asfixiar as novas autoridades municipais, impondo os decretos de Sobchak que tinham usurpado os privilégios do partido. A Casa do Iluminismo Político, um edifício moderno recoberto de mármore na rua Ditadura do Proletariado, no lado oposto ao Instituto Smolny, há muito era propriedade do Partido Comunista, porém Sobchak resolveu transformá-la em um centro empresarial internacional que logo começou a atrair empreendedores soviéticos sagazes que já enxergavam o potencial para a indústria e o comércio na nova Rússia. Entre eles estavam homens como Dmitri Rozhdestvensky, do canal televisivo estatal, e Vladimir Yankunin, um antigo diplomata comercial junto às Nações Unidas. A ligação deles nos corredores do poder seria o desenxabido ex-agente da KGB nomeado por Sobchak.

O rebotalho do Partido Comunista municipal continuava, contudo, a ocupar uma ala do novo centro empresarial, e seus membros ergueram em desafio a bandeira vermelha com a foice e o martelo da União Soviética no teto do local. Era um ato simbólico e nada mais; não obstante, Putin ordenou que a bandeira fosse retirada, apenas para ver os comunistas levantarem outra no dia seguinte. Putin novamente ordenou sua retirada. As coisas seguiram nesse ritmo por tempo suficiente para os comunistas ficarem sem bandeiras propriamente ditas e começarem a pendurar bandeiras artesanais, das quais uma das últimas era mais marrom escuro do que vermelha. Em dado momento, Putin se cansou. Mandou que funcionários cortassem fora o mastro inteiro.[3] Putin, ecoando Sobchak, nunca teve muita paciência com a oposição.

A IDEIA DE UM DOCUMENTÁRIO televisivo sobre a equipe do prefeito partiu de Sobchak. Compreendendo o papel que a televisão desempenhara em sua própria ascensão à proeminência no Congresso dos Deputados do Povo, Sobchak acreditava que mostrar seus administradores em ação cimentaria a ideia de que ele, e não o conselho municipal, era a figura autoritária central na nova São Petersburgo. Shadkhan não ficou entusiasmado. Ele havia acabado de filmar entrevistas com gente que passara anos no Gulag, sofrendo por causa de um abuso de poder. Agora era enviado ao prédio que, até poucas semanas antes, abrigara o Partido Comunista, responsável pelos flagelos deles. Só estivera ali uma vez antes, disse ele, e julgara seus corredores estéreis e lúgubres. Entretanto, para lá ele foi, e agora encontrou o local agitado com grupos de pessoas falando não apenas em russo, mas também em línguas estrangeiras – no próprio bastião do poder político.

O homem que o saudou no gabinete de Putin, no primeiro andar do Smolny, foi Igor Sechin, cujo posto inferior e comportamento grosseiro contradiziam suas viagens pelo mundo e sua fluência em português.[4] Colega de classe de Putin na universidade, ele trabalhou em Moçambique e depois em

Angola na década de 1980 como tradutor para conselheiros militares soviéticos, embora muitos suspeitassem que ele também trabalhasse para a KGB ou para a inteligência militar. Ele se tornou um assessor inseparável para Putin, cujo escritório – assim como, em breve, o de Sobchak – estava cheio de homens como Sechin, veteranos da Guerra Fria, deixados à deriva quando o império soviético desmoronou. Putin explicou a Shadkhan a ideia de Sobchak para o documentário e o lisonjeou, elogiando seu trabalho em *Teste para Adultos*, porém também tentou estabelecer condições, pedindo que as perguntas lhe fossem transmitidas de antemão. Shadkhan recusou. "Tenho apenas uma regra: você não deve conhecer as perguntas, e eu, as respostas", ele lhe disse, e Putin cedeu.[5] As entrevistas se estenderam por vários dias em novembro de 1991. Putin parecia mais novo do que seus 39 anos, o cabelo ainda loiro, embora rareando. Ele era tão baixinho e magro, tão diminuto, que parecia desproporcional às grandes salas de comitês em que Shadkhan filmava. Em seu escritório, entretanto, Shadkhan aproximou a câmera de forma claustrofóbica, focada em seus olhos profundamente azuis e lábios suaves, descorados pela barba por fazer. Começou com perguntas banais sobre idade, família, educação, até seu signo do zodíaco. ("Libra, acho", disse Putin, "mas não tenho certeza.") Perguntou sobre seu cachorro, seu trabalho e a política de uma nova Rússia.

A questão óbvia, sobre sua carreira antes de entrar no governo, viria em breve. Putin, anos depois, declarou ter arranjado a entrevista ele mesmo para revelar sua associação com uma organização detestada, que estava, na época, sendo desmontada. Os críticos de Sobchak e outras pessoas o alertaram de que seu passado ainda secreto na KGB, uma vez exposto, poderia ser usado contra ele ou contra o prefeito, e ele acreditava que revelar o fato por conta própria neutralizaria toda a questão. Shadkhan acatou a ideia talvez mais do que se esperava. Sendo "um escravo da metáfora", ele filmou o jovem assessor do prefeito dirigindo seu Volga e acrescentou à cena uma sonata de piano de *Dezessete Momentos de Primavera*, uma amada série de televisão de 1973 baseada em um romance escrito, como *The Shield and the Sword*, com a cooperação da KGB.[6] Seu herói era um agente duplo na Alemanha nazista chamado Max Otto von Stirlitz, e a série era outro dos *thrillers* de espionagem da era soviética que Putin adorava.[7] Quando Shadkhan lhe perguntou sobre sua vocação diante da câmera, porém, ele soou defensivo e petulante.

"Parece que não conseguimos sair desse assunto", disse Putin.

"Mas você tem que concordar que não é sempre que se encontra um oficial de inteligência – bem, ao menos um que admita ter sido", retrucou Shadkhan.

"Nunca se sabe", disse Putin, enigmático. "Você pode tê-los encontrado com frequência. Ele sabe disso, e você, não."[8]

A revelação continuou com uma extensa entrevista publicada em 25 de novembro no jornal *Chas Pik*, ou *Hora do Rush*.[9] Ele não expurgou o passado, mas queria distinguir sua carreira dos crimes da KGB, das cruzadas implacáveis contra dissidentes até o golpe abortado. Ele disse durante a entrevista que a KGB tinha se tornado "um monstro" que já não executava as "tarefas para as quais foi criada", ou seja, a proteção do Estado contra seus inimigos externos. Ele insistiu que seu trabalho envolvia inteligência estrangeira e que não tivera nenhuma conexão com a repressão interna da KGB. Também enfatizou que nenhuma agência de inteligência do mundo podia funcionar sem agentes secretos. "Era assim, é assim e assim vai ser." Aquele passado tinha ficado para trás, disse ele, mas não sentia nenhum remorso em relação à carreira que havia escolhido.

"Você não se arrepende de seu passado?", perguntou Nataliya Nikiforova, a entrevistadora.

"Não, eu não me arrependo", respondeu ele. "Eu me arrependo de crimes. Não cometi nenhum crime. E não me justifico, embora seja mais fácil justificar do que tomar um passo decisivo." Com "passo decisivo", ele queria dizer sua demissão da KGB, que ele enfatizou várias vezes.

Em vez de desqualificá-lo para o serviço público, disse ele, seu histórico, sua experiência, sua fluência em alemão e sua familiaridade com a economia internacional serviriam às necessidades do município e à nova democracia da Rússia. Quando Nikiforova perguntou se os "parceiros internacionais" da cidade veriam com ceticismo a presença de espiões da KGB na equipe de Sobchak, ele apenas comentou que o presidente americano, George H. W. Bush, servira anteriormente como diretor da Agência Central de Inteligência (CIA), e ninguém o julgara desqualificado para exercer o cargo.

Esses foram os dias alucinantes que vieram após os eventos de agosto. Tudo estava confuso, e qualquer coisa parecia possível, até mesmo falar de segredos há muito ocultos. Exceto por três mortes em Moscou, o povo reverteu o golpe sem violência, simplesmente se recusando a aceitar o resultado de uma disputa política nas fileiras mais elevadas da hierarquia soviética. Essa nova Rússia oferecia a oportunidade arrebatadora e estonteante de ser livre, de viver sem medo, de ser honesto e de ser responsável, de se refazer para a nova era: A Rússia enfrentava dificuldades econômicas, mas a enfraquecida herdeira da União Soviética podia agora estabelecer um governo democrático, acabar com seu isolamento gerado pela Guerra Fria, e se abrir para a Europa e o resto do mundo. Em sua primeira incursão vertiginosa ao foco dos holofotes públicos, impensável apenas alguns meses antes, Vladimir Putin se colocou como um democrata declarado. E no entanto, mesmo ali, no alvorecer da democracia na Rússia, ele alertou que o imperativo do Estado forte – e a disposição do povo para aceitá-lo, até mesmo desejá-lo – continuava sendo parte do temperamento coletivo russo. "Não importa o quanto seja triste, não importa o quanto isso soe terrível, acredito que uma guinada para o totalitarismo durante um período é possível em nosso país. O perigo, porém, deveria ser visto não nos órgãos que cuidam de impor as leis, os serviços de segurança, a polícia, nem mesmo no exército. O perigo está na mentalidade, a mentalidade do nosso povo, nossa própria mentalidade. Parece, para todos nós – e eu admito, também para mim, às vezes – que, ao impor uma ordem rígida com punho de ferro, todos nós começaremos a viver melhor, com mais conforto, mais segurança. Na verdade, esse conforto acabaria muito rapidamente, porque esse punho de ferro começaria bem depressa a nos estrangular."[10]

Sobchak alcançou o zênite de sua popularidade e poder após o golpe. Ele era o segundo político mais relevante da Rússia, atrás apenas de Yeltsin.[11] A visão que ele tinha para sua cidade era tão grandiosa quanto sua ambição pessoal. Ele desejava recriar a glória da capital imperial, revitalizar as obras-primas arquitetônicas da cidade, seus monumentos e canais elegantes. Tendo já proposto uma zona econômica livre para atrair o investimento estrangeiro, ele reconfigurava a velha Leningrado como uma resplandecente "nova" cidade europeia, uma capital financeira e cultural que rivalizaria com Moscou pela proeminência nacional e internacional. Ele se encontrou com o secretário de estado americano, James A. Baker III, que voou para lá em 15 de setembro, e cinco dias depois Sobchak foi para Londres com Putin para se reunir com o primeiro-ministro britânico, John Major. Foi a primeira experiência de Putin no ocidente: em outubro, ele foi à Alemanha Ocidental para uma reunião com o chanceler Helmut Kohl, com Putin servindo habilmente como seu intérprete. Sobchak logo se juntou a Henry Kissinger, um dos famosos Guerreiros Frios, como codiretor de uma comissão internacional de especialistas e empresários devotados a encontrar investidores que converteriam as moribundas indústrias de defesa da cidade e outras empresas em empreendimentos comerciais. Quando Kissinger foi até São Petersburgo para uma visita, foi Vladimir Putin quem o recebeu no aeroporto e o levou até a residência do prefeito, conversando sobre seu passado na KGB. "Todas as pessoas decentes começaram na inteligência", Kissinger lhe disse, para seu deleite. "Eu também."[12]

Em breve Sobchak passava tanto tempo no exterior quanto em São Petersburgo, tornando-se uma celebridade internacional, com perfil publicado na revista *Time* como um dos astros políticos em ascensão que poderia transformar a Rússia em uma democracia moderna e florescente, com um livre mercado à altura.[13] O que aconteceu em vez disso deixou aqueles que investiram tanta esperança no futuro democrático da Rússia perplexos e decepcionados. Quase imediatamente, Sobchak desperdiçou seu imenso capital político com atos de arrogância e insensatez audaciosa. Para o desalento dos liberais e da *intelligentsia* da cidade, ele encheu suas fileiras com *apparatchiks* da *nomenklatura* comunista supostamente destronada.[14] A agora desacreditada KGB também forneceu não apenas Putin, mas todo um suprimento de veteranos para preencher as vagas da crescente equipe de Sobchak. Apesar de toda sua conversa de democracia, Sobchak cortejou os oficiais de segurança que permaneceram em seus postos. Viktor Cherkesov, um amigo próximo e colega de Putin, famoso por perseguir dissidentes por crimes antissoviéticos, assumiu o ramo de São Petersburgo de uma das agências de segurança a emergir da desmembrada KGB, o Ministério da Segurança.

Os motivos de Sobchak para contratar os veteranos da segurança confundiram e alarmaram os reformistas da cidade, porém ele argumentou que o município precisava de profissionais experientes para governar, ainda que isso significasse cooptar a burocracia política e de segurança que ele um dia jurara desmontar. Para assegurar seu poder, ele precisava dos *apparatchiks*, não dos democratas. Isso seria um dilema central na Rússia por muitos anos vindouros. Jovens reformistas como o economista Anatoly Chubais, que ajudou a esboçar as primeiras propostas para estabelecer as zonas de livre iniciativa, logo se viram sem postos ou marginalizados de outros modos. Chubais partiu para Moscou no outono e se uniu ao programa de privatização de Yeltsin, que o transformou em uma das figuras mais repudiadas da nova Rússia.[15]

Conforme consolidava a autoridade executiva, as relações de Sobchak com o conselho municipal ficavam ainda mais azedas do que tinham sido durante as disputas internas antes do colapso da União Soviética. Muitos de seus membros, especialmente os democratas mais ardentes, estavam consternados com as tendências autoritárias dele. No início de 1992, o conselho tentou decretar seu *impeachment*, e os atos de seu assessor, Vladimir Putin, constavam entre os motivos para isso.

A cidade enfrentava uma miríade de desafios no inverno de 1991. Nada funcionava e a cidade estava falida. As indústrias pesadamente militarizadas da cidade, já vacilantes, atrofiaram-se com o colapso dos contratos armamentistas. A dissolução da União Soviética rompeu vários elos econômicos com as repúblicas vizinhas, agora independentes, que antes forneciam comida e gasolina a Leningrado. Quando o inverno chegou, a cidade precisou utilizar uma reserva de enlatados até 4 mil toneladas de carne fresca chegarem em janeiro. Moscou, por ser a capital, tinha cadeias de suprimento e recursos melhores do que São Petersburgo e, como resultado, os mercados dessa última teriam apenas estoques irrisórios por muitos anos. Sobchak avisou em novembro que a escassez de comida tinha ficado crítica.[16]

Entretanto, inexplicavelmente, um de seus primeiros decretos para reanimar o futuro da cidade foi transformá-la em uma nova Las Vegas e colocar Putin no comando. O resultado foi uma proliferação de cassinos e antros de apostas por toda uma cidade esmaecida, mas linda, que tinha necessidades mais prementes do que máquinas caça-níqueis. O *boom* dos cassinos em São Petersburgo não foi uma ideia apenas de Sobchak, mas a transição democrática da Rússia em breve tinha sua metáfora perene, a manifestação mais visível do novo capitalismo que havia sido negado aos russos por décadas. O decreto de Sobchak buscava ostensivamente trazer ordem à indústria emergente – com os "impostos a serem usados para financiar programas sociais de alta prioridade"[17] –, mas também autorizava o município a fornecer "as instalações necessárias para abrigar os cassinos", uma autoridade que ele usou e abusou também em outras indústrias. Sobchak distribuiu direitos patrimoniais como um czar distribuindo latifúndios. Durante as duas décadas seguintes a paisagem de São Petersburgo, assim como a de Moscou, exibiria uma meada vulgar de luzes neon e outdoors tentadores prometendo riquezas, enquanto as autoridades travavam uma guerra interminável com o crime organizado.

Putin fez seu dever de casa e analisou o modo como o Ocidente regulamentava sua indústria do jogo. Pela primeira vez, ele podia agora viajar para além das fronteiras do bloco soviético, experimentando a vida em lugares que conhecia apenas através de relatórios de inteligência. Como parte de suas descobertas naquele outono, ele e Lyudmila voaram para Hamburgo, onde visitaram com amigos o Reeperbahn, o famoso distrito da luz vermelha da cidade e sede de um de seus cassinos. Foram esses amigos, insistiu ele, que os convenceram a comparecer a uma performance erótica, e essa apresentação aos extremos da liberdade pessoal – a indulgência em vícios sem a estrutura moral da ideologia do Estado e escrutínio da KGB – deixou uma impressão tão duradoura que, uma década depois, ele descreveu os artistas ali presentes em detalhes vívidos, desde sua altura até a cor de sua pele nua.[18]

Sua conclusão foi de que os lucros do pecado deveriam pertencer ao Estado. Inicialmente, ele era a favor da criação de um monopólio estatal para controlar a indústria do jogo, embora isso contrariasse as novas leis antitruste da Rússia, com a intenção de romper as garras do Estado sobre a economia. O comitê de Putin criou, em vez disso, um empreendimento municipal que compraria 51% das ações de cada um dos novos cassinos que a cidade registrasse, e os dividendos encheriam os cofres do município. São Petersburgo não dispunha do dinheiro para isso, portanto adquiriu as ações no lugar do aluguel dos edifícios de propriedade do município utilizados pelos cassinos. Os advogados aconselhando o comitê de Putin eram seu conselheiro universitário, Valery Musin, e Dmitri Medvedev, um jovem advogado que fizera campanha por Sobchak quando este concorreu ao Congresso de Deputados do Povo. O empreendimento acabou se revelando um desastre, uma fraude gigantesca que colocou a cidade em aliança com figuras escusas, entre as quais dizia-se constar ex-agentes da KGB e mafiosos.[19] A nova empresa municipal se chamava Neva Chance e fundou duas dúzias de cassinos, a maioria dos quais nunca recebeu licença do novo governo federal que se estabelecia em Moscou. Todavia, os lucros que o município esperava jamais se materializaram. Os administradores simplesmente lavavam o dinheiro proveniente de negócios feitos em dinheiro vivo e relatavam prejuízos às autoridades. Os proprietários adquiriram propriedades e ganharam milhões, enquanto a cidade não recebeu quase nada em troca. "Eles estavam rindo de nós", como diria Putin mais tarde, defendendo seu papel.

A criação de uma economia de mercado regulada se provou muito mais difícil do que Putin e muitos oficiais russos previram. As fundações legais para o capitalismo ainda não tinham sido postas em funcionamento e, como a maioria dos funcionários públicos, ele não possuía nenhuma experiência administrando questões econômicas após décadas de planos quinquenais e controle estatal. "Esse foi um erro típico, cometido por pessoas que estavam se deparando com um mercado pela primeira vez", reconheceu ele. As pessoas que sofreram com esse erro foram "pensionistas, professores e médicos", [20] mas ele não fez nada sobre o prejuízo escandaloso aos cofres do Estado na época, nem depois. Enquanto isso, outros enriqueceram rapidamente, explorando o sistema legal e econômico com a suspeita de alguns, segundo a cumplicidade de funcionários como Putin.

As suspeitas em torno de outro "erro" de Putin teriam consequências muitos mais graves, criando uma aura de impunidade na administração da cidade e alimentando a desconfiança dele a respeito de demandas públicas por prestação de contas. Em 4 de dezembro de 1991, Putin escreveu uma carta ao Ministério da Economia federal, em Moscou, solicitando permissão para permutar no exterior o equivalente a mais de 120 milhões de dólares em produtos do que ainda eram empresas estatais – inclusive 750 mil metros cúbicos de madeira, 150 mil toneladas de petróleo, 30 mil toneladas de sucata metálica e quantidades menores de metais raros, cobre, alumínio, cimento e amônia – por seu valor proporcional em carne, manteiga, açúcar, alho e frutas.[21]

Pelo segundo inverno, a cidade enfrentava escassez severa e novamente um racionamento obrigatório. A crise logo piorou quando o governo russo permitiu que os preços subissem de acordo com as forças do mercado no início de 1992. Mesmo quando havia comida disponível, ela estava além do alcance dos russos mais pobres, uma classe que então incluía quase todo mundo, exceto pelos mais privilegiados. No documentário televisivo, Shadkhan mostrou Putin falando ao telefone com Sobchak sobre preparativos para uma reunião com Yeltsin. Quando ele desligou, ansioso para mostrar o gabinete do prefeito agindo a respeito da crise no setor de alimentos, Putin contou a Shadkhan que duas toneladas e meia de açúcar em breve seriam enviadas da Ucrânia. No entanto, ele estava desiludido pelo desperdício e a corrupção. "Existem muitos vazamentos entre o copo e a borda", disse ele.[22]

Enquanto o gabinete do prefeito negociava os tratados de permuta, Putin e um assistente, Aleksandr Anikin, assinavam dúzias de contratos. Muitos foram para empresas cujos donos, diriam os críticos mais tarde, tinham ligações com o gabinete do prefeito e com o próprio Putin. Os contratos exibiam uma redação desleixada, e todo o empreendimento era de legalidade duvidosa, já que alguns dos tratos foram negociados antes que Putin tivesse recebido permissão do ministro federal apropriado em Moscou para fazê-lo. Os contratos tinham comissões incomumente altas, de 25 a 50%; esses lucros consideráveis iriam declaradamente para os cofres municipais, para o que se supunha ser um projeto de emergência para evitar a fome, mas a maioria parece ter desaparecido misteriosamente. E mais: os contratos tinham sido avaliados segundo as taxas de câmbio oficiais, o que subvalorizava os bens que estavam sendo exportados – e ainda pior: quase nada estava sendo importado em troca. O único contrato declaradamente cumprido entregou dois petroleiros de óleo de cozinha, que Putin reportou devidamente a Moscou. O trato foi um fracasso catastrófico, na melhor das interpretações. Na pior, foi um embuste.

O conselho municipal, perpetuamente em guerra com Sobchak, iniciou uma investigação, liderada por Marina Salye, uma geóloga grisalha e uma das democratas mais francas do conselho. Ela e um colega, Yuri Gladkov, concentraram-se em doze contratos que podiam estabelecer, com certeza, terem sido assinados por Putin ou Anikin, embora suspeitassem que houvesse mais contratos ocultos. Não houve licitação pública por esses contratos, que alcançavam um valor de 92 milhões de dólares no total, embora também não existissem leis claras a respeito de licitações públicas. De janeiro até maio, Salye e Gladkov reuniram evidências, tomaram depoimentos e compuseram um relatório extenso que entregaram ao conselho geral. Putin cooperou com a investigação, mas a contragosto; inicialmente, ele se recusou a fornecer algumas licenças e contratos, dizendo que precisava proteger segredos de tratos comerciais. Provavelmente, segundo a suspeita de Salye e Gladkov, os documentos mostrariam quem já estava ganhando dinheiro com o sofrimento da cidade.

Putin jamais explicou como os contratados foram selecionados, ou quem eles eram; entretanto, ele se defendeu agressivamente, comparecendo diante do conselho quando convocado e dando coletivas de imprensa para rechaçar as acusações.[23] Ele se enfurecia ante a simples ideia de supervisão legislativa, considerando a investigação nada além de um ataque com motivações políticas à autoridade do prefeito. Em 30 de março, mal completados seis meses após a ruína do golpe de agosto, o conselho votou o impedimento de Sobchak com base no fato de que a corrupção saturava seu governo; as evidências incluíam o escândalo dos alimentos. O conselho também compilou uma lista de mil propriedades que Sobchak já havia transferido para empresas estrangeiras e locais. O empenho deles fracassou porque o conselho não detinha poder legal claro para remover Sobchak, que simplesmente ignorou os votos do conselho.[24]

Putin saiu repetidas vezes em defesa de seu mentor – e em sua própria. Ele rejeitou críticos, chamando-os de "essa gente nova e inocente", e asseverou que a equipe de Sobchak consistia de pessoas "que sabiam quais botões apertar para fazer com que as coisas sejam feitas."[25] Ainda assim, ele teve que reconhecer que quase todos os contratados haviam falhado em entregar os alimentos. Putin lamentou que se tratassem de empresas de fachada e esquemas de pirâmide além do alcance dos tribunais, apesar de ter sido responsabilidade de seu comitê negociar os contratos, para começo de conversa. Algumas das companhias haviam simplesmente exportado os materiais e depois desaparecido de forma tão misteriosa quanto haviam surgido, presumivelmente estocando milhões de dólares em bancos no exterior. Contudo, ao menos alguns dos empresários que tinham recebidos contratos acabaram se tornando associados próximos de Putin, entre eles Yuri Kovalchuk e Vladimir Yakunin, dirigentes de uma nova companhia que recebera licença para exportar alumínio e metais não ferrosos.[26] Outros contratos foram para as mãos de uma empresa chamada Nevsky Dom, controlada por Vladimir Smirnov, e para o ramo exportador de uma refinaria com o nome desajeitado de Kirishinefteorgsintez, da qual um dos fundadores e proprietários era Gennady Timchenko. Nenhum desses homens jamais enfrentou acusação alguma. Embora eles não fossem muito conhecidos na época, acabariam muito próximos do jovem oficial do gabinete do prefeito e, anos depois, se tornariam titãs dos negócios na nova Rússia. Nunca foi provado se o próprio Putin lucrou com esse trato, embora alguns, como Marina Salye desconfiassem que sim, mas as pessoas ao redor dele claramente haviam lucrado, um padrão que se repetiria nos anos vindouros. As explanações de Putin pareciam dissimuladas. Em vez de exigir uma investigação, Putin, na maior parte do tempo, driblou os questionamentos. Ele chegou a sugerir, de maneira nefasta, que os membros do próprio conselho haviam desejado os contratos para si mesmos e que não queriam "um intrometido da KGB" na posição de distribuir esses contratos.[27]

O relatório da comissão investigativa não chegou a acusar explicitamente Putin e Anikin de corrupção, mas os acusou de "incompetência completa, beirando a má-fé". O comitê encaminhou o caso todo ao gabinete do promotor e pediu ao prefeito que despedisse ambos.[28] Uma equipe de investigadores da câmara de auditoria federal viajou a São Petersburgo para averiguações, mas não registrou queixa.[29] O caso manchou Putin com um escândalo pela primeira vez, mas ficaria praticamente esquecido por quase uma década. Anikin acabou renunciando a seu posto, e foi substituído por Aleksei Miller, um jovem economista que se tornaria um dos assessores mais próximos de Putin. Sobchak não puniu Putin. Em vez disso, ele o promoveu a vice-prefeito e o deixou a cargo de seu maior objetivo: atrair investidores estrangeiros para a cidade.

Putin obteve mais sucesso nessa iniciativa, em parte devido a sua carreira na KGB. Seus contatos e sua fluência em alemão abriram portas para investidores da recém-reunificada Alemanha. Mesmo enquanto os cassinos e contratos alimentícios afundavam na controvérsia, Putin tornava a viajar para a Alemanha, dessa vez para Frankfurt, para anunciar uma conferência bancária internacional em São Petersburgo. Ali ele negociou a abertura do primeiro banco estrangeiro da Rússia na cidade, o Dresdner Bank. O homem enviado para administrá-lo foi Matthias Warnig, um ex-agente da Stasi designado para trabalhar com a KGB em Dresden em outubro de 1989, enquanto a Alemanha Oriental desmoronava em meio aos protestos.[30] Ambos afirmaram ter se conhecido em São Petersburgo, embora ao menos em uma ocasião, em janeiro de 1989, eles tenham aparecido juntos em uma fotografia de oficiais soviéticos e da Stasi, acompanhados de Sergei Chemezov, outro amigo de Putin envolvido em inteligência de alta tecnologia em Dresden.[31] Essas três vidas em breve se entrelaçariam profissional e pessoalmente. Eles eram veteranos de inteligência com opiniões parecidas, navegando a tumultuada transição para um novo modelo econômico, um modelo contra o qual eles haviam operado durante toda sua vida.

O banco de Dresdner abriu em janeiro de 1992, com o objetivo de criar a infraestrutura financeira necessária para integrar a economia da Rússia ao mercado alemão e ajudar a privatizar ou reestruturar os vastos empreendimentos estatais soviéticos, colossos verticais com grande improbabilidade de se adaptarem rapidamente às forças do mercado. Seu primeiro projeto era auxiliar a fábrica de Kirov, que agora corria o risco de ir à falência, custando o emprego de milhares de trabalhadores que haviam apoiado Sobchak durante o golpe de 1991. Para Dresdner, era uma aposta arriscada no futuro da Rússia. Não apenas as finanças de São Petersburgo se encontravam em total desarranjo, como também suas leis, regulamentos e fiscalização estavam na mesma situação. A economia toda, o país todo, estava um caos, e piorava cada vez mais. "Você realmente precisa começar com Adão e Eva", disse Ernst-Moritz Lipp, o principal economista do banco, alguns meses depois, explicando a falta de conhecimento no setor bancário e financeiro. "Em São Petersburgo, talvez haja dez pessoas que possam realmente causar algum efeito."[32]

Putin colocou-se como uma delas, e o investimento inicial de Dresdner recompensaria Warnig e o banco de maneira espetacular nos anos que se seguiriam. Dresdner foi seguido pelo Deutsche Bank, o Banque Nationale de Paris e o Crédit Lyonnaise. A doçaria espanhola Chupa Chups começou a produzir pirulitos em São Petersburgo em 1991. Os elevadores Otis abriram uma filial, antecipando as reformas dos prédios antiquados da cidade. A Procter & Gamble, que convidara Sobchak para seu quartel-general americano no ano anterior, abriu um escritório na cidade quase imediatamente após o golpe. Sobchak desfrutava de seu papel como o pai da cidade, mas Putin preferia permanecer nos bastidores, negociando os tratos com estrangeiros e conferindo os detalhes. "Vladimir Putin era a pessoa que estava lá para implementar o que Sobchak desejava", disse Kaj Hober, um advogado sueco que lidou com ele na época. Hober passou semanas negociando a venda de um dos cartões-postais da cidade, o Grande Hotel Europa – uma transação forçada por uma dispendiosa dívida tributária que muitos acreditavam ter sido criada para abrir o caminho para outro proprietário de preferência. Hober o descreveu como um negociador teimoso, que não "cedia muitos milímetros" em suas conversas. "Ele certamente parecia, naquela época específica, estar fazendo o que deveria fazer – ou seja, representar os interesses de São Petersburgo."[33]

A política macroeconômica – o debate sobre a "terapia de choque" para ressuscitar a economia da Rússia – era a província de Boris Yeltsin e seus ministros em Moscou, porém Sobchak queria fazer de sua cidade uma das mais amistosas a investidores estrangeiros em todo o país. O comitê de Putin supervisionou a finalização da instalação de um cabo de fibra ótica até a Dinamarca, um projeto iniciado durante a era soviética, dando à cidade sua primeira conexão telefônica internacional moderna. Mais tarde, o comitê abriria zonas industriais para fábricas estrangeiras, que incluíam Heineken, Pepsi, Coca-Cola, Ford e Wrigley. Sochak havia, com a ajuda de Putin, reaberto a "janela para o Ocidente" que Pedro, o Grande, imaginara que sua capital seria. O prefeito viajava regularmente para o exterior, com frequência de duas vezes por mês ou mais, cuidando de sua reputação internacional tanto quanto de seu trabalho. Ele também continuou a aconselhar Yeltsin em Moscou, devotando horas de tempo e capital político para ajudar a escrever a nova constituição da Rússia, introduzida em 1993.

Sobchak deixava a administração cotidiana da cidade a seus assistentes, inclusive Putin, que após seu breve estrelato na TV, tendia a operar sem fanfarra nem escrutínio público. Ele evitava o circuito dos coquetéis e da vida social diplomática. Lyudmila reclamava que ele trabalhava longas horas, voltando para casa tarde da noite, enquanto ela ficava no apartamento dos pais dele com as filhas. Ele raramente tinha tempo para amigos, como Roldugin. Mesmo quando eles se encontravam, Roldugin o achava exausto e preocupado com as questões do município.[34] Entretanto, o novo trabalho – sua "vida civil", como ele a descrevia – era-lhe interessante e desafiador. Antes, como oficial de inteligência, ele coletava informações para transmitir a superiores que tomavam decisões sobre as políticas. Agora, era ele quem tomava as decisões.[35] Putin desenvolveu uma reputação de competência, eficiência e lealdade absoluta e inexorável a Sobchak. Enquanto outros que trabalhavam para Sobchak logo partiam, amiúde de forma acre, ele permaneceu firmemente ao seu lado, com influência e autoridade crescentes, mesmo enquanto acusações de corrupção turbilhonavam em torno da administração da cidade. No trabalho, Putin parecia alheio, até mesmo imperioso, raramente demonstrando emoção ou compaixão – em contraste com os tempestuosos debates políticos que ocorriam no país. "Ele podia ser estrito e exigente, e, contudo, jamais levantava a voz", relembrou sua secretária, Marina Yentaltseva. "Se passava uma tarefa, ele não se importava como ela seria executada ou quem a cumprira ou quais problemas seriam enfrentados para isso. Ela simplesmente precisava ser feita, e bastava."[36] Quando Yentaltseva um dia lhe deu a notícia de que o novo cão pastor-do-cáucaso da família havia morrido atropelado por um carro, ela ficou alarmada pela ausência de qualquer reação.

Ele se provou igualmente enigmático em suas interações com os investidores e políticos que invadiram Smolny em busca de bons negócios e, com a mesma frequência, de ajuda quando os negócios iam mal no turbilhão sem lei da transição da Rússia ao capitalismo. Putin era o sujeito para passar por toda a burocracia e leis opacas. "Embora ele fosse o principal funcionário público para lidar com os problemas que os investidores estrangeiros encontrassem, os investidores nunca sentiam que o conheciam ou que dispunham de um ouvinte compassivo", escreveu Arthur George, um advogado americano que trabalhou muito próximo a ele na época. "Putin escolhia suas batalhas com cuidado e evitava controvérsias, sem jamais se arriscar. Era difícil decifrar o que ele pensava de verdade."[37]

Putin se tornou um trambiqueiro, negociando investimentos e resolvendo disputas de negócios por meio de conexões pessoais, contatos e ameaças. Ele continuou a viajar, com Sobchak ou sozinho, para atrair empresas ao mundo lamacento do capitalismo pós-comunista. Ele se estabeleceu como o "principal facilitador" para a economia da cidade, aprovando centenas de licenças e assegurando que o Estado compartilhasse da riqueza. Putin instituiu-se como o árbitro de disputas empresariais no município, trabalhando nos bastidores para acertar conflitos que com frequência se tornavam violentos. Entretanto, apesar dos esforços de Putin e dos sonhos de Sobchak, São Petersburgo começou a ficar atrás de Moscou na maioria dos indicadores econômicos, incluindo produção, investimento estrangeiro e desemprego.[38] A cidade ficou famosa por sua criminalidade – por assassinatos de encomenda executados por gangues rivais e interesses comerciais, amiúde com motivação política, e por pequenos furtos a estrangeiros, tão desenfreados que o turismo minguou após o fluxo inicial inspirado pelo colapso da União Soviética.

A intersecção entre negócios e crime organizado em São Petersburgo, como em todos os outros lugares na Rússia, colocou Putin nas cercanias de alguns dos gângsteres mais sórdidos da cidade. A Golden Gates, uma empresa que ele registrou em 1992 para Gennady Timchenko para construir um terminal petrolífero, enredou-se em uma disputa perigosa com uma gangue que escalou a tal ponto que Putin mandou suas filhas, Masha e Katya, à Alemanha por segurança até que as coisas melhorassem.[39] Os laços de Putin por meio do comitê de questões econômicas estrangeiras e, dizem alguns, pessoalmente, também o envolveram em acusações de atividades criminosas. Uma empresa que ele registrou com Vladimir Smirnov em 1992, a St. Petersburg Real Estate Holding Company, acabaria sob investigações por lavagem de dinheiro; um membro de sua diretoria, Mikhail Manevich, seria mais tarde assassinado por um atirador em plena luz do dia na avenida Nevsky.[40] A empresa era conhecida por sua forma abreviada em alemão, SPAG. Posteriormente, chamou a atenção dos investigadores na Alemanha e em Liechtenstein, que desconfiaram que a empresa estivesse fazendo lavagem de dinheiro, inclusive lucros ligados ao cartel de Cali, na Colômbia.

Putin fez parte da diretoria dessa empresa por anos.[40] Putin licenciou outra empresa, a Petersburg Fuel Company, que também envolvia Smirnov e Vladimir Kumarin, o suposto líder da família criminosa Tambov, cujas atividades eram tão notórias na década de 1990 que ele foi apelidado de "governador noturno". Essa companhia receberia o direito exclusivo de fornecimento de gasolina à cidade.[41]

A despeito de sua proximidade com o poder e seu controle sobre transações governamentais no valor de milhões de dólares – somas inimagináveis para um mero ex-oficial de inteligência –, Putin ainda vivia de forma modesta, ou ao menos não tão ostentosa quanto Sobchak e a geração de "novos" empresários russos que estavam rapidamente acumulando imensas fortunas e vestiam-se de acordo. Como vice-prefeito, ele recebeu uma dacha estatal em Zelenogorsk – uma que havia pertencido anteriormente ao consulado da Alemanha Oriental, nada menos que isso – e embora ela ficasse a quase cinquenta quilômetros do centro da cidade, ele se mudou com a família para lá em vez de continuar a morar perto de Smolny com seus pais. Putin mais tarde adquiriu um apartamento na cidade, na Ilha Vasilievsky – supostamente comprado de Sobchak, que foi acusado de transferir centenas de propriedades para mãos particulares – e começou a reformá-lo sem pressa. Lyudmila trabalhava na universidade, ensinando alemão (embora seu alemão estivesse longe de ser perfeito) e levando as meninas para a escola, para a piscina, para as aulas de violino que elas faziam por insistência de Sergei Roldugin. Era uma vida caótica, mas tão segura quanto podia ser na Rússia dos turbulentos anos 1990, quando tudo parecia estar por um fio, até mesmo para os Putin.

A EUFORIA POLÍTICA QUE SE seguiu ao colapso da União Soviética evaporou em menos de um ano. A "terapia de choque" que o governo de Boris Yeltsin impôs para introduzir o capitalismo fracassou em impedir a implosão da economia; o produto interno bruto caiu às dezenas nos dois primeiros anos da década que se iniciava. Yeltsin tentou arrancar o controle político do Congresso dos Deputados do Povo e do Soviete Supremo, então abrigados no edifício às margens do rio Moscou conhecido como a Casa Branca. Em março de 1993, Yeltsin impôs o governo presidencial e anunciou que dissolveria o congresso até que um plebiscito constitucional pudesse ser realizado em abril, elegendo um novo parlamento. Os deputados reagiram a isso votando pelo *impeachment* de Yeltsin. O presidente sobreviveu a esse voto, mas foi forçado a recuar. Ele venceu por pouco um referendo nacional sobre sua liderança, mas o voto não ajudou em nada a resolver as disputas políticas e legais de base pelo poder. Em setembro, Yeltsin exonerou seu vice-presidente, Aleksandr Rutskoy, a quem via agora como um rival, mas os deputados se recusaram a aceitar essa decisão. Ele então renomeou Yegor Gaidar, o reformista pai das políticas econômicas que tinham enfurecido e empobrecido tantos russos, apenas para ver essa nomeação também ser ignorada. O insustentável equilíbrio de poder entre os ramos executivo e legislativo na nova Rússia – entre um sistema presidencial e um sistema parlamentarista – chegara a um momento de crise e, em 21 de setembro, Yeltsin agiu afinal, de forma decisiva, vigorosa e ilegal.

Ele aboliu o Soviete Supremo e o Congresso dos Deputados do Povo, no qual ele já havia servido, e agendou um referendo sobre uma nova constituição que criaria um novo parlamento com a Duma Federal, e uma nova casa superior, o Soviete da Federação, representando as 89 províncias e repúblicas que a Rússia possuía na época. As eleições ocorreriam em dezembro. Até Yeltsin lamentava o fato de que sua presidência – ele foi o primeiro líder escolhido de forma democrática na história da Rússia – tivesse recorrido aos decretos.[42] A maioria dos deputados da época se reuniram em desafio ao decreto, proclamaram Rutskoy presidente, e exoneraram os ministros da defesa, da segurança e do interior nomeados por Yeltsin. Quando eles votaram pela realização simultânea de eleições presidenciais e parlamentares em março de 1994, Yeltsin cortou a eletricidade, as linhas telefônicas e a água quente na Casa Branca, enquanto protestos públicos cresciam e os legisladores se preparavam para um cerco. Quatro dias depois, ele isolou o prédio e ordenou que tropas do Ministério do Interior cercassem o local.

Em São Petersburgo, Sobchak colocou-se decisivamente do lado de Yeltsin, indo ao ar para pedir aos residentes da cidade que não saíssem em protestos nem fizessem greves; entretanto, Vyacheslav Shcherbakov, seu vice-prefeito, tomou o partido dos parlamentares rebelados, aparecendo no noticiário televisivo para denunciar os decretos de Yeltsin como "antirrussos e inconstitucionais". Sobchak prontamente o demitiu e trancou seu escritório em Smolny. Alguns poucos manifestantes surgiram do lado de fora do Palácio Mariinsky, mas não com a mesma quantidade e fúria das multidões que se reuniram em torno da Casa Branca em Moscou. O conselho municipal estava em desalinho. Seu presidente, Aleksandr Belyayev, fez uma aparição pública com Sobchak em setembro para pedir calma, mas os membros do conselho aprovaram dezesseis resoluções ou declarações criticando os decretos de Yeltsin, porém sem efeito algum. Um jornalista zombou do conselho pelas "reflexões impetuosas" em um momento de grave crise política.[43]

Os protestos em Moscou ficaram violentos. Em 2 de outubro, defensores do parlamento derrubaram o cordão policial em torno da Casa Branca, e dessa vez eles estavam armados. Rutskoy, de uma sacada, clamava por um levante. Yeltsin declarou estado de emergência. Na noite seguinte, grupos armados com rifles, granadas e coquetéis molotov tomaram o gabinete do prefeito e invadiram a torre de transmissão do canal de TV Ostankino, deixando a televisão estatal fora do ar por várias horas. Eles foram recebidos por batalhões de oficiais de polícia do interior, que os expulsaram, embora a grandes custos em vidas. A violência no local matou dezenas de pessoas, um número muito maior do que o de mortos durante o golpe de agosto de 1991. O sangue não corria nas ruas de Moscou dessa forma desde a revolução de 1917. O exército russo evitou se comprometer – seus comandantes em dado momento reclamaram que seus soldados estavam ocupados demais com a colheita de batatas para se reunir com força total –, mas acabou obedecendo às ordens de Yeltsin depois que o ministro da defesa, Pavel Grachev, insistiu que Yeltsin enviasse essas ordens por escrito.[44] Ao raiar do dia, tanques russos haviam cercado a Casa Branca, esmagando as barricadas improvisadas. Às dez horas, em plena vista das câmeras de televisão, quatro tanques na Ponte Novoarbatsky começaram a disparar mísseis nos andares superiores do edifício de onde Yeltsin liderara a resistência ao golpe de agosto de 1991. Soldados ocuparam o prédio andar por andar, prendendo Rutskoy e Ruslan Khasbulatov, o porta-voz do Soviete Supremo, ambos antigos aliados de Yeltsin, junto com dezenas de outras pessoas. Ao menos cem pessoas morreram na Casa Branca.

As lealdades de Putin nunca entraram em questão durante a crise: ele seguiu Sobchak. Na noite de 3 de outubro, ele encontrou o prefeito no aeroporto com um destacamento de guardas que se revelou desnecessário.[45] No dia seguinte, enquanto a luta era travada em Moscou, algumas centenas de manifestantes alcançaram o centro de televisão de São Petersburgo, mas não enfrentaram o cordão da polícia especial que cercava o prédio. Setenta e dois membros do conselho municipal adotaram uma declaração condenando aqueles que instigaram o derramamento de sangue em Moscou, sem dizer explicitamente quem eles consideravam mais culpados pelo fato. Sobchak conseguiu evitar violência na cidade sem uma intervenção militar, em parte porque a rebelião foi limitada à capital, mas também porque seu gabinete se arriscou pouco com os opositores de Yeltsin em São Petersburgo. O Ministério de Segurança da cidade – o descendente da KGB que acabaria se tornando o Serviço Federal de Segurança, ou FSB – "introduziu várias medidas defendendo a prisão de extremistas que estivessem planejando provocações, pretendendo explodir coisas, ou tentando desestabilizar a situação".

Era assim que Putin descreveria mais tarde os eventos de outubro de 1993. Pode ou não ter havido agentes provocadores preparados para agir em São Petersburgo. O que importava para Putin era que "não existia a mesma divisão entre agências de cumprimento da lei que houvera em 1991".[46] O chefe do serviço de segurança em São Petersburgo era Viktor Cherkesov, o velho amigo de Putin, que jurou sua lealdade a Sobchak desde o começo da crise e garantiu que ao menos na cidade deles a autoridade presidencial permaneceria desimpedida. Sobchak posteriormente reconheceu que havia enviado "um esquadrão de forças especiais" para Moscou para ajudar Yeltsin a esmagar a rebelião quando a lealdade do exército pareceu incerta.[47] As tropas chegaram no final de setembro e, embora não tenham lutado na Casa Branca, tomaram parte na retirada dos rebeldes do gabinete do prefeito e do Hotel Mir.[48] Os eventos confirmaram a decisão inicial de Sobchak de nutrir alianças com os serviços de segurança e reforçaram a convicção de Putin de que, mesmo em uma democracia, a lei e a ordem dependiam do trabalho discreto dos serviços secretos.

6

Democracia mal administrada

A TURBULÊNCIA DE 1993 APROFUNDOU a dependência de Sobchak em relação a Putin e sua confiança nele. O jornal *Kommersant* descreveu Putin como "um homem tão próximo de Sobchak quanto o príncipe Menshikov era de Pedro, o Grande", referindo-se ao homem que foi o comandante e confidente do czar no século XVIII até ser exilado na Sibéria após a morte de Pedro.[1] Putin, disse Sobchak, era uma "pessoa corajosa e decidida",[2] sem segundas intenções na autoridade de Sobchak, ou mesmo em sua posição. Como resultado, ele atraiu seu assessor para se aprofundar na administração da cidade, não apenas na área de investimentos estrangeiros, mas também em suas disputas com críticos e promotores que estavam iniciando investigações sobre os assuntos financeiros de Sobchak. No outono de 1993, Sobchak pediu a Putin que administrasse a campanha parlamentar da Escolha da Rússia, um partido criado por Yegor Gaidar, o primeiro-ministro ioiô de Yeltsin. Era uma ordem intrigante, já que Sobchak havia criado seu próprio bloco, o Movimento Russo pela Reforma Democrática – que fracassou espetacularmente em conquistar vagas no parlamento quando a votação ocorreu, em dezembro –, mas Putin nunca questionava ordens. Ele se manteve resolutamente ao lado de Sobchak, tão leal a seu chefe quanto havia sido a seus superiores na KGB, mesmo quando isso o cegava perante as falhas deles. Putin trabalhou incansavelmente, com uma obsessão que parecia às vezes endurecê-lo diante das dificuldades e tragédias, mesmo aquelas mais próximas dele.

Na manhã de 23 de outubro de 1993, Putin levou sua filha Masha para a escola e dirigiu-se em seguida ao Hotel Astoria, onde Sobchak tinha agora uma missão especial para ele. Lyudmila ficou em casa com uma Katya febril, na época com sete anos. Katya, embora adoentada, azucrinou a mãe para que a autorizasse a ir para a escola de qualquer jeito, para ensaiar seu papel em uma peça. Ela seria a Cinderela, e embora Lyudmila achasse melhor não, a menina insistiu.[3] Ela dirigia um Zhiguli novo que, apesar de modesto, era o segundo carro da família e um sinal de prosperidade crescente. Pouco antes do meio-dia, conforme Lyudmila se aproximava de uma ponte que atravessava o Neva, outro carro ultrapassou um farol vermelho e se chocou contra o Zhiguli. O impacto fez com que Lyudmila perdesse a consciência por alguns instantes; quando ela despertou, pensou que poderia continuar dirigindo, mas descobriu que isso era impossível. Katya, que estava adormecida no banco de trás no momento do acidente, ficou contundida, porém sem nenhum ferimento sério. Em seguida, por um longo tempo, nada aconteceu.

A polícia apareceu e curiosos se juntaram; a ambulância levou 45 minutos para chegar. Este era o estado lamentável em que se encontravam os serviços básicos. Uma mulher cujo nome e número Lyudmila depois perdeu chamou a ambulância e ligou para um número que Lyudmila lhe ditou. A secretária de Putin, Marina Yentaltseva, atendeu; no entanto, ficou insegura quanto ao que fazer. Assim, o assessor dele, Igor Sechin, foi até o local do acidente e trouxe Katya para o escritório em Smolny. Yentaltseva foi procurar Putin. A ambulância finalmente chegou e levou Lyudmila para o Hospital 25 de Outubro, cujo nome ainda homenageava o primeiro dia (no calendário antigo) da revolução bolchevique. "O hospital foi horrível", recordou-se ela posteriormente. "Estava cheio de gente moribunda. Havia macas com cadáveres nos corredores." Pior, os médicos que cuidaram dela não repararam que Lyudmila tinha quebrado três vértebras em sua coluna e fraturado a base do crânio. Os cirurgiões suturaram sua orelha rasgada e a deixaram "desnuda na mesa em uma sala de operações, em um estado terrível de semiconsciência".[4]

Durante isso tudo, Putin estava se reunindo com Ted Turner, o empresário americano de TV por assinatura, e Jane Fonda, então sua esposa, no Astoria. O casal estava em São Petersburgo para combinar a execução dos terceiros Jogos da Boa Vontade, a competição esportiva internacional que Turner idealizou após as Olimpíadas de 1980 em Moscou terem sido boicotadas pelos Estados Unidos e outros países após a invasão soviética ao Afeganistão e o boicote às Olimpíadas de 1984 promovido pela União Soviética e a maioria de seus satélites em retaliação. O primeiro dos Jogos ocorreu em Moscou em 1986, o segundo em Seattle, em 1990. Turner queria devolvê-lo à nova Rússia em 1994, e Sobchak estava ansioso para exibir a cidade, ainda que ela mal pudesse custear os investimentos necessários. Putin pajeou o casal em uma série de reuniões; quando sua secretária finalmente o encontrou no hotel, ele se esgueirou para ir até o pronto-socorro.

"Não se preocupe, ela não corre nenhum perigo", disse-lhe o cirurgião-chefe. "Nós vamos apenas colocar uma tala e tudo vai ficar bem."

"Tem certeza?", perguntou ele.

"Absolutamente", respondeu o cirurgião, e Putin retornou às reuniões sem ver sua esposa.

Nesse ínterim, Yentaltseva levou Katya a um hospital e buscou Masha na escola. Putin pediu que Yentaltseva passasse a noite com elas na dacha da família. Ele também lhe pediu que chamasse Yuri Shevchenko, um dos médicos mais proeminentes da cidade, na Academia Médica Militar (mais tarde ele se tornaria ministro da saúde). Já era noite quando ela finalmente conseguiu entrar em contato com Shevchenko, que enviou de imediato um médico da clínica da academia. Lyudmila se lembrava de ter acordado na sala de operações e sentido a mão quente dele segurando a sua. "Aquilo me aqueceu e eu soube que tinha sido salva." O médico arranjou a transferência dela e um exame de raio-X descobriu danos na coluna vertebral que exigiam uma cirurgia de emergência. Naquela noite, entre uma reunião e outra, Putin a visitou pela primeira vez na Academia Médica Militar, onde se encontrou com Yentaltseva e suas filhas no estacionamento. Ele lhe contou que era improvável que fosse voltar para casa porque suas reuniões com Ted Turner estavam marcadas para se estender durante a noite. Ela levou as meninas para a dacha e, incapaz de encontrar o interruptor do aquecimento, aninhou-as em uma cama só com cobertores extra. A secretária acordou assustada quando Putin chegou em casa às três da manhã. Às sete, ele já havia saído de novo.[5]

Yentaltseva havia se aproximado da família, e ficou com as meninas até que a mãe de Lyudmila chegasse de Kaliningrado. Ela tinha se acostumado com o comportamento severo e impassível de Putin, sua precisão reservada ao lidar com os negócios municipais e sua reação indiferente ao saber que seu cão pastor havia sido morto, porém agora ele parecia abalado. "Não posso dizer que ele ficou desacorçoado e totalmente perdido, sem saber a que se apegar", disse ela. "Não foi o caso. Eu apenas senti que ele estava tentando criar um plano em sua mente." Lyudmila passou um mês na Academia Médica Militar, onde eles descobriram posteriormente a fratura na base de seu crânio. Depois de receber alta, ela precisou usar um suporte por meses.

A confiança de Putin repousava sobre aqueles que ele conhecia melhor, muitos dos quais vinham dos "órgãos do poder". Esses amigos ficariam conhecidos como os *siloviki*, a palavra usada para "força", por causa de seus históricos nas forças armadas ou no serviço de segurança. Em momentos de crise, eram esses os homens que, ele sabia, o serviriam de forma abnegada. Putin desconfiava de quase todos os outros. No caso dos ferimentos de Lyudmila, Putin confiou em Igor Sechin, depois no dr. Shevchenko, e então em seu novo amigo no banco Dresdner, Matthias Warnig, o ex-agente da Stasi. Foi o Dresdner que arranjou – e pagou – para que Lyudmila recebesse em uma clínica em Bad Homburg, na Alemanha, um tratamento médico que o deteriorado sistema de saúde da Rússia não podia oferecer.[6] O fato de o próprio Putin não conseguir bancar o custo do tratamento no exterior parecia refutar as afirmações de seus críticos de que ele também havia pessoalmente ficado rico na administração de Sobchak. Entretanto, ele ainda tinha uma compreensão quintessencialmente russa de que a assistência, em momentos de crise ou não, vinha apenas por intermédio de conexões, da troca de favores. Ele sempre se lembrava de atos de lealdade como o de Warnig, da mesma forma que nunca perdoava traições.

Após a dissolução do conselho municipal por Yeltsin como consequência da crise de 1993, o poder de Sobchak em São Petersburgo parecia incontestável. Um decreto de sua autoria – e assinado por Yeltsin – transferiu de forma dramática a autoridade do conselho para o gabinete do prefeito enquanto a cidade se preparava para realizar as eleições de março de 1994. O decreto criava um novo órgão legislativo, menor; em vez de quatrocentos membros, a nova assembleia legislativa teria apenas cinquenta. Em teoria, era uma reestruturação democrática dos ramos do poder; na verdade, entretanto, Sobchak consolidou seu controle sobre quase todas as questões municipais. Em 16 de março, quatro dias antes das eleições, ele reestruturou o governo municipal, convertendo-se em presidente do governo e eliminando comitês que anteriormente se reportavam ao vice-prefeito e consolidando outros. Os presidentes dos três comitês mais poderosos – os que cuidavam das finanças, relações internacionais e operações – foram promovidos, e Vladimir Putin se tornou um dos três primeiros vice-prefeitos do novo governo de Sobchak, ainda encarregado das questões econômicas externas.[7]

As eleições legislativas foram uma farsa. O gabinete de Sobchak escreveu as regras sem nenhuma contribuição ou consentimento dos membros do conselho cujo órgão estava sendo reestruturado. Quando as urnas foram abertas em 20 de março, uma maioria acachapante de pessoas nem se incomodou em ir votar, o que pôs em risco a validação dos resultados, já que a lei requeria um comparecimento mínimo de 25%; apenas na metade dos cinquenta distritos o comparecimento mínimo foi alcançado. Vinte e cinco novos deputados se juntaram à assembleia, mas isso ainda não era o quórum mínimo dela e, portanto, legalmente, o órgão não podia funcionar. Do modo como as coisas se deram, Sobchak não pareceu preocupado com esse resultado. Apenas em outubro ele agendou novas eleições para preencher as vagas em aberto; até lá, ele e seus assessores governariam como julgassem melhor, sem supervisão legislativa.

Nos cinco anos desde que o conselho municipal se formara, a expressão eufórica do desejo popular por meio das urnas havia se transformado em repulsa com o processo democrático. A democracia na Rússia havia lançado raízes em solo estéril, e seu crescimento já se encontrava atrofiado. Boa parte da culpa jazia no estado catastrófico da nova economia russa, nas dificuldades da privatização, a acumulação corrupta de riquezas, e o surto de criminalidade que fez de São Petersburgo um notório pântano de violência e crime organizado. A ironia era que o sujeito que liderara a luta pela democracia em São Petersburgo carregava larga parcela da culpa. Ele havia desprezado o trabalho do conselho com tanta assiduidade que os eleitores não se importavam mais com quem servia nesse órgão. Um orador brilhante e administrador terrível, Sobchak, preocupado com o poder e o prestígio internacional, ignorou os problemas rotineiros de sua cidade. Seu instinto de fortalecer a democracia significava, em sua visão, fortalecer seu próprio governo temperamental. Pouco tempo depois da eleição, culpando a criminalidade crescente da cidade, ele forçou a exoneração do chefe de polícia do município, Arkady Kramarev, que desafiara os líderes do golpe de 1991 e salvara Sobchak de ser detido. Tendo consolidado o controle da rede de televisão da cidade, Sobchak se certificou que a cobertura deles a seu respeito fosse aduladora e a de seus opositores, inexistente. Depois de conquistar o direito de abrigar os Jogos da Boa Vontade, ele usou uma obrigatoriedade de residência da era soviética, que a Corte Constitucional já havia derrubado, para expulsar trabalhadores migrantes da cidade pouco antes da abertura dos jogos, em julho de 1994.[8]

Nesse sentido, os Jogos da Boa Vontade simbolizavam a prefeitura de Sobchak: um projeto improvável para fomentar o prestígio da cidade, prejudicado pelas duras realidades da transição hesitante do país. Tendo fracassado em transformar São Petersburgo numa capital banqueira mundial ou numa próspera zona de livre comércio, Sobchak acreditava que hospedar um evento esportivo internacional iria por si só atrair investidores que, cada vez mais, se esquivavam. Todavia, a cidade estava mal preparada, com pouco dinheiro, poucos hotéis e instalações esportivas. Depois de sugar os fundos destinados no orçamento para reparos no metrô da cidade e implorar por mais dinheiro em Moscou, o gabinete de Sobchak correu para reformar os locais das provas, pavimentar estradas e polir as fachadas dos vários monumentos, palácios e igrejas da cidade. Quando tiveram início, os jogos foram atormentados por mau planejamento, problemas logísticos e as obras de péssima qualidade. A arena coberta para patinação no gelo – os jogos de Turner misturavam esportes de verão e de inverno – não gelou por completo, e as competições de natação tiveram que ser adiadas por um dia porque a água da piscina ficou salobra devido a uma falha em um dos filtros. E mesmo quando as provas ocorreram, um tom esverdeado na água fez com que alguns nadadores se retirassem da competição.[9] Os preços dos ingressos estavam muito além do alcance dos russos comuns, o que fez com que muitas provas tivessem pouco público, mesmo quando os ingressos foram distribuídos gratuitamente. A cidade e o estado investiram 70 milhões de dólares nos jogos e, para a maioria dos residentes, a despesa pagou por pouco mais do que um vilarejo Potemkin: visualmente impressionante, talvez, mas apenas uma fachada escondendo a lamentável decadência da cidade.

As ambições de Sobchak, contudo, emergiram desenfreadas. Ele considerou os jogos um ensaio para a proposta da cidade de receber as Olimpíadas de Verão de 2004. Na nova Rússia, assim como na União Soviética, o desejo de sediar as Olimpíadas se tornou uma obsessão diretamente proporcional ao anseio pelo reconhecimento internacional, pela legitimidade em casa e no exterior. O boicote aos Jogos de Verão de 1980 deixou uma amargura duradoura que só poderia ser esquecida quando um grande líder da nação pudesse trazer novamente as Olimpíadas. Sobchak não seria esse líder. Ele já não era mais nem prefeito quando, em 1997, o Comitê Olímpico Internacional selecionou Atenas como a sede para 2004, tendo abandonado a proposta de São Petersburgo, preparada às pressas com o auxílio de Putin, antes que ela alcançasse a rodada final das considerações. A soberba de Sobchak o cegou para a característica mais fundamental da democracia que ele promovia com tanta eloquência: as pessoas podiam votar. Em 1996, Sobchak concorreu à reeleição e, para Putin, o resultado representou uma traição pessoal e profunda.

Sobchak achou que sua campanha para reeleição seria simples: ele relembraria os eleitores de sua liderança heroica durante as crises de 1991 e 1993, dos Jogos da Boa Vontade e da proposta para sediar os Jogos Olímpicos de 2004, dos novos negócios, os bancos, o investimento estrangeiro e suas próprias reuniões com líderes estrangeiros, inclusive, no auge de sua campanha, o presidente americano Bill Clinton. Sobchak se autoproclamava um democrata e estadista, um obstáculo no caminho dos revanchistas que gostariam de transformar São Petersburgo de volta em Leningrado. Na verdade, os comunistas eram a menor de suas preocupações. Sua eleição não foi um teste de ideologias antagônicas, e sim um plebiscito sobre sua prefeitura, e ele não conseguiu enxergar que a maior ameaça era interna.

Para coincidir com a eleição presidencial nacional, a Assembleia Legislativa da cidade marcou a data da eleição para 16 de junho e mudou o nome do cargo de prefeito para governador, como era na época em que o líder da cidade servia às ordens dos czares. Os cartazes da campanha de Sobchak mostravam-no sentado atrás de uma escrivaninha, com o simples slogan "De Prefeito para Governador", como se essa fosse uma transição inevitável. Até ele achou o cartaz insípido. "O quartel-general de minha campanha, infelizmente, foi muito menos eficaz e eficiente."[10] A essa altura, Sobchak tinha menos fé na astúcia política de seu assessor e permitiu que ele administrasse as questões municipais, porém até Putin sentiu que os instintos políticos e talento oratório de Sobchak não seriam mais suficientes para garantir a vitória. Nas eleições parlamentares nacionais de dezembro de 1995, o partido que Sobchak apoiava se saiu mal, mesmo em São Petersburgo. Sobchak também subestimou sua perda de apoio em Moscou, onde suas ambições políticas eram vistas como uma ameaça entre aqueles que conspiravam para manter Boris Yeltsin no poder, conforme a eleição presidencial de 1996 se aproximava. Com o apoio do influente chefe de segurança de Yeltsin, Yuri Skuratov, o procurador-geral da Rússia, chegou até a iniciar, no final de 1995, uma investigação a respeito dos assuntos de Sobchak cuja pretensão parecia ser a de refrear suas aspirações políticas. Foi um revés da fortuna tão súbito e arbitrário quanto os expurgos de Stalin, e foi bem-sucedido em macular a imagem de Sobchak. Skuratov formou uma comissão de inquérito que logo começou a vazar detalhes comprometedores – conhecidos como *kompromat* na língua russa – sobre a nebulosa privatização de apartamentos por uma empresa chamada Renaissance, inclusive alguns que foram para Putin e outros assessores. Putin via a investigação como um uso brutal do Ministério Público contra o homem a quem ele servia, e a experiência o deixou com sede de vingança.

"Sabe, você está em uma área completamente diferente aqui", Putin relembrou ter dito a Sobchak. "Você precisa de especialistas."[11] Sobchak concordou e voltou-se para Aleksandr Yuriev, um cientista político da Universidade Estatal de São Petersburgo, que o alertou que não importa o quanto suas realizações fossem grandiosas, elas já não repercutiam com um eleitorado exaurido e desiludido com o crime e o caos que agitavam a cidade.[12] Em janeiro, apenas alguns dias após concordar trabalhar para a campanha, Yuriev atendeu a uma batida na porta de seu apartamento. Uma jovem bonita encontrava-se ali e, presumindo se tratar de uma aluna vindo entregar um trabalho, ele abriu a porta. Só então ele viu um homem mascarado, que jogou um vidro de ácido em seu rosto. Enquanto Yuriev recuava atarantado, o sujeito disparou uma pistola e errou o tiro. Quando Sobchak o visitou no hospital, a cabeça de Yuriev estava coberta de gaze branca. A polícia jamais encontrou os agressores, nem estabeleceu um motivo para o ataque, mas Sobchak não tinha dúvida de que o atentado era parte de uma vasta conspiração agindo para mantê-lo longe do gabinete.[13] O ataque aumentou tanto as tensões que Putin começou a carregar uma pistola de ar, que seu velho amigo Sergei Roldugin notou quando visitou a dacha de Putin por volta do início da campanha.

"Você acha que uma arma de ar vai te salvar?", Roldugin lhe perguntou.

"Não vai me salvar", respondeu ele, "mas me deixa mais tranquilo."[14]

No final, quatorze candidatos se qualificaram para desafiar Sobchak, e eles incluíam alguns de seus inimigos mais amargos: o vice-prefeito, Vyacheslav Shcherbakov, cuja demissão após os acontecimentos de 1993 ainda estava sendo contestada em juízo; Yuri Shutov, um ex-assessor que se tornou o biógrafo não autorizado de Sobchak; e Aleksandr Belyayev, o ex-presidente do conselho municipal que Sobchak dissolvera. No entanto, o homem com quem Sobchak mais se preocupava era Yuri Boldyrev, um destacado liberal que servia como diretor do órgão de auditoria em Moscou. Foi Boldyrev quem investigou as primeiras acusações de corrupção contra Putin em 1992, e ele desenvolveu a reputação de ser um investigador razoavelmente honesto em uma época de criminalidade inimaginável.[15]

Sobchak já era objeto de investigação, e a eleição de Boldyrev seria quase a certeza de ampliação dos problemas legais de Sobchak, e possivelmente de Putin também. Sobchak tentou usar manobras legais para manipular a disputa, puxando a vantagem para o seu lado. Em março, ele fez uma emenda na lei da eleição para incluir uma obrigatoriedade de residência que teria excluído Boldyrev, um nativo da cidade, sob a alegação de que ele vinha morando e trabalhando em Moscou. Foi um estratagema obviamente desesperado e antidemocrático, que Boldyrev contestou em juízo com sucesso. A próxima manobra de Sobchak provou ter consequências mais graves. Embora a data para a eleição já estivesse marcada para junho, Sobchak a alterou. Ele afirmou tê-lo feito sob insistência de Yeltsin, que decretara que nenhuma outra eleição, exceto a disputa pela prefeitura de Moscou, deveria ocorrer no mesmo dia da eleição presidencial.[16] Ele sugeriu inicialmente adiar a eleição até dezembro, mas seus opositores denunciaram esse plano como uma tentativa de estender seu mandato. Em vez disso, ele enviou Putin à Assembleia Legislativa em março para persuadir os deputados. Prometendo empregos e ameaçando retaliação, Putin acabou conseguindo passar uma legislação transferindo a eleição para 19 de maio, mas só depois de reunir um quórum suspeitamente alto.[17] Os adversários de Sobchak urraram em protesto. Não apenas era um desperdício dos recursos da cidade realizar eleições separadamente, como o movimento também reduzia o tempo para que eles pudessem defender suas candidaturas junto aos eleitores. As redes televisivas controladas pelo gabinete de Sobchak tampouco foram de qualquer ajuda, esbanjando atenção sobre Sobchak ao mesmo tempo em que limitavam os opositores a um programa de quinze minutos cada um. Um risco que nem Sobchak nem Putin consideraram foi o de que realizar a eleição antes da votação para presidente quase certamente reduziria o comparecimento e prejudicaria suas chances, como Yuriev o alertara.

Sobchak ficou apreensivo. Ele desconfiava que seus inimigos em Moscou conspiravam contra ele. Chegou a voar para Moscou em março para tentar apaziguar Yeltsin; em vez disso, descobriu que a amizade entre eles havia se dissipado. As próprias perspectivas de reeleição de Yeltsin naquele ano eram abismais, e ele e seus assessores temiam desafios de todos os lados, reais ou imaginados. Parece que um dos primeiros-ministros adjuntos de Yeltsin, Oleg Soskovets, havia lhe contado que Sobchak, durante uma reunião com Helmut Kohl, o chanceler alemão, expressou preferência pela substituição de Yeltsin por Viktor Chernomyrdin.[18] A paranoia de Sobchak não era à toa. Dias após a reunião de Sobchak no Kremlin, ficou clara a extensão da intriga política contra ele. Soskovets e o poderoso chefe de segurança de Yeltsin, o tenente-general Aleksandr Korzhakov, tinham seu próprio candidato para desafiar Sobchak em São Petersburgo. Não se tratava de nenhum dos vários nomes já na disputa, e sim o próprio vice-prefeito de Sobchak, Vladimir Yakovlev. Eles vinham cultivando-o em segredo há meses, mesmo enquanto os promotores afiavam suas investigações contra Sobchak e sua equipe. Em 27 de março, Yakovlev anunciou que estava entrando na campanha contra seu próprio chefe.

Yakovlev, que, com 52 anos, ainda era sete anos mais jovem que Sobchak, era um engenheiro civil, antigo *apparatchik* do partido e, assim como Vladimir Putin, fizera a transição para a nova democracia sob a tutela de Sobchak. Ele permaneceu um comunista leal até o banimento do partido em 1991, embora em 1982 tivesse sido demitido de um comitê executivo regional por usar seu cargo para comprar um carro para seu uso pessoal.[19] Yakovlev estava trabalhando como engenheiro-chefe para uma companhia de construção habitacional quando Sobchak o contratou em outubro de 1993. Um ano depois, ele se juntou a Putin e Aleksei Kudrin como primeiros vice-prefeitos. Yakovlev não tinha um perfil mais público do que Putin, mas era mais ambicioso e aceitou o apoio que Korzhakov e Soskovets prometeram para derrubar seu próprio chefe.

O anúncio chocou Sobchak, que prontamente demitiu Yakovlev. Se Yakovlev fosse homem o bastante, disse ele, teria renunciado antes de anunciar seu desafio. A candidatura de Yakovlev também enfureceu Putin. Ele chamou Yakovlev publicamente de Judas[20] e fez circular uma carta para que todos os funcionários de Sobchak assinassem, declarando que eles renunciariam em protesto se Sobchak perdesse a eleição. Com a amargura da visão retroativa, Sobchak descreveu as realizações de Yakovlev como modestas. Ele não era tão inteligente quanto "as pessoas mais educadas, cultas e habilidosas" em sua equipe, como Putin. A equipe o menosprezava com o apelido "o encanador",[21] um contraste revelador com o de Putin, "Stasi".

Sobchak ignorou Yakovlev, assim como o fez com o resto de seus desafiantes, e prosseguiu com seus deveres oficiais, como se apenas isso já provasse seu mérito eleitoral. Ele também intensificou sua campanha a favor de Yeltsin antes da eleição presidencial, esperando retomar a aliança política de que já haviam desfrutado. Em 19 de abril, Bill Clinton chegou em São Petersburgo a caminho de reuniões em Moscou que os americanos também esperavam que ajudassem Yeltsin a derrotar um desafio vindo do Partido Comunista ressurgido. Sobchak encontrou-se com ele no aeroporto e viajou com Bill na limusine até Tsarskoye Selo, a propriedade imperial ao sul de São Petersburgo. Talvez consciente de que suas conversas particulares tinham o hábito de chegar até Yeltsin, Sobchak esforçou-se para explicar como Yeltsin triunfaria sobre seu principal desafiante, o comunista Gennady Zyuganov. Saboreando sua aparição na TV como estadista na companhia de um líder mundial, Sobchak escoltou Clinton a todo lugar; Clinton reclamou de ter sido "mantido em uma porcaria de um casulo" durante sua viagem a São Petersburgo. Uma reunião com estudantes no Hermitage foi cancelada, os pedidos dele para parar o comboio para apertar mãos na rua, recusados. O assessor de Clinton, Strobe Talbott, culpou o excesso de zelo do funcionário que supervisionou os detalhes da visita de Clinton, Vladimir Putin, embora acrescentasse que, na época, o nome "não significava nada para nenhum de nós".[22]

YAKOVLEV NÃO ERA UM POLÍTICO natural, ao contrário de Sobchak, mas era carismático a seu próprio modo e muito mais sintonizado com os desejos dos eleitores. Alto e magro, ele tinha um rosto de querubim com maçãs do rosto amplas, acostumadas a se abrirem em um sorriso tolo. Ele não oferecia uma alternativa ideológica real – não tinha intenção alguma de reverter a privatização de apartamentos ou fábricas, por exemplo –, mas prometeu que tentaria resolver a miríade de problemas da cidade: água canalizada intragável, ruas esburacadas, metrôs desmoronando. Ele prometeu empregos, não as Olimpíadas. Sobchak menosprezou suas promessas de campanha como "fantasias encantadoras para um público ingênuo", mas subestimou demais esse assessor. Em uma cidade onde ainda havia pessoas morando em apartamentos compartilhados, onde serviços básicos, como ambulâncias, eram parcos, a água estava contaminada por giárdia e o esgoto fluía sem tratamento para o Oceano Báltico, onde por um mês, em setembro de 1995, a cidade não conseguiu sequer aquecer seus hospitais,[23] talvez um "encanador" fosse exatamente o que os eleitores quisessem.

Com uma infusão de dinheiro vinda de seus apoiadores em Moscou, Yakovlev se voltou para consultores profissionais de campanha, que o ajudaram a administrar uma campanha muito mais organizada e eficiente, enchendo caixas de correspondência com folhetos, as ondas sonoras de propagandas, e tudo com a mesma mensagem simples de governo e serviços.[24] Yakovlev também tinha apoio político novo e potente, Yuri Luzhkov, o ilustre prefeito populista de Moscou, calvo e de peito amplo. Yakovlev imaginava-se como um Luzhkov para São Petersburgo, e Luzhkov sugeriu publicamente novos projetos que fariam ambas as cidades prosperarem. A campanha de Sobchak, em contraste, ficou sem dinheiro. Agora Putin entrava em cena, pedindo doações dos empresários com quem vinha trabalhando nos últimos cinco anos, algo que ele via com uma repugnância indisfarçável.[25] Quando convidou um grupo deles para um evento de levantamento de fundos, contudo, eles se recusaram a ajudar – as mesmas pessoas que, sob o seu ponto de vista, haviam lucrado com as privatizações e investimentos que ele e Sobchak tinham possibilitado. Um mafioso local teve mais sorte, arrecadando 2 mil dólares de cada pequeno empresário que achou melhor não recusar uma doação para a "Fundação para o Apoio ao Prefeito".[26]

Nem a dominação de Sobchak na política da cidade desde 1989, nem seu carisma e prestígio o protegeram de ataques pessoais contundentes. Aleksandr Belyayev, o ex-presidente do conselho, disse em uma coletiva de imprensa que Sobchak – e Putin – possuíam propriedades na costa atlântica da França. Ele disse que Sobchak tinha sido detido em 1993 no aeroporto de Heathrow, em Londres, carregando uma pasta com 1 milhão de dólares em dinheiro; ele jurou que, quando fosse governador, "Sobchak iria parar na cadeia".[27] Putin respondeu às acusações contra ele movendo uma ação em que acusava Belyayev de calúnia e difamação, mas moveu essa ação na jurisdição errada e foi impiedosamente escarnecido pela imprensa: "Um agente da inteligência deveria saber onde seu réu mora", dizia uma manchete de jornal. Putin tentou se defender, declarando que nem sabia onde ficava a costa atlântica da França, o que apenas intensificou a zombaria pública.[28]

A campanha foi selvagem e suja. Também foi mais ou menos livre e justa. As eleições na Rússia podiam ser tumultuadas na época, porém eram também democráticas. Quando os votos foram contados na noite de 19 de maio, Sobchak ficou em primeiro lugar em relação aos outros treze candidatos, mas recebeu apenas 28% dos votos, contra 21% para Yakovlev. Como nenhum deles acumulou 50% dos votos, um segundo turno foi marcado para 2 de junho. Sobchak ainda esperava vencer, mas o pânico tomou conta de sua equipe de campanha e de seus assessores. Putin "ficou notavelmente mais nervoso", e se lançou de forma mais direta na campanha, "mas a essa altura, era inútil".[29] Todos os opositores derrotados por Sobchak apoiaram Yakovlev. Pior: a investigação em torno das finanças de Sobchak e dos apartamentos que ele distribuíra vazou para o público, confirmada por um dos investigadores locais, Leonid Proshkin. A notícia das acusações foi impressa em panfletos e distribuída por toda a cidade pela campanha de Yakovlev – em certa ocasião, eles foram lançados de um helicóptero. Putin, indignado, escreveu uma carta a Yeltsin, Chernomyrdin e o procurador-geral, Yuri Skuratov, a quem acusou diretamente de se engajar em uma campanha de "perseguição e calúnias". Proshkin, disparou ele, deu uma entrevista "em violação de todas as normas de procedimento" a jornais pró-comunismo, espalhando, assim, "material infundado". Putin exigiu "ações decisivas para acabar com o uso de autoridades de cumprimento da lei para propósitos políticos".[30]

As duas últimas semanas da eleição foram repletas de tensão, com as duas campanhas lançando lama uma sobre a outra.[31] Yakovlev, preocupado com a própria segurança, andava pela cidade com dois SUVs cheios de guardas vestidos de preto que exibiam fuzis. Ele confrontou Putin sobre os rumores de que Sobchak havia encomendado o seu assassinato. "Você é maluco, é?", retrucou Putin. "É melhor ir se olhar no espelho."[32] A última esperança de Sobchak era um debate transmitido pela TV na última semana antes da votação; entretanto, ali sua eloquência falhou. Yakovlev parecia à vontade. Ele tirou o paletó e falou com clareza e vigor. Sobchak, sentado e encolhido no terno, gaguejou e lutou para encontrar as palavras. Ele teve uma febre antes do debate, recontou Sobchak mais tarde, e sentiu sua língua engrossar logo no começo. Espasmos apertavam sua garganta. Quando questionado sobre a proveniência suspeita de uma dacha, Sobchak não conseguiu responder. Só posteriormente, segundo ele, descobriu a verdade: a equipe de campanha de Yakovlev tinha trazido alguém com poderes psíquicos para a audiência! "Eu consultei especialistas e eles confirmaram que um forte efeito hipnótico com frequência causa espasmos na garganta, língua pesada, dor de cabeça e uma elevação acentuada na temperatura do corpo, devido à resistência desse corpo à influência da energia exterior."[33] Sobchak não estava apenas perdendo a eleição. Ele parecia estar perdendo a razão.

No final, Yakovlev venceu com 47,5% dos votos; Sobchak recebeu 45,8%. Ele não foi nada gracioso na derrota. Jamais famoso por sua modéstia, ele comparou seu destino ao de Winston Churchill, o "salvador do país, o símbolo da vitória", que foi defenestrado nas urnas em 1945.[34] Petulantemente, ele se recusou a comparecer à posse de Yakovlev, ocorrida em Smolny dez dias depois. Entretanto, Sobchak, a despeito de todas as suas tendências autoritárias, fez o que nenhum outro oficial eleito de tal destaque havia feito na Rússia. Ele não contestou os resultados nem tentou bloquear a vitória de Yakovlev; em vez disso, retirou-se.

"Eu não era um viciado no poder, como Lenin ou Yeltsin, e se tivesse perdido a eleição para um oponente digno, a derrota teria sido mais fácil de aceitar", escreveu ele em um livro de memórias que chamou de *Uma Dúzia de Facas nas Costas*. "Porém, nesse caso, preocupava-me que eu pudesse perder para Yakovlev, esse sujeito obviamente cinzento e primitivo. Eu me xinguei por ter falhado em enxergar a coisa – o roubo do governo para empresas privadas de engenharia –, mas o que mais doeu foi a apostasia, a traição direta, da parte de tantos dos que me cercavam."[35] Ele apontou uma exceção: Vladimir Putin.

A DERROTA INESPERADA DE SOBCHAK deixou Putin sem emprego, sem padrinho e sem propósito. Era como o seu retorno da Alemanha Oriental outra vez. Apesar da carta que ele e outros tinham assinado, ele não renunciou de imediato, embora servisse agora ao novo governador a quem chamara de Judas. Yakovlev persuadiu outros assessores de Sobchak a ficar, inclusive Dmitri Kozak, um ex-promotor e amigo, e Mikhail Manevich, um jovem economista que se tornou vice-governador. Kozak permaneceria próximo de Putin por anos; Manevich, entretanto, foi assassinado um ano depois por um atirador que disparou oito tiros em seu carro quando ele entrava na avenida Nevsky. Putin continuou em seu escritório em Smolny durante a inesperada reeleição de Yeltsin no verão de 1996, quando então foi-lhe solicitado, "um tanto asperamente", que esvaziasse seu escritório até o fim de junho.[36] O novo governador não havia se esquecido da frieza de Putin e de seus comentários durante a campanha. Quando um assessor lhe disse que Putin ainda estava no escritório, esperando por informações sobre seu destino, o rosto de Yakovlev se avermelhou. "Eu não quero ouvir mais nada a respeito daquele cretino",[37] disse ele.

Sobchak tentou ajudar seu assessor leal a conseguir um novo emprego, apelando até para Yevgeny Primakov, um velho mestre em espionagem que dirigiu o sucessor do ramo de inteligência estrangeira da KGB até ser nomeado ministro das relações exteriores de Yeltsin em janeiro de 1996. "Você será um embaixador", disse a Putin seu antigo chefe. Era ridículo demais para se contemplar, e Putin sabia disso, embora não pudesse se forçar a dizer o mesmo a Sobchak. Outros lhe prometeram que ele seria necessário em algum lugar, mas nada se materializou de imediato. Em julho, ele transferiu sua família para uma dacha que havia construído às margens do lago Komsomolskoye, a mais de 110 quilômetros ao norte da cidade, no Istmo da Carélia – que fazia parte da Finlândia até a União Soviética incorporá-lo depois da Grande Guerra Patriótica. Havia um vilarejo próximo. Ali Putin se juntou a um punhado de empresários com quem travara amizade desde 1991, conquistando o que se tornaria um condomínio fechado exclusivo à beira do lago, registrado mais tarde naquele mesmo ano sob o nome Ozero, ou Lago. Os acionistas incluíam Vladimir Yakunin, Yuri Kovalchuk e os irmãos Fursenko, Andrei e Sergei. Todos tinham se conhecido através do trabalho no altamente conceituado Instituto Técnico Físico Ioffee, em São Petersburgo. Eles fundaram um empreendimento para transformar seu trabalho científico em produtos comercialmente viáveis com a ajuda do comitê de Putin para questões de economia externa. Yakunin e Kovalchuk tornaram-se acionistas em uma instituição financeira, o Banco Rossiya, criada em 1990 para cuidar das contas do Partido Comunista e, segundo corriam amplamente os rumores, da KGB. O banco havia se convertido em uma casca oca quando Kovalchuk e seus colegas o assumiram, e ele sobreviveu apenas porque Putin guiou as contas do governo para lá. Outro dos acionistas e executivos do Banco Rossiya, Viktor Myachin, também se juntou ao condomínio de dachas, assim como Nikolai Shamalov, que tinha sido um dos assessores de Putin no comitê para questões de economia externa antes de se tornar o representante da empresa alemã Siemens no nordeste da Rússia. Putin era o único funcionário do governo entre esses novos empresários, e nunca ficou exatamente esclarecido como seu minguado salário cobriu os custos, embora mais tarde emergissem provas de que o dinheiro tinha vindo do Vigésimo Consórcio, uma organização que o comitê de Putin registrou em 1992.[38] As atividades da empresa, inclusive vários contratos municipais portando a assinatura de Putin, estavam entre as que haviam chamado a atenção dos investigadores enviados de Moscou para examinar a administração de Sobchak.

A casa de Putin na propriedade era feita de tijolos vermelhos, forrada internamente com painéis de madeira. Tinha dois andares com uma vista ampla do lago. Seu tamanho, de apenas 150 metros quadrados no total, era modesto, mas ela ficava na beira do lago, isolada pela floresta, um lugar onde ele podia contemplar seu futuro subitamente incerto. Se Sobchak tivesse ganhado a eleição, Putin com certeza teria ficado ao lado dele, porém não havia nutrido laços com nenhum outro político. Ele cogitou tornar-se advogado. Conversou com um antigo parceiro de judô, Vasily Shestakov, sobre trabalhar como técnico na escola dele. Shestakov lhe disse que agora isso estava abaixo de suas atribuições, mas que, se mais nada aparecesse, ele podia ir.[39] Foi uma queda difícil. Ele se apoquentava, recusando-se a discutir seu destino incerto com Lyudmila. Sempre que ele mergulhava na depressão, ela sabia que era melhor deixá-lo em paz. Seu marido era um daqueles "que não gostavam de perder", e a campanha lhe deixou um gosto amargo do risco inerente a uma democracia verdadeira. "É verdade que ele nunca falou sobre isso, nem transpareceu nada", disse Lyudmila, "mas eu compreendi tudo, senti tudo, vi tudo".[40]

Agosto é um mês de lazer na Rússia, uma estação de lassidão de final de verão, quando a maioria das pessoas se retira para suas dachas. Tendo fracassado em arranjar um novo emprego imediatamente, Putin teria que esperar até que os negócios oficiais retornassem com tudo no final de agosto antes de poder procurar a sério outra vez. Em 12 de agosto, os Putin convidaram a ex-secretária dele, Marina Yentaltseva, seu marido e sua filha para visitarem a dacha. À noite, os homens se retiravam para a *banya* no primeiro andar, logo à entrada da porta. Putin chamou isso de "um funeral para meu antigo emprego".[41] Ele havia acabado de voltar de um mergulho refrescante no lago quando viu fumaça. Um aquecedor dentro da *banya* tinha começado um incêndio que em breve se espalhou pela casa. Katya saiu correndo da cozinha. Putin encontrou Masha, sua filha mais velha, e Marina no segundo andar e, enquanto as chamas subiam as escadas, ele as retirou por uma sacada, usando lençóis como corda. De repente, ele se lembrou de que havia uma pasta no quarto com seu dinheiro – cerca de 5 mil dólares. Com as luzes apagadas e fumaça sufocando a casa, ele apalpou por ali em busca da pasta. Embrulhado apenas em um fino lençol da *banya*, ele desceu da sacada e, com sua família e vizinhos, assistiu a casa queimar como "uma vela". Os bombeiros chegaram, mas não puderam fazer nada porque o caminhão não tinha água. "Tem um lago inteirinho logo ali!", gritou Putin. Verdade, um deles respondeu, mas eles também não tinham mangueira.[42]

Vasily Shestakov se espantou quando ficou sabendo do incêndio e do resgate do dinheiro de Putin. Não apenas Putin não havia construído uma "mansão de pedra", como em cinco anos como o "segundo homem" da cidade, ele não acumulara uma fortuna maior do que 5 mil dólares. A presunção de corrupção entre os *apparatchiks* da Rússia era tamanha que Putin podia ter "roubado imprudentemente" sem muito medo de se destacar.[43]

Os inspetores de incêndio determinaram que os construtores haviam instalado o aquecedor da *banya* de maneira inadequada, e Putin os forçou a reconstruir a casa da maneira como ela era – exceto pela *banya*. Quando os operários retiraram os escombros, encontraram nas cinzas a cruz de alumínio que sua mãe lhe dera quando ele e Sobchak viajaram a Jerusalém três anos antes. Ele a retirara enquanto estava no vapor da *banya* e na confusão do incêndio, tinha se esquecido dela. Putin considerou isso uma revelação e afirmou que nunca mais deixou de usá-la.[44]

7

Uma via inesperada para o poder

A SALVAÇÃO DE PUTIN NÃO demorou a chegar, e veio de uma fonte improvável: o ex-aliado e agora inimigo de seu chefe, Boris Yeltsin. Yeltsin havia se saído melhor com os eleitores do que Sobchak; sua vitória da presidência pela segunda vez no verão de 1996 não pareceu menos miraculosa do que a descoberta da cruz de Putin nas cinzas de sua dacha. A taxa de aprovação pública de Yeltsin no final de 1995 tinha caído para 3%. A guerra que ele iniciou para derrotar o movimento de independência da Chechênia em 1994, que prometera ser breve e gloriosa, tinha se tornado um impasse sangrento e humilhante. A economia continuava seu colapso implacável, assim como a saúde de Yeltsin. No final de 1995, ele teve o primeiro do que seria uma série de ataques cardíacos cuja gravidade foi escondida do público. Os assessores mais próximos de Yeltsin – aqueles que orquestraram a vitória de Yakovlev sobre Sobchak – conspiraram para cancelar a eleição de 1996 ou criar uma alternativa a Yeltsin: o primeiro-ministro adjunto, Oleg Soskovets. Até a esposa de Yeltsin, Naina, insistiu com ele para que não concorresse. "Como lobos que gradualmente se voltam para um novo líder da matilha, meus amigos mais próximos já encontraram para eles um substituto", disse Yeltsin, em desespero. "Mesmo aqueles de quem eu sempre dependi, que eram meu último refúgio, meu recurso, os líderes espirituais da nação, mesmo eles me abandonaram."[1]

TODAVIA, NEM TODOS O HAVIAM abandonado. Existiam muitos destinos dependendo de Yeltsin. Eles incluíam os homens mais ricos da Rússia, banqueiros e magnatas da mídia que haviam adquirido no ano anterior o controle dos bens estatais em grandes indústrias em troca de empréstimos para manter o orçamento do país no azul: Boris Berezovsky, Mikhail Fridman, Vladimir Gusinsky, Mikhail Khodorkovsky e Vladimir Potanin. Eles foram os pioneiros na corrida do ouro pós-soviética, homens que por talento, trapaça e determinação reuniram conglomerados vastos e diversificados que quase certamente estariam em risco se Yeltsin não continuasse na presidência. Apesar de serem rivais nos negócios, eles encontraram uma causa comum contra o principal opositor de Yeltsin, o líder comunista Gennady Zyuganov. Enfadonho, de expressão séria, testa alta, sobrancelhas hirsutas e um corpo rechonchudo, Zyuganov era, naquele momento, um comunista muito conhecido apenas de nome, mas representava o enorme ressentimento que o colapso da União Soviética tinha gerado. Com a forte representação do partido nas eleições parlamentares de 1995 – que venceu a maioria das vagas da Duma, facilmente –, já não era mais inconcebível que Zyuganov pudesse vencer, simplesmente por causa da impopularidade da oligarquia que veio a definir a presidência de Yeltsin. Meditando sobre seu destino e o deles, Yeltsin escreveu: "Os comunistas vão nos pendurar nos postes de luz".[2]

Quando Zyuganov apareceu no Fórum Econômico Mundial em Davos, na Suíça, em fevereiro de 1996, ele foi saudado como o futuro presidente. Algo precisava ser feito. Berezovsky, Gusinsky e Khodorkovsky, assim, se reuniram num jantar com outro banqueiro, Vladimir Vinogradvov, e fizeram o "Pacto de Davos" para assegurar a reeleição de Yeltsin em junho.[3] Eles ofereceram à campanha de Yeltsin milhões em dinheiro – e anexaram suas condições. Insistiram que Anatoly Chubais, o antigo colega de Putin na equipe de Sobchak e autor dos programas de privatização que geraram os milhões do grupo, voltasse à equipe de Yeltsin como gerente de campanha. (Chubais havia sido demitido do cargo de primeiro-ministro adjunto em janeiro, enquanto Yeltsin se arrastava de um escândalo para o outro.) Junto com a filha de Yeltsin, Tatyana Dyachenko, Chubais orquestrou uma versão primorosamente russa da campanha política moderna, bancada por esquemas financeiros tão engenhosos e convolutos que os investigadores jamais poderiam rastrear todo o dinheiro gasto, estimado por alguns em até 2 bilhões.[4] A saúde de Yeltsin e seu comportamento instável foram escondidos dos eleitores, suas atividades roteirizadas de forma tão cuidadosa a ponto de quase parecerem normais. Berezovsky e Gusinsky controlavam duas das redes de televisão mais populares do país, a ORT e a NTV, e produziram documentários retratando Yeltsin como o líder genial e saudável de outrora.

Quando a eleição ocorreu em 16 de junho, Yeltsin ganhou por uma maioria relativa, com 35% dos votos, dois milhões à frente de Zyuganov, mas não o suficiente para evitar um segundo turno. Aleksandr Lebed, um general condecorado que renunciara a seu posto no ano anterior para entrar na política e que se opunha à guerra na Chechênia como um desperdício de vidas toscamente mal administrado, terminou a disputa em surpreendente terceiro lugar, com 15% dos votos. Os estrategistas de Yeltsin haviam apoiado a campanha de Lebed nas últimas semanas antes da eleição com uma infusão de dinheiro e atenção televisiva em um esforço bem-sucedido para drenar votos de Zyuganov, e agora Yeltsin cortejava o general e seus eleitores. Yeltsin via muito a ser admirado em Lebed. Ele era um "sujeito durão e imbatível", que estava "correndo de um lado para o outro, procurando pela certeza, precisão e clareza com as quais se acostumara e que não conseguia encontrar em sua nova vida". Yeltsin havia se desiludido com os generais pós-soviéticos do país, a quem, em sua opinião, faltava "uma certa nobreza, sofisticação ou algum tipo de propósito interno".[5] Desde 1993, afirmou Yeltsin, ele fantasiava sobre um novo general que apareceria no cenário político e guiaria o país com um punho firme e profissional, não como um tirano, mas como um líder democrático. Lebed pareceu a princípio ser esse homem, e Yeltsin o considerava um potencial sucessor como presidente. Dois dias depois da primeira rodada das votações, ele nomeou Lebed como secretário do conselho de segurança do Kremlin, esperando atrair os votos que ele recebera, mas Lebed provou ser uma decepção desde o início. Ele era rude e abrasivo, batendo impetuosamente de frente com outros oficiais veteranos. Apenas alguns dias depois da nomeação, ele criticou duramente um cossaco que lhe fez uma pergunta. "Você diz ser um cossaco", disse ele, interrompendo o homem. "Por que fala como um judeu?"[6]

Mesmo assim, Yeltsin apegava-se à ideia de um militar como o salvador político que ele parecia compreender que ele mesmo não seria. "Eu estava esperando que um novo general surgisse, diferente de todos os outros", matutou Yeltsin. "Ou melhor, um general que fosse como os generais a respeito dos quais eu lia nos livros quando era jovem." Ele continuaria procurando e acabaria por encontrar seu "general", embora não no Exército, e sim em outro serviço de segurança.[7]

Os atos de Yeltsin antes do segundo turno presidencial trouxeram à luz os rachas entre seus conselheiros liberais – suas "forças sensatas" – e a facção conservadora, que incluía Soskovets e os "generais" de Yeltsin, Aleksandr Korzhakov e o diretor do Serviço Federal de Segurança. Yeltsin finalmente compreendeu algo de que Sobchak tentara alertá-lo meses antes: os falcões do seu lado "estavam loucos por uma briga para poderem tomar o poder na campanha".[8] Os guardas presidenciais de Korzhakov prenderam dois assessores de campanha, associados próximos de Chubais e Berezovsky, quando eles saíam da Casa Branca carregando uma caixa de papelão cheia de notas de 100 dólares – num total de 500 mil. As prisões ameaçavam expor o financiamento secreto da campanha. Yeltsin prontamente demitiu seus conselheiros e, uma semana depois, teve outro infarto.

Ele passou a última semana em uma cama de hospital instalada na sala de estar de sua dacha. Sua equipe de campanha cancelou os eventos agendados e fingiu que nada havia acontecido, dissimulando furiosamente quando questionada sobre a ausência do candidato. Quando o segundo turno ocorreu em 2 de julho, Yeltsin mal pôde depositar sua cédula, escolhendo um local de votação perto de sua dacha, em vez daquele que normalmente teria usado, em Moscou. Ele conseguiu conversar com um pequeno grupo de jornalistas, mas apenas por um minuto antes que os guardas o levassem de volta para a cama.

E mesmo assim, no final, Yeltsin venceu Zyuganov de forma convincente, conquistando 54% dos votos, em comparação aos 40% para o comunista. Mais de três milhões de russos, quase 5%, votaram "contra todos". Yeltsin triunfara, mas a um custo enorme para os valores democráticos por conta dos truques sujos, das mentiras e do poder de corrupção do dinheiro. O resultado pode ter refletido o desejo do eleitorado, mas a campanha deixou o cidadão russo comum com uma visão da versão russa de democracia que era tão cínica quanto a visão que tinham de seu capitalismo. Eles podiam não ser favoráveis a um retorno ao governo soviético, porém, segundo uma pesquisa de boca de urna, apenas 7% dos eleitores aprovavam a democracia de que a Rússia dispunha na época.[9] A maioria dos russos associava agora sua democracia com a desonestidade, criminalidade e injustiça que tinham sido condicionados a temer muito tempo antes pela propaganda soviética. A Rússia havia se tornado, segundo colocou um historiador, uma "visão de pesadelo do Ocidente".[10]

VLADIMIR PUTIN, SEGUNDO TODAS AS aparências, compartilhava desse ponto de vista. Ele havia ajudado a administrar a campanha de reeleição de Yeltsin em São Petersburgo, embora desempenhasse um papel pequeno demais para atrair muita atenção em Moscou. A furiosa disputa pelo poder após a vitória de Yeltsin, contudo, abriu uma via inesperada para a capital. Pouco tempo depois do fim do segundo turno, em julho, Nikolai Yegorov, o beligerante chefe de gabinete de Yeltsin, convidou Putin para ir a Moscou e lhe ofereceu um cargo como assessor. Dois dias depois, entretanto, Yeltsin demitiu Yegorov e o substituiu por Chubais, uma nova ordenação que pareceu fortalecer a influência dos reformistas econômicos do Kremlin e recompensar os oligarcas por terem bancado sua reeleição. Chubais representava o clã de São Petersburgo na nova administração de Yeltsin e precisava de aliados para ajudá-lo a lidar com a crescente influência dos oligarcas que agora interferiam no Kremlin, alguém com experiência trabalhando com funcionários e empresários.[11] Ele se voltou para outro homem deixado à deriva pela derrota de Sobchak – não Putin, mas outro assessor de Sobchak, Aleksei Kudrin.

Kudrin, que tinha supervisionado as finanças e o orçamento da cidade, era muito mais próximo de Chubais em temperamento e experiência do que Putin, a quem Chubais tratava com um distanciamento frio. Ele nomeou Kudrin superintendente do Diretorado Principal de Controle, que servia como auditoria do Kremlin, com poder para investigar as finanças das agências governamentais e dos empreendimentos privados com os quais elas se encontravam cada vez mais entrelaçadas. Quanto a Putin, Chubais eliminou o cargo administrativo que ele aceitara de Yegorov apenas alguns dias antes. O repúdio alimentou a inimizade entre dois homens que tinham começado suas vidas públicas sob a tutela de Sobchak. "Ele é tão intransigente, como um bolchevique", diria Putin mais tarde a respeito de Chubais.[12] Putin regressou a seu limbo em São Petersburgo.

Em 18 de agosto, três dias depois de sua dacha queimar até os alicerces, a fortuna de Putin mudou. O primeiro-ministro Victor Chernomyrdin anunciou um novo gabinete, nomeando Aleksei Bolshakov, um ex-legislador de São Petersburgo que estivera no comando das relações com as antigas repúblicas soviéticas como o principal vice primeiro-ministro. Bolshakov havia servido no conselho municipal de São Petersburgo, sendo forçado a renunciar após o golpe de agosto de 1991 e "acabou quase na rua".[13] Ele foi candidato duas vezes ao parlamento nacional, sem ser eleito, mas então assumiu uma empresa obscura com planos de construir um trem de alta velocidade para Moscou que nunca se materializou, apesar dos milhões de dólares em empréstimos.[14] Quando ele ressurgiu inesperadamente na administração de Yeltsin, Putin o tratou com formalidade obsequiosa durante suas visitas a São Petersburgo a trabalho. "Eu nunca o forcei a esperar na área da recepção", disse Putin. "Eu sempre parava o que estava fazendo, expulsava todo mundo e ia pessoalmente até a recepção e dizia: 'Aleksei Alekseyevich, por aqui'. Nós nunca fomos muito chegados, mas talvez ele se lembrasse de mim."[15]

Na intriga palaciana motivada pela enfermidade de Yeltsin, todos competiam para expandir sua influência nomeando homens de confiança. Foi Kudrin quem persuadiu Bolshakov a considerar Putin para um emprego. A princípio, Bolshakov concordou em nomear Putin para o Diretorado de Relações Públicas – fazendo dele, na prática, um porta-voz. Embora Putin não apreciasse a ideia de trabalhar com o público, ele aceitou. Ele viajou à Moscou no final de agosto, e pernoitou no sofá de Kudrin.[16] Enquanto os dois dirigiam de volta ao aeroporto no dia seguinte, entretanto, Kudrin ligou para Bolshakov, que tinha mudado de ideia. Bolshakov pediu a Putin que ficasse mais algum tempo em Moscou e tomou providências para que ele se reunisse com um burocrata extravagante chamado Pavel Borodin, que o apresentaria ao funcionamento interno do Kremlin.[17]

Borodin era um jovial político da Sibéria que administrava o Diretorado Presidencial de Gestão Imobiliária. Nesse cargo, ele cuidava de centenas de prédios e terrenos, palácios, dachas, frotas de aeronaves e iates, hospitais, spas e hotéis, artes e antiguidades e inúmeras fábricas e empreendimentos estatais que incluíam de tudo, desde casas funerárias até uma mina de diamantes no Ártico. Segundo uma estimativa de Borodin na época – e isso só podia ser um palpite –, o valor dos bens do Kremlin excedia os 600 bilhões de dólares.[18] Borodin demonstrava uma habilidade natural para o capitalismo criativo, diversificando as propriedades do diretorado em novos setores como bancos e o mercado imobiliário comercial. Ele também utilizou a posição para aumentar o apoio a Yeltsin, distribuindo presentes como apartamentos e dachas, além de *vouchers* para férias e viagens. A imprensa chamava seu escritório zombeteiramente de Ministério dos Privilégios.[19]

O orgulho – e a loucura – de Borodin foi uma reforma extensa do próprio Kremlin, que Yeltsin começou em 1994, quando ninguém achava que o país pudesse bancar essa despesa.[20] Em agosto de 1996, Borodin assinou um contrato com uma empresa suíça, a Mercata, para a reforma do Grande Palácio do Kremlin, antigo lar dos czares que o Partido Comunista da União Soviética havia remodelado com todo o charme de um auditório de fábrica. O projeto foi bem-sucedido em criar uma réplica do esplendor czarista, mas os contratos com a Mercata e sua empresa-irmã, a Mabetex, também envolveram Yeltsin e sua família em um escândalo internacional contendo acusações de propinas e contas bancárias no exterior.

Putin havia se encontrado com Borodin antes, quando ele visitou São Petersburgo em busca de uma dacha ao norte para Yeltsin, e também ajudou uma vez quando a filha de Borodin, uma universitária em São Petersburgo, ficou doente.[21] A troca desse tipo de favor – conhecida como *blat* – era uma tradição dos sistemas czarista e soviético, em que conexões informais e redes de contatos atravessavam obstáculos burocráticos. Mesmo em uma Rússia livre, onde o dinheiro importava mais, o *blat* continuou a ser uma moeda de troca na política do Kremlin.[22] Foi o que também conseguiu o primeiro emprego de Putin em Moscou.

Putin ficou "um tanto surpreso" que um burocrata tão elevado, com laços próximos à família de Yeltsin, tivesse interesse por ele.[23] Borodin, na verdade, estava receoso de ter Putin instalado em seu escritório, assim como outros no diretorado "que desconfiavam que Putin fosse leal a outras pessoas e organizações".[24] Putin, por sua vez, sentia-se deslocado na estufa de conspiração e lutas intestinas que consumiu Moscou após a reeleição de Yeltsin e seus preparativos (ainda secretos) para passar por uma cirurgia cardíaca no outono. Nem mesmo sua experiência no governo de Sobchak o preparara para aquilo; ele era um forasteiro em Moscou, além de um tanto ingênuo. Assim como havia feito quando entrara na vida pública em 1991, ele combinou uma entrevista na TV mostrando sua mudança para Moscou. "Você é um homem de quem?", foi a primeira pergunta, desiludida, do entrevistador a Putin enquanto ele aguardava para embarcar em um voo no saguão do Aeroporto Pulkovo. Ninguém, afinal, ascendia a uma posição de poder na Rússia sem um padrinho, e os padrinhos da "família" de Yeltsin, como em todas as famílias infelizes, estavam praticamente em guerra uns com os outros. Putin, trajando um terno mal-ajambrado em azul berrante, objetou. Ele era filho de seu pai e de sua mãe, disse, e não era homem de ninguém. Insistiu que nem mesmo pertencia ao "clã de São Petersburgo" que estava dando um segundo ato à sua carreira política. "É difícil para mim imaginar que algum tipo de grupo ou facção sequer exista", disse ele. "Eu não pretendo me preocupar com isso. Eles me trouxeram para trabalhar."[25]

Lyudmila não queria se mudar. Ela sentia que finalmente tinham uma vida familiar própria em São Petersburgo, fora da órbita nauseante dos pais de Putin. Todavia, ela não tinha escolha. "Parecia ser sempre o caso de o trabalho vir primeiro para Vladimir Vladimirovich", disse ela a um biógrafo com uma formalidade gelada, "e a família, em segundo lugar."[26] Até Putin estava relutante em deixar a familiaridade de sua cidade natal, mas sentia que um emprego com Borodin "era a melhor saída para minha situação".[27] O departamento de Borodin, detendo o poder para dispensar favores, arranjou para que os Putin se mudassem para uma dacha estatal em Arkhangelskoye, um subúrbio arborizado a oeste de Moscou. A casa era antiga, mas tinha dois andares com seis quartos, espaço mais do que suficiente para as duas meninas. Lyudmila logo se apaixonou pela capital, sua agitação, a "sensação de que a vida estava a pleno vapor".[28] Em setembro de 1996, Putin havia se transferido para a vasta administração presidencial, acomodando-se em um escritório localizado em um prédio pré-revolucionário na Staraya Ploshchad, ou Praça Antiga, perto do Kremlin. Com ele vieram dois de seus assessores mais próximos de São Petersburgo: Sergei Chemezov, que servira com ele em Dresden, e Igor Sechin, que estivera com ele na equipe de Sobchak desde o início.

Borodin pôs seu novo assessor no comando do departamento legal e dos vários bens do Kremlin em 78 países: embaixadas, escolas e outras propriedades que já haviam pertencido ao Partido Comunista da União Soviética. A chegada de Putin coincidiu com um decreto de Yeltsin que transferia o controle das propriedades de antigos ministérios que cuidavam delas na época soviética, como o Ministério de Assuntos Exteriores e o Ministério de Relações Econômicas Externas, para o diretorado de Borodin. Muitas delas ficavam em antigos satélites soviéticos ou mesmo antigas repúblicas, como a Ucrânia, que reclamava a titularidade das propriedades soviéticas em seus territórios recentemente independentes. Caía sob a responsabilidade de Putin compreender o atoleiro jurídico, dispor de propriedades que já não valia a pena manter e reassegurar a soberania da Rússia sobre as que valia. O inventário de Putin apenas destacou a desintegração da União Soviética e a vasculha de sua carcaça em troca de lucro. "Às vezes, vinham à luz coisas de arrepiar os cabelos", disse Sergei Chemezov.[29] Dúzias de "corporações, empresas agindo por procuração e companhias de capital coletivo" suspeitas que tinham sido criadas misteriosamente nessa época começaram a comprar muitas propriedades soviéticas no exterior, de acordo com um jovem cobrador de dívidas, Filipe Turover,[30] que descobriu algumas delas e, fatidicamente para Borodin, resolveu compartilhar suas evidências com promotores em Moscou e na Suíça.

Putin era um subalterno, conforme escreveu um jornal de Moscou na época em um perfil sobre esse novo acréscimo ao aparato do Kremlin. Ele era "absolutamente uma pessoa dos bastidores" cuja maior qualidade profissional era sua imperceptibilidade.[31] Isso provavelmente o salvou quando as disputas pelo poder em torno de Yeltsin explodiram em público enquanto ele iniciava seu novo emprego. Aleksander Lebed, o conselheiro de segurança nacional de Yeltsin, negociou o fim da guerra na Chechênia em agosto de 1996 com um tratado de paz que protelou a ânsia por independência da república, sem resolvê-la. Lebed em seguida discordou publicamente dos termos com Chernomyrdin e Chubais, que se distanciaram de um acordo que pareceu ceder demais aos chechenos. A refrega pública se tornou tão intensa em outubro que o ministro do interior, Anatoly Kulikov, acusou Lebed de preparar um "golpe dissimulado" e colocou a polícia nacional em alerta por todo o país. Chernomyrdin chamou Lebed de "um pequeno Napoleão". No dia seguinte Yeltsin demitiu Lebed, que então forjou uma aliança política com Aleksandr Korzhakov, o chefe de segurança deposto de Yeltsin, que por sua vez vazou uma transcrição de Chubais discutindo os esforços para esmagar uma investigação de dois assessores de campanha que tinham sido flagrados com uma caixa cheia de dinheiro.

A indecorosa disputa interna se desenrolou enquanto Yeltsin passava por uma cirurgia cardíaca em novembro, e Putin se viu arrastado cada vez mais para o interior dessas maquinações bizantinas. Ele não tinha nem terminado seu inventário das propriedades do país no exterior, quanto mais lidado com elas, quando foi transferido para um novo cargo em março de 1997, depois de apenas sete meses em Moscou. Aleksei Kudrin foi promovido e se tornou ministro das finanças adjunto e, por recomendação sua, Putin o substituiu como superintendente do Diretorado Principal de Controle. A nomeação também fez dele um chefe de gabinete adjunto na administração presidencial, trabalhando em um novo escritório magnífico na Staraya Ploshchad, ou Praça Antiga.[32] Uma semana depois de ele assumir o cargo, um novo decreto presidencial ampliou a autoridade do diretorado para investigar abusos nos gastos do governo por todo o país num momento em que governadores, empreendimentos estatais e monopólios tiravam vantagem do caos político e econômico para sugar dinheiro dos cofres da nação.

A tarefa de Putin era restaurar a ordem, acabando com os esquemas mais alarmantes que arrastavam o governo e a economia cada vez mais para baixo. O trabalho o expôs à corrupção que grassava pelo país, mas também aos riscos políticos de expor os ocupantes do poder. Putin aprendeu rapidamente que o serviço no Kremlin exigia delicadeza ao interpretar até que ponto levar suas investigações. Dias após assumir o diretorado, Putin absolveu publicamente Yeltsin e um ex-ministro da defesa, o general Pavel Grachev, depois de emergir a notícia de que o comando militar do Cáucaso havia transferido entre 1993 e 1996 o correspondente a 1 bilhão de dólares em tanques e outros armamentos para ajudar a Armênia em sua guerra contra o Azerbaijão, apesar de uma lei russa proibir a venda de armas a qualquer um dos lados. Para neutralizar o escândalo, Putin concedeu entrevistas ao jornal *Kommersant* e à estação de rádio Ekho Moskvy. Ele confirmou que as transferências tinham ocorrido e disse que os investigadores haviam encontrado os responsáveis, embora timidamente se recusasse a revelar seus nomes.

"O senhor descobriu quem estava pessoalmente conectado a esse fornecimento?", perguntou o entrevistador do *Kommersant*.

"Sim, descobrimos seus nomes", retrucou Putin.

"Pode nos dizer os nomes deles?"

"Eu preferiria não fazê-lo antes que a investigação feita pelo Gabinete do Procurador-geral e pelo Gabinete do Principal Promotor Militar esteja completa."

"São oficiais do Ministério Russo da Defesa?", pressionou o repórter.

"Sim."

"O nome do ex-ministro da defesa, Pavel Grachev, está nessa lista?"

"Não. No decurso da investigação que levamos a cabo, não encontramos nenhum documento indicando que Grachev tenha dado instruções ou orientações diretas nesse sentido."[33]

Putin, como veterano da inteligência, compreendia bem como calibrar suas respostas, falando como se com relutância enquanto espalhava exatamente a informação que queria tornar pública, e nada mais. Grachev, cuja corrupção era tão notória que ele foi chamado de "Paxá Mercedes" por adquirir automóveis de luxo sob circunstâncias inexplicáveis, certamente sabia demais para que o Kremlin o alienasse por completo, apesar de o estar dispensando. Um funcionário do gabinete do procurador militar, que já havia interrogado Grachev, reclamou anonimamente que era prematuro da parte de Putin exonerar alguém.[34]

Supervisionar o diretorado fez Putin viajar pelo país e o levou a ter contato próximo com o gabinete do promotor-geral e as agências de segurança, inclusive o Serviço Federal de Segurança, ou FSB, que era o sucessor doméstico da KGB, responsável pela segurança interna, contraespionagem e contraterrorismo, ainda abrigado no lúgubre prédio da KGB na Praça Lubyanka. Ele descobriu até que ponto o governo russo estava fracassando em quase todos os níveis, sua autoridade sendo ignorada, seus recursos desperdiçados por governadores e outros funcionários que conspiravam com novos empreendedores para surrupiar o tesouro do Estado. Embora ele não tivesse o poder de um procurador, possuía a autoridade do Kremlin para vasculhar orçamentos e contratos, conduzir investigações e reunir espessos dossiês de evidências incriminadoras para usar quando fosse necessário. A informação lhe deu poder e influência. Ele se tornou um *revizor* moderno, o inspetor governamental da peça satírica de Gógol cuja esperada chegada em um vilarejo desperta tal medo nos desonestos oficiais locais que eles cumulam homenagens sobre um janota insuspeito em um caso de identidade trocada. Ao final do primeiro mês no novo cargo, Putin considerou Anatoly Nasonov, um assessor do ministro dos transportes, incompetente após "inspeções seletivas" em dezoito regiões descobrirem que bilhões de dólares tinham sido expropriados do Fundo Rodoviário Federal. Em maio de 1997, ele já havia expandido suas investigações para um terço das 89 regiões ou repúblicas do país e acusara 260 funcionários de prevaricação. Em setembro, ele anunciou ações disciplinares contra 450 funcionários e destacou as "evidências particularmente óbvias" de abuso orçamentário nas regiões de Stavropol e Tver.[35] Putin impressionou seus superiores com sua diligência na busca para reassegurar a autoridade do Kremlin, apesar de seletivamente, e com isso reabastecer os cofres do governo.[36] Ele também os alarmava às vezes. Boris Nemtsov, um jovem primeiro-ministro adjunto que Yeltsin tinha nomeado no mesmo mês em que Putin assumiu o diretorado, relembrou Putin entregando um relatório sobre roubo e corrupção que seu departamento havia descoberto em uma fundação criada por Anatoly Chubais, que o preterira para um cargo em 1996. O relatório terminava com uma recomendação que Nemtsov, um democrata reformista, sentiu ter sido escrita na língua de um agente da inteligência: "Divulgação a seu critério". Nemtsov o chamou para uma explicação, dizendo que se ele acreditava que um crime havia sido cometido, deveria passar o relatório para os procuradores, em vez de escrever aquilo. "O que isso significa?", perguntou ele a seu subordinado. A resposta de Putin não demorou: "Você é o chefe, e você decide".[37]

Putin vinha pensando sobre os problemas econômicos do país já há algum tempo. Em maio de 1996, enquanto ainda estava em São Petersburgo, ele se matriculara em uma universidade para obter a pós-graduação que cogitara fazer quando voltou de Dresden. Pós-graduações sempre carregavam certo peso na União Soviética e na Rússia, e a decisão de Putin de obter uma refletia um desejo de lustrar suas credenciais, algo que se tornou ainda mais agudo após a derrota de Sobchak. Assim como ocorreu quando ele se matriculou na Estatal de Leningrado com o objetivo de se juntar à KGB, Putin via a educação como um meio para um fim, não como um fim em si mesmo.[38] Ele não retornou ao departamento de direito de sua universidade, entretanto, preferindo em vez disso o prestigioso Instituto Minerador, assim chamado em homenagem a Georgi Plekhanov, um teórico pré-revolucionário considerado o pai do marxismo russo. E escolheu não as questões legais, e sim um assunto que julgava vital para o futuro da Rússia: os recursos naturais. Ele não estava sozinho. Viktor Zubkov e Igor Sechin, ambos associados próximos no governo de Sobchak, também se matricularam no instituto, produzindo teses sobre o assunto dos recursos naturais da Rússia; seus interesses vinham dos vários investimentos do município em companhias de combustível, oleodutos e portos.[39] Como assessor de Sobchak, Putin havia redigido um relatório para o governo central sobre a necessidade de melhorar a exportação de recursos naturais da região, reestruturando os portos de São Petersburgo, e aquilo serviu como base para a tese que se propôs a concluir.[40]

O resultado – com 218 páginas de extensão no russo original, com gráficos e apêndices – tinha um tom seco e era denso em fatos e números sobre os recursos naturais da região em torno de Petersburgo: não petróleo ou gás, mas bauxita, fosfatos, argila, areia, brita, cimento e turfa. Esses recursos continuavam subdesenvolvidos após o colapso soviético e precisavam de investimento estratégico do governo para poderem prosperar. A tese antecipava uma política econômica focada nos imensos recursos naturais da Rússia, baseada no livre mercado emergente. A tese argumentava a favor de "recomendações regulatórias e procedimentais apropriadas", e não uma reafirmação do controle estatal sobre o desenvolvimento econômico.[41]

Putin não parece ter comparecido aos cursos na universidade, nem teria o tempo para escrever uma tese complicada, considerando-se as demandas da campanha de reeleição de Sobchak, sua procura por um novo emprego e a subsequente mudança para Moscou. Ele parece ter feito o que muitos russos faziam na época, especialmente funcionários públicos ocupados: pagou outra pessoa para que escrevesse a tese por ele. A filha do reitor do instituto, Vladimir Litvenenko, afastada do pai, afirmaria posteriormente que seu pai tinha escrito a tese para Putin.[42] Litvenenko, um especialista em mineralogia, acabou se juntando à mesa diretora da PhosAgro, uma das maiores produtoras de fertilizantes feitos a partir de fosfatos, encontrados em abundância na região de São Petersburgo, conforme a tese destacava. Ele se tornou um homem rico, embora isso não fosse sabido por muitos anos, já que os proprietários da companhia permaneceram secretos.[43]

Fosse quem fosse o autor ou autores, a tese de Putin era uma cópia quase textual de mais de dezesseis páginas escritas e seis tabelas de um livro técnico americano escrito por dois professores da Universidade de Pittsburgh que foi traduzido para o russo em 1982 – quase certamente atendendo a pedidos ou com a aprovação da KGB que, sob a direção de Andropov, ansiava por encontrar uma saída para a estagnação econômica da União Soviética. A bibliografia da tese incluía o livro técnico – *Strategic Planning and Policy* [Planejamento Estratégico e Política], de William R. King e David I. Cleland – como uma das 47 fontes, dentre elas trabalhos e conferências de Putin no instituto, mas o texto em si não cedia o crédito explicitamente nem reconhecia as extensas passagens retiradas da tradução russa. Ele simplesmente mencionava o número 23, seu lugar na bibliografia, entre chaves em dois lugares. O plágio evidente seria base para reprovação em universidade americanas ou europeias, mas copiar e colar textos com citações mínimas era uma prática aceita na academia soviética e russa. De qualquer forma, isso não foi detectado por anos.[44]

Putin parecia indiferente ao feito acadêmico. Ele raramente o mencionou durante sua redação ou depois, embora o listasse em seus currículos, o que provavelmente tinha sido o objetivo desde o início. É possível que ele se sentisse embaraçado por sua falta de escrúpulos acadêmicos, ou com a improvável facilidade com matemática avançada[45] que nunca demonstrou ter quando estudava. Ainda assim, a tese manifestava um interesse na economia de recursos naturais que era uma fixação para o círculo de amigos que ele reuniu em São Petersburgo (e, mais tarde, na cooperativa de dachas Ozero, fundada em 1996). Putin defendeu sua tese no Instituto Minerador em junho de 1997, e um dos presentes para criticar sua apresentação descreveu sua defesa como "brilhante".[46]

Agora, em Moscou, ele se encontrava em posição de influenciar a distribuição desses recursos em nível nacional, não regional. Uma disputa comercial internacional sobre um depósito de ouro na Sibéria, por exemplo, instou Putin a compor um relatório em 1997 recomendando a demissão do primeiro adjunto do ministro de recursos naturais, Boris Yatskevich. Yatskevich integrava o ministério que concedia licenças para mineração, mesmo enquanto servia como diretor no conselho da Lenzoloto, empresa que detinha a licença para o depósito. Putin achou o arranjo uma flagrante violação da lei.[47] Como era típico no governo de Yeltsin, nada aconteceu; na verdade, Yatskevich acabou se tornando o ministro de recursos naturais. Putin, porém, começou a formular pontos de vista fortes sobre a necessidade de exercer a autoridade do Estado para colocar um fim na pilhagem dos bens mais preciosos do país. Em um ensaio publicado no periódico anual do Instituto Minerador dois anos depois, ele argumentou que os recursos naturais levantariam a economia da Rússia por "no mínimo" a primeira metade do século XXI, mas exigiriam o investimento estrangeiro e o pulso forte do Estado guiando o licenciamento e regulando a exploração das riquezas enterradas sob a vasta extensão da Eurásia.[48] Poucos acadêmicos já tiveram a chance de colocar suas ideias em prática de forma tão direta, e Putin o faria em breve. Primeiro, porém, tinha outros negócios por resolver em São Petersburgo.

O EXÍLIO DE ANATOLY SOBCHAK do poder não tinha se mostrado gentil. A investigação que começara durante sua campanha de reeleição não havia terminado, nem mesmo depois que Yeltsin demitiu aqueles que tramaram contra a reeleição de Sobchak. Eles podem ter deixado o gabinete, notou Sobchak, mas não tinham abandonado "o abismo no qual voavam".[49] E eles tinham aliados no parlamento que, em abril de 1997, aprovou uma resolução pedindo que o gabinete do procurador-geral terminasse suas várias investigações sobre "os crimes hediondos" de Sobchak e vários de seus assessores.[50] Nesse ínterim, os comentários públicos de Sobchak sobre as questões políticas não lhe conquistaram nenhum aliado dentro do Kremlin. Em janeiro de 1997, ele criticou a liderança de Yeltsin, dizendo que suas enfermidades haviam criado uma "anarquia virtual" e a "criminalização da autoridade".[51] Em julho, uma de suas conselheiras, Larisa Kharchenko, foi detida e acusada de negociar propinas pagas pelo líder da construtora Renaissance, e Sobchak foi convocado como testemunha. A prisão de seu chefe de gabinete, Viktor Kruchinin, veio a seguir. Durante todo o verão, vazamentos enchiam os jornais com detalhes do caso e especulações de que o próprio Sobchak estaria prestes a ser preso. Ele reclamou que seu telefone estava grampeado, e de que era seguido em todo lugar aonde ia por agentes da FSB, ao mesmo tempo que ignorava uma dúzia de intimações para testemunhar e negava ter feito qualquer coisa ilegal ao privatizar propriedades da cidade.[52]

Ele tinha razões para estar paranoico: Sobchak tinha sido pego em uma campanha contra a corrupção altamente alardeada, embora não especialmente séria, movida por Yeltsin. O próprio Putin desempenhava um papel de destaque nessa lida. Em 3 de outubro, investigadores e dez policiais especiais pesadamente armados chegaram ao escritório de Sobchak, agora no quartel-general da UNESCO, e o prenderam como testemunha material na investigação. Enquanto era interrogado no gabinete do procurador, Sobchak reclamou de dores no peito e foi levado ao hospital. Sua esposa disse que ele sofreu um ataque cardíaco, embora ninguém acreditasse nisso e os médicos do hospital não o confirmassem. De qualquer forma, ele estava bem o suficiente no dia seguinte para fulminar à agência de notícias Itar-Tass que o trabalho dos investigadores lembrava o Grande Terror de 1937. "Só que em 1937 eles teriam me matado", disse ele.[53]

Sobchak passou um mês no hospital, com seu destino dependendo do diagnóstico dos médicos. Até Yeltsin, cuja antipatia por Sobchak havia crescido, sentiu que a procuradoria tinha ido longe demais. Ele enviou uma mensagem ao procurador-geral, Yuri Skuratov: "Você não pode atormentar um homem doente".[54] Os procuradores, no entanto, continuaram pressionando. Eles duvidaram das declarações de Sobchak sobre sua saúde e arranjaram para que médicos de Moscou o examinassem. Antes que eles pudessem chegar, contudo, Putin interveio. Ele visitou Sobchak no hospital e combinou sua transferência para a Academia Médica Militar sob os cuidados de Yuri Shevchenko, que cuidou de Lyudmila após seu acidente automobilístico e continuou um amigo de confiança. E aí planejou a fuga de Sobchak.

Em 7 de novembro, um feriado, ainda que já não mais se celebrasse a revolução bolchevique, Putin reuniu os históricos médicos de Sobchak e fretou uma aeronave da Finlândia ao custo de 30 mil dólares – pagos, segundo a esposa de Sobchak, por "amigos", embora alguns relatos digam que a fonte era o violoncelista Mstislav Rostropovich.[55] Putin pediu a seus antigos contatos na polícia local e no serviço de inteligência para que acompanhassem uma ambulância que transferiu discretamente Sobchak da enfermaria do hospital para um avião à sua espera no Aeroporto Pulkovo. A despeito dos mandados de prisão emitidos para Sobchak, do furor público sobre o caso e de seus próprios votos de permanecer na Rússia para se defender contra as acusações, ele e sua esposa, Lyudmila Narusova, passaram pela alfândega na pista, carimbaram seus passaportes e voaram para Paris.

O envolvimento de Putin foi sem dúvida audacioso e muito provavelmente ilegal, mesmo que os documentos dos Sobchak estivessem em ordem. Assim como havia feito em 1991, arriscou seu próprio futuro por lealdade ao líder imperfeito, mas carismático, que havia sido "um amigo e um mentor".[56] Apenas em um país onde o sistema de justiça havia desmoronado ele poderia ser bem-sucedido em contrabandear Sobchek para a segurança no exterior. Apenas em um sistema político disfuncional, seu descarado desafio à lei lhe renderia admiração, e não apenas entre seu círculo de amigos mais chegados.

A fuga de Sobchak criou um furor, e o papel de Putin no ocorrido não permaneceu secreto por muito tempo. "Putin compreendeu a injustiça do que estava acontecendo a seu ex-chefe e mentor político melhor do que ninguém", escreveu posteriormente um admirador. Putin "sentiu o perigo com mais rapidez e intensidade do que os outros" e agiu por lealdade, nada mais. "Quando eu descobri que Putin tinha ajudado a enviar Sobchak para o exterior, fiquei dividido. Putin havia assumido um grande risco. Contudo, admirei profundamente suas ações." O admirador era Boris Yeltsin, e quando ele ponderou sobre as lutas internas e traições de seus nomeados, sentiu respeito por tal mostra de lealdade.[57]

8
Nadando duas vezes no mesmo rio

Depois de um ano liderando o Diretorado Principal de Controle, Putin se cansou de conduzir investigações que produziam resultados heterogêneos. Ele havia exposto corrupção, apenas para ver vários casos estagnarem em um sistema judicial que ele compreendia ser facilmente manipulado. Putin detinha pouco poder para desafiar os interesses velados de oficiais, e ainda assim mostrara pouco zelo em realizar uma cruzada para mudar o sistema. "Não era um trabalho muito criativo", recordou ele. Mais tarde, Putin afirmou ter cogitado deixar o errático governo de Yeltsin pelo setor privado no inverno de 1997-1998. Ele pensou em abrir um escritório de advocacia, embora duvidasse que conseguiria ganhar a vida com isso. O que o impediu, indiretamente, foi o iminente colapso da nova economia russa, que quase levou o Estado consigo a reboque.[1] No início de 1998, Putin foi arrastado no que foi descrito como a "revolução dos gerentes intermediários desconhecidos".[2] Yeltsin se voltou para esses jovens *apparatchiks* anônimos de modo a evitar uma calamidade nacional e seu próprio declínio político.

Um ano após a reeleição de Yeltsin e sua convalescença em seguida à cirurgia cardíaca, o país parecia ter se estabilizado depois de seus tropeços ao longo das crises pós-soviéticas. A inflação diminuiu, e a economia cresceu pela primeira vez desde 1989, embora menos de meio ponto percentual. Ninguém estava exatamente otimista, mas o pior parecia ter passado. "Todos se encontravam cheios de esperança, inclusive eu", escreveu Yeltsin mais tarde em suas memórias. "Eu esperava que até o segundo semestre de 1997 e início de 1998 nós já sentiríamos que algo no país estava mudando."[3] Alguma coisa estava mesmo mudando, mas não o que ele ou qualquer outra pessoa imaginava. A crise econômica que varreu a Ásia no outono de 1997 derrubou a economia mundial e, o mais crítico para a Rússia, o preço do petróleo. Um barril de petróleo no final de 1997 era vendido por menos do que a extração custava às companhias petroleiras da Rússia; nos primeiros três meses de 1998, a indústria que fornecia a maioria dos recursos da Rússia *perdeu* mais de 1,5 bilhão de dólares.[4] As receitas governamentais, já em queda pela sonegação de impostos e fuga de capital para contas no exterior, desabaram, e o governo de Yeltsin logo esgotou suas reservas tentando se manter à tona.

Em 21 de março de 1998, Yeltsin convocou seu primeiro-ministro, Vicktor Chernomyrdin, para sua dacha, onde agora passava mais tempo do que no Kremlin. Chernomyrdin tinha servido no gabinete por mais de cinco anos, provando ser um bastião do governo ao longo dos piores anos de turbilhão político e econômico. Com Yeltsin cada vez mais enfraquecido e uma nova eleição no horizonte, alguns pensavam que ele poderia ser o sucessor do presidente, uma ideia que atormentava Yeltsin, que desejava alguém "absolutamente livre da influência de qualquer grupo político ou financeiro".[5] Assim, ele demitiu Chernomyrdin e a seguir ofereceu motivos vagos e conflitantes para seu ato. Ele afirmava que o país precisava de um tecnocrata, mas na verdade queria um subordinado como primeiro-ministro, não um rival à espera. A escolha de Yeltsin para substituí-lo foi Sergei Kiriyenko, um ex-banqueiro de Nizhny Novgorod. Ele tinha 35 anos, quase um quarto de século mais jovem que Chernomyrdin, e havia chegado a Moscou no ano anterior para servir como ministro de energia. Sergei só descobriu seu destino na manhã do anúncio e, segundo Yeltsin, precisou "se recompor e dar sentido a tudo aquilo".[6]

A Duma rejeitou duas vezes a nomeação de Kiriyenko, sublinhando a influência minguante de Yeltsin e intensificando uma atmosfera de crise política. Chernomyrdin prontamente anunciou que buscaria a presidência em 2000, confirmando o medo de Yeltsin acerca de suas ambições. Até alguns dos oligarcas que tinham apoiado Yeltsin dois anos antes agora lançavam seu peso por trás de Chernomyrdin, principalmente Boris Berezovsky. Um matemático baixinho e calvo, Berezovsky construíra um império que incluía montadoras de automóveis, bancos, petróleo e uma participação majoritária em uma rede televisiva estatal, a ORT, que ele brandia como um instrumento de poder político e de vingança. Yeltsin o nomeara para seu Conselho de Segurança depois da reeleição de 1996 e o demitiu prontamente. Berezovsky era temperamental e infiel; um aliado era, para ele, um "fenômeno temporário", disse um oficial de segurança certa vez. "Para Berezovsky, as pessoas se dividem em duas categorias: uma camisinha em sua embalagem e [uma] camisinha que já tenha sido usada."[7]

Berezovsky via Kiriyenko como um reformista nos moldes de Anatoly Chubais ou Boris Nemtsov, os jovens liberais que tinham sido trazidos para reestruturar a economia da Rússia. Em outras palavras: Kiriyenko era um obstáculo no caminho de seus interesses empresariais.[8] Ele lançou toda a força de sua rede de TV contra o nomeado, aliando-se aos mesmos comunistas no parlamento que o desprezavam por ser um magnata endinheirado. Yeltsin foi bem-sucedido, conseguindo a aprovação da nomeação de Kiriyenko, mas apenas depois de ameaçar dissolver o parlamento, como lhe era permitido pela Constituição, caso a nomeação não fosse aprovada após três votações. Kiriyenko foi confirmado por uma margem estreita na terceira votação. Os opositores de Yeltsin no parlamento se consolaram preparando artigos para um *impeachment*.

A REFORMA NO GOVERNO DE Yeltsin criou uma nova e inesperada abertura para Putin. Em maio de 1998, ele assumiu seu terceiro emprego no Kremlin em menos de dois anos. Ele nunca foi próximo de Yeltsin e, na época, não era poderoso o suficiente para figurar nas intrigas do presidente; contudo, sua competência e lealdade lhe possibilitaram subir discretamente na hierarquia burocrática, muitas vezes para a surpresa de gente como Chubais. Dessa vez, Yeltsin o nomeou primeiro vice-diretor da administração presidencial, colocando-o no comando das relações com as 89 regiões do país. O trabalho era uma extensão natural de seu serviço no Diretorado Principal de Controle, onde ele compilava arquivos de corrupção e prevaricação cometidas por funcionários regionais. A Rússia é nominalmente uma federação de suas regiões e, apesar da Constituição de 1993 dar ao presidente uma autoridade ampla e centralizada, muitas operavam como feudos independentes. Devido a suas eleições locais, os líderes regionais também tinham autoridade política independente e, portanto, representavam uma potencial ameaça à primazia de Yeltsin. A desconfiança de Yeltsin só se intensificou quando Aleksandr Lebed – seu adversário que se tornara aliado e, depois, se tornara inimigo –, venceu a eleição para governador da região de Krasnoyarsk, na Sibéria, em maio, e deixou claro que suas ambições presidenciais não haviam diminuído nem um pouco.

Putin via o sistema político fragmentado como um sintoma da dissolução em curso da nação. A luta da Chechênia pela independência era apenas o exemplo mais extremo da Rússia apodrecendo a partir de seu interior. A *vertikal*, a cadeia de autoridade governamental, tinha sido destruída, relembrou ele, e "precisava ser restaurada".[9] Ele disse a jornalistas que sua principal tarefa agora era assegurar que os decretos de Yeltsin fossem aplicados no nível regional, porém enfatizou que ele não pretendia "apertar os parafusos".[10] Ele nunca teve tempo para fazer isso. Putin ficaria nesse cargo por apenas 61 dias – tempo bastante para instalar um colega da KGB de São Petersburgo, o tenente-general Nikolai Patrushev, em seu antigo emprego no Diretorado Principal de Controle, mas não para realizar muito mais que isso.

Dois dias depois da mais recente nomeação de Putin, o mercado de ações da Rússia quebrou. As ações tinham perdido metade de seu valor desde o início do ano, liquidando milhões de dólares em patrimônio, embora apenas entre a elite com dinheiro para investir. Os pobres não tinham nada. Os atrasos nos salários se acumularam progressivamente, e as greves em breve se espalharam. Os investidores estrangeiros começaram a retirar seu capital, enquanto os russos ricos escondiam o deles no exterior. A privatização da Rosneft, a última companhia petrolífera estatal, foi cancelada porque ninguém ofereceu sequer um lance por ela. Um crédito de 4 bilhões do Fundo Monetário Internacional estabilizou a derrocada da Rússia, mas apenas por um curto período. O governo de Yeltsin lutou para manter o valor do rublo, porém essa era uma batalha perdida. O governo "lembrava um grande departamento de bombeiros que precisava cuidar rapidamente do surgimento incessante de novos focos de incêndio".[11]

Uma das crises que preocupava Yeltsin envolvia a lealdade da FSB. Enquanto a economia do país implodia, o presidente se inquietava com o poder da agência. Yeltsin, que fizera mais do que qualquer outra pessoa para romper os grilhões do Partido Comunista Soviético, jamais conseguiu se forçar a expurgar as agências de inteligência com o zelo que os alemães demonstraram depois de 1989. Ele dependia demais dos oficiais de inteligência e seus comandantes e esperava restringir a influência deles na política e na sociedade jogando uns contra os outros.[12] Para os veteranos da KGB, as mudanças ocorridas na década de 1990 foram desorientadoras e humilhantes. Muitos abandonaram as fileiras para servir como diretores em empresas de segurança que em breve chafurdavam em batalhas violentas por recursos; outros cruzaram a linha para a criminalidade, explorando as fraquezas do governo. Em geral, era difícil identificar quem era quem.

Pouco tempo depois de sua reeleição em 1996, Yeltsin tinha apontado um veterano da KGB, o general Nikolai Kovalyov, como diretor da recém-criada FSB. Ele foi o sexto diretor dos serviços de segurança nacionais desde o colapso da União Soviética. Yeltsin o considerava um administrador competente, mas na função ele desenvolveu "uma imensa antipatia pessoal aos negócios e a todos os seus representantes". "Ele simplesmente desprezava gente com muito dinheiro", escreveu Yeltsin.[13] Kovalyov não estava sozinho entre os oficiais de segurança que haviam mantido seus parcos salários do governo e, como muitos outros trabalhadores russos, assistiam enquanto fortunas inconcebíveis aterrissavam nas mãos de alguns poucos privilegiados (e, na visão deles, nada merecedores). Considerando-se o histórico antissemitismo do serviço de inteligência, não é surpresa alguma que muito de sua fúria se concentrasse nos oligarcas que eram judeus. Os judeus "tinham vendido a Rússia", acreditavam eles, manipulando o presidente e criando a crise econômica que se desenrolava naquele momento.[14] O que alarmou Yeltsin foi que, sob a direção de Kovalyov, a FSB começou a procurar por esses novos "inimigos do povo", coletando material comprometedor, *kompromat*, contra os executivos de bancos e outras empresas, como seus investigadores haviam feito contra Sobchak. Agora o zelo da FSB ameaçava gente dentro da "família" de Yeltsin – até mesmo o próprio Yeltsin. Ele resolveu que precisava conter a agência. Ele precisava de seu próprio homem na FSB.

Boris Berezovsky, cujo controle da Aeroflot atraiu a ameaçadora atenção do procurador-geral, esgueirava-se para dentro e para fora do círculo de Yeltsin, alimentando seu acesso aos conselheiros do presidente, apesar de se reunir cada vez mais raramente com o presidente em pessoa. Valentin Yumashev, um assessor muito próximo de Yeltsin, disse-lhe que o presidente já não confiava mais nos generais da FSB nem em seu "clã superunido". No início de julho, Yeltsin anunciou planos para reorganizar a FSB, inclusive uma redução acentuada no número de oficiais na Lubyanka; entretanto, Kovalyov não aparentava ter pressa alguma para executar a ordem. Yeltsin queria limpar a casa, explicou Yumashev, e perguntou se ele tinha alguma opinião sobre Vladimir Putin.

Berezovsky relembrou um acordo que tinha fechado em São Petersburgo anos antes. Ele queria abrir uma concessionária de automóveis e ficou surpreso por Putin recusar até a ideia de uma propina, que presumivelmente Berezovsky estava preparado para oferecer.[15] "Ele foi o primeiro burocrata que não aceitava propinas", disse Berezovsky. "É sério, isso me impressionou bastante."[16] Tenha ou não a lembrança de Berezovsky feito diferença, Putin havia conquistado uma reputação de ser competente e disciplinado ao ponto da abstemia e vários notaram sua capacidade de discrição. Yeltsin reparou nele pela primeira vez quando ele serviu no Diretorado Principal de Controle. Ele achou seus relatórios "um modelo de clareza". Em contraste com a tagarelice e os ardis intermináveis dos assessores de Yeltsin, Putin não tentava pressionar agenda alguma sobre seu chefe – nem o incomodava com muita conversa fiada. De fato, ele tentava "remover qualquer tipo de contato pessoal" com Yeltsin. "E precisamente por causa disso", disse Yeltsin, "eu queria ainda mais conversar com ele". Ele ficou receoso no começo com a "frieza" de Putin, mas depois entendeu que aquilo estava "arraigado em sua natureza".[17]

Depois de se reunir com Yeltsin no retiro presidencial na Carélia para tomar a decisão final de demitir Kovalyov, o jovem novo primeiro-ministro, Sergei Kiriyenko, voou de volta a Moscou e convocou Putin para se encontrar com ele no aeroporto após a aterrissagem. Nem ele nem Yeltsin tinham consultado Putin sobre o emprego; ele era, na época, um mero peão no jogo de xadrez político que o presidente idealizava enquanto se arrastava para o fim de sua presidência. Enquanto dirigia para o aeroporto, Putin esperava más notícias e, de certa forma, para ele, foram mesmo.

"Oi, Volodya", saudou-o Kiriyenko com familiaridade. Por mais que Putin fosse jovem, o primeiro-ministro era dez anos mais novo que ele. "Parabéns!"

"Pelo quê?", perguntou ele.

"O decreto está assinado", disse Kiriyenko. "Você foi nomeado diretor da FSB."[18]

Putin afirma ter ficado surpreso, apesar de a possibilidade de sua nomeação ter circulado pela mídia como rumor quase um ano antes.[19] Ele até discutiu a possibilidade com Lyudmila três meses antes, durante uma caminhada noturna na dacha em Arkhangelskoye, um dos momentos cada vez mais raros em que ele reservava algum tempo para ela. Ele lhe disse que não queria voltar à "vida fechada" do mundo da inteligência, que julgava ter deixado para trás em 1991. "Eu não tinha desejo algum de nadar no mesmo rio pela segunda vez", disse Putin.[20]

Lyudmila também não apreciava essa hipótese. Como esposa de um nomeado político em ascensão em Moscou, ela levava uma vida muito mais aberta e interessante, viajando com frequência para a Alemanha e outros lugares, embora muitas vezes apenas com as meninas, não juntos como uma família. Desfrutando de sua nova liberdade, ela se lembrava das estruturas opressivas da esposa da KGB: "Não vá para lá, não diga isso. Converse com aquela pessoa, não converse com essa aqui."

Diligente como sempre, porém, Putin não recusou a nomeação. Ele telefonou para Lyudmila com a notícia enquanto ela passava férias com as filhas na costa do Báltico.

"Você tenha cuidado aí", ele lhe disse, "porque eu voltei ao lugar onde comecei".

Lyudmila ficou confusa. Ela pensou que ele tivesse voltado ao gabinete de Borodin – que ele havia, de algum jeito, sido rebaixado no turbilhão que agitava o país naquele momento.

"Eu voltei ao lugar onde comecei", repetiu ele.

Ele precisou repetir a frase uma terceira vez para que ela compreendesse. Ela teve que esperar até seu retorno a Moscou para descobrir o que, exatamente, havia acontecido para devolvê-lo à sucessora da KGB. "Eles me nomearam, e é isso", ele lhe disse, e ela não fez mais nenhuma pergunta.[21]

Kiriyenko apresentou Putin aos quadros da FSB na Lubyanka na segunda-feira seguinte, 27 de julho de 1998, e tentou apaziguar Kovalyov, que ficou sabendo de sua demissão pelos noticiários televisivos. Ele havia servido de forma admirável, disse Kiriyenko, mas "as condições estão mudando, as pessoas estão mudando".[22] No pronunciamento, Putin expressou sua apreciação ante a confiança do presidente e prometeu não apenas executar a reestruturação que Yeltsin tinha ordenado, como também voltar o foco para a estratégia governamental para reduzir a crise econômica: processar crimes econômicos e evasão de impostos. Ele disse que tinha "voltado para casa".

Kovalyov, apesar de furioso por sua dispensa, lidou profissionalmente com a transição. Ele serviu de guia a seu substituto e abriu o cofre em seu escritório. "Aqui está o meu caderno secreto", ele lhe disse. "E aqui está a minha munição."[23] Dois dias depois, Putin cedeu uma entrevista ao jornal *Kommersant* na qual delineou suas prioridades e expandiu o trabalho doméstico tradicional da agência para incluir a luta contra o extremismo político e o nacionalismo, contra espiões estrangeiros e contra a recém-chegada Rede Mundial de Computadores [*World Wide Web*], então em lenta expansão. "Obviamente, a FSB não vai colocar a Internet sob seu controle", disse ele, já expressando cautela a respeito da crescente importância dessa nova mídia, "mas entende que as ferramentas modernas de telecomunicações podem ser utilizadas em detrimento da segurança nacional".[24] A nomeação de Putin causou resmungos entre os veteranos da FSB – também veteranos da KGB –, que o viam como um arrivista e um forasteiro. Ele era de São Petersburgo e havia servido toda sua carreira na inteligência em cargos provincianos. Nunca se elevara acima da patente de tenente-coronel. Foi uma ruptura extraordinária e imprevista para Putin – e um enorme avanço com uma ascensão inesperada. Putin havia ultrapassado generais muito mais experientes e qualificados, que o consideravam um alpinista social enviado para impor o controle do Kremlin sobre a agência – que era exatamente o que ele pretendia fazer.

Em 1º de agosto, depois de voltar abruptamente de suas férias na Carélia para lidar com a alarmante crise econômica, Yeltsin convocou o novo diretor da FSB para sua dacha em Gorki, nos arredores de Moscou, para discutir o cargo. Yeltsin queria que ele "tornasse o serviço menos politizado" e restaurasse seu prestígio e autoridade, algo que faria um arrepio percorrer as colunas dos dissidentes para quem a Lubyanka continuava sendo uma fonte de temor. Yeltsin propôs que Putin voltasse ao serviço ativo de inteligência com uma promoção à patente militar de general. Putin, no entanto, recusou, relembrando o presidente de sua renúncia durante o golpe de agosto de 1991. Ele também revelou a Yeltsin que nos sete anos desde então, ele permanecera na reserva enquanto a KGB se redefinia na FSB. "Eu sou um civil", Putin disse a Yeltsin. "É importante que um ministério tão poderoso seja dirigido por um civil."[25] E dessa forma ele se tornou o primeiro civil a dirigir a FSB – e o último.[26]

Putin se mudou para um escritório decorado de forma ascética no terceiro andar da Lubyanka. Ele não foi para o antigo escritório executivo perto dali que fora ocupado por chefes da inteligência soviética desde Lavrenty Beria até Yuri Andropov. Esse ele transformou em um museu que alguns consideravam um altar. Em sua escrivaninha ele colocou uma estátua de bronze de "Felix de Ferro" Dzerzhinsky, que fundou a polícia secreta soviética em 1917.[27]

Como o servo leal que sempre havia sido, Putin executou as instruções de Yeltsin para reorganizar a agência e reduzir a equipe central – uma tarefa que se tornou ainda mais urgente conforme a economia do país e suas dificuldades com o orçamento pioravam. No final, ele reduziu o número de oficiais na Lubyanka em um terço, passando de 6 mil para 4 mil, ao custo de um descontentamento considerável entre aqueles nas fileiras que consideravam as reduções de Putin um expurgo motivado pela política de Yeltsin. Ele também aboliu departamentos que considerava ultrapassados e criou outros novos para cuidar das ameaças mais urgentes à segurança. Eles supervisionavam a inteligência nas regiões com um foco especial nas ebulientes áreas muçulmanas, como a Chechênia; lidavam com segurança em informática e telecomunicações; e, agourentamente, cuidavam da defesa da Constituição, uma tarefa que ecoava a do Quinto Diretorado Principal, a agência da KGB que caçava dissidentes nos tempos soviéticos. Como fazia desde que chegara a Moscou dois anos antes, Putin se voltou para assessores em quem pudesse confiar, os homens que conhecia desde seus dias na KGB em São Petersburgo. Aleksandr Grigoryev, Viktor Cherkesov e Sergei Ivanov, todos generais no serviço ativo, assumiram posições na liderança da FSB. Yeltsin admirava a determinação férrea de Putin. "Ele não se permitia ser manipulado em jogos políticos", escreveu ele. "No traiçoeiro disse que me disse de rumores do governo naquela época, era sábio mesmo para alguém experiente evitar envolvimentos."[28]

Putin submergiu mais uma vez na vida do agente de inteligência, em que tudo é secreto e todos são suspeitos. "Se você era um oficial da inteligência, era sempre objeto de um potencial veto", relembrou ele. "Eles estavam sempre te averiguando. Podia não ser frequente, mas não era muito agradável." Mesmo como diretor, ele sentia o "estado constante de tensão". Também sentia a paranoia da agência. Eles "não podiam nem ir para um restaurante!", disse um de seus colegas. "Eles achavam que só prostitutas e agentes do mercado-negro frequentavam restaurantes. O que um oficial decente das agências de segurança faria junto com gente dessa laia?"[29]

O resultado era uma discrição extraordinária. Quando ele convidou uma repórter jovem e bonita da imprensa do Kremlin para almoçar no Izumi, um dos novos restaurantes de sushi da capital, ela chegou e encontrou o novo diretor da FSB à sua espera sozinho, tendo retirado os outros frequentadores do local. A repórter, Yelena Tregubova, o achou paquerador demais, chamando-a de Lenochka e encorajando-a a beber saquê com ele. O fato de ela não ter honrado a discrição dele e, em vez disso, ter incluído o episódio em um livro consolidou sua visão da mídia e dos jornalistas, que eram, para ele, pouco mais do que abutres que buscavam explorar ou embaraçar oficiais para ganhos próprios.[30]

NA NOITE DE 20 DE agosto, menos de um mês depois da nomeação de Putin para a FSB, Anatoly Levin-Utkin, um jornalista em São Petersburgo, deixou o escritório de um jornal criado recentemente chamado *Petersburgo Legal Hoje*. Ele carregava mil rublos, o equivalente na época a 140 dólares, e uma pasta cheia de papéis e fotografias para artigos do próximo número do jornal, que seria apenas seu terceiro. Levin-Utkin, que tinha 41 anos, era um editor assistente no jornal, que já havia conquistado atenção com artigos investigando os bancos da cidade e a concorrência entre as esferas de competência. Um dos investidores observados era Boris Berezovsky, que havia no ano anterior entrado em conflito com outros oligarcas sobre a privatização da Svyazinvest, a maior empresa de telecomunicações do país. Outro artigo falava sobre a fuga de Anatoly Sobchak da Rússia e as atividades de seu assessor para investimentos estrangeiros, agora diretor da FSB. A manchete dizia "Vladimir Putin Se Tornou Diretor da FSB Ilegalmente". Levin-Utkin não tinha escrito nenhum dos dois, mas contribuíra nas investigações para os artigos. O editor-chefe do jornal, Aleksei Domnin, disse que ambos os artigos atraíram reclamações vociferantes das pessoas citadas. "O pessoal de Putin" se encontrou com Aleksei para reclamar, disse ele, embora não dissesse quem. A reunião teve "uma natureza obviamente política" que ele não detalhou.[31] Reclamações sobre a cobertura da imprensa não eram nada incomuns – e geralmente tinham razão –, e o furor a respeito dos artigos teria sido esquecido rapidamente, não fosse o que aconteceu em seguida.

Levin-Utkin entrou no saguão do prédio em que morava na rua Rednova e estava checando sua caixa de correspondência quando dois homens se aproximaram por trás e o espancaram tanto que quebraram seu crânio em vários locais. Os atacantes levaram a pasta e tudo o que estava nos bolsos dele, inclusive seu crachá do jornal. Um vizinho o encontrou inconsciente no saguão e ele foi levado ao hospital. O jornalista passou por duas operações, mas morreu na manhã de 24 de agosto, sem jamais recuperar a consciência. Ataques por encomenda tinham se tornado tão comuns em São Petersburgo – um por dia, durante algum tempo – que o assassinato de Levin-Utkin não teria destaque algum, se as organizações jornalísticas não tivessem adotado sua causa, apelando às Nações Unidas para que pressionassem as autoridades russas por uma investigação.[32] Nunca surgiu nenhuma evidência ligando Putin ou Berezovsky ao espancamento fatal. Os procuradores duvidavam que o assassinato tivesse algum motivo além do simples roubo, embora nunca tenha ficado claro se eles investigaram seriamente o crime. Foi a primeira vez, contudo, que os nomes de Putin e Berezovsky surgiram em relatos na mídia ligados ao mesmo crime, e não seria a última. O caso, no final, acabou sendo obscurecido por eventos muito mais arrasadores naquele agosto.

Três dias antes do assassinato de Levin-Utkin, a Rússia deu um calote na maioria de suas dívidas e desvalorizou o rublo, acabando com as economias de milhões de investidores e cidadãos comuns. A Rússia estava à beira do colapso. A crise aprofundou a turbulência política em torno de Yeltsin, parecendo sinalizar o fim de sua carreira política. Em 21 de agosto, a Duma clamou pela renúncia dele. Dois dias depois, Yeltsin, em vez de renunciar, demitiu Kiriyenko. Ele tinha durado meros cinco meses. Em seguida, o presidente apontou como primeiro-ministro o homem que demitira do posto cinco meses antes, Viktor Chernomyrdin. Yeltsin, a grande esperança democrática da Rússia, havia claramente perdido o rumo. Os atos "ousados" que ele afirmava preferir agora pareciam desesperados. Quatro dias mais tarde, ele apareceu na televisão para declarar que não buscaria a reeleição em 2000. Em seguida, praticamente desapareceu por duas semanas, fazendo apenas seis breves visitas ao Kremlin no auge do pânico financeiro e político do país. O parlamento, assim como fizera com a nomeação de Kiriyenko, votou duas vezes contra o retorno de Chernomyrdin, mas agora Yeltsin já não dispunha mais de poder para blefar, já que o parlamento havia preparado procedimentos para um *impeachment* e, sob a Constituição, o presidente não podia dissolver o parlamento se um artigo de *impeachment* tivesse sido aprovado.[33]

Um confronto assomava no horizonte, assim como rumores de um golpe, alimentados por relatórios verossímeis de que unidades militares perto de Moscou haviam recebido ordens para se manter em alto alerta. Os comunistas na Duma se prepararam para uma repetição do cerco de 1993; de fato, pareciam desafiar Yeltsin a ordenar algo do tipo. Em seguida, em 1º de setembro, Putin foi ao ar em rede nacional para negar que o Kremlin pretendesse usar a força para resolver um conflito político. Ele declarou solenemente em seus comentários televisionados que a FSB garantiria os interesses do povo. "Aqueles que violarem a Constituição e tentarem solapar o sistema de Estado da Rússia através de métodos inconstitucionais e com o uso da força encontrarão a resistência apropriada", disse ele. "Isso é algo de que vocês podem ter certeza."[34]

Posteriormente, quando um membro comunista do parlamento, Albert Makashov, denunciou os judeus como um flagelo que deveria ser removido do país, Putin anunciou que havia iniciado uma investigação sobre as declarações dele, enquanto o gabinete do procurador-geral e a própria Duma titubeavam.[35] A controvérsia causou um furor em Moscou, com gente tomando as ruas durante as celebrações comunistas da revolução para defender Makashov e suas bravatas antissemitas. Putin fez seu anúncio com a Lubyanka de fundo, enviando uma mensagem não apenas aos manifestantes como ao serviço secreto, ainda infestado de preconceito, de que expressões de ódio não seriam toleradas. Após apenas algumas semanas no cargo, ele já não lembrava o assessor inconspícuo que sempre havia sido, misturando-se com o pano de fundo. Ele exalava a autoridade plena do serviço secreto do país e uma determinação feroz de não permitir que a agitação popular ou política prejudicasse a autoridade do Estado. Conforme escreveu um agradecido Yeltsin: "Acho que sua expressão fria e a precisão quase militar de suas formulações desencorajaram muita gente de causar problemas".[36]

O apoio público de Putin não fez muito para ajudar Yeltsin, que precisou abandonar sua nomeação de Chernomyrdin. Seus assessores, trabalhando com os deputados na Duma, resolveram-se por um candidato que fosse menos contestado por todos: Yevgeny Primakov, que tinha sido o ministro das relações exteriores de Yeltsin desde 1996. Primakov era um velho acadêmico soviético, simpático, especialista em assuntos árabes por treinamento, que havia passado quatorze anos como jornalista no Oriente Médio, trabalhando de perto com a KGB. Depois do colapso da União Soviética, ele assumiu o serviço de inteligência estrangeira que emergiu das ruínas da KGB, e foi ali que ele praticamente desapareceu das vistas do público entre 1992 e 1996, tentando reviver a agência de forma muito semelhante ao que Putin esforçava-se por fazer com seu equivalente nacional.[37] Um desconfiava do outro. Primakov possuía muito mais experiência no mundo da inteligência, sendo destacado para trabalhar secretamente em missões não apenas no Oriente Médio, mas também nos Estados Unidos.[38] Ansioso para trazer a FSB sob sua influência, ele estava entre aqueles que suspeitavam que Putin estivesse enchendo as fileiras de colegas de São Petersburgo. Putin levou "toda a liderança da FSB" para se reunir com ele para provar que não tinha lançado um expurgo.[39]

Em 11 de setembro, o parlamento votou esmagadoramente para que Primakov assumisse como primeiro-ministro e a crise política mais imediata foi aplacada. As decisões desesperadas do governo de Yeltsin de descumprir as obrigações com os empréstimos e desvalorizar o rublo geraram ondas de choque por toda a sociedade, mas acabaram se provando um "tônico revigorante", permitindo que a economia retomasse o crescimento, auxiliada por uma recuperação da produção nacional e o início de um *boom* do petróleo.[40] A sorte de Yeltsin, e a saúde, no entanto, continuou a se deteriorar. Ele foi hospitalizado repetidamente no outono e no inverno, e os procedimentos de *impeachment* contra ele não haviam terminado com a nomeação de Primakov. Nesse ínterim, uma ameaça muito mais assustadora estava emergindo contra Yeltsin, e a lealdade de Putin se mostraria decisiva na defesa contra ela.

Putin não estava há muito tempo na Lubyanka quando se encontrou no centro de um escândalo público maior do que qualquer outro que já enfrentara. Em 17 de novembro de 1998, seis homens convocaram uma estranha e sensacionalista coletiva de imprensa em Moscou. Quatro usavam máscaras e óculos escuros. Os outros dois, sem máscaras, eram Aleksandr Litvinenko e Mikhail Trepashkin. Todos eram veteranos da FSB, e diante de repórteres nacionais e estrangeiros, eles desenharam uma história alarmante de corrupção e conspiração. A unidade de crime organizado em que eles trabalhavam, disseram, havia se transformado em um empreendimento criminoso, organizando extorsões com mafiosos russos e combatentes pela independência chechena, achacando empresas que deveriam proteger e oferecendo os próprios serviços por aluguel, com frequência resultando em consequências letais. Seus superiores, afirmaram eles, planejavam sequestrar o irmão de um empresário de destaque, Umar Dzhebrailov. E tinham encomendado o espancamento de Trepashkin depois de seu afastamento das funções por investigar irregularidades. O mais sensacional de tudo: eles explicaram como tinham recebido ordens dos oficiais da agência agora dirigida por Vladimir Putin para assassinar Boris Berezovsky.

Berezovsky, cuja influência dentro do Kremlin nunca tinha sido tão grande quanto ele fingia ser, havia contado em particular a oficiais sobre o suposto complô contra ele. Ele até acreditava que isso tivesse sido um fator na demissão de Kovalyov. Um dos primeiros atos de Putin como diretor da FSB tinha sido desmontar a unidade contra o crime organizado que esses homens agora acusavam de ter se desgarrado. Ele havia demitido ou transferido a maioria dos oficiais dessa unidade, mas uma investigação interna a respeito da encomenda de assassinato de Berezovsky não resultou em nenhuma acusação criminal contra os comandantes da unidade. (Um procurador contou a Berezovsky que a ordem para matá-lo tinha sido uma piada.) O fechamento do caso impeliu Berezovsky a vir a público. Ele apelou a Putin diretamente em uma carta aberta publicada no *Kommersant* em 13 de novembro.

"Vladimir Vladimirovich", escreveu ele, "você herdou um legado difícil de seus antecessores. Elementos criminosos e oficiais em diversos níveis, a quem eles corromperam, inclusive oficiais na sua agência, estão atacando pessoas que não se dispõem a voltar a ser gado. O terror criminoso está em ascensão na Rússia."[41] Berezovsky jamais explicou o motivo para esse apelo direto; alguns oficiais e jornais suspeitaram que ele estivesse agora tentando desacreditar Putin ou outros no Kremlin – ou, ao contrário, tentasse reconquistar um pouco da influência que já tivera lá dentro.

Quando a carta não conquistou muita coisa, os agentes envolvidos foram a público quatro dias depois. Aleksandr Litvinenko, o líder da coletiva de imprensa, tinha trabalhado para o diretorado de contrainteligência militar da KGB no final dos anos 1980 e, depois, para a FSB durante a década de 1990, concentrando-se em terrorismo e crime organizado. Ele nunca foi um espião ou um agente secreto, mas sim um investigador e executor. Como Putin, ele se mantinha em forma, patriótico e leal aos serviços de segurança, subindo à patente de tenente-coronel, mas a essa altura Litvinenko havia se desiludido. Ele veio a enxergar a FSB como uma agência charlatã, em especial a unidade criada em 1996 para combater o crime organizado, notória por sua brutalidade e corrupção atrozes.[42] As fronteiras entre serviço ao Estado, aos oligarcas e à máfia se tornaram cada vez menos claras, e o próprio Litvinenko as ultrapassou. Em 1994, ele havia sido designado para investigar uma tentativa de assassinato contra Berezovsky, que havia acabado de deixar sua concessionária automotiva em um Mercedes com chofer quando uma bomba por controle remoto explodiu, abarrotando o carro de estilhaços. O motorista foi decapitado, mas Berezovsky, de alguma forma, sobreviveu. Enquanto Litvinenko reunia evidências, ficou fascinado pelo magnata ambicioso e em breve entrou para a folha de pagamento de Berezovsky como um segurança pessoal e conselheiro, ao mesmo tempo em que continuava a servir na FSB. Muitos oficiais, com seus parcos pagamentos amiúde retidos, faziam bico para os homens endinheirados; era um sintoma da decadência do aparato de inteligência. Quando, segundo seu relato, ele recebeu uma ordem para matar Berezovsky no inverno de 1997, recusou-se e abordou Berezovsky com detalhes do complô.

Litvinenko começou a coletiva de imprensa lendo uma declaração, em seguida enfatizou que a corrupção que eles estavam divulgando ocorreu antes da chegada de Putin na FSB no final de julho, e apelou a Putin para que limpasse a agência. "Nós não estamos procurando comprometer o Serviço Federal de Segurança", disse Litvinenko, "e sim purificá-lo e deixá-lo mais forte".[43] Eles não tinham nenhuma outra prova além de seu testemunho, embora afirmassem o contrário. "Eu fiz várias tentativas para entrar em contato com Vladimir Vladimirovich e apresentar todos esses fatos a ele, mas não tivemos essa oportunidade. Simplesmente nos negaram acesso a ele", prosseguiu. E então apelou diretamente a Putin: "Eu vou aproveitar essa oportunidade. Acho que ele verá essa coletiva de imprensa gravada e eu vou lhe dizer o seguinte: eu tenho provas de que seus assessores o estão enganando. Posso fornecer provas documentais. Se ele me chamar em seu escritório, eu lhe mostrarei esse material."

O furor subsequente colocou Putin em uma situação desconfortável. Ele não podia simplesmente refutar Berezovsky, que ainda declarava ter influência dentro do Kremlin; ao mesmo tempo, as acusações eram escandalosas, e o deixaram enfurecido. Putin respondeu à carta de Berezovsky com uma de seu próprio punho, enviada ao *Kommersant* no dia da coletiva de imprensa. "Nós não temos medo de lavar nossa roupa suja em público", prosseguiu ele, dizendo que investigações internas seriam conduzidas a respeito de qualquer acusação. Obliquamente, contudo, ele alertou Berezovsky, "muito conhecido por sua devoção aos valores democráticos", de que ele estava correndo um risco ao interferir nos assuntos da FSB. E advertiu que, se as alegações fossem provadas como falsas, a FSB não teria outro recurso a não ser um processo por calúnia e difamação – não apenas contra Berezovsky, mas também contra a equipe editorial do jornal por ter publicado a carta dele.[44] Putin provou-se extremamente intolerante a críticas à sua agência – e a dissidência.

No fim do mês, Putin discretamente convocou Litvinenko a seu escritório, como este havia pedido que o fizesse. Litvinenko chegou com uma braçada de documentos, inclusive um diagrama que, em sua visão, ligava todos os nomes e crimes que ele e seus colegas conheciam. Litvinenko, de forma arrogante, imaginou Putin como outro tenente-coronel assim como ele, "um *operativnik* intermediário subitamente colocado no comando de cerca de cem generais experientes, todos com seus próprios interesses velados, conexões e segredos."[45] Ele não sabia como se reportar ao homem que agora dirigia sua agência – "Camarada Coronel?" –, mas Putin antecipou-se a ele, levantando-se da escrivaninha para apertar sua mão. "Ele parecia ainda mais baixinho do que na TV", Litvinenko se recordou de ter pensado. A reunião foi breve e, pensou Litvinenko, gelada. Putin insistiu em se reunir com ele sozinho, sem os dois colegas que o haviam acompanhado. Ele declinou educadamente a oferta do dossiê que o homem havia levado consigo. Litvinenko descreveu a reunião para sua esposa, Marina, como um desastre. "Eu podia ver nos olhos dele que ele me odiava."[46]

Putin havia compilado seu próprio dossiê contra Litvinenko e os outros. Na noite de 19 de novembro, ele apareceu na rede estatal de televisão Rossiya e, apesar de prometer uma investigação, insistiu que não existia nenhuma evidência de que qualquer uma das acusações contra a FSB fossem verdadeiras. Ele ridicularizou a coletiva de imprensa como um espetáculo com "personagens de uma história infantil", usando máscaras ao mesmo tempo em que anunciavam seus nomes. A ex-esposa de um deles – ele não falou qual, mas aparentemente não era a de Litvinenko – ligou para ele depois, disse, improvavelmente, para reclamar que ele havia atrasado os pagamentos da pensão alimentícia. "Talvez seja esta a razão para eles usarem óculos escuros." Em seguida ele virou o jogo, e disse que os próprios agentes haviam conduzido operações ilegais.[47]

Yeltsin convocou Putin para sua dacha de novo no dia seguinte e exigiu que ele resolvesse o escândalo vergonhoso e desenfreado dentro de um mês. "Todo mundo sabe o que acontece com as pessoas atropeladas desse jeito por um Yeltsin severo", escreveu um jornal após a reunião.[48] Putin, todavia, não cedeu; ainda que algumas das acusações dos agentes fossem verdade, eles eram tão cúmplices quanto seus superiores. Ele considerava que, ao convocar uma coletiva de imprensa, os agentes haviam traído seu juramento de posse como oficiais de inteligência. Em vez de investigar suas alegações, Putin apresentou ao presidente a evidência que havia compilado de todas as transgressões deles. E então demitiu Litvinenko e seus colegas. "Gente desse tipo não pode trabalhar na FSB", disse ele.

O MODO COMO PUTIN LIDOU com o caso Berezovsky não lhe conquistou apoio universal no Kremlin. Voaram rumores de que Yeltsin o demitiria por incompetência, depois de apenas quatro meses no cargo. Os cortes de pessoal na Lubyanka não eram politicamente populares na Duma, que continuava a atacar a presidência de Yeltsin a toda oportunidade. A posição de Putin de repente parecia precária – mais ainda após uma proeminente deputada de São Petersburgo, Galina Starovoitova, ter sido morta apenas três dias depois da coletiva de imprensa de Litvinenko.

Starovoitova era uma etnógrafa que ficou em evidência durante a *perestroika* como uma defensora dos direitos dos vários grupos étnicos da Rússia. Ela e Putin nunca tinham sido próximos, mas seus caminhos se cruzaram em São Petersburgo ao longo da década de 1990, e ela era amiga de Sobchak e sua esposa. Em setembro de 1998, ela apareceu em um programa de TV cujo nome era muito adequado à época, *Escândalos da Semana,* e sugeriu que os contínuos vazamentos de acusações criminais contra Sobchak pareciam uma tentativa de desacreditar o novo diretor da FSB – ou seja, Putin. Ela notou oficialmente que Sobchak permanecia apenas uma testemunha na investigação, não um suspeito. Apenas uma conspiração profundamente cínica podia, de alguma forma, chamuscar Putin, pensava ela. "Eu, pelo menos, não acho isso fora de questão, embora seja, claro, ridículo."[49]

Na noite de 20 de novembro, Starovoitova retornou a seu apartamento no Canal Griboyedova com um assessor, Ruslan Linkov. Os agressores dispararam ao menos cinco balas. Três atingiram Starovoitova na cabeça, matando-a instantaneamente. Duas acertaram Linkov, que sobreviveu.[50] Os dois atiradores abandonaram suas pistolas na cena do crime e fugiram em um carro que esperava por eles. O ataque, que tinha todas as características de outro assassinato de aluguel, provocou a condenação internacional; parecia sinalizar o final sombrio da revolução democrática na Rússia. "Matar uma mulher – uma mulher envolvida na política – isso não acontecia na Rússia desde a época de Stalin", disse um partidário dela, Sergei Kozyrev.[51] Yeltsin denunciou o assassinato, chamando-o de "um desafio categórico" a "toda a nossa sociedade". Ele ficou tão angustiado com a notícia, disse um assessor, que foi hospitalizado no dia seguinte.[52] O presidente e o primeiro-ministro Primakov ordenaram que Putin, Sergei Stepashin, o ministro do interior, e Yuri Skuratov, o procurador-geral, assumissem "pessoalmente o comando" da investigação e exigiram resultados. Starovoitova havia recentemente declarado sua candidatura ao governo da região de Leningrado (que, ao contrário da cidade, não mudara seu nome soviético). Ela tinha denunciado a bile nacionalista fluindo dos debates parlamentares e reuniu evidências de corrupção no governo de São Petersburgo. Não havia poucos suspeitos e motivos em potencial – na verdade, a polícia prendeu mais de trezentas pessoas nas semanas após sua morte[53] –, mas ainda assim, o motivo para seu assassinato nunca foi completamente esclarecido.

Yeltsin, doente e frustrado, partiu para o ataque. Ele jogou a culpa dos crescentes problemas do país naquele inverno no "surto de histeria comunista", que incluía não apenas denúncias repetidas dos judeus, mas também um apelo para que a estátua de Felix Dzerzhinsky fosse devolvida a seu pedestal do lado de fora do antigo quartel-general da KGB, onde Putin trabalhava agora. Yeltsin estava enfurecido pela inação de "nosso usualmente ameaçador Gabinete do Procurador-geral" diante do que via como apologias criminosas à derrubada da democracia da Rússia.[54] O assassinato de Starovoitova pareceu outro golpe contra ele e contra a nação.

Como chefe da agência de inteligência interna do país, Putin carregava ao menos parte da culpa, na visão de Yeltsin. O destino político de Putin agora parecia preso aos caprichos imprevisíveis de Yeltsin. O presidente o convocou outra vez em 15 de dezembro, agora ao Kremlin, durante um de seus raros dias no escritório presidencial. Ele queria discutir o caso Starovoitova, a explosão de declarações racistas no parlamento, o complô contra Berezovsky e o progresso de Putin na reestruturação da FSB. Putin emergiu da reunião enfatizando que o presidente não havia perdido sua fé nele. Ele acusou aqueles que espalhavam os rumores, aparentemente vindos de dentro do campo de Yeltsin em disputa, de desejar "plantar sementes de incerteza entre a equipe administrativa e executiva do serviço ou enfraquecer seu controle". Na base desses rumores "jaz o medo", disse ele, "medo do serviço de segurança". Putin mal parecia estar conseguindo se segurar a seu posto. Ele anunciou que quando Yeltsin terminasse seu mandato – dali a cerca de um ano e meio –, ele renunciaria para abrir caminho para um novo chefe da inteligência sob um novo presidente. "Está claro que eu terei que sair."[55]

9
Kompromat

Na primavera seguinte, tarde da noite de 17 de março de 1999, o jornal noturno da rede estatal de televisão mostrou um relatório precedido por um alerta de que as imagens podiam ser inadequadas para pessoas menores de dezoito anos. Trechos de uma filmagem em preto e branco surgiram. As imagens claramente vinham de uma câmera de vigilância, escondida em uma posição acima de uma cama de casal no que acabou se revelando um apartamento em Moscou de propriedade de um banqueiro razoavelmente conhecido. Duas jovens, descritas como prostitutas, entram e saem do foco em vários estados de nudez. Logo aparece um homem que, como declamou o apresentador: "lembra muito o procurador-geral", Yuri Skuratov. A briga do Kremlin com o procurador havia se intensificado, e o contra-ataque havia dado uma guinada sensacionalista.

Naquela mesma semana, todas as principais redes tinham recebido cópias em cassete do vídeo enviadas por uma fonte anônima. Ele tinha duração total de cinquenta minutos. Apenas o canal estatal de TV, a RTR, resolveu exibi-la – ao menos, a princípio.[1] A decisão de fazê-lo foi tomada, apesar da objeção de alguns dos correspondentes da rede, pelo diretor geral da rede, Mikhail Shvydkoy, que posteriormente se tornaria ministro da cultura da Rússia.[2] A fonte e a autenticidade da filmagem permaneceram nebulosas e a qualidade era tão ruim que ninguém podia dizer com certeza de que era mesmo Skuratov divertindo-se com as duas mulheres, embora quando uma delas pergunta o seu nome, depois de se recusar a dizer o dela, ele responde "Yura", o diminutivo de Yuri. O videoteipe tinha todas as características das armadilhas sexuais que a KGB usava antigamente para embaraçar ou chantagear empresários ou políticos. Logo circulava uma piada de que a fonte do vídeo era um homem que "lembra muito o diretor da FSB", Vladimir Putin.

Segundo Yeltsin, foi seu chefe administrativo, Nikolai Bordyuzha, quem obteve a filmagem. Chocado, Bordyuzha confrontou Skuratov em reunião privada no Kremlin em 1º de fevereiro, muito antes de o escândalo vir a público.[3] Skuratov prontamente escreveu sua carta de demissão, citando a deterioração do seu estado de saúde, e deu entrada em um hospital no dia seguinte. Yeltsin tinha acabado de receber alta de sua própria internação, dessa vez tratando uma úlcera hemorrágica. E Bordyuzha deu entrada em um hospital um mês depois. Era como se uma praga estivesse derrubando a elite política do país. Em 2 de fevereiro, Yeltsin retornou a seu escritório no Kremlin pela primeira vez desde o fim de 1998. Ele ficou por lá somente uma hora e meia, mas foi tempo suficiente para demitir quatro assessores e aceitar a renúncia de Skuratov. O motivo citado no anúncio foi a saúde de Skuratov, mas ninguém acreditou, já que as súbitas "enfermidades" dos líderes soviéticos eram há muito um eufemismo para intrigas mais profundas.

Rumores de outras demissões, inclusive a de Putin, logo se espalharam. Ninguém sabia o que estava se desenrolando nos bastidores. A casa superior do parlamento, o Conselho da Federação, controlada pelos governadores do país, era quem tinha responsabilidade exclusiva para confirmar a renúncia de Skuratov; já de olho no vácuo no poder que seguiria ao final iminente do mandato de Yeltsin, o conselho se recusou a considerar o destino de Skuratov enquanto ele estivesse no hospital e incapaz de se explicar.

Yeltsin declarou na época que nem Bordyuzha nem algum de seus outros assessores haviam lhe contado sobre o videoteipe antes que ele se tornasse público. Ele simplesmente ficou feliz por Skuratov ter renunciado, e com amplos motivos. Skuratov havia servido como procurador-geral por mais de três anos, porém havia se distinguido apenas por um fracasso espetacular em resolver os crimes mais notórios do país, inclusive o assassinato de Galina Starovoitova dois meses antes. "A ladainha infinita das desculpas de Skuratov estava começando a me aborrecer", escreveu Yeltsin.[4] Skuratov, entretanto, não tinha ficado completamente à toa. Ele demonstrou mais zelo investigando o presidente, e nos meses que antecederam sua demissão, algumas de suas investigações haviam subitamente ganhado um novo ímpeto. Naquele dia de fevereiro em que Bordyuzha o confrontou com o videoteipe, Skuratov havia entregado à Duma um relatório acusando o Banco Central da Rússia de injetar em segredo o equivalente a 50 bilhões de dólares em reservas de moeda estrangeira por meio de uma empresa obscura chamada Gestão Financeira Cia. Ltda. Ela havia sido registrada em 1990 nas Ilhas do Canal, aparentemente pela KGB e o Partido Comunista, e utilizada como uma conta no exterior, embora muitos dos detalhes permanecessem confusos, inclusive quem poderia ter lucrado com o que eram claramente transferências ilegais.[5] No dia seguinte, investigadores do gabinete de Skuratov, acompanhados por oficiais da polícia especial mascarados, vasculharam o quartel-general da Sibneft, uma companhia petrolífera que fazia parte do império de Boris Berezovsky; um dia depois, eles apareceram na empresa de segurança de Berezovsky, Atoll, onde oficiais do escritório de Skuratov anunciaram ter encontrado equipamento de escuta eletrônica e fitas rotuladas como "Família", em referência ao círculo interno de conselheiros de Yeltsin, e "Tanya", a filha caçula de Yeltsin e sua conselheira política, Tatyana Dyachenko.

A despeito de sua renúncia, ou possivelmente por causa dela, os processos de Skuratov de súbito pareciam ter se aproximado daqueles no coração do poder no Kremlin. Depois dos loucos abusos das privatizações no início da década de 1990, os apelos por justiça ficaram mais estridentes. Sentindo os ventos políticos, o novo primeiro-ministro, Yevgeny Primakov, anunciou em uma reunião de gabinete em 28 de janeiro que o governo anistiaria 94 mil prisioneiros não violentos de forma a liberar espaço "para aqueles que estão prestes a serem encarcerados – pessoas que cometeram crimes econômicos".[6] Isso soou muito como um alerta de que os oligarcas em torno do Kremlin não mais disporiam de imunidade. Berezovski, cuja antipatia intensa a Primakov era correspondida, respondeu declarando que a ameaça de Primakov soava como um retorno ao Grande Terror. As buscas em suas empresas ocorreram não muito tempo depois.

Os comentários de Primakov tinham o escopo retórico de um político com ambições de se tornar o próximo presidente da Rússia. Em seus poucos meses como primeiro-ministro, ele já construíra uma base de apoio no parlamento e conquistara o poderoso prefeito de Moscou, Yuri Luzhkov, que já havia sido amigo de Yeltsin, mas agora parecia hesitar, aguardando a morte do presidente. Yeltsin via cada vez mais a corrida política – e as investigações de Skuratov – como uma ameaça existencial a seu poder e bem-estar. Ele refletiu sobre a conspiração interna do Partido Comunista que derrubara Nikita Khrushchev em 1964 e agora tinha certeza de que Primakov e Luzhkov estavam armando com o procurador-geral para derrubá-lo. Ele precisava fazer alguma coisa para impedir isso.[7]

No dia em que o Conselho da Federação finalmente tratou a questão de sua renúncia, em 17 de março, Skuratov parecia gozar de boa saúde e pediu para continuar no posto – "se vocês me estenderem sua confiança e apoio".[8] Ele explicou aos legisladores que havia renunciado apenas sob coação e culpou os dois ex-primeiros-ministros e "oligarcas conhecidos" por essa pressão. Skuratov não mencionou Berezovsky, mas discutiu as buscas que os investigadores haviam iniciado contra as companhias deste. "Essas pessoas estavam cientes de minha renúncia nada menos que duas semanas antes", disse ele. Skuratov referiu-se obliquamente a pessoas coletando informações sobre sua vida privada, porém agora parecia determinado a se apegar a seu emprego.

Foi quando o Kremlin enviou o videoteipe de Skuratov e das mulheres aos membros do Conselho da Federação que se preparavam para votar sobre o destino de Skuratov. O tiro saiu pela culatra: os membros do conselho ficaram chocados e indignados, mas não pelo videoteipe em si, e sim pelo uso de um truque de tão baixo nível para influenciar o resultado das deliberações. Eles votaram pela rejeição da renúncia de Skuratov por 142 a 6, optando pela manutenção do procurador em seu posto. A filmagem foi ao ar algumas horas depois da votação do conselho. Na comoção pública que se seguiu, foi impossível dizer o que foi mais comprometedor moralmente: o comportamento naquela cama ou a decisão de torná-lo público.

Na manhã seguinte, Yeltsin convocou Skuratov ao quarto de hospital em que se recuperava, novamente da úlcera hemorrágica. A essa altura, Yeltsin também tinha uma cópia do vídeo, além de fotos retiradas da filmagem. Quando Skuratov chegou, encontrou Primakov e Putin também à espera no quarto. Ele não ficou surpreso pela presença de Putin. Ele o havia visitado durante sua hospitalização, disse que a "Família" tinha ficado satisfeita com sua partida discreta em fevereiro e ofereceu fazer dele o embaixador na Finlândia – um "exílio honrado". Skuratov recusou a oferta.

"O que você gostaria de ser, então?", perguntou Putin.

Skuratov lhe disse que queria continuar "o mesmo trabalho que tenho desempenhado".[9]

Depois que Skuratov teve alta do hospital em fevereiro, Putin tentou novas táticas para persuadi-lo a renunciar. Ele telefonou uma vez e disse ao procurador que simpatizava com o dilema dele; confidenciou que "dizem" que havia uma fita semelhante dele mesmo, Putin. Talvez fosse melhor evitar escândalos afastando-se.[10] Putin visitou Skuratov de novo em sua casa do governo, em Arkhangelskoye – eles eram vizinhos – e, enquanto passeavam pelo terreno arborizado, ele trabalhou com o procurador como se fosse uma fonte ou um recruta, alternadamente confidencial e ameaçador. "Yuri Ilyich", começou ele, respeitoso, "estou impressionado que você tenha conseguido trabalhar três anos e meio nessa latrina". Disse que não podia imaginar sobreviver em seu trabalho até o fim do mandato de Yeltsin. Em seguida, o tom de Putin mudou abruptamente. Ele puxou um maço de papéis e disse que existiam irregularidades na reforma do apartamento de Skuratov em Moscou. E insinuou que Skuratov estava sob ataque agora por causa de sua investigação sobre o antigo chefe de Putin, Pavel Borodin.[11]

Durante tudo isso, pensou Skuratov, Putin foi impecavelmente educado, mas a alusão a Borodin confirmou na mente do procurador que suas investigações haviam, de fato, chegado perto de Yeltsin e da "Família". Os contratos de Borodin com a Mercata, a empresa que reformara o Kremlin em 1994, e sua filial, a Mabetex, também tinham caído sob o escrutínio de investigadores no exterior por transações suspeitas que sugeriam lavagem de dinheiro. Em janeiro, apenas semanas antes do surgimento do videoteipe, investigadores na Suíça tinham invadido os escritórios da Mabetex em Lugano e confiscado registros que pareciam mostrar que a empresa não apenas pagara propinas a funcionários russos para ganhar projetos de construção, mas também quitaram faturas de cartões de crédito pertencentes às filhas de Yeltsin. A procuradora-chefe da Suíça, Carla Del Ponte, tinha lançado uma campanha da procuradoria contra a lavagem de lucros advindos do crime na Suíça, reclamando que o país estava ameaçado "pelo dinheiro sujo da Rússia",[12] e as evidências contra a Mabetex emergiram como resultado disso. Enquanto o escândalo Skuratov se desenrolava em março, ela viajou a Moscou para realizar sua própria investigação, oferecendo-se para compartilhar as evidências suíças em troca de cooperação russa. Em dois dias de reuniões privativas, ela e Skuratov discutiram as investigações, inclusive, afirmava ele, detalhes de contas bancárias pertencentes a diversos oficiais do Kremlin. Agora que o Kremlin tentava forçá-lo a renunciar, Skuratov tinha a influência para resistir, confiante no fato de que o Conselho da Federação ficaria do lado dele na disputa pelo poder do ocaso político de Yeltsin.

Quando Yeltsin confrontou Skuratov no hospital na manhã seguinte à primeira votação do Conselho da Federação – a manhã seguinte à divulgação do videoteipe –, ele batucava os dedos em uma cópia da fita. "Sabe, Yuri Ilyich", disse-lhe Yeltsin, reclinando-se em sua poltrona e respirando fundo. "Eu nunca traí minha esposa [...]" Yeltsin então prometeu parar de exibir a filmagem na televisão se Skuratov escrevesse uma segunda carta de renúncia. Isso era "chantagem elementar", pensou Skuratov, mas também sabia que era inútil debater a autenticidade da fita agora. Skuratov protestou que havia começado uma investigação sobre a Mabetex, o que Yeltsin por sua vez interpretou como uma chantagem também.[13] "Estamos conversando sobre outra coisa agora, Yuri Ilyich", Yeltsin lhe disse. "Depois do que aconteceu com você, eu não acho que deva continuar no posto de procurador-geral. Não vou brigar com você. Não vou tentar persuadi-lo. Simplesmente escreva sua carta de renúncia. Eu não vou mais trabalhar com você."

Dessa vez, Yeltsin empurrou uma caneta e papel na direção dele. Skuratov se voltou para Primakov, esperando receber apoio do primeiro-ministro que havia jurado lutar contra a corrupção entre os oligarcas do país. Não recebeu nenhum.[14] Putin não disse nada, apesar de Skuratov sentir que ele o observava o tempo todo. Skuratov assinou a carta, renunciando pela segunda vez em menos de sete semanas, embora Yeltsin concordasse com seu pedido de que aquela carta fosse pré-datada para abril, na próxima reunião agendada para o Conselho da Federação. Quando Skuratov deixou o hospital e retornou a seu escritório, ele contemplou seu próximo movimento. Ele via sua luta com o Kremlin como um jogo de xadrez: sua posição era delicada, mas tinha acabado de evitar um xeque-mate.[15] Agora, precisava contra-atacar: enquanto dirigia, ele ligou para um repórter de TV e levou a investigação da Mabetex a público.[16]

De todas as controvérsias políticas cercando a presidência de Yeltsin, a investigação que Skuratov e a Suíça iniciaram sobre a Mercata e a Mabetex representou a maior ameaça ao presidente e sua "Família". O próprio Yeltsin reconheceu que este era o escândalo que tinha "pernas" e podia até levar sua presidência a um fim prematuro. No dia seguinte a seu embate com Skuratov, Yeltsin teve alta do hospital e voltou brevemente ao Kremlin. Ele demitiu seu chefe de gabinete, Nikolai Bordyuzha, sem nenhuma explicação pública, não obstante muitos mais tarde presumirem que isso ocorreu devido a seu fracasso em remover Skuratov discretamente. Bordyuzha, um ex-oficial militar, recebeu o "exílio honrado" como aquele que Putin tinha oferecido a Skuratov, tornando-se embaixador na Dinamarca. Yeltsin o substituiu por Aleksandr Voloshin, um antigo sócio de Boris Berezovsky. Dez dias depois, Yeltsin promoveu Putin a secretário do Conselho de Segurança.

Foi nesse momento que Putin interveio de uma forma que aprofundaria ainda mais a confiança que Yeltsin depositava nele. Embora Putin negasse que sua agência tivesse filmado o encontro de Skuratov, ele deixou claro que a FSB sob seu comando tinha conhecimento íntimo sobre a origem da filmagem. Em 2 de abril, ele anunciou que o videoteipe era, de fato, genuíno – primeiro ao Conselho da Federação, "com olhos melancólicos", como Skuratov descreveu, e depois em comentários públicos para os repórteres à espera. Por mais embaraçoso que fosse, aquilo não era suficiente por si só; Putin, no entanto, encontrara uma tecnicalidade legal que superava a obstinação do conselho. Ele anunciou que tinham acontecido outras "festinhas" como a do vídeo, e que elas haviam sido pagas por criminosos tentando influenciar as investigações de Skuratov. Se fosse verdade, isso seria um crime grave e, como qualquer funcionário civil sob investigação criminal precisava se afastar até o esclarecimento das acusações, o anúncio de Putin fez o que nada mais havia conseguido até ali. No meio da noite, o Kremlin chamou um procurador adjunto em Moscou, apresentou-lhe as evidências da FSB e ordenou que ele abrisse uma investigação. Agora Skuratov não tinha escolha além de recuar até que seu novo caso fosse resolvido.

Yeltsin prontamente anunciou que havia suspendido Skuratov. Ele retirou o pessoal que fazia sua segurança, cortou as linhas telefônicas de seu escritório e mandou que o local fosse fechado. "A Rússia sem um procurador-geral é, dos males, o menor", escreveria Yeltsin.[17] A manobra de Putin foi tecnicamente legal – presumindo que existisse alguma base para as acusações de compra de influência –, mas também foi implacável. Um Yeltsin agradecido mais uma vez tomou nota. Uma semana depois, ele anunciou que Putin continuaria como diretor da FSB, mesmo enquanto presidia o Conselho de Segurança. Ele havia demonstrado sua lealdade ao presidente, impressionando-o com sua eficiência discreta; outros podiam prometer, mas Putin entregava resultados. Depois de apenas dois anos e meio em Moscou, ele agora encontrava-se no centro da administração de Yeltsin, não mais apenas um assessor indispensável, mas um dos oficiais mais poderosos do Kremlin.

Putin subiu na hierarquia enquanto a era Yeltsin parecia estar em seus estertores mortais. O desdobramento do escândalo Skuratov ajudou os esforços dos comunistas para forçar um *impeachment* sobre Yeltsin, um passo que faria de Primakov o presidente em exercício até que novas eleições pudessem ser realizadas. O presidente, enfermo e temeroso, já não exercia muito controle sobre os eventos, meramente reagindo a eles, amiúde de forma errática.

Em 5 de março de 1999, o enviado especial do Ministro do Interior à Chechênia, o general Gennady Shpigun, foi sequestrado após embarcar em um avião no aeroporto de Grózni. Entre 1996 e 1999 os sequestros haviam se tornado a principal indústria pós-guerra na Chechênia, com centenas de pessoas mantidas como reféns à espera de um resgate, porém o rapto de um enviado veterano era ousado demais para que o Kremlin o ignorasse. As negociações de paz que terminaram a guerra em 1996 tinham dado à Chechênia uma considerável soberania, mas quase dois anos de lutas devastaram a região e deixaram sua economia em ruínas. A guerra matou cerca de 100 mil chechenos, além de quase 5 mil soldados russos, de acordo com registros oficiais que alguns duvidavam que estivessem completos. Tendo sobrevivido ao ataque russo, a Chechênia caiu no caos e na criminalidade após a guerra, solapando os esforços do presidente eleito da região, Aslan Maskhadov, para restaurar a ordem e conquistar o reconhecimento internacional por sua secessão da Rússia. Agora, a desordem estava vazando pelas fronteiras da Chechênia. Em 19 de março, o dia seguinte à segunda renúncia de Skuratov, uma enorme bomba explodiu em um mercado em Vladikavkaz, uma cidade ao sul que era capital da Ossétia do Norte, outra das repúblicas ao longo do Cáucaso, não muito longe de Grózni. A explosão matou mais de sessenta pessoas. Yeltsin ordenou que Putin e o ministro do interior, Sergei Stepashin, fossem a Vladikavkaz para supervisionar a investigação.

Dois dias depois, Maskhadov sobreviveu por pouco a uma tentativa de assassinato. Ex-oficial de artilharia da era soviética, Maskhadov era um nacionalista e separatista empenhado, e um dos poucos líderes chechenos com quem o Kremlin podia negociar. Por boa parte do ano, haviam sido feitos planos para que Maskhadov se encontrasse com Primakov ou mesmo com o próprio Yeltsin para finalizar a transição final da Chechênia para a independência, conforme permitiam os acordos de paz de 1996. Agora Maskhadov sugeria que "certas forças" em Moscou haviam conspirado para matá-lo como pretexto para declarar um estado de emergência e evitar uma resolução do destino da Chechênia. Putin refutou a acusação raivosamente.[18] Os acordos de paz que haviam suspendido a primeira guerra tinham sido uma humilhação para a Rússia, e já não ofereciam mais muita esperança para resolver o objetivo último de independência da república. Os homens da segurança do Kremlin, inclusive Putin, começaram em vez disso a traçar planos para a guerra.

A TURBULÊNCIA NA CHECHÊNIA SE desenrolou enquanto a Rússia encarava uma guerra travada pela arqui-inimiga da União Soviética, a OTAN, contra os irmãos eslavos na Sérvia. Em seguida à separação da Iugoslávia na década de 1990, a Sérvia voltou sua fúria nativista para Kosovo, a região muçulmana anteriormente autônoma dentro de suas fronteiras. No final de 1998, Slobodan Milošević, o presidente da Sérvia, lançou uma campanha para esmagar as milícias separatistas na região; em poucos meses, a campanha começou a se parecer gradativamente mais com a limpeza étnica promovida na Bósnia apenas alguns anos antes. A Europa e os Estados Unidos, envergonhados por sua hesitação durante a matança anterior, responderam agressivamente dessa vez.

A perspectiva de uma intervenção militar da OTAN para proteger Kosovo enfurecia a Rússia de uma forma que os líderes americanos e europeus não conseguiam compreender por completo. A Sérvia e a Rússia compartilhavam suas raízes eslavas, religião e cultura, mas as preocupações russas iam mais fundo. O conflito na Sérvia inflamou o orgulho ferido da Rússia a respeito de sua situação decaída desde o colapso da União Soviética. A nova Rússia simplesmente não tinha capacidade para moldar eventos mundiais, o que deixava os atos cometidos pelos americanos ainda mais difíceis de engolir. Yeltsin censurou o presidente Bill Clinton, insistindo que uma intervenção era proibida pela lei internacional, apenas para ser ignorado. A Rússia se ressentia com o fato de que os Estados Unidos e sua aliança em expansão, a OTAN, estivessem agindo como se pudessem impor sua vontade sobre a nova ordem mundial sem considerar os interesses da Rússia. Pior, o conflito em Kosovo exibia paralelos notáveis com o da Chechênia, e até russos sem inclinação à paranoia podiam imaginar uma campanha da OTAN em favor do movimento pela independência da Chechênia.[19]

A guerra aérea da OTAN, que começou em 24 de março de 1999, durou 78 dias, e cada bomba ou míssil que caía na Sérvia foi percebido como um ataque contra a própria Rússia. O sentimento popular estava enfurecido, com protestos violentos diante da embaixada americana e denúncias virulentas na Duma. A guerra acendeu o sentimento patriótico que Yeltsin havia lutado interminavelmente para conter em nome de sua própria sobrevivência política. Ele despachou seu ex-primeiro-ministro, Viktor Chernomyrdin, para agir como mediador com os Estados Unidos e a OTAN. Fez isso sob sugestão de Putin, que considerou o fato sua "própria pequena contribuição" para a resolução da guerra.[20] Depois de semanas de bombardeio incessante, Milošević finalmente cedeu às exigências da OTAN e concordou em retirar de Kosovo as forças da Sérvia, abrindo caminho para uma força internacional de manutenção da paz. Agora a Rússia exigia fazer parte da força, mas se recusava a ficar, em qualquer sentido, sob o comando dos generais da OTAN. Putin, recém-nomeado como presidente do Conselho de Segurança, tomou parte nas negociações para resolver o impasse sobre a missão de manutenção da paz. "Eu fiquei impressionado por sua capacidade de transmitir autocontrole e confiança de uma forma discreta, de fala suave", disse Strohe Talbott, então o vice-secretário de Estado, sobre sua primeira reunião com Putin, em 11 de junho, o dia anterior ao marcado para que as forças de paz da OTAN entrassem em Kosovo vindas da Albânia e da Macedônia. "Fisicamente, ele era o menor dos homens no topo – baixo, magro e em forma, enquanto todos os outros eram mais altos e a maioria era robusta e superalimentada."[21] Putin havia se preparado para sua reunião com o americano, citando detalhes dos poetas que Talbott estudara nos tempos de escola, Fyodor Tyutchev e Vladimir Mayakovsky. Ele claramente tinha lido o perfil de Talbott feito pela inteligência.

Durante a reunião, os americanos receberam um bilhete avisando que a Rússia ameaçava enviar suas forças de manutenção da paz a Kosovo sem a coordenação da OTAN. Putin, apaziguador, disse a Talbott que nada havia mudado nos acordos que eles haviam alcançado e que "nada de impróprio" aconteceria. Mas algo aconteceu, de qualquer maneira, e Talbott veio a crer que Putin sabia o tempo todo que ocorreria.[22] Naquela noite, uma unidade de paraquedistas russos estacionados na Bósnia – parte de um primeiro e, agora, aparentemente ingênuo sinal de cooperação pós-soviética com a OTAN – apanhou seus equipamentos e partiu de sua base para o aeroporto da capital de Kosovo, Pristina. Quando tropas britânicas chegaram ao aeroporto, na manhã de 12 de junho sob uma pesada chuva, cerca de duzentos russos já estavam lá, em veículos blindados. Conforme o general Michael Jackson, o recém-nomeado comandante britânico dos esforços de paz, aterrissava e se preparava para anunciar o sucesso do lançamento da missão, um dos veículos russos atravessou sua coletiva de imprensa improvisada na pista. Um comandante de pelotão russo postou-se de pé com metade do corpo para fora da torre, um sorriso cínico visível no rosto.[23] O comandante supremo da OTAN, general Wesley Clark, implorou a Jackson para impedir a mobilização russa, mas Jackson se recusou. "Senhor", Jackson disse a Clark, "eu não vou começar a Terceira Guerra Mundial pelo senhor".[24]

Na Rússia, a reação à mobilização foi ebuliente, porém a intervenção improvisada no aeroporto mostrou o desarranjo entre os comandos civis e militares do país. Putin, que apenas um dia antes dissera que nada aconteceria, agiu como se nada tivesse acontecido quando Talbott tornou a se reunir com ele no dia seguinte. Ele declarou ignorância total quanto à corrida militar antecipada para Pristina, mas explicou "lenta e calmamente, em uma voz às vezes inaudível", que a "luta pré-eleitoral" na Rússia havia lançado as pombas e os gaviões nacionais uns contra os outros. Putin sugeriu que havia sido um erro, mas que ainda assim a operação impulsionara o presidente. "Ninguém na Rússia", Putin disse a Talbott, "deveria poder chamar o presidente Yeltsin de marionete de OTAN."[25]

Os comentários de Putin sobre a "luta pré-eleitoral" sublinhavam até que ponto o fim da presidência de Yeltsin havia se tornado a obsessão dominante da elite política russa. O país, após séculos de governo czarista e depois comunista, nunca tinha transferido democraticamente o poder político de um líder para outro. A personificação de poder era tão arraigada na cultura russa que isso parecia inconcebível. Mesmo em um estágio tão tardio, Yeltsin ainda brincava com a ideia de disputar a reeleição. Embora já tivesse sido eleito duas vezes, a nova Constituição do país, que limitava o presidente a dois mandatos consecutivos, havia entrado em vigor em 1993. Ele podia argumentar que, legalmente, sua reeleição em 1996 começara seu primeiro mandato, o que lhe permitiria disputar novamente em 2000, mas tudo isso era fantasioso. Yeltsin já estava com 68 anos, cada vez mais frágil e politicamente incapacitado. Ele ainda não se conformara em deixar o Kremlin, mas sabia que era inevitável. Pensou bastante em como assegurar uma transferência de poder que ao mesmo tempo preservasse a transição política do governo soviético e o protegesse dos expurgos vingadores que seguiram a remoção de todos os líderes desde os Romanov. A aposentadoria nunca havia sido gentil com os líderes nacionais.

Em meio ao conflito de Kosovo, Yeltsin começou a decisivamente implantar as bases para sua vida após a presidência. Em maio, ele demitiu seu quarto primeiro-ministro. Primakov se provara uma força estabilizadora durante seus oito meses no cargo, acalmando o pânico do golpe de agosto em 1998 e navegando os procedimentos parlamentares de *impeachment*. Ele não havia sido outra coisa além de honesto, decente e leal, admitia Yeltsin. Sua maior falha como primeiro-ministro tinha sido se tornar mais popular do que Yeltsin. Agora, um ano antes das eleições presidenciais de 2000, Primakov e o prefeito de Moscou, Yuri Luzhkov, eram supostamente os principais nomes na disputa para assumir o país, e isso era algo que Yeltsin não podia aceitar. Ele estava preocupado com os comentários de Primakov sobre abrir espaço na prisão para "criminosos econômicos" e pelo fato de que a Duma havia completado cinco artigos de *impeachment* e agendado um debate para maio. Se qualquer um dos artigos fosse aprovado, Yeltsin podia perder sua autoridade para dissolver o parlamento pelo tempo que fosse necessário para os procedimentos do *impeachment* se desenrolarem. Mesmo que pudesse adiar ou derrotar o processo, perderia a vantagem que lhe permitira empurrar Kiriyenko como primeiro-ministro no ano anterior. Primakov poderia permanecer como primeiro-ministro e continuar a reunir aliados políticos. Yeltsin, na busca por um herdeiro, achava que Primakov não tinha o temperamento para ser presidente. A Rússia precisava de "uma pessoa com uma mente completamente diferente, outra geração, uma nova mentalidade". Primakov, acreditava ele, "tinha vermelho demais em sua paleta política".[26]

Sem dúvida os procedimentos de *impeachment* tinham motivações políticas e eram pressionados pelos comunistas e seus aliados no que foi, talvez, a última grande batalha pelo colapso da União Soviética. Os crimes de Yeltsin, segundo os artigos, começaram com o acordo que dissolveu a União Soviética em 1991. E continuavam, incluindo o violento confronto com o parlamento em 1993, a primeira guerra na Chechênia, a erosão do poder militar e o "genocídio do povo russo" causado pelas crises econômicas da década de 1990. Como questões de lei constitucional, eles eram duvidosos, mas repercutiam profundamente com um público frustrado, para quem o fim da União Soviética não havia trazido nada além de sofrimento e vergonha. O *impeachment* de Yeltsin se tornou um referendo na transição da Rússia para a democracia. E cada artigo tinha o apoio da maioria dos legisladores.

Em 12 de maio, o dia anterior ao marcado para o início dos debates do *impeachment*, Yeltsin demitiu Primakov e nomeou Sergei Stepashin, um comandante de polícia leal, apesar de inexpressivo, que servira em vários ministérios sob as ordens de Yeltsin desde 1990. Ele tinha sido apontado como primeiro-ministro adjunto apenas duas semanas antes, um posto que era um pré-requisito para qualquer um que fosse nomeado como primeiro-ministro em exercício, e durante uma reunião governamental Yeltsin fez uma exibição vexaminosa, pedindo que Stepashin trouxesse sua cadeira mais para perto da sua para, como disse ele, "aumentar a expectativa".[27] Yeltsin tratava essas reestruturações como táticas de um jogo, e na verdade elas eram todo o poder que lhe restara para influenciar a política. "Um movimento inesperado, incisivo e mais agressivo sempre desequilibra seu adversário e o desarma, especialmente se for algo imprevisível e parecer absolutamente ilógico", escreveu Yeltsin.[28] Ele esperava que essa última reorganização pudesse de alguma forma descarrilar o voto de *impeachment*, mas tudo parecia ser "absolutamente ilógico".

O debate começou em 13 de maio e durou dois dias, durante os quais os assessores de Yeltsin tentaram freneticamente contar – e comprar – votos. Quando a votação ocorreu, 94 dos 450 deputados não compareceram, dificultando chegar aos 300 votos exigidos para aprovar cada artigo do *impeachment*. Mesmo assim, 283 daqueles presentes votaram para impedir Yeltsin devido à guerra na Chechênia, à qual os liberais haviam se oposto com quase tanta virulência quanto os adversários conservadores de Yeltsin; 263 votaram a favor do artigo que dizia respeito aos eventos de outubro de 1993. Os outros artigos ficaram para trás, mas todos receberam uma esmagadora maioria de votos dos presentes, fracassando em aprovar o *impeachment* por margem estreita.

A aposta de Yeltsin com Stepashin não afetou o resultado do debate tanto quanto ele achou que o faria; no entanto, quando a poeira se assentou, em 19 de maio, o parlamento votou, de forma surpreendente e esmagadora, para aceitar a nomeação de Stepashin como primeiro-ministro. Eles calcularam que ele não passaria de um primeiro-ministro zelador, trabalhando sob as ordens de um presidente fatalmente ferido, até que fossem realizadas as eleições parlamentares, em dezembro. E se o trabalho do primeiro-ministro era um trampolim para a presidência em 2000, eles tinham pouco a temer desse administrador dócil e apolítico. O endosso a Yeltsin era, de qualquer forma, como o beijo da morte, e Yeltsin parecia saber disso. Posteriormente, ele afirmou ter poucas expectativas quanto a Stepashin – e tinha uma última aposta a revelar, embora apenas no momento certo.

No dia da nomeação de Stepashin, Putin se reuniu com Yeltsin no Kremlin e apresentou um plano para ampliar a autoridade da FSB por todo o norte do Cáucaso. A proposta deveria melhorar "a coordenação e os recursos disponíveis aos órgãos federais do poder" – resumindo, para se preparar para a guerra em uma região que estava rapidamente escapando ao controle, não apenas na Chechênia, onde Moscou efetivamente não tinha autoridade alguma, mas também nas repúblicas vizinhas, como Karachayevo-Cherkessia, onde as eleições locais em maio ameaçavam provocar um banho de sangue entre grupos étnicos rivais. Putin não tinha experiência em lidar com o Cáucaso antes de se mudar para Moscou e cuidou dos problemas da região primeiro como inspetor para o Diretorado Principal de Controle e depois como diretor da FSB. Desde as conquistas de Catarina, a Grande, as terras que se estendiam do Mar Negro ao Cáspio, em sua maioria muçulmanas, tinham sido súditas inquietas dos impérios russo e, posteriormente, soviético. Stalin expulsou populações caucasianas inteiras para a Sibéria durante a Grande Guerra Patriótica, temendo que elas aceitassem os invasores nazistas. O colapso da União Soviética libertou queixas antigas, que culminaram na declaração de independência da Chechênia e na desastrosa guerra de 1994 a 1996. Na visão de Putin, isso era semelhante ao desmembramento da própria Rússia, auxiliado e facilitado por influências estrangeiras nefastas. Aparentemente, ele estava falando sobre os vencedores da Guerra Fria, principalmente os Estados Unidos.[29]

O fiasco de Kosovo e o quase confronto no aeroporto impeliram Yeltsin a ordenar que o Conselho de Segurança se reunisse semanalmente para coordenar melhor a estratégia para a segurança nacional. As reuniões elevaram ainda mais o perfil público de Putin. Ele começou a dar entrevistas regulares a jornais impressos e canais televisivos, respondendo às questões mais prementes – desde uma nova doutrina nuclear às reclamações americanas de espionagem russa, passando por uma proposta de reunificação da Rússia com a Bielorrússia até a campanha política que se aproximava. A enfermidade prolongada de Yeltsin alimentou rumores de agitação e até de um golpe pelos linha-dura. Em uma entrevista ao *Komsomolskaya Pravda,* Putin driblou uma pergunta sobre a possibilidade de um golpe partindo dos serviços de segurança com um aparte sardônico: "Por que deveríamos dar um golpe, se já estamos no poder como as coisas estão?", perguntou ele.[30] Seu comentário causou arrepios nos liberais do país e nos adversários de Yeltsin, que não levaram a ameaça tão na brincadeira.

No final de julho, Yeltsin interrompeu suas férias e voltou ao Kremlin. Ele reclamou que uma onda de calor havia tornado as férias impossíveis, mas o presidente tinha uma questão mais importante naquele momento, algo que apenas ele sabia. A causa da precipitação foi uma aliança eleitoral revelada no dia anterior entre seu primeiro-ministro banido, Yevgeny Primakov, e o prefeito Luzhkov de Moscou. Agora não mais próximo de Yeltsin, Luzhkov lançava ataques virulentos sobre a administração do presidente e suas ligações com os oligarcas. A mídia, inclusive jornais e uma estação de TV subsidiados pelo governo de Luzhkov, publicaram vários relatórios a respeito da "Família" de Yeltsin e a corrupção por trás dela. Yeltsin reclamou que as histórias mais difamatórias haviam sido compradas por ou vazadas aos mesmos jornais que a KGB usava na época soviética (apesar de Putin, um homem seu, estar no comando da sucessora da KGB). A NTV, que antigamente apoiara Yeltsin contra a ameaça comunista, voltou-se contra ele com força total depois que seu Chefe de Gabinete, Aleksandr Voloshin, tentou parar os empréstimos governamentais à sua proprietária, Media-Most, a *holding* de Vladimir Gusinsky. Ele era um dos oligarcas que tinham bancado o esforço para a reeleição de Yeltsin em 1996.

Yeltsin se convenceu que a união entre Primakov e Luzhkov era um complô não apenas para vencer as eleições parlamentares, mas para abolir a presidência em si. Em diversas reuniões ao longo do verão, ele implorou com Stepashin para que ele fizesse alguma coisa, *qualquer coisa*, para impedir que governador após governador jurasse seu apoio ao partido de Luzhkov, chamado Pátria Mãe, que havia agora se aliado ao bloco de Primakov, Toda Rússia. Yeltsin ruminava, cada vez mais isolado de todos exceto os de seu círculo interno, a "Família"– que agora se encontrava numa posição mais precária do que nunca. "Ele era simplesmente incapaz de entender o que estava acontecendo na Rússia", escreveu Roy Medvedev, um historiador russo, "e não estava pensando tanto em se agarrar ao poder quanto em garantir sua própria segurança pessoal."[31] Oito anos após sua resistência heroica ao golpe fracassado, Yeltsin havia perdido a admiração de uma nação que estava se libertando após décadas de ideologia soviética. Suas memórias não se esforçaram para disfarçar o estado de autocomiseração a que chegou. Yeltsin se sentia abandonado, desconfiado, e quase certamente com medo. "Eu me torturava com preocupações. Quem me apoiaria? Quem realmente me dava respaldo?"[32]

Yeltsin afirmava ter decidido o rumo que seus atos seguiriam meses antes, embora, considerando-se sua liderança reativa e improvisada, isso pareça duvidoso. Mesmo que ele tenha pensado nisso antes, ninguém mais sabia o que ele havia resolvido fazer, nem seus conselheiros mais próximos.[33] Aquilo certamente pareceu impetuoso, não planejado. Para revelar sua ideia, em 5 de agosto ele convocou Putin para sua dacha nos arredores de Moscou para uma reunião secreta.

"Eu tomei uma decisão, Vladimir Vladimirovich", Yeltsin lhe disse, "e gostaria de lhe oferecer o posto de primeiro-ministro."

Putin não disse nada a princípio; simplesmente encarou Yeltsin atentamente, digerindo a notícia. Yeltsin explicou "o estado das coisas", o problema fervilhando no Cáucaso, a economia e a inflação, e o que mais o obcecava: a necessidade do Kremlin de manufaturar uma maioria parlamentar nas eleições que estavam a apenas quatro meses de ocorrer. Putin, acreditava ele, agiria sobre a questão mais existencial que o Kremlin enfrentava, onde Stepashin vacilara: o destino de Yeltsin caso Luzhkov ou Primakov se tornasse o próximo presidente. Putin já havia demonstrado que agiria. Conforme o ímpeto de Luzhkov crescia na primavera, Putin iniciara uma investigação sobre a empresa controlada pela esposa dele, Yelena Baturina. A empresa dela, Inteko, tinha conseguido conquistar vários contratos, transformando-a na primeira bilionária da Rússia, um relato de uma heroína que foi do lixo ao luxo e que ajudou a deixar os milhões de russos empobrecidos pelo colapso da União Soviética amargurados quanto a esse novo capitalismo e nova democracia – e com uma considerável inveja. Luzhkov berrou em protesto quando os investigadores começaram a examinar as finanças de Baturina; ele já não temia mais desafiar Yeltsin e seu veterano conselheiro de segurança. A FSB, protestou Luzhkov, "infelizmente, trabalha para o Kremlin hoje em dia, não para o país".[34]

Yeltsin agora pedia para que Putin assumisse um papel muito mais importante. Ele lhe pedia para construir e liderar um partido político que pudesse derrotar aqueles que haviam abandonado o presidente quase que por completo. Quando finalmente se manifestou, Putin fez a pergunta mais óbvia: como se constrói uma maioria parlamentar sem nenhum apoio?

"Eu não sei", respondeu Yeltsin.[35]

Putin refletiu por um tempo incomumente longo, em silêncio. Seu comportamento quieto havia atraído Yeltsin, mas agora parecia ser hesitação.

"Eu não gosto de campanhas eleitorais", disse ele, por fim. "Realmente não gosto. Não sei como administrá-las, e não gosto delas."

Yeltsin lhe garantiu que ele não teria que gerenciar a campanha pessoalmente. Táticas de campanha eram a menor de suas preocupações. Especialistas podiam cuidar de tecnologias políticas. Ele deveria apenas projetar o que agora escapava de Yeltsin: confiança, autoridade, o porte militar que ele acreditava ser o anseio do país. Em seu desespero, esse último item estava bem presente na visão de Yeltsin. Putin respondeu com concisão militar, relembrou ele.

"Eu trabalharei onde o senhor me colocar."

A próxima observação de Yeltsin, contudo, o surpreendeu. "E no posto mais elevado?"

Pela primeira vez, disse Yeltsin, Putin pareceu compreender a intenção final de seu plano. Ele não estava recebendo a oferta de uma posição sacrificial, embora os três primeiros-ministros anteriores tivessem durado somente alguns meses no gabinete. Yeltsin estava lhe sugerindo que fosse seu herdeiro, uma aprovação que se esquivara a tantos dos assessores mais veteranos de Yeltsin.

Um silêncio tenso recaiu sobre os dois. Yeltsin sentia o tique-taque do relógio em seu escritório. Viu-se contemplando os olhos azuis de Putin. "Eles parecem falar mais do que as suas palavras", pensou ele.[36]

Ele lhe pediu que pensasse a respeito e então convocou Stepashin, que recebeu mal a notícia de sua demissão do cargo de primeiro-ministro, implorando a Yeltsin para que reconsiderasse. Yeltsin, que preferia a rápida execução de suas decisões, estranhamente teve compaixão de seu primeiro-ministro, que lhe havia sido leal por toda sua presidência. Então concordou em pensar a respeito, uma tolerância da qual se arrependeu de imediato. Anatoly Chubais, que tinha trabalhado com Putin pela primeira vez em 1991, tentou convencer Yeltsin a recuar de sua decisão, apelando ao chefe de gabinete, Aleksandr Voloshin, e à filha de Yeltsin. Chubais sempre havia sido frio com Putin, vendo-o como um homem de segurança com pouca habilidade política e, de fato, nenhuma experiência política. Chubais deixou a administração de Yeltsin pela última vez e naquele momento dirigia o monopólio estatal de eletricidade, porém havia arquitetado o retorno de Yeltsin em 1996 e seus instintos políticos eram mais certos do que os de Yeltsin àquele ponto. Existiam poucas vantagens em substituir Stepashin por Putin. Nenhum dos dois já havia sido eleito para qualquer coisa. Eles tinham a mesma idade. Ambos vinham de São Petersburgo, e nenhum deles tinha qualquer base política independente que pudesse apoiar Yeltsin. Chubais o alertou que outra reestruturação de seu governo seria vista como mais um ato de loucura que consolidaria os comunistas e a aliança emergente entre Luzhkov e Primakov.

Contudo, mesmo enquanto Chubais explanava seu ponto de vista, os eventos no Cáucaso solidificaram a resolução de Yeltsin. Em 7 de agosto, uma grande força de combatentes chechenos atravessou a fronteira da república e cercaram três cidades na república vizinha do Daguestão. A polícia militar e do interior da Rússia tinha se preparado por meses para uma incursão, mas as forças chechenas novamente agiram com impunidade em uma área fronteiriça remota e inóspita. Elas eram comandadas por dois combatentes: Shamil Basayev, um feroz comandante rebelde, e uma figura obscura com o *nom de guerre* Khattab. Khattab, um saudita, era um veterano de insurgências islâmicas datando da época da guerra contra a União Soviética no Afeganistão. Ele era um canal para a influência estrangeira sobre a qual Putin alertara. Stepashin, cuja abordagem de uma intrusão similar em 1995 havia levado à sua demissão como diretor da FSB, voou para o Daguestão no dia seguinte com o chefe de gabinete militar, o general Anatoly Kvashnin, para supervisionar o que acabou virando uma batalha plena entre os combatentes chechenos e as tropas russas. Stepashin declarou que não haveria repetições dos erros da primeira guerra chechena, e a artilharia e os foguetes russos começaram a martelar os vilarejos ocupados pelas forças chechenas. Quando ele voltou a Moscou no dia seguinte, Yeltsin prosseguiu com seus planos e o demitiu, nomeando Putin como seu próximo primeiro-ministro.

"Eu decidi agora nomear uma pessoa que, em minha opinião, pode unir a sociedade", disse Yeltsin em um discurso televisivo em 9 de agosto. "Confiando nos mais amplos poderes políticos, ele vai assegurar a continuação das reformas na Rússia." Yeltsin não nomeou Putin como seu herdeiro escolhido, porém mencionou a eleição marcada para junho de 2000, expressando a esperança de que os eleitores também descobririam confiança nesse líder diminuto e ainda relativamente não testado. "Acho que ele tem tempo suficiente para mostrar seu valor."

"Esse é o beijo da morte", declarou na época Leonid Dobrokhotov, um destacado estrategista comunista, referindo-se à aprovação de Yeltsin. "Dada a rejeição universal a ele no país, qualquer recomendação feita por ele de um político, o melhor que seja, aponta para a cova."[37] O porta-voz da Duma, Gennady Seleznyov, também declarou que Yeltsin havia acabado com a carreira política de Putin, dizendo que os deputados não deveriam "desperdiçar semanas" debatendo a nomeação, já que "ele podia ser demitido nos próximos três meses". Até o próprio Putin duvidava de seu futuro como líder político, um futuro que ele não tinha considerado para si mesmo, até onde sabiam todos os que o conheciam bem.

Já tinha sido um verão difícil para ele. A saúde de seu pai se deteriorara muito e, apesar de suas responsabilidades cada vez maiores na FSB e no conselho de segurança, Putin viajava a São Petersburgo ao menos uma vez por semana para vê-lo. Sua mãe, Maria, havia morrido no ano anterior. Ambos tinham vivido tempo suficiente para vê-lo subir na hierarquia dos governos municipais e federal que emergiram das ruínas da União Soviética. O relacionamento de Putin com o pai nunca tinha sido próximo, mas o orgulho do velho e taciturno veterano era palpável. Em seu leito de morte, ele exclamou: "Meu filho é como um czar".[38] Ele morreu em 2 de agosto, e Putin tinha acabado de voltar do funeral em São Petersburgo quando Yeltsin lhe ofereceu o posto de primeiro-ministro.

Putin sabia, apesar do que Yeltsin declararia posteriormente, que o presidente podia descartá-lo com a mesma rapidez que descartara Stepashin, Primakov e Kiriyenko. Ele calculava que tinha dois, três, talvez quatro meses antes de ser, ele também, demitido. Agora, com 46 anos, ele sentia ter recebido sua "missão histórica" e um prazo bem curto para cumpri-la. A violência na fronteira da Chechênia com o Daguestão parecia uma continuação da dissolução que começou em 1991, quando a União Soviética desmoronou. A guerra na Chechênia tinha sido uma humilhação à qual ele assistira de longe. Os líderes da Rússia reagiram timidamente ao que era uma ameaça existencial à nação. Ele sentia o país se dissolvendo como ocorreu com a Iugoslávia e com a Alemanha Oriental. "Se não pusermos um fim nisso imediatamente, a Rússia vai deixar de existir", ele se recordou de ter pensado. A guerra na Chechênia havia sido profundamente impopular, arrastando a reputação de Yeltsin para o esgoto, e ele sabia que um novo conflito também seria arriscado. "Eu me dei conta de que só podia fazer isso ao custo da minha carreira política", disse ele. "Era um custo mínimo, e eu estava preparado para pagar." Ele se lembrou de ser um menino pequenino num pátio onde os valentões certamente "iriam chutar o traseiro dele". Dessa vez não, pensou ele. No Cáucaso, ele iria "dar uma surra de criar bicho naqueles bandidos".[39]

10
Na latrina

O Daguestão fica no extremo sul da nova Rússia, uma terra etnicamente diversa que faz fronteira com o Mar Cáspio e se eleva até os picos montanhosos do leste do Cáucaso em sua fronteira com a Chechênia. Como a Chechênia, o país é predominantemente muçulmano, sendo também um dos locais mais heterogêneos do mundo, com dúzias de etnias e linguagens. Ele caiu sob o domínio da Rússia no começo do século XIX e juntou-se às outras repúblicas do Cáucaso para formar um Estado independente depois da revolução bolchevique. Com o colapso da União Soviética, entretanto, ele não se uniu à Chechênia, declarando sua independência da Rússia. A secessão tinha pouco apoio público entre os vários povos, embora a ideia de unificação com a Chechênia fosse debatida em boa parte dos anos 1990.

O comandante que liderou a incursão da Chechênia em 7 de agosto, Shamil Basayev, declarou sua intenção de criar um Estado islâmico do Daguestão, esperando expandir sua campanha política e ideológica de violência e terror de forma a reforçar seu próprio poder na Chechênia. Junto com o saudita Khattab, ele liderou uma força de duzentos combatentes que tomaram um punhado de vilarejos ao longo da fronteira montanhosa. O objetivo exato da invasão permaneceu incerto, mas graças às tensões que vinham crescendo desde o sequestro do general Shpigun (o corpo dele seria encontrado mais tarde), os militares russos estavam mais preparados. Como ministro do interior e, depois de maio, primeiro-ministro, Sergei Stepashin havia esboçado planos para uma operação militar que restauraria a ordem federal na Chechênia; Putin, como diretor da FSB e presidente do Conselho de Segurança de Yeltsin, esteve envolvido nas discussões desses planos. Stepashin posteriormente afirmaria que eles tinham concordado sobre a data da operação – agosto ou setembro – muito antes da incursão de Basayev.[1] O plano de Stepashin tinha objetivos militares limitados: ocupar as planícies da parte norte da Chechênia (cerca de um terço de seu território), os vales que conduziam ao rio Terek, criando um cordão de isolamento que conteria o radicalismo e a criminalidade nas montanhas da república.

Na esteira da incursão de Basayev ao Daguestão, Putin tinha algo muito mais ambicioso em mente. Ele pediu a Yeltsin "poder absoluto" para coordenar todos os ministérios de segurança e conduzir operações militares – autoridade que oficialmente pertencia ao presidente, como comandante em chefe. Yeltsin concordou, a primeira vez em que delegou uma parte tão grande de sua prerrogativa presidencial a um primeiro-ministro.[2] No dia seguinte à sua nomeação em agosto, Putin declarou que os comandantes russos retomariam o controle da Chechênia e lhes deu um prazo de duas semanas. Sua nomeação sequer havia sido confirmada ainda. Em 13 de agosto, bombardeiros e helicópteros de combate russos atacaram os vilarejos ocupados pelos combatentes chechenos, e Putin ameaçou levar a guerra aérea até a própria Chechênia. No dia seguinte os russos fizeram exatamente isso, bombardeando os vilarejos que as forças de incursão estavam usando como bases.

Em 16 de agosto, a Duma discutiu a nomeação de Putin e por uma margem estreita aprovou-a depois de um debate mais focado na campanha eleitoral do que em suas qualificações para o posto ou na violência desenrolando-se no sul do país. Ele recebeu 233 votos, somente 7 acima do mínimo necessário, e muito menos do que Stepashin, Primakov ou Kiriyenko tinham recebido.[3] Putin parecia uma figura transicional no melhor dos casos, alguém a ser afastado em breve. Em seus comentários curtos e marcados diante do parlamento, Putin jurou restaurar a disciplina no governo, e relembrou os generais sobre o prazo para repelir os invasores no Daguestão. "Eles têm mais uma semana."

E uma semana depois os combatentes de Basayev recuaram, após se equivocarem quanto à ferocidade da represália russa e à falta de apoio local no Daguestão para um levante islâmico. Embora o Daguestão tivesse alguns moradores aderentes a um movimento radical do Islã, a infinidade de grupos étnicos da república continuava muito mais leal ao Estado russo do que aos chechenos.[4] A polícia local e forças paramilitares tinham se juntado às tropas federais na resistência contra os invasores e, em 26 de agosto, eles levantaram a bandeira tricolor da Rússia sobre os vilarejos que tinham sido ocupados e a seguir destruídos nas duas semanas de ataques aéreos. No dia seguinte Putin voou para o Daguestão, acompanhado por repórteres de jornais e televisão que não conheciam seu destino até aterrissarem na capital regional, Makhachkala. Com segurança pesada e segredo completo, a comitiva então embarcou em um helicóptero e partiu para Botlikh, um vilarejo de montanha no centro da invasão, a apenas oito quilômetros da fronteira chechena. Putin, vestido casualmente com uma calça de sarja e jaqueta, dirigiu-se a um grupo de combatentes russos e daguestaneses e entregou cinquenta medalhas. Ele anunciou que três medalhas de Herói da Rússia, a mais alta honra militar do país, seriam entregues mais tarde em cerimônias no Kremlin. Uma quarta seria entregue postumamente. Pela contagem oficial, quase sessenta soldados russos haviam morrido durante a luta – ninguém anunciou as baixas civis ou rebeldes –, mas Putin estava lá para proclamar que a causa deles era justa e as perdas, dignas. Ele começou a levantar um brinde em homenagem àqueles que haviam morrido mas parou no meio da frase.

"Esperem um segundo, por favor", disse ele. "Eu gostaria de beber à saúde daqueles feridos e para desejar felicidades a todos os presentes aqui, mas temos um monte de problemas e grandes tarefas à nossa frente. Vocês sabem disso muito bem. Vocês conhecem os planos do inimigo. Nós também os conhecemos. Sabemos sobre os atos de provocação que podemos esperar em um futuro próximo. Sabemos em que áreas devemos aguardar por eles, e daí por diante. Não temos o direito de nos permitir nem mesmo um segundo de fraqueza. Nem um único segundo. Porque se baixarmos nossa guarda, então aqueles que morreram terão morrido em vão. Assim, sugiro que hoje devolvamos nossos copos à mesa. Com certeza, nós vamos beber em homenagem a eles, mas depois."[5]

A visita relâmpago de Putin foi um teatro político vindo de um noviço político, mas o contraste com Yeltsin foi profundo: juventude e vigor *versus* idade avançada e enfermidade. Uma nação abatida e dividida podia agora desfrutar de uma vitória militar, presidida por um primeiro-ministro que a maioria considerava um tanto insosso, se é que sabiam alguma coisa a respeito dele. E ainda assim, os comentários de Putin também continham as sementes da cautela – e, alguns acreditavam, do alerta – de que o conflito não havia terminado com a retirada de Basayev para a Chechênia.

Menos de uma semana depois, na noite de 4 de setembro, uma enorme explosão derrubou um prédio de cinco andares em Buinaksk, cerca de 65 quilômetros ao sul da capital do Daguestão. O edifício abrigava soldados russos e suas famílias, muitas das quais se encontravam acomodadas na frente da TV para assistir a uma partida de futebol entre a Ucrânia e a França. A explosão, possivelmente oriunda de um carro-bomba, matou 64 pessoas. No dia seguinte, militantes chechenos novamente cruzaram a fronteira do Daguestão, dessa vez perto de Khasavyurt, a cidade onde os acordos de paz acabando com a primeira guerra tinham sido assinados três anos antes. Yeltsin esbravejou enfurecido em uma reunião do Conselho de Segurança em 6 de setembro. "Como é que perdemos um distrito inteiro no Daguestão?", trovejou o presidente. "Isso só pode ser explicado pelo descuido dos militares."[6] Yeltsin havia estendido uma autoridade abrangente a seu novo primeiro-ministro e mesmo assim o desastre os atingiu. As previsões iniciais sobre a rápida queda de Putin pareciam proféticas.

Aí, em 9 de setembro, a carnificina do Cáucaso chegou a Moscou. Pouco depois da meia-noite, uma explosão irrompeu no centro de um complexo de apartamentos de nove andares na rua Guryanova, número 19, não muito distante de uma curva ampla no rio Moscou. A força da detonação, equivalente a centenas de quilos de TNT, rachou o amplo edifício retangular em dois, como se cindido por um machado gigantesco. Aqueles que dormiam lá dentro foram esmagados em uma pilha fumegante de detritos. No início, investigadores pensaram que um vazamento de gás pudesse ter sido a causa, mas no dia seguinte os oficiais começaram a suspeitar de um ato de terrorismo, o pior já visto na capital russa. Um telefonema anônimo para a agência de notícias Interfax disse que as explosões em Moscou e Buinaksk eram atos deliberados de retaliação pelos ataques russos na Chechênia e no Daguestão. A mesma pessoa, ou talvez outro anônimo, "com um sotaque do norte do Cáucaso", alertou o escritório da Deutsche Welle em Moscou dias *antes* da explosão que haveria três ataques a bomba na cidade para punir a Rússia. "Se for confirmado que este foi um ato terrorista, e tudo leva a crer que foi, teremos que reconhecer que os ecos da guerra no Daguestão estão ressoando em Moscou", declarou o prefeito Luzhkov, jurando aumentar a segurança.[7] Noventa e quatro pessoas morreram como resultado dessa bomba e centenas ficaram feridas.

Em 11 de setembro, enquanto funcionários dos serviços de emergência continuavam a limpar os escombros da rua Guryanova, Putin foi à Nova Zelândia para comparecer ao fórum anual de Cooperação Econômica Ásia e Pacífico no lugar do enfermo Yeltsin. Esse fórum reúne os líderes de 21 nações, e a presença de Putin significava sua estreia no palco internacional. Os líderes estavam curiosos para conhecer o quinto primeiro-ministro de Yeltsin nos últimos dezoito meses, embora poucos esperassem que ele fosse durar muito mais do que os outros. A violência em torno da Chechênia naquele verão já havia soado alarmes no Ocidente, e o presidente Bill Clinton usou sua reunião com Putin para gentilmente expor suas preocupações sobre a tragédia humanitária na região e insistir em uma solução política que pudesse incluir a permissão de observadores internacionais em solo russo. Putin começou educadamente, expressando confiança de que as tensões sobre Kosovo no início do ano tinham ficado para trás e torcendo por uma compreensão mútua sobre a ameaça compartilhada do terrorismo internacional. Todavia, quando Clinton pressionou a respeito da Chechênia, "a boca de Putin se espremeu, sua postura enrijeceu e uma expressão dura cobriu seu rosto".[8] Ele desenhou um mapa em um guardanapo, explicando a Clinton os planos da Rússia que já tinham sido esboçados para a incursão limitada, parando no rio Terek. Putin frisou que o combate no Daguestão não era apenas uma incursão isolada, e sim o início de uma invasão à Rússia, apoiada por terroristas internacionais, inclusive Osama bin Laden. Ele contou a Clinton que Bin Laden, cuja rede Al-Qaeda havia orquestrado ataques às embaixadas americanas no Quênia e na Tanzânia no ano anterior, tinha financiado os combatentes islâmicos da Chechênia e até visitado o país, embora os americanos nunca tivessem conseguido confirmar essa afirmação.[9] Putin confidenciou ao presidente americano algo que ele ainda não havia contado a seus conterrâneos: o poder militar da Rússia estava prestes a intervir novamente na Chechênia.

Putin ainda estava na Nova Zelândia em 13 de setembro quando outra explosão destruiu mais um edifício residencial, dessa vez na estrada Kashirskoye no sul de Moscou, não muito distante da rua Guryanova. O número de mortos chegou a 118 e o medo do país se transformou em histeria. Os responsáveis continuaram foragidos, e os relatos de possíveis motivos eram confusos e contraditórios. O próprio Putin havia hesitado depois do primeiro ataque, não chegando a classificá-lo como um ataque terrorista. Agora ele reagiu com raiva, dizendo ser impossível imaginar que os dois bombardeios pudessem ser acidentes. "Aqueles que fizeram isso não podem ser chamados de humanos", disse ele. "Não podem nem ser chamados de animais."[10] Ele interrompeu sua primeira visita internacional como primeiro-ministro e regressou a Moscou. Quem exatamente eram os animais, contudo, estava longe de ser esclarecido. Extremistas daguestaneses haviam supostamente assumido a responsabilidade pelo bombardeio em Buinaksk, mas líderes chechenos, inclusive Shamil Basayev, cujos combatentes ainda se encontravam no Daguestão, negaram envolvimento nos bombardeios de Moscou, ao mesmo tempo em que Basayev reiterava sua promessa de construir um Estado islâmico no sul da Rússia.[11] Um líder comunista linha-dura, Viktor Ilyukin, disse à Itar-Tass que o primeiro ataque não tinha ligação com o Cáucaso, mas com as rixas políticas entre as facções de Yeltsin e do prefeito Luzhkov. Os bombardeios, segundo ele, eram uma farsa para cancelar as eleições parlamentares marcadas para dezembro. "A histeria política está sendo alimentada artificialmente", disse ele.[12] Aleksandr Lebed, agora governador de Krasnoyarsk, contou ao jornal francês *Le Figaro* que os chechenos tinham pouco a ganhar com tais ataques, ao contrário de Yeltsin e de sua "Família". "Uma meta precisava ser estabelecida – criar terror em massa, uma desestabilização que lhes permitiria dizer, no momento necessário: vocês não precisam ir às zonas eleitorais, senão arriscam ser explodidos em pedacinhos com as urnas", disse Lebed.[13]

O pânico em Moscou levou a postos de controle policiais e varreduras que prenderam centenas de pessoas por poucos motivos além de parecerem ser do Cáucaso. Cidadãos montaram suas próprias patrulhas. A polícia descobriu 76 sacos de explosivos em um galpão de uma construção no distrito de Kapotnya. Os sacos, marcados como açúcar de uma fábrica de Karachayevo-Cherkessia, no Cáucaso, continham material suficiente para destruir muitos outros edifícios residenciais.[14] A descoberta terminou com os ataques em Moscou, mas, em 16 de setembro, ocorreu o quarto bombardeio em um edifício residencial, dessa vez na cidade de Volgodonsk, ao sul – a centenas de quilômetros de Moscou ou da Chechênia. O ataque diferia dos outros apenas nos detalhes. A detonação ocorreu ao amanhecer, quando a maioria das pessoas estava em casa, dormindo. Os explosivos tinham sido carregados em um caminhão estacionado na frente do prédio, em vez de escondidos lá dentro, o que talvez tenha minimizado os danos. A força arrancou a fachada do edifício, mas não o derrubou. Dessa vez, dezessete pessoas morreram. O número de mortos da onda de terror havia agora chegado a trezentos.

Os ataques aéreos limitados da Rússia contra a Chechênia continuaram, mas Putin logo intensificou o conflito. Em 23 de setembro, aeronaves russas pela primeira vez bombardearam o interior da república, atingindo o aeroporto de Grózni e uma refinaria de petróleo, que sofreu um incêndio descontrolado porque havia sobrado às autoridades locais poucos equipamentos com que combater incêndios. Os ataques foram mais punitivos do que estratégicos. O ataque ao aeroporto destruiu uma das duas aeronaves funcionais da Chechênia: um velho bimotor sem nenhuma importância militar. Putin, fazendo uma visita oficial ao Cazaquistão, jurou que a Rússia se defenderia de "gangues de mercenários e terroristas estrangeiros", porém insistiu que não planejava uma nova guerra na Chechênia. Quando interrogado sobre o propósito dos ataques aéreos, sua calma terminou. O comportamento lacônico que os russos tinham visto em seu novo primeiro-ministro azedo e asceta desapareceu. Sua resposta foi brusca, sua linguagem salpicada com a gíria do submundo. "Estou cansado de responder a essas perguntas", respondeu ele, irritado. "As aeronaves russas só estão atacando campos terroristas. Nós iremos atrás deles onde quer que estejam. Se, me desculpe, nós os encontrarmos no banheiro, vamos acabar com eles na latrina."[15]

Foi um bombardeio que não aconteceu que colocou em questão tudo sobre a guerra iminente. Na noite de 22 de setembro, o dia anterior à frase de Putin sobre a latrina que em breve ficaria famosa, um motorista de ônibus residente em Ryazan, no sudeste de Moscou, notou um Lada branco estacionado do lado de fora do edifício onde morava. Uma jovem, de etnia claramente russa, encontrava-se de pé na entrada do prédio, na rua Novoseyelovaya. Um homem estava sentado dentro do carro. Em breve outro homem emergiu do edifício e os três foram embora juntos no carro. Apreensivo por causa dos ataques anteriores, o motorista chamou a polícia. Inicialmente a polícia pareceu desinteressada, mas quando os oficiais finalmente chegaram, o pânico irrompeu. No porão, um policial, Andrei Chernyshev, encontrou três sacos onde se lia "açúcar", exatamente como no esconderijo encontrado em Moscou, além de um aparelho que parecia ser um detonador. Um cronômetro tinha sido preparado para as 5:30 da manhã. A polícia evacuou freneticamente o prédio de doze andares enquanto Yuri Tkachenko, um especialista local em explosivos, era convocado para desligar o cronômetro. Ele testou a substância nos sacos com um analisador de gases. Não se tratava de açúcar, mas de um explosivo militar, hexógeno, como o que se sabia ter sido usado ao menos em um dos bombardeios de Moscou.[16] Na manhã seguinte, os noticiários anunciavam que outro bombardeio catastrófico havia, miraculosamente, sido evitado.

O clima em Ryazan não era de comemoração, mas os residentes e a polícia local receberam elogios. "Eu quero agradecer à população por sua vigilância", disse Putin em comentários televisionados. Enquanto os abalados residentes da cidade contemplavam o que podia ter ocorrido, investigadores da polícia pareciam estar se aproximando dos pretensos autores da bomba. Eles encontraram o Lada abandonado em um estacionamento e logo detiveram dois homens parecidos com aqueles vistos do lado de fora do edifício, mas os suspeitos mostraram crachás de identificação da FSB e foram liberados. Naquela noite, um telefonista local ouviu por acaso numa ligação alguém dizendo que não havia como sair da cidade sem ser detectado. A voz do outro lado da linha disse que era para eles se separarem e abrirem caminho do melhor jeito que pudessem. O operador informou a polícia, e a polícia rastreou a ligação até Moscou. Para espanto deles, o número pertencia à FSB.

Naquela noite, o porta-voz da FSB começou a lançar dúvidas sobre tudo o que havia aparentemente acontecido em Ryazan, declarando que um teste preliminar não tinha encontrado traços de explosivo entre o material, o qual a FSB já havia a essa altura confiscado e levado para Moscou. Também não existia um detonador, disse ele, apenas partes de um detonador. No dia seguinte, o diretor da FSB, Nikolai Patrushev, falou com jornalistas depois de atender a uma reunião de emergência do governo para discutir os bombardeios. Patrushev, colega de Putin da KGB em São Petersburgo, havia seguido seu amigo para Moscou e subiu na hierarquia com ele. Ele assumiu como diretor da FSB quando Putin se tornou o primeiro-ministro em 1999 e permaneceu um de seus assessores mais confiáveis. Ele declarou que todo o episódio em Ryazan tinha sido simplesmente um exercício de treinamento, cuja intenção era testar o preparo para um bombardeio como os que vinham atingindo cidades russas. Ele disse que os exercícios tinham sido conduzidos em várias cidades – onde obviamente não haviam funcionado, já que nada como Ryazan aconteceu em outros lugares – e elogiou os residentes da cidade e a polícia "pela vigilância que demonstraram quando descobriram esses supostos explosivos".

"E ao mesmo tempo", acrescentou ele, "eu gostaria de pedir desculpas a eles."[17]

A declaração de Patrushev foi relatada de modo direto pelos jornais em Moscou e em outros locais, mas aturdiu e confundiu as pessoas em Ryazan. Talvez os moradores e a polícia não fossem informados a respeito de um teste de sua vigilância, mas até o departamento local da FSB disse que não tinha conhecimento de treinamento algum; assim como não sabiam o prefeito, o governador nem mais ninguém. O atraso de um dia e meio para informar os moradores apavorados da cidade parecia inexplicável, especialmente porque o Ministério do Interior havia mobilizado 1.200 oficiais em uma rede para capturar os suspeitos e procurar outras bombas. E os oficiais envolvidos no desarme da bomba sabiam o que tinham visto. O teste da FSB ou era convincente demais da prontidão diante do terror ou era um embuste. Naquela noite, alguém ligou para Ekho Moskvy, na época uma estação de rádio que incentivava a discussão política razoavelmente aberta. Identificando-se como um agente de segurança, embora sem dar seu nome, ele expressou perplexidade com a explanação da FSB. Parecia tão improvável, disse ele, que as pessoas talvez começassem a pensar que a FSB estivesse, de alguma forma, envolvida em todos os bombardeios.[18]

Em 29 de setembro, Putin expressou disposição para negociar com Aslan Maskhadov, o presidente da Chechênia, mas apenas sob a condição de que ele condenasse todo o terrorismo, expulsasse as milícias armadas da república e prendesse e extraditasse os criminosos mais procurados, com Basayev Khattab, e outros comandantes presumivelmente no topo da lista. Era um ultimato, não uma oferta. Maskhadov havia denunciado a incursão ao Daguestão e os bombardeios na Rússia, mas sua autoridade como presidente era fraca demais para exercer controle sobre Basayev ou Khattab, quanto mais prendê-los e entregá-los aos russos. "Eu simplesmente não posso mandar prender Basayev", disse ele a um jornalista dois dias antes do ultimato de Putin. "As pessoas aqui não compreenderiam isso. Afinal, nós lutamos juntos pela independência de nosso país."[19] No dia da oferta de Putin, Maskhadov havia planejado viajar ao Daguestão para se encontrar com o presidente de lá para explorar a possibilidade de conversar com Moscou, porém teve que cancelar seus planos, pois manifestantes no Daguestão bloquearam a estrada.[20] Era tarde demais, de qualquer maneira.

No dia seguinte, o exército russo e os soldados do Ministério do Interior jorraram para dentro da Chechênia. Uma invasão total tinha começado. Cerca de 40 mil soldados haviam participado da primeira guerra da Chechênia, muitos deles recrutas inexperientes; agora, contudo, Putin havia convocado mais de 93 mil, aproximadamente o tamanho da força soviética que invadiu o Afeganistão, um país quase quarenta vezes maior.[21] Em 1º de outubro, ele declarou que a Rússia não mais reconheceria o governo de Maskhadov; em vez disso, reconheceu um parlamento regional que tinha sido eleito em

1996, durante a ocupação militar russa. Seus membros estavam agora em sua maior parte em Moscou ou outros lugares, tendo fugido quando os russos recuaram depois da primeira guerra na Chechênia. A declaração acabou com quaisquer chances, por menores que fossem, para a negociação de um acordo. De qualquer forma, Putin não queria um acordo. Maskhadov se juntou a Basayev e aos outros comandantes mais radicais em uma defesa sangrenta da pátria chechena. Em 5 de outubro, tropas russas ocupavam a terça parte da Chechênia mais ao norte até o rio Terek, como pretendia o plano secreto que se iniciara no verão. Uma semana depois, elas cruzaram o rio e se movimentaram na direção de Grózni.

Putin jurou publicamente não repetir os erros da primeira guerra, o que muitos presumiram significar que ele não lançaria uma ofensiva terrestre total para conquistar o controle da república inteira. No entanto, era exatamente isso o que ele pretendia fazer – só que, dessa vez, ele utilizou a força total do poder aéreo russo para minimizar as baixas nas tropas russas, independentemente das perdas dentro da Chechênia. "A diferença é que dessa vez nós não vamos enviar nossos garotos irrefletidamente para absorver fogo hostil", disse ele ao jornal *Vremya*. "Agiremos com a ajuda de forças e técnicas modernas e aniquilaremos os terroristas à distância. Vamos destruir a infraestrutura. E tropas especiais serão usadas apenas para limpar territórios. Não haverá mais ataques frontais. Vamos proteger os nossos homens. É claro, isso vai exigir tempo e paciência. Aproveitando essa oportunidade, eu apelo a seus leitores e a todos que compreendam isso e que percebam que ou nós disparamos para o ataque aos gritos de 'Comunistas, avante!', sem pensar em nossas perdas, como fazíamos no passado, ou nós os destruímos metódica e pacientemente do alto, pelo ar." E se os ataques aéreos fracassassem? "Nós seremos bem-sucedidos", disse ele ao entrevistador. "Não haverá 'se'."[22]

Em 20 de outubro, enquanto o combate era travado, ele viajou em segredo de Moscou para a Chechênia em uma jornada que incluiu um curto voo em um jato Sukhoi-25. Assim como fizera no Daguestão, Putin outra vez entregou medalhas a pilotos em uma base aérea e se encontrou com anciões dos vilarejos em Znamenskoye, uma aldeia bem próxima da fronteira da Chechênia, agora libertada pelos russos. Ele lamentou o fracasso do governo checheno em pagar pensões e salários e seu fracasso em manter escolas e clínicas médicas abertas, apesar de fundos orçamentários de Moscou nunca terem deixado de fluir. O objetivo da Rússia era restaurar a ordem, disse ele, livrando o território "daqueles bandidos que estão metidos não até os cotovelos, mas até os ombros em sangue". "Uma das metas da minha visita aqui hoje é mostrar a vocês que nós somos uma coisa só, que esse sentimento antichecheno e anticaucasiano não é gerado na Rússia, para que todo o país saiba e possa ver que não existe nada tão sedento por sangue aqui."[23] No dia seguinte um foguete russo aterrissou no mercado central de Grózni, matando dezenas de pessoas, em sua maioria mulheres e crianças em busca de mantimentos escassos.

A despeito do furor sobre os bombardeios a apartamentos, e de uma erupção de sentimentos antichechenos em Moscou e em outros pontos da Rússia, a guerra até então não tinha apoio político universal, especialmente entre os líderes que disputavam um cargo na futura era pós-Yeltsin. A memória da primeira guerra ainda era dolorosa. No meio de setembro, mais de duzentos soldados russos tinham morrido na luta ao longo das fronteiras da Chechênia; o custo para a Chechênia fora muito maior, provavelmente na casa dos milhares. Yevgeny Primakov, que junto com Luzhkov era um dos principais concorrentes para substituir Yeltsin, expressou apoio a ataques "precisos" contra campos terroristas, mas não a uma nova invasão. "Eu sou fortemente contra operações em larga escala que possam evoluir para os eventos que já vimos no passado", disse ele. "Não deveríamos voltar a isso."[24] Luzhkov respondeu aos ataques com racismo mal disfarçado e a reinstituição das exigências de residência da era soviética. Sua proposta para resolver o conflito era construir um Muro de Berlim ao longo da fronteira da Chechênia, não reconquistar o território. Vários apoiadores liberais de Yeltsin levantaram dúvidas publicamente sobre a eficácia e a moralidade de uma campanha militar que estava matando civis que, pelo menos por enquanto, eram cidadãos da Rússia. No final de setembro, mais de 100 mil chechenos – em sua maioria idosos, mulheres e crianças – tinham fugido em busca de segurança para a vizinha Ingushetia, criando uma crise de refugiados que a Rússia não estava preparada para resolver.

O país estava novamente dominado por rumores de que Yeltsin iria renunciar, que ele demitiria Putin e seu novo gabinete, que as eleições parlamentares marcadas para dezembro seriam canceladas. Putin foi forçado a negar todas essas fofocas. Entre a elite política da Rússia predominava a opinião de que Putin estava cometendo suicídio político ao lançar uma nova guerra terrestre na Chechênia. "Putin se comportava como um camicase político, lançando todo o seu capital político na guerra e queimando tudo até os alicerces", escreveu Boris Yeltsin, o homem que nunca se forçaria a lançar todo o poderio militar russo na primeira guerra.[25] Putin agia como se fosse indiferente à política da guerra, talvez porque não tivesse experiência com a primeira guerra na Chechênia, talvez porque simplesmente não duvidasse de sua "missão histórica". Ele não estava respondendo à opinião popular ou conveniência política; como notou Yeltsin, ele "não esperava que sua carreira fosse durar além dos eventos na Chechênia". Seus atos pareciam desafiadoramente apolíticos, até profundamente pessoais, como se a incursão ao Daguestão fosse uma afronta que precisava vingar.

Todavia, para surpresa de Yeltsin e muitos outros, a condução da guerra por Putin se provou imensamente popular. A primeira guerra havia sido extremamente impopular, mas considerando-se a reação pública à segunda, isso ocorreu porque sua execução tinha sido hesitante; porque o exército russo, os resquícios do grande Exército Vermelho, tinha sido mal preparado e mal equipado; porque os russos haviam perdido para um bando de chechenos iníquos das montanhas. Essa guerra, sob a direção desse primeiro-ministro, parecia diferente. A elite política, olhando adiante para as eleições que se aproximavam, temia as consequências de uma guerra, mas agora parecia que os russos comuns queriam, como Putin, "dar uma surra de criar bicho naqueles bandidos".

Vladimir Putin era vastamente desconhecido para os russos quando Yeltsin o nomeou primeiro-ministro. Agora, apesar de ainda não ter tido tempo para articular nenhuma política ou programa, seus atos na Chechênia começaram inesperadamente a elevar suas taxas de aprovação nas pesquisas. Em agosto, quando ele foi nomeado, meros 2% dos pesquisados eram a favor dele como possível candidato à presidência; em outubro, 27% eram favoráveis, apenas um ponto abaixo de Primakov. Yeltsin manteve sua promessa a Putin sobre as eleições parlamentares iminentes; ele não precisava se preocupar com elas. Os estrategistas de Yeltsin criaram um novo partido, chamado União. Como o próprio Putin, o partido não tinha nenhuma plataforma ou ideologia discerníveis, mas se apresentou como uma frente patriótica, adotando o urso como seu símbolo, uma ideia que Boris Berezovsky afirmou ter vindo até ele em um sonho febril enquanto ele esteve hospitalizado com hepatite.[26]

O União parecia ter poucas chances de vitória. No final de outubro, ele mal aparecia nas pesquisas, bem atrás dos liberais do Yabloko, dos comunistas e dos principais concorrentes, a aliança Pátria Mãe-Toda Rússia entre Luzhkov e Primakov. O que o União tinha era todos os recursos do Kremlin e dos oligarcas que despejaram dinheiro na campanha. Até Berezovsky, que se sentia cada vez mais distante de Yeltsin, usou sua rede de TV para barbarizar a candidatura Luzhkov e Primakov e glorificar o papel de Putin como comandante em chefe *de facto*. Berezovsky deu um programa de horário nobre a um comentador exuberante, Sergei Dorenko, que semana após semana acusava Luzhkov de corrupção, hipocrisia e até assassinato.[27] As acusações eram extremas, chegando ao ponto da difamação, mas eram também extraordinariamente eficientes.

Dada a paranoia de Yeltsin sobre desafios políticos, a crescente popularidade de Putin gerou uma nova onda de rumores sobre sua demissão iminente. Esses rumores ganharam impulso em novembro, quando Putin afirmou sua intenção de disputar a presidência em 2000. As pessoas presumiram que Yeltsin fosse demiti-lo, como demitira Primakov, sem saber que o idoso presidente havia investido as esperanças de seu legado nesse jovem primeiro-ministro. No final de 1999, os problemas legais e físicos de Yeltsin o haviam deixado mais debilitado do que nunca. Yuri Skuratov, ainda lutando contra sua suspensão como procurador-geral nos tribunais, continuava a soltar acusações a conta-gotas em torno das investigações da Mabetex e seus elos com a "Família" de Yeltsin – auxiliado por uma decisão da Suíça de congelar as 59 contas bancárias ligadas a oficiais russos. Em outubro, o Conselho da Federação se recusou pela terceira vez a demitir Skuratov, que tentava reter seu posto como procurador-geral sob um novo parlamento e o novo presidente. "É claro que a 'família' está com medo", disse ele em uma entrevista em sua dacha, nos arredores de Moscou. "Agora eles controlam a situação, mas isso pode escapar das mãos deles."[28]

A crescente popularidade de Putin também começou a atrair a atenção dos adversários de Yeltsin. Em 20 de novembro, Primakov e Luzhkov, os amargos rivais de Yeltsin, reuniram-se com ele em privado na esperança de negociar uma trégua. Ambos começaram a sugerir publicamente que a aliança deles poderia apoiar a nomeação do primeiro-ministro para presidente, efetivamente abandonando suas próprias ambições. A ascensão de Putin era tão atordoante quanto inesperada. Ele parecia representar uma força política nova e independente. E não era apenas por causa da Chechênia. No pântano da política russa, somente ele era em grande parte impoluto pelas intrigas de políticos e oligarcas que tinham consumido a Rússia nos últimos oito anos. Embora devesse sua carreira a Yeltsin e à "Família", o fato de que ele havia prioritariamente trabalhado às margens do escrutínio público desde 1996 significava que ele não estava associado aos múltiplos fracassos e escândalos do Kremlin. Suas declarações públicas francas, até mesmo as mais grosseiras, pareciam revigorantes depois da confusão e do obscurecimento da administração de Yeltsin. "Exibindo um talento para a compreensão sutil e precisa dos sentimentos e expectativas públicos, Putin, tirando vantagem da guerra chechena, esculpiu uma imagem de si mesmo como um líder jovem, dinâmico e duro, porém justo, um líder que está preparado para defender o povo do banditismo e das ações arbitrárias e devolver a honra e a dignidade ao governo e o respeito na comunidade internacional", escreveu o jornal *Nezivisamaya Gazeta* em novembro. O veículo prosseguia, dizendo que, em pouquíssimas semanas, "um funcionário completamente desconhecido, deveras insosso" tinha se tornado um líder disposto, "ao contrário de seus predecessores", a dizer às pessoas o que ele pretendia fazer. "Este é um caso raro em nossa história política."[29]

A ESSA ALTURA, A TAXA de aprovação de Putin ultrapassava os 40%, e agora ele tinha o peso político para influenciar a eleição parlamentar em dezembro. Ele não se juntara ao novo partido do Kremlin, o União, que, apesar dos recursos do governo, da cobertura favorável na televisão estatal e das doações dos oligarcas, estava em uma posição tão baixa nas pesquisas que arriscava não atingir o limite para conquistar um posto sequer na Duma.[30] Em 24 de novembro, seu centésimo dia como primeiro-ministro, Putin resgatou o União do esquecimento político com um aval – ou algo semelhante. "Como primeiro-ministro, eu não gostaria de discutir minhas simpatias políticas", disse ele, "mas como eleitor comum, eu vou votar no União."[31] A maioria dos analistas políticos concluiu que Putin estava colocando em perigo não apenas seu próprio futuro político, como também o do partido ao ligá-lo de forma tão próxima ao Kremlin. O que eles não tinham compreendido era o apelo fundamental do partido como uma nova força que rejeitava a cansada ideologia de direita e esquerda e enlaçava o patriotismo da união, não da divisão, especialmente em tempos de guerra.

Yeltsin, hospitalizado duas vezes no outono, ainda agonizava a respeito de seu destino. "A autoridade na Rússia sempre foi transferida a partir da morte natural, da conspiração ou da revolução", escreveu ele de seus pensamentos durante esse período. "O czar deixou de governar apenas após sua morte ou após um golpe. Era exatamente igual com o secretário geral do

Partido Comunista. Suponho que o regime comunista tenha herdado a incapacidade de transferir o poder de forma indolor." Ele refletiu sobre a expulsão de Khrushchev em 1964 e lamentou que sua morte em setembro de 1971 tenha sido anunciada "em uma notinha minúscula e obscura no jornal".[32] Em 14 de dezembro, cinco dias antes da eleição, Yeltsin convocou Putin à sua residência na Gorky-9 para uma reunião secreta. Eles se encontraram sozinhos.

"Eu quero renunciar este ano, Vladimir Vladimirovich", Yeltsin disse ter informado a Putin. "Este ano. Isso é muito importante. O novo século deve começar com uma nova era política, a era de Putin. Você entende?"

Putin não entendia. Sua reação fez o coração de Yeltsin afundar no peito. Tinham surgido rumores por todo o outono que Yeltsin talvez fosse renunciar e, de acordo com a Constituição, passar o poder para o primeiro-ministro em exercício. Até setembro, Putin havia julgado essa ideia disparatada. "Se eu tenho certeza absoluta de alguma coisa, é de que o presidente não tem intenção alguma de sair", disse ele. "Nada de renúncia."[33] Entretanto, agora Yeltsin lhe explicava que era isso que ele pretendia fazer, jogando seu último "ás na manga".[34]

A nova Constituição, ainda não testada, dava a Yeltsin controle considerável sobre o momento de sua partida. Se o presidente renunciasse, o primeiro-ministro se tornaria o presidente em exercício até que eleições pudessem ser realizadas, noventa dias depois. Embora isso deixasse pouco tempo para uma campanha eleitoral, também daria ao "incumbente" uma enorme vantagem sobre seus rivais.

Os dois se sentaram em silêncio enquanto Yeltsin lentamente percebia que Putin se sentia despreparado para a presidência. "Eu não estou pronto para essa decisão, Boris Nikolayevich", respondeu finalmente Putin. "É um destino um tanto difícil."[35] Yeltsin, tentando persuadi-lo, explicou que ele havia chegado a Moscou para trabalhar quando já tinha mais de cinquenta anos – mais velho que Putin –, mas ainda assim "uma pessoa enérgica, saudável". Agora ele se dava conta de que sua vida política estava exaurida. "Em dado momento, eu também queria levar minha vida de um jeito totalmente diferente", disse ele a Putin. "Não sabia que as coisas iam acontecer desse jeito." Yeltsin imaginou, apesar de toda improbabilidade, que voltaria ao mundo da construção ou se mudaria para Sverdlovsk, onde iniciara sua carreira. Ele olhou pela janela para a paisagem cinzenta e nevada, perdido em pensamentos. Depois de um interlúdio, retornou à pauta em questão.

"Você não me respondeu", disse a Putin, olhando-o nos olhos.

Putin finalmente concordou. Ninguém mais sabia dessa conversa, segundo Yeltsin, ou da decisão crucial que eles haviam tomado.

QUANDO OS VOTOS FORAM CONTADOS na noite de 19 de dezembro, depois de uma eleição ferozmente contestada e considerada mais ou menos justa, o União havia alcançado uma virada estonteante. O Partido Comunista venceu uma pluralidade de 24%, consolidando sua base social essencial, mas o União veio em segundo lugar com 23%. A aliança Luzhkov-Primakov, que parecia fadada a chegar ao poder com facilidade apenas alguns meses antes, ficou lá atrás, com apenas 13% dos votos, seus líderes surrados e maltratados. Yabloko e uma nova coalisão liberal que se aliou a Yeltsin, a União das Forças de Direita, que Putin também "endossou" com algumas poucas palavras educadas, conquistaram juntas quase essa mesma porcentagem. Yeltsin tomou champanhe na noite da eleição em antecipação a uma vitória, mas foi dormir preocupado quando os resultados não oficiais começaram a chegar. Quando acordou, ele sentiu que sua confiança em Putin havia sido justificada.[36] Yeltsin se gabou de ter manobrado Putin "da obscuridade à presidência contra uma resistência feroz" da elite política, dentro e fora do Kremlin. "Foi realmente muito difícil, colocar Putin no cargo – uma das coisas mais difíceis que já conseguimos", disse Tatyana, a filha de Yeltsin, posteriormente.[37]

Para Yeltsin, esse seria seu legado de despedida, que moldaria o país que ele havia alimentado após a ruína da União Soviética. Pela primeira vez em sua turbulenta presidência, ele podia depender de uma maioria a favor do governo na nova Duma, terminando as paralisantes disputas políticas sobre a transição da Rússia. Ele podia ter cimentado suas políticas e até apresentado outras novas nos seis meses que lhe restavam como presidente. Em vez disso, renunciou.

Em 28 de dezembro, Yeltsin se sentou diante de uma árvore decorada no saguão de recepção do Kremlin e gravou o tradicional discurso de Ano-Novo do presidente. Quando terminou, reclamou que sua voz estava rouca e que não tinha gostado das falas. Pediu à equipe de televisão que voltasse dali a três dias e, apesar dos protestos, gravasse um novo discurso. Era um ardil, embora aparentemente só ele soubesse disso na época. Ele regressou a sua dacha, e naquela noite convocou seus chefes de gabinete, o atual e o antigo, dois de seus conselheiros mais próximos. O que ele disse os deixou atônitos: ele planejava renunciar na véspera do Ano-Novo. Yeltsin tinha uma última surpresa grandiosa e impetuosa para revelar ao país. Ele terminaria sua presidência com o velho milênio e deixaria que Vladimir Putin recebesse o novo. Na manhã seguinte, ele chamou Putin ao Kremlin e lhe contou sobre o cronograma do que haviam discutido de forma abstrata quinze dias antes. "Eu tive imediatamente a impressão de que ele era um homem diferente", pensou Yeltsin quando o primeiro-ministro chegou.[38] A discussão que se seguiu foi prática, detalhada e sem emoção. Eles discutiram os decretos que Yeltsin e Putin emitiriam, a regravação do discurso de Ano-Novo, a notificação das agências militares e de segurança, a transferência da "pasta" contendo os códigos para lançamento do arsenal de armas nucleares da Rússia. Quando terminaram, eles emergiram do escritório de Yeltsin, contidos devido ao local público. Eles não disseram nada, embora Yeltsin sentisse o impulso de dizer mais. Em vez disso, apertaram as mãos, em seguida Yeltsin envolveu Putin em um abraço de urso e disse adeus. A próxima reunião deles foi na véspera de Ano-Novo.[39]

Em 30 de dezembro, Putin substituiu Yeltsin em uma recepção no Kremlin. A ausência do idoso presidente foi notada mas, dadas suas frequentes crises de saúde, ninguém considerou isso relevante. A despeito da ocasião festiva, Putin concentrou suas falas na guerra na Chechênia, que estava se transformando em um banho de sangue horripilante conforme as forças russas cercavam Grózni. A capital estava reduzida a ruínas em uma escala inédita para a Rússia – ou qualquer outro lugar – desde a Grande Guerra Patriótica. Milhares de civis permaneciam presos lá dentro, escondendo-se em porões sem eletricidade, aquecimento nem água corrente. Os rebeldes chechenos continuavam a ocupar boa parte da cidade, matando centenas de soldados russos que tentavam conquistá-la. Aslan Maskhadov reiterava seus apelos para um cessar-fogo negociado, enquanto simultaneamente jurava continuar lutando. "Mesmo que a guerra dure dez anos, a Rússia não vai conseguir subjugar a Chechênia e seu povo", declarou ele.[40] Conforme o combate piorava, a Rússia enfrentava cada vez mais críticas da Europa e dos Estados Unidos sobre a crise humanitária em curso, inclusive com evidências de que os soldados russos estavam conduzindo execuções sumárias em operações de "limpeza" nas áreas libertadas. "Soldados nas áreas controladas pela Rússia na Chechênia aparentemente têm carta branca para pilhar e saquear; muita gente voltou por pouco tempo a seus lares, encontrando-os despidos de artigos domésticos e outros bens", escreveu a Human Rights Watch em uma carta ao Conselho de Segurança da ONU, pedindo uma investigação internacional de crimes de guerra.[41] No Kremlin, Putin ignorou apreensões sobre a brutalidade da guerra, dizendo que era o dever do país esmagar os rebeldes "descarados e insolentes" a qualquer custo. "Infelizmente", disse ele aos convidados reunidos antes de erguer um brinde ao Ano-Novo, "nem todos nas nações ocidentais compreendem isso, mas não vamos tolerar nenhuma humilhação ao orgulho nacional dos russos, nem nenhuma ameaça à integridade de nosso país."[42]

Yeltsin acordou cedo na manhã seguinte e, antes de partir para o Kremlin, finalmente contou a sua esposa, Naina, sobre sua decisão de renunciar. "Que maravilha!", exclamou ela. "Finalmente!". Entretanto, apenas seis pessoas sabiam disso enquanto ele dirigia-se ao Kremlin pela última vez como presidente; nem mesmo sua guarda presidencial ou seus assessores, que deixaram sua correspondência, sua agenda e outros documentos em sua escrivaninha. Voloshin, seu chefe de gabinete, chegou com o decreto declarando que a renúncia entraria em vigor à meia-noite. Yeltsin convocou Putin, que chegou na hora, às 9:30, e então leu o decreto em voz alta. Ele olhou para Putin, que "deu um sorriso levemente embaraçado", e em seguida apertou a mão de Yeltsin. A seguir, Yeltsin gravou um novo discurso e Yumashev acompanhou a gravação em um carro blindado até a torre de televisão Ostankino com ordens de exibi-la ao meio-dia. Enquanto o novo milênio começava no Pacífico e marchava, hora após hora, atravessando cada zona horária, Yeltsin dirigiu-se aos "meus queridos amigos" uma última vez.

"Eu já ouvi mais de uma vez pessoas dizerem que Yeltsin se agarraria ao poder o máximo de tempo que conseguisse, que ele jamais abriria mão", disse ele. "Isso é uma mentira." Ele disse que queria criar "um precedente vital de transferência voluntária de poder para um presidente recém-eleito", mas que não esperaria até a eleição presidencial marcada para junho. "A Rússia deveria entrar no novo milênio com novos políticos, novos rostos, novas pessoas que sejam inteligentes, fortes e enérgicas, enquanto nós, aqueles que estão no poder há muitos anos, devemos partir."

Yeltsin esfregou um cisco no olho e terminou com um apelo surpreendentemente pessoal ao país que liderou por oito anos. "Eu quero pedir o perdão de vocês – pelos sonhos que não se realizaram, e pelas coisas que pareciam fáceis [mas] se revelaram excruciantemente difíceis. Estou pedindo seu perdão por fracassar em justificar as esperanças daqueles que acreditaram em mim quando eu disse que saltaríamos do passado totalitário estagnado e cinzento para um futuro brilhante, próspero e civilizado. Eu acreditei nesse sonho. Acreditei que cobriríamos essa distância em um salto. Não cobrimos."[43]

Lyudmila não assistiu ao discurso de Yeltsin, porém cinco minutos depois de ele terminar, uma amiga telefonou. "Lyuda, minhas congratulações a você", disse ela. "E as minhas a você", respondeu Lyudmila, achando que estavam trocando votos de felicidades para o Ano-Novo.[44] Sua amiga precisou explicar que o marido de Lyudmila tinha se tornado o presidente em exercício do país. Ele não divulgara o segredo de Yeltsin depois da primeira reunião em 14 de dezembro, nem o cronograma depois da segunda reunião, em 29 de dezembro. Ela ficou sabendo junto com o resto da Rússia. A ascensão de seu marido em Moscou a deixava perplexa de vez em quando por ter se casado com "um homem que ainda ontem era somente um desconhecido vice-prefeito de São Petersburgo".[45]

Como ela temera quando ele regressou à FSB, a vida de sua família se tornou constrita. As meninas, agora com quinze e treze anos, tiveram que parar de frequentar a escola alemã que cursavam desde que chegaram a Moscou; agora recebiam tutores em casa. Guardas de segurança as acompanhavam em seus raros passeios ao teatro ou cinema. Quando perguntada, Lyudmila disse que tinha apenas três amigas mais chegadas. Quando Putin retornou à FSB, ela precisou terminar uma amizade que havia desenvolvido com Irene Pietsch, a esposa de um banqueiro alemão, enquanto o casal ainda morava em São Petersburgo. "Ela não ficou nem um pouco feliz", disse Pietsch, que acabou escrevendo *Amizades Delicadas,* um livro excitante sobre os Putin que descrevia um casamento tumultuado.[46] Nele, Lyudmila reclamava que seu marido não lhe permitia usar um cartão de crédito – sem dúvida preocupado sobre o escândalo em torno das filhas de Yeltsin – e gracejava que seu estilo de vida era como o de um vampiro. "Esse isolamento é terrível", Lyudmila disse a Pietsch quando terminou a amizade. "Não viajamos mais para onde queremos. Não podemos mais dizer o que quisermos. Eu tinha acabado de começar a viver." Seu marido também podia ser mordaz e desdenhoso quanto às opiniões dela. Ele disse a Pietsch em certa ocasião, durante uma visita de uma semana à dacha deles em Arkhangelskoye, que qualquer um que conseguisse passar três semanas com Lyudmila merecia um monumento.[47] Agora, Lyudmila estava prestes a se tornar a primeira-dama, um papel moderno e ocidental que os russos enxergavam com ambivalência. Ela chorou quando descobriu o novo emprego de seu marido, disse ela, porque "se deu conta de que nossa vida particular estava acabada por no mínimo três meses, até as eleições presidenciais, ou talvez por quatro anos".[48]

Putin, após o anúncio de Yeltsin, presidiu uma reunião do Conselho de Segurança, o qual ele havia liderado até se tornar primeiro-ministro apenas quatro meses antes. Seus integrantes incluíam os líderes da Duma e do Conselho da Federação, além dos ministros da defesa e do interior e os diretores da inteligência. Os presentes na sala estavam em Moscou há muito mais tempo do que ele e possuíam muito mais experiência em governo e política. Agora eles escutavam enquanto Putin traçava suas prioridades. Ele jurou não alterar a política externa da Rússia, mas assinalou uma nova era nas questões militares: a Rússia precisava aprimorar seus armamentos e resolver os problemas sociais de suas fileiras recrutadas, um "aspecto que vinha sendo negligenciado recentemente". Ele observou a conspícua ausência do procurador-geral, Yuri Skuratov, cujas investigações tinham exercido grande efeito para impulsioná-lo a esse cargo, porém em seguida acrescentou que o procurador em exercício, Vladimir Ustinov, parecia "estar fazendo um bom trabalho". Seus comentários foram breves, quase perfunctórios, dada a ocasião. Ele instou vigilância para o Ano-Novo considerando-se o temor de potenciais *bugs* de informática na virada do ano 2000 que vinham sendo a maior notícia daquele dia no mundo todo – até a renúncia de Yeltsin.

Putin então gravou seu próprio discurso de Ano-Novo, aquele que normalmente Yeltsin teria feito, para ser exibido à meia-noite em Moscou. Ele começou com seu próprio embelezamento, dizendo que ele e sua família tinham planejado se reunir em torno da televisão naquela noite e ouvir o discurso de Yeltsin, "mas as coisas guinaram numa direção diferente". Ele assegurou aos ouvintes que não haveria um vácuo no poder – "nem por um minuto" – e prometeu continuar seu empenho para restaurar a lei e a ordem. "Eu lhes prometo que qualquer tentativa de agir de forma contrária à lei russa e à nossa Constituição será bruscamente interrompida." Ele terminou oferecendo sua gratidão ao primeiro presidente da nação. "Nós só poderemos enxergar a verdadeira importância do que Boris Yeltsin fez pela Rússia", disse ele, "depois que algum tempo tiver se passado."

Conforme Yeltsin se preparava para deixar o Kremlin, ele fez uma pausa no corredor diante de seu escritório – agora, o escritório de Putin – e tirou do bolso a caneta que usara para assinar seu último decreto. Ele a entregou a Putin enquanto eles saíam pela porta do Kremlin, dois homens tão diferentes em temperamento e físico. O relacionamento entre eles, diria Putin mais tarde, não havia sido "particularmente próximo". Ele nunca foi afetuoso da mesma forma com que recordava de seus sentimentos por Sobchak. "Só posso dizer que apenas quando ele começou a discutir comigo a questão de sua renúncia eu senti um certo afeto nele", Putin relembrou posteriormente.[49] Agora Yeltsin queria dizer "algo importante" sobre o fardo que Putin enfrentaria a partir daquele momento. "Tome conta", ele lhe disse, "tome conta da Rússia". A neve caía, suave e gentil, em torno do terreno do Kremlin enquanto ele girava seu corpo grande e fragilizado para entrar no carro blindado que o levaria para casa. Bill Clinton telefonou no caminho para a dacha, mas Yeltsin pediu a um assessor que lhe dissesse para ligar de novo mais tarde. Ele foi para casa e tirou uma soneca.[50]

Naquela noite Putin assinou seu primeiro decreto. Ele tinha sete páginas de extensão e havia sido preparado por assessores de Yeltsin nos dois dias anteriores, embora Yeltsin afirmasse não estar ciente dele até que estivesse completo.[51] Ele cedia a Yeltsin uma gama de benefícios e privilégios como ex-presidente, incluindo um salário, uma equipe e o uso da dacha onde havia passado tanto tempo de seu segundo mandato convalescendo. O decreto também cedia a Yeltsin imunidade quanto à procuradoria, protegendo seus bens e documentos de busca ou apreensão. Com uma assinatura com a caneta que Yeltsin lhe passara, Putin acabou com a ameaça que Skuratov tinha exposto e que quase levara Yeltsin à ruína.

Putin então executou sua própria surpresa de Ano-Novo. Ele e seu sucessor na FSB, Nikolai Patrushev, junto com suas esposas e um cantor popular, voaram em segredo para o Daguestão. Os Putin contaram às meninas que sairiam naquela noite, mas não disseram para onde iriam. Eles já tinham dado às filhas seus presentes – os primeiros computadores delas – e as deixaram em Moscou com a irmã de Lyudmila e uma das amigas de Masha. Depois de chegar ao Daguestão, Putin e os outros embarcaram em três helicópteros militares e voaram para a segunda maior cidade da Chechênia, Gudermes, recentemente liberada dos rebeldes chechenos. O tempo estava tão ruim e a visibilidade tão limitada que os helicópteros tiveram que voltar. Quando o Ano-Novo e o novo milênio chegaram, eles ainda estavam no ar, mas abriram duas garrafas de champanhe e as passaram de mão em mão, bebendo direto das garrafas, já que não tinham taças. Quando aterrissaram em Makhachkala, capital do Daguestão, subiram em veículos militares sob escolta pesada e dirigiram por duas horas e meia de volta para a Chechênia. Já era quase de manhã quando Putin saudou as tropas russas lá. "Eles pareciam cansados e um pouco desorientados – como se quisessem se beliscar", recordou Lyudmila. "Será que estavam sonhando?"[52] Tinha sido uma noite tranquila em Gudermes, mas a apenas 37 quilômetros dali, Grózni passava por uma das noites de bombardeio mais intenso até então. Putin, usando uma blusa de gola rolê, outra vez distribuiu medalhas e facas cerimoniais. "Eu quero que vocês saibam que a Rússia aprecia muito o que vocês estão fazendo", Putin disse aos soldados reunidos ali. "Isso não é apenas para restaurar a honra e a dignidade da Rússia. É para colocar um fim na desintegração da Federação Russa." A era Yeltsin tinha terminado. A era Putin havia começado.

PARTE TRÊS

11
Transformando-se em Portugal

Vladimir Putin, que nunca tinha sido eleito para um cargo político, mal fez campanha antes da eleição, que, devido à renúncia de Yeltsin, foi adiantada para 26 de março de 2000. Como primeiro-ministro, ele pintou sua visão para a Rússia com as pinceladas mais vagas. Sua única plataforma ou agenda real de campanha apareceu em um manifesto no site do governo em 28 de dezembro, a véspera da nomeação surpresa de Yeltsin. O documento foi preparado pelo Centro para o Desenvolvimento Estratégico, um laboratório de ideias fundado por German Gref, um economista que era outro dos colegas de Putin na administração de Anatoly Sobchak.[1] Nesse manifesto de cinco mil palavras, chamado "Rússia e a Virada do Milênio", Putin reconheceu com franqueza o reduzido status social e econômico de seu país no mundo. O produto interno bruto da Rússia tinha caído pela metade na década de 1990, e era agora um décimo do PIB dos Estados Unidos e um quinto do da China. Levaria quinze anos de crescimento econômico substancial apenas para alcançar o nível de Portugal ou Espanha.

"A Rússia está no meio de um dos períodos mais difíceis de sua história", dizia o documento. "Pela primeira vez nos últimos 200 [a] 300 anos, encaramos a ameaça real de cair para o segundo e, possivelmente, até o terceiro escalão entre os países do mundo. Estamos ficando sem tempo para evitar isso."[2] A prescrição era restaurar a união nacional, o patriotismo e um governo central forte – não "a restauração de uma ideologia oficial de estado na Rússia, sob qualquer forma", mas um pacto social voluntário que colocasse a autoridade do Estado acima das aspirações desordenadas e desagregadoras de seus cidadãos. O tom parecia quase religioso, como se Putin estivesse partilhando uma "revelação pessoal" do caminho do meio que a Rússia tomaria entre sua história autoritária e seu futuro democrático.[3] "A Rússia precisa de um forte poder estatal e deve recebê-lo. Não estou pleiteando o totalitarismo. A história comprova que todas as ditaduras, todas as formas autoritárias de governo, são transitórias. Apenas os sistemas democráticos são duradouros."

Com os deveres da presidência já em suas mãos, Putin se absteve de eventos exageradamente políticos durante a curta campanha. Ele não fez nenhum comício, não proferiu discursos e se recusou a participar de debates com os adversários. Refletindo seu caráter azedo e seu desdém por políticas no varejo, ele estava redefinindo a campanha moderna na Rússia à sua própria imagem e de maneiras que sufocariam o futuro democrático ao qual a União Soviética parecia dar as boas-vindas. Nos primeiros dias após se tornar o presidente em exercício na véspera de Ano-Novo, Putin havia cooptado seus principais rivais, inclinando a balança acentuadamente em seu favor. No final de janeiro de 2000, o bloco União na Duma havia orquestrado uma aliança não com os democratas ou os liberais que tinham pegado carona com o presidente em exercício, e sim com os comunistas. O União e o Partido Comunista dividiram presidências de comitês entre seus membros, enquanto excluíam Yevgeny Primakov, assim como Sergei Kiriyenko, que conquistara uma vaga após sua demissão como primeiro-ministro, e Grigory Yavlinsky, o líder liberal na política russa. Os apoiadores do bloco prontamente boicotaram a Duma e, como resultado, uma maioria leal ao Kremlin se formou, desconsiderando diferenças ideológicas. O país estava aprendendo que a ideologia importava menos a Putin do que uma maioria legisladora ordenada e flexível.

Uma semana depois, Luzhkov, que havia sido reeleito prefeito de Moscou em dezembro, declarou que não competiria com Putin. Primakov, que anunciou sua candidatura à presidência na véspera das eleições parlamentares, também desistiu, retirando-se da disputa presidencial duas semanas depois com amarga resignação. "Eu sinto o quanto nossa sociedade está distante de ser uma sociedade civil e uma verdadeira democracia", disse Primakov.[4] No início de fevereiro, os rivais mais sérios de Putin – aqueles que tinham aterrorizado Yeltsin nos dias moribundos de sua presidência – haviam simplesmente derretido antes que a campanha presidencial oficial sequer começasse. Um por um, os governadores regionais declararam seu apoio a Putin, até o homem que o denunciara como Judas quatro anos antes, Vladimir Yakovlev de São Petersburgo. A eleição, que consumira os meses finais de Boris Yeltsin no cargo, acabou não tendo quase nenhum drama. Não foi tanto uma competição democrática entre candidatos e mais um referendo sobre o homem que já ocupava o posto. Apenas um governador,

Vasily Starodubtsev, o comunista de Tula, declarou apoio a um dos oponentes de Putin, seu camarada comunista Gennady Zyuganov. "Se não existirem rivais, então não existe democracia, e se não houver democracia, então qual foi o sentido de demolir o país?", perguntou ele.[5]

Putin havia dito a Yeltsin que não gostava de campanhas eleitorais e não sentia ser particularmente bom nisso. Ele considerava promessas de campanha apenas mentiras inalcançáveis ditas por políticos e propagandas depreciadas na televisão como uma manipulação indecorosa de consumidores ingênuos. Visitando a cidade têxtil de Ivanovo, ele anunciou que recusaria o tempo oficial de televisão atribuído a todos os candidatos para apresentar sua biografia e plataforma. "Esses vídeos são propaganda", disse ele, ocultando sua compreensão da importância da TV, especialmente para moldar sua imagem pública. "Não vou tentar descobrir durante minha eleição o que é mais importante, Tampax ou Snickers." Nos bastidores, os assessores de Putin, entretanto, recrutaram uma equipe de campanha, liderada pelo jovem assessor que ele trouxera de São Petersburgo, Dmitri Medvedev. Eles conduziram uma operação sofisticada para moldar a imagem pessoal e política de Putin, tudo com as técnicas testadas pela política moderna, mas com pouca paixão pela democracia de fato. O resultado foi a imagem não de um político, mas de um homem acima da política; os estrategistas de Putin alcançaram um sucesso que ultrapassou seus sonhos. A televisão estatal conduziu uma longa entrevista biográfica com ele – o que, na visão de Putin, pode não ter sido o equivalente a um comercial, embora fosse exatamente disso que se tratava – e sua campanha soltou uma série de entrevistas realizadas ao longo de seis dias por três jornalistas.

Em forma de livro, as entrevistas foram chamadas de *Ot Pervovo Litsa,* literalmente "Da Primeira Pessoa", uma frase que em russo também sugere a alternativa "O Primeiro", ou seja, o líder ou o chefe. Boris Berezovsky, que ainda controlava o primeiro canal estatal de televisão, pagou pela impressão do livro, ansioso para se insinuar no círculo de Putin após sua influência dentro do Kremlin ter caído drasticamente. (Ele e Yeltsin não se reuniam desde 1998.) Quando a Comissão Eleitoral baniu a venda comercial do livro como uma violação das leis de campanha, o quartel-general de Putin simplesmente adquiriu a primeira tiragem no atacado e distribuiu as cópias para os eleitores sem nenhum custo.[6]

Putin, junto com Lyudmila e outros que o conheciam há anos, recontou sua biografia de um modo simples e ocasionalmente franco que moldou sua imagem como a de um homem comum, mas também o governante incontestável, virtualmente indiscutível de uma nação vasta e anteriormente grandiosa, emergindo de seu mais recente "tempo de dificuldades". Putin conseguiu ao mesmo tempo expressar orgulho de sua criação soviética e sua carreira na KGB, enquanto se distanciava dos fracassos da União Soviética. Ele oferecia a todos algo a que se apegar, uma mensagem criptografada comprometida simultaneamente com o passado e com a nova democracia, um patriota e um crente religioso. E ninguém sabia com certeza o que ele defendia. Em seus curtos meses de proeminência, a questão "quem é Putin?" se tornou o refrão de jornalistas, acadêmicos, investidores, governos estrangeiros e suas agências de inteligência, inclusive a Agência Central de Inteligência [CIA], que colocou seus analistas apressadamente para trabalhar na redação de um perfil, entrevistando todos que haviam tido a chance de se encontrar com Putin durante seus anos como subalterno obscuro.[7]

A ESTRATÉGIA DA EQUIPE DE campanha de Medvedev era simplesmente permitir que Putin prosseguisse com seus deveres oficiais de primeiro-ministro e presidente em exercício. Não foi coincidência alguma, claro, que esses deveres o levassem a atravessar o país para encontros (televisionados) que atraíam toda a sociedade russa. Ele visitou o centro espacial da Rússia nos arredores de Moscou em um dia, uma plataforma petrolífera em Surgut no dia seguinte. Ele presidiu reuniões com seus conselheiros de segurança e recebeu uma visita oficial do primeiro-ministro da Grã-Bretanha, Tony Blair. Ele prometeu pagar todos os salários retidos até o final da primavera. Aumentou as pensões primeiro em 12%, depois novamente em 20%, ações que contribuíram para sua crescente taxa de aprovação tanto quanto a guerra na Chechênia.[8] Putin não ousava debater com seus adversários, mas seus comentários sobre o trabalho do governo recebiam muito mais tempo na TV do que qualquer coisa que eles dissessem. Ele não estava *prometendo* nada; ele estava fazendo.

Assim que o mês de campanha teve início oficialmente, ele publicou nos três principais jornais uma carta aos eleitores que equivalia a um rompimento público com a Rússia de Yeltsin. "A máquina estatal está se despedaçando", escreveu ele. "Seu motor, o braço executivo, engasga e tosse assim que se tenta dar a partida."[9] Ele prometia combater o crime e declarava que a guerra na Chechênia era uma luta contra "o mundo criminal", não contra um movimento independente com reivindicações históricas à autodeterminação. Em uma referência mal disfarçada à ameaça de Primakov de limpar as cadeias para abrir espaço para os acusados de "crimes econômicos", Putin deixou claro que não pretendia reverter as privatizações desordenadas e injustas da década anterior, e sim reforçar o controle estatal do mercado de forma a terminar com o "círculo vicioso" de empresários corruptos pagando propinas para funcionários do governo e extraindo recursos do orçamento necessários para retirar os mais miseráveis da pobreza. "Milhões de pessoas no país mal conseguem pagar suas contas; elas estão economizando em tudo, até em comida", escreveu ele. "Os idosos, que venceram a Grande Guerra Patriótica e fizeram da Rússia uma gloriosa potência mundial, estão batalhando por uma existência parca ou, pior, mendigando pelas ruas." Putin criou um slogan para sua visão de uma nova Rússia, obediente às leis, segura e próspera. Ele incorporava as contradições internas de sua ideologia política, de seu histórico como advogado e agente da inteligência e de seu temperamento. Ele sentia isso tão profundamente que usou o slogan duas vezes em sua carta. A Rússia, declarava ele, seria "uma ditadura da lei".

A MAIOR AMEAÇA À POPULARIDADE de Putin antes da eleição, ironicamente, parecia ser a guerra que o impulsionara ao posto mais alto do Kremlin. O ataque relâmpago ao rio Terek no outono de 1999, aplaudido pelo público, agora se atolava durante o inverno em tenebrosos combates de rua pelo controle da capital da Chechênia, quarteirão por quarteirão arruinada. No final de janeiro, quando as tropas russas penetraram em Grózni, os militares haviam reconhecido a morte de 1.173 soldados, embora muitos acusassem o governo de ocultar o número real de baixas, deixando de incluir russos que não fossem militares ou do Ministério do Interior, inclusive da FSB, ou aqueles que morreram posteriormente devido a ferimentos recebidos lá.[10] As tropas russas sofreram com escassez de equipamentos, uniformes, comida e munição – e não podiam confiar que não seriam mortos por suas próprias bombas.[11] O inebriante surto de fervor patriótico que saudou o ataque inicial agora enfrentava a realidade de um conflito que seria mais demorado e sangrento do que a maioria dos russos esperava.

A reação de Putin não foi mudar de tática, e sim garantir que a maioria dos russos não ficasse sabendo da verdade sobre o que estava acontecendo. Enquanto o combate prosseguia, o Kremlin limitou estritamente o acesso de jornalistas ao campo de batalha, forçando os jornais e as redes de televisão russos a cobrir a "operação contraterrorista" quase que exclusivamente pela perspectiva do lado russo. A cobertura romanceada dos combatentes chechenos na primeira guerra havia impulsionado sua causa e solapado o moral na Rússia, e Putin não permitiria que isso acontecesse de novo.

Notícias dos combates ferozes, da matança indiscriminada de civis e das provas crescentes de crimes de guerra cometidos pelas tropas russas continuavam a escoar, especialmente em jornais da oposição e noticiários estrangeiros, mas o controle da televisão estatal pelo Kremlin impediu que as informações mais tenebrosas fossem ao ar. Repórteres que ousavam relatar a perspectiva chechena do conflito – ou que trabalhassem sem o credenciamento oficial dos militares russos – enfrentavam a prisão ou coisa pior. Quando Andrei Babitsky, um repórter da Radio Liberty, patrocinada pelos americanos, foi capturado por forças russas em janeiro, os militares não apenas o acusaram de violar as regras estabelecidas para jornalistas na Chechênia, mas o expulsaram da área. Em vez disso, eles o entregaram a rebeldes chechenos mascarados em troca de cinco prisioneiros de guerra russos, como se Andrei fosse um combatente inimigo. O destino de Babitsky incitou indignação nacional e internacional, inspirando histórias agudamente críticas sobre Putin e seu passado na KGB.

Putin nunca soava na defensiva; ele soava desafiador, às vezes cegamente. Ele depreciava qualquer crítica à guerra como um ataque contra a própria Rússia. "O que Babitsky fez é muito mais perigoso do que disparar uma metralhadora", disse ele quando repórteres do *Primeira Pessoa* protestaram que jornalistas em zonas de guerra não eram combatentes.[12] Pressionado sobre a questão, ele simplesmente respondeu: "Nós interpretamos liberdade de expressão de formas diferentes".

Madeleine Albright, a secretária de Estado americana, citou o caso de Babitsky quando visitou Moscou e se encontrou com Putin em fevereiro; no entanto, após uma reunião de três horas, ela emergiu parecendo encantada pelo novo líder da Rússia. Não foi a última vez que os colegas estrangeiros de Putin saíam com um ponto de vista do qual mais tarde se arrependeriam. "Eu achei Putin uma pessoa muito bem-informada, um bom interlocutor, obviamente um patriota russo que busca uma posição normal com o Ocidente", disse Albright.[13] Em privado, ela alertou Putin de que ele estava "cavalgando um tigre" na Chechênia e novamente insistiu para que ele buscasse um acordo negociado, algo que ele nunca tivera nenhum interesse em fazer. "Eu não acho que estejamos mais próximos de uma solução política na Chechênia", declarou ela. Ela estava correta na época, mas no final, ele provaria ter razão.

No fim de janeiro, os comandantes rebeldes da Chechênia, açoitados pelos ataques aéreos sobre seus redutos em Grózni, abandonaram a cidade e começaram uma retirada traiçoeira para dentro de uma armadilha. Um oficial de contrainteligência russo que anteriormente arranjara a troca de prisioneiros aceitou uma propina de 100 mil dólares para auxiliar na fuga de um grupo grande de combatentes através de um assentamento perto de Alkhan-Kala. Na noite de 1º de fevereiro, a força principal descobriu que a rota designada se encontrava cheia de minas. Enquanto eles lutavam contra as pesadas perdas, bombas russas foram despejadas sobre eles. Centenas de chechenos foram mortos. Entre os gravemente feridos estava Shamil Basayev, que depois da incursão no Daguestão era agora o inimigo mais vilipendiado da Rússia. Uma mina destroçou seu pé direito durante a fuga. Os chechenos divulgaram um macabro videoteipe de um cirurgião amputando o pé, exibido pela NTV, aparentemente para demonstrar aos rebeldes e a todos os outros que, apesar de ferido, Basayev continuava vivo.[14]

Em 6 de fevereiro, forças russas capturaram Grózni – ao menos o que restava da cidade. Não sobrara nenhum edifício sem danos; a maioria estava destruída e inabitável. Os comandantes militares russos levantaram uma bandeira russa sobre o escritório da administração municipal, entretanto, em meio à devastação, não conseguiram encontrar um prédio seguro o bastante para servir como quartel-general para o comando militar. As autoridades russas enviaram comida e suprimentos médicos por via aérea para os moradores que tinham passado o inverno nos porões. "As pessoas deveriam entender que este não é um povo derrotado", declarou Putin. "É um povo libertado."[15]

A guerra não tinha terminado, de modo algum. Milhares de combatentes chechenos se retiraram para as montanhas para se unir a outros, chegando a 7 mil no total. Maskhadov ainda continuava à solta, assim como outros comandantes. Basayev prometeu continuar a travar guerra "sobre todo o território russo", e manteria sua promessa.

Em 20 de março, apenas seis dias antes da eleição presidencial, Putin visitou Grózni pela primeira vez. Com tropas russas continuando a sofrer baixas em ataques de guerrilha fora da capital, ele preparou os eleitores do país para uma guerra mais longa do que qualquer um no Kremlin havia ousado reconhecer. A guerra havia travado a estonteante ascensão em sua popularidade durante o inverno, mas com a cobertura abafada, o assunto havia praticamente desaparecido como questão de campanha. Enquanto forças russas tinham destruído a "maioria dos grandes grupos armados ilegais", ainda restavam muitas ameaças, disse Putin. "É por esse motivo que não deveríamos retirar nossas tropas da Chechênia, e sim deixar pessoal suficiente aqui para lidar com os problemas atuais." A maioria dos russos nunca ficou sabendo do lado sombrio da guerra total de Putin, e, se descobriu, não pareceu se importar. Putin chegou a Grózni a bordo de um bombardeiro de dois lugares construído na época soviética. Ele emergiu no aeroporto militar vestido como um personagem saído de um filme de guerra, pavoneando-se em um traje de piloto de caça. Truques publicitários desse tipo logo se tornariam um elemento básico da política de Putin, o cultivo cuidadoso da imagem televisionada do líder que um escritor batizaria de "videocracia".[16] A cobertura televisiva de sua visita a Grózni foi tão aduladora que muitos realmente acreditaram que Putin havia mesmo pilotado o jato.

Quando chegou o dia da eleição, o resultado era uma conclusão inevitável. O único suspense era sobre o comparecimento dos eleitores, já que uma presença abaixo de 50% invalidaria os resultados. Putin enfrentou outros dez candidatos, mas a maioria eram líderes regionais quase desconhecidos ou políticos como Yuri Skuratov, que ainda estava lutando contra sua demissão como procurador-geral sem nunca, contudo, revelar todas as informações incriminadoras que declarava ter contra o círculo interno de Yeltsin. Os desafiantes mais proeminentes continuaram sendo aqueles que haviam se oposto a Yeltsin quatro anos antes: Gennady Zyuganov, do Partido Comunista, e Grigory Yavlinsky, do Yabloko. Eles foram quase totalmente ignorados pelo Kremlin e suas redes televisivas estatais até Yavlinsky enfrentaram uma torrente de comerciais de campanha e noticiários atacando-o como um candidato apoiado por judeus, gays e estrangeiros. O ataque, apelando ao menor denominador comum do sentimento popular russo, refletia um medo de que Yavlinsky fosse atrair liberais da coluna de Putin em número suficiente para forçar um segundo turno com ele. Ou o medo era infundado, ou a tática funcionou. Putin conquistou 53% dos votos no primeiro turno, esmagando Zyuganov, que recebeu apenas 29%, e Yavlinsky, que terminou com menos de 6%. Surgiram evidências de que os votos de Putin – e o comparecimento total – foram auxiliados por fraude nas urnas,[17] mas ninguém se importou. Putin foi a escolha popular inquestionável no que seria a última eleição na Rússia que ainda poderia, discutivelmente, ser chamada de democrática.

A ascensão de Putin ao pináculo do poder foi tão rápida, tão inesperada, tão impressionante, que um historiador russo de destaque a descreveu em termos sobrenaturais, como o ato de um poder maior concedido a uma nação surrada e grata. Yeltsin, escreveu o historiador Roy Medvedev, havia soltado as rédeas do poder "sem revolução ou derramamento de sangue, sem um golpe no palácio nem complô de qualquer tipo. A Rússia entrava no novo século com um novo líder, o presidente em exercício Putin, e quase toda a população percebia isso não como causa para alarme, mas como um providencial presente de Ano-Novo."[18]

Apenas alguns dias antes da eleição, o persistente quebra-cabeça dos bombardeios a apartamentos e dos eventos em Ryazan – coloridos agora pela brutalidade da luta na Chechênia – começaram a incomodar os adversários de Putin. Eles acreditavam que deveria existir uma conspiração ali, com esse homem pequeno e insípido atuando meramente como marionete de forças maiores. O jornal independente *Novaya Gazeta* publicou uma série de artigos que aprofundou o mistério em torno do "exercício de treinamento" em Ryazan. Os artigos citaram o primeiro oficial de polícia a entrar no prédio residencial e o oficial que testou os sacos de "açúcar" e desativou o detonador. O jornal também encontrou um paraquedista do 137º Regimento, que estava estacionado em uma base próxima a Ryazan e recebera ordens de guardar um depósito. Dentro, ele e outro soldado encontraram dúzias de outros sacos marcados como açúcar. "Chá feito com esse 'açúcar' revelou-se desagradável e nem um pouco doce", escreveu o jornal. O soldado informou ao comandante de seu pelotão, que pediu a um especialista para que analisasse a substância. Tratava-se de um explosivo, hexógeno. O paraquedista foi identificado apenas como Alexei P.,[19] e as provas eram apenas circunstanciais, porém o jornal sugeria que os eventos em Ryazan e os bombardeios em Moscou e Volgadonsk podiam não ser atos de terroristas contra o Estado, e sim atos terroristas cometidos pelo Estado.

"Por que o hexógeno era mantido em uma base de serviços especial, e por que estava embalado em sacos de açúcar?", indagava o jornal. "De acordo com sapadores, explosivos em tais quantidades não são transportados nem guardados dessa forma porque é perigoso demais. Meio quilo basta pra explodir um edifício pequeno."[20] A ascensão de Putin, insinuava o jornal, talvez não tivesse sido um presente providencial no final das contas, e sim o resultado de um pecado imperdoável. Em 16 de março, um ataque cibernético destruiu a edição do dia seguinte do jornal.

No mesmo dia, a FSB, que se mantivera em grande parte em silêncio sobre os bombardeios desde o outono, convocou uma coletiva de imprensa para anunciar que sua investigação havia estabelecido uma vasta rede de insurgentes envolvidos nos ataques, os quais, insistiu um porta-voz, tinham sido organizados dentro na Chechênia.[21] A FSB também alterou detalhes importantes em seu novo relato, sobretudo em relação aos explosivos. Em vez de hexógeno, que era produzido e guardado cuidadosamente pelos militares, a FSB disse que os terroristas tinham utilizado uma mistura mais comum de fertilizantes amplamente disponíveis. Os relatos confusos e instáveis da FSB desafiavam até aqueles inclinados a acreditar que os responsáveis eram terroristas. Putin, nas entrevistas de campanha coletadas no livro *Primeira Pessoa,* descartou as suspeitas como loucura. "Ninguém nos serviços especiais russos seria capaz de tal crime contra seu próprio povo", disse ele. "A mera suposição é amoral. Isso não passa de parte da guerra de informação contra a Rússia."[22] Quem exatamente estava travando essa guerra? Putin não explicou.

Zyuganov e Yavlinsky levantaram as questões renitentes durante a campanha. A NTV, a parte independente do conglomerado Media-Most, de propriedade do oligarca Vladimir Gusinsky, também ecoou as acusações. A NTV organizou um debate com participação do público no qual moradores de Ryazan interrogaram um porta-voz da FSB e zombaram de suas respostas nada convincentes. Em dado momento, o porta-voz exibiu uma caixa fechada que, insistiu ele, continha todas as provas, embora obviamente ele não pudesse abri-la. Foi uma atuação absurda. A despeito dos desmentidos oficiais, a mídia e alguns membros da oposição começaram a reunir pequenos incidentes e relatórios estranhos que, juntos, apontavam para uma conspiração cujo objetivo era propelir Putin à presidência. Artigos de jornais locais e estrangeiros no verão *antes* dos bombardeios – largamente ignorados na época – pareciam agora prevê-los de forma misteriosa, embora o motivo alegado fosse a declaração de um estado de emergência e o cancelamento das eleições parlamentares, não o início de uma nova guerra na Chechênia ou a propulsão do diretor do conselho de segurança de Yeltsin e chefe da FSB para o Kremlin. Em julho de 1999, por exemplo, um coronel aposentado do exército que havia se tornado jornalista, Aleksandr Zhilin, publicou um artigo no *Moskovskaya Pravda* com a chamada: "Tempestade em Moscou", prevendo "ataques terroristas" contra edifícios do governo, cujo objetivo seria, supostamente, desacreditar o prefeito Luzhkov.[23]

Os contatos próximos de Berezovsky com os chechenos e outros rebeldes no Cáucaso – que ele cultivara durante e depois da primeira guerra chechena – sugeriram a seus vários inimigos que ele poderia estar envolvido na esperança de bloquear a aliança Luzhkov-Primakov. Berezovsky, que disputou e conquistou uma vaga parlamentar na república caucasiana de Karachayevo-Cherkessia, perto dali, reconheceu ter se reunido com combatentes chechenos e feito vultosos pagamentos a eles, inclusive a Basayev, para libertar reféns sequestrados. Uma transcrição de supostas conversas telefônicas de Berezovsky com Movladi Udugov, um líder checheno, sugeria que eles haviam regateado a respeito da incursão ao Daguestão, presumivelmente como uma provocação para justificar a invasão. Berezovsky disse que as fitas haviam sido editadas, mas não negou que as conversas tinham ocorrido. Os críticos de Berezovsky acreditavam que ele tinha tanto a perder na transição pós-Yeltsin quanto qualquer um e que nada o impediria de lutar para reter sua riqueza e influência. "Berezovsky via o mundo pelo prisma de seus interesses pessoais", escreveu o financista George Soros. Soros havia trabalhado de perto com Berezovsky até se desentenderem a respeito de um leilão de telecomunicações, e ele via o sujeito como um trapaceiro, assim como muitos dos ex-parceiros de negócios dele. "Ele não tinha dificuldade alguma em subordinar o destino da Rússia ao seu próprio."[24]

Existiam contra-argumentos apoiando a versão da FSB sobre os bombardeios. Não estava além dos extremistas chechenos – e dos combatentes que compartilhavam da mesma visão em outras repúblicas muçulmanas – cometer atos de terror, afinal. A lógica política da conspiração também ignorava o fato de que a elite política havia se oposto profundamente à nova guerra por motivos que agora pareciam proféticos. Lançar uma guerra no verão de 1999 parecia um risco, não um trunfo. E agora, depois dos sucessos militares iniciais e de todas as falas duras de Putin, a guerra tinha se tornado uma âncora na popularidade mais ampla de Putin, não o esteio que fora no princípio. Uma pesquisa entre os eleitores russos descobriu que a guerra na Chechênia estava elencada como a pior decisão de seus primeiros oito meses no poder. (Quase a mesma quantidade ranqueava os passos de Putin para aumentar os salários e pensões como sua melhor decisão.)[25] Além disso, qualquer conspiração precisaria ter sido colocada em movimento antes que qualquer um, até mesmo Putin, soubesse que ele se tornaria primeiro-ministro, quanto mais o sucessor eleito de Yeltsin.

As provas para cada uma das versões no final nunca chegaram a ser decisivas, em boa parte porque a FSB sob a direção de Putin havia voltado ao segredo da época soviética e quase certamente encobriu certos aspectos dos bombardeios e dos eventos em Ryazan. Apenas alguns dias antes da eleição, os blocos comunista e do Yabloko na Duma traçaram uma resolução que solicitava uma investigação oficial sobre o que acontecera em Ryazan, mas apenas 197 deputados votaram a favor, abaixo dos 226 necessários. Todos os apoiadores de Putin votaram contra. Estrangular um inquérito parlamentar para desembaraçar as teorias conflitantes apenas semeou dúvidas mais profundas e sombrias. Na gênese da presidência de Putin jazia um mistério permanente que lançaria sombras sobre a Rússia por anos, um mistério que não parou de ceifar vidas. Jornalistas e legisladores independentes que perseguiram essa questão morreram com uma regularidade tão perturbadora que era difícil considerar essas mortes uma mera coincidência.

Mesmo algumas pessoas próximas de Putin lutaram para compreender os fatos dos horrendos bombardeios. "Não sei", disse Mikhail Kasyanov, um oficial do Ministério das Finanças ao longo dos anos finais de Yeltsin, mais de uma década mais tarde. Em 3 de janeiro, dois dias antes de se tornar o presidente em exercício, Putin ofereceu a Kasyanov o cargo de primeiro-ministro. Putin deixou as regras básicas muito claras: Kasyanov cuidaria do governo, do orçamento e da economia, mas os serviços de segurança continuariam no portfólio pessoal de Putin. A ideia de que as bombas que mataram cerca de trezentos civis inocentes podiam ser obra do governo ao qual ele se juntara sob o novo presidente, ou mesmo de elementos descontrolados dentro dele, era simplesmente um mal inconcebível para Kasyanov. "Eu não sei, e não quero acreditar que poderia ser verdade", disse ele.[26]

Putin montou uma equipe política a partir de um círculo de pessoas em quem podia confiar – ou seja, seus amigos, que ele admitiu serem poucos. "Eu tenho amigos, é claro. Infelizmente, ou talvez felizmente, eles não são tantos", disse ele ao jornalista Mikhail Leontyev durante uma entrevista para o documentário biográfico que a televisão estatal exibiu antes da eleição. "Porque aí você valoriza mais os amigos que tem. Essas são as pessoas de quem sou amigo há muitos anos, alguns deles desde minha época de escola, alguns desde a universidade. O caráter de nossas relações não está mudando. Eu não pude me encontrar com eles com frequência recentemente, mas as reuniões ainda acontecem com regularidade."

Durante a campanha eleitoral, ele perdeu um desses poucos. Anatoly Sobchak retornou a São Petersburgo no verão de 1999 após seu exílio na França; ele foi saudado como um filho pródigo. Agora que Putin havia atingido os píncaros do poder, os processos criminais que forçaram Sobchak a fugir para o exterior subitamente evaporaram. Sobchak tentou reconquistar a glória de 1991, disputando uma vaga na Duma em dezembro, mas sua estrela política tinha se apagado e ele perdeu. Ainda assim, ele se lançou na disputa presidencial de Putin, participando ativamente da campanha por seu antigo assessor. Ele estava em Kaliningrado quando morreu subitamente em seu quarto de hotel em 18 de fevereiro, aparentemente de um ataque cardíaco, embora circulassem sombriamente rumores de outras causas, talvez até envenenamento pelos serviços secretos.[27] O próprio Putin alimentou a especulação com sua fúria e sofrimento pela morte de Sobchak. "Anatoly Sobchak não morreu simplesmente", Putin disse à rádio Baltika, em São Petersburgo. "Ele pereceu porque foi perseguido." A severidade de Putin em garantir a defenestração de Yuri Skuratov agora parecia compreensível, já que tinha sido Skuratov quem lançou as primeiras investigações sobre Sobchak. O papel de Putin na queda do procurador pode ter tido um propósito político, porém foi também profundamente pessoal. No funeral de Sobchak, Putin fez a homenagem póstuma. Ele chamou o falecido de "nosso mestre" e "um dos últimos românticos". Pela primeira vez, a Rússia viu seu novo líder chorar.

Em maio de 2000, os chefes de protocolo do Kremlin enfrentaram um problema logístico enquanto consideravam como seria a cerimônia de posse de um novo presidente da Rússia. Desde a década de 1960, os novos secretários-gerais da União Soviética tinham prestado o juramento de posse no moderno Palácio dos Congressos, feito de vidro e concreto, um anacronismo arquitetônico que manchava a integridade histórica do Kremlin. Os czares tinham sido coroados na Catedral da Assunção, construída no século XV. Boris Yeltsin, quando reeleito, cogitou abandonar os dois e erigir um palco a céu aberto, apenas para ter que transferir a cerimônia para o antigo palácio soviético devido à fragilidade de sua saúde. Yeltsin estava tão mal, caminhado com rigidez e falando de modo trêmulo, que não fez um discurso de posse e leu seu juramento em um *teleprompter*.[28] Putin resolveu realizar sua cerimônia de posse no Salão St. Andrews no Grande Palácio do Kremlin, a antiga residência imperial construída sob as ordens de Nicolau I. Os organizadores do Kremlin sabiam com precisão quantos espectadores o Palácio dos Congressos acomodava, mas não faziam ideia de quantos caberiam no Grande Palácio. Para descobrir, eles trouxeram soldados para se enfileirar em posição de sentido e os contaram.[29] Não podiam negligenciar nenhum detalhe.

Em 7 de maio, 1500 pessoas testemunharam um novo presidente prestando juramento em meio ao esplendor dourado e neoimperial que Pavel Borodin, o primeiro chefe de Putin, havia reformado na década de 1990, trazendo escândalo sobre Yeltsin e sua comitiva. Borodin dificilmente poderia ter imaginado que o assessor desconfiado e azedo enviado a seu escritório menos de quatro anos antes iria, algum dia, ser o homem com a mão sobre a nova Constituição naquele salão. A cada momento, o contraste entre Yeltsin e Putin ficava marcado a fogo na consciência de milhões de pessoas assistindo no salão ou pela TV estatal. Putin continuava sendo um novato na política; ele parecia um ator em sua estreia nos palcos. Chegou à entrada lateral do Grande Palácio em um Mercedes azul-marinho, saiu do veículo sozinho, saudou um guarda cerimonial na porta e então subiu os 57 degraus da monumental escadaria do palácio. Ele se movia deliberadamente, porém sem pressa, por um tapete vermelho que cobria os grandiosos corredores do palácio. As câmeras rastreavam seus movimentos em um cortejo de fabricação elaborada que passou por convidados aplaudindo, reunidos atrás de cordões vermelhos, como tinham ficado os soldados. Putin parecia minúsculo nos imensos salões. Ele trajava um terno escuro e gravata cinza. Seu braço esquerdo balançava com confiança, mas o direito – possivelmente por causa da fratura sofrida durante a briga em 1984 que toldara sua carreira na KGB – pendia solto a seu lado. Isso dava ao seu andar uma arrogância característica enquanto ele cobria centenas de metros, algo que Yeltsin, em seus dias mais sadios, não teria ousado tentar sob o escrutínio de câmeras televisivas transmitindo ao vivo.

Os convidados oficiais incluíam os membros do parlamento, governadores, juízes veteranos e o clero das quatro religiões oficiais da Rússia: Cristianismo Ortodoxo, Islamismo, Budismo e Judaísmo. Mikhail Gorbachev, a quem Yeltsin havia esnobado flagrantemente para sua cerimônia de posse em 1996, compareceu como uma aparição de outra era. Também presente estava Vladimir Kryuchkov, o diretor da KGB que liderou o golpe abortado para derrubar Gorbachev. O simbolismo da presença conjunta de ambos assinalava o desejo de Putin de projetar união após o tumulto da década anterior. Yeltsin, pálido e inchado, surgiu com ele no estrado para testemunhar o juramento, que foi prestado exatamente ao meio-dia. Durante o curto discurso do ex-presidente, as luzes de seu *teleprompter* piscaram, forçando-o a fazer pausas tão longas que a audiência aplaudiu, pensando que ele havia terminado.[30] Putin, duas décadas mais jovem, falou de modo nítido e amplo, focando na história do momento, que ele chamou de a primeira transferência pacífica e democrática da maior autoridade do país em seus 1.100 anos (sem nem sequer insinuar a orquestração que Yeltsin arquitetou).

A cerimônia combinou a história conflituosa de um país dividido a respeito do significado de seu passado e, por consequência, de seu futuro. Putin, em suas falas, mencionou de modo genérico "trechos trágicos e trechos grandiosos", deixando que os ouvintes decidissem qual era o quê. Quando a cerimônia chegou ao fim, canhões dispararam uma salva de tiros da margem do rio Moscou. Lá dentro, um coral cantou o final da ópera *A Life for the Tsar* [Uma vida para o czar], de Mikhail Glinka composta em 1836 para celebrar a morte de um soldado na guerra contra a Polônia e reescrita na era soviética como *Ivan Susanin* para retirar a homenagem ao czar. Para Putin, o coral cantou os versos soviéticos.

Depois de deixar o Grande Palácio, Putin assistiu a um desfile militar ainda na área do Kremlin. Ele se encontrou com Aleksy II, Patriarca de Moscou e de toda Rússia, líder da Igreja Ortodoxa. Em seguida, Putin depositou uma coroa de flores no Túmulo do Soldado Desconhecido, localizado no exterior das muralhas do Kremlin. Parecia tanto uma coroação quanto uma transferência democrática de poder. A Rússia tinha um novo líder, consagrado pela urna; entretanto, tinha pouca noção de para onde ele pretendia guiá-la.

A ascensão de Putin ao poder restringiu sua vida em família. Ele permitiu às filhas, Masha e Katya, então com dezesseis e quinze anos, ceder entrevistas para a biografia de campanha, porém depois disso elas desapareceram da vida pública, e sua privacidade foi resguardada ferozmente pelo Kremlin. Fotografias delas surgiam raramente, mesmo com os pais; nunca houve um retrato oficial da nova primeira família da Rússia. As meninas estudavam em casa com tutores, aprendendo não apenas alemão, mas também francês e inglês. Em entrevistas, elas passavam a impressão de serem adolescentes comuns que gostavam de filmes estrangeiros como *Matrix*, mas só se aventuravam a sair na presença de guarda-costas. Os pais delas compraram um poodle toy branco chamado Toska, o primeiro cachorro da família desde o acidente de carro que matou seu cão pastor-do-cáucaso em São Petersburgo. Lyudmila disse que seu marido mimava afetuosamente as meninas, porém reconheceu que "elas o veem com mais frequência na televisão do que em casa". Eles tinham empregados e um cozinheiro, o que poupou Lyudmila das frustrações que havia sentido quando cozinhava para ele na época de recém-casados. A vida deles juntos, contudo, já não era algo que ela pudesse controlar. "Eu não planejo mais nada", disse ela. "Eu planejava, e aí quando as coisas davam errado, eu ficava muito chateada e ofendida. Agora, no entanto, eu entendo que é mais fácil não fazer planos para férias juntos, ou feriados, ou dias de folga, assim não fico desapontada."[31]

A Rússia, assim como a União Soviética, tinha pouca experiência com a esposa do líder assumindo um papel público como primeira-dama. A elegante esposa de Gorbachev, Raisa, o acompanhava com frequência em suas viagens e abraçou causas públicas, mas isso ainda era uma novidade não universalmente aceita. A esposa de Yeltsin desprezava a publicidade e em grande parte a evitava, e assim fez Lyudmila. Em 1998 e 1999, ela trabalhou por pouco tempo como representante em Moscou para uma empresa de comunicações, a Telekominvest, com raízes em São Petersburgo e ligação com um amigo da família, Leonid Reiman, que serviria como ministro das telecomunicações de Putin. Ela ganhava o equivalente a 1.500 dólares por mês, mas abriu mão do emprego quando seu marido tornou-se primeiro-ministro, embora alguns dissessem que ela continuou envolvida em acordos de negócios.[32] Como primeira-dama, ela agora se juntava a seu marido em eventos oficiais, especialmente com dignitários em visita, como Tony Blair, o primeiro líder ocidental a se reunir com Putin depois de sua ascensão inesperada. Os Putin levaram os Blair ao Teatro Mariinsky, em São Petersburgo, para ver uma performance da ópera *Guerra e Paz*, de Prokofiev. No princípio, parecia que ela desempenharia um papel mais público. Depois da posse, ela abraçou a causa da alfabetização, promovendo a leitura e o aprendizado de idiomas e fundou o Centro para o Desenvolvimento da Língua Russa, que organizou projetos com o objetivo de "aumentar o prestígio" da cultura russa no mundo todo.[33] Exceto pelas entrevistas humanizadoras, entretanto, Lyudmila não teve papel algum na campanha de seu marido nem em seu governo. O próprio Putin se encrespava ante as questões mais inócuas sobre a vida deles. Quando Mikhail Leontyev perguntou com delicadeza se ele tinha tempo para ver a família, Putin respondeu bruscamente:

"Eu as vejo", e o comentário foi seguido por um corte perceptível na entrevista. Na época, Leontyev ficou chocado com o estado da casa dos Putin, que tinha sido usada por primeiros-ministros na década anterior. Após seis meses no cargo, ainda havia caixas por desembalar, e ele reparou que havia ali um ar de residência temporária. "Nós estamos morando em casas temporárias desde 1985", retrucou Putin. "Assim, nos mudamos regularmente de um lugar para o outro e pensamos em nossas casas como se fossem alojamentos – evidentemente, alojamentos muitos bons. Pode-se viver com muito conforto aqui, mas é temporário. Uma morada temporária. Nós vivemos como se estivéssemos sentados em nossas malas prontas."

Em sua declaração financeira, exigida por lei, Putin relatou possuir três propriedades, incluindo a dacha nos arredores de São Petersburgo que tinha sido reconstruída depois do incêndio e incorporada à cooperativa com os outros empresários de São Petersburgo, entre eles os dois envolvidos no escândalo inicial dos alimentos, Vladimir Yakunin e Yuri Kovalchuk. A cooperativa enfrentou um desafio legal dos moradores da região,[34] mas os oito conseguiram assegurar a escritura da área em torno do lago e transformá-la em um condomínio fechado – supostamente com uma conta bancária compartilhada que qualquer um dos proprietários podia utilizar para efetuar depósitos ou saques em dinheiro.[35]

Putin declarou pouco mais de 13 mil dólares em várias contas poupança, o que, pelos padrões russos, fazia dele um homem razoavelmente rico, mas nem de longe um magnata ambicioso. (Como a maioria dos russos, suas economias haviam depreciado muito com a desvalorização do rublo em 1998.) Ele pode ter omitido alguns bens em sua declaração, como muitos políticos habitualmente faziam, já que muito da riqueza da Rússia permanecia nas sombras da economia não oficial; todavia, ao menos antes de sua presidência, os Putin haviam levado vidas aparentemente modestas. Até então, eles pareciam não ter em relação ao futuro nenhuma garantia além do que o resto dos russos dispunha, temendo que um dia tudo fosse simplesmente ficar sem valor algum outra vez. Putin via em sua experiência pessoal o destino de toda a Rússia. "Ao longo dos últimos dez anos, todo o país tem vivido assim", afirmou ele em sua entrevista televisiva com Leontyev. "E isso nos traz de volta ao problema com que começamos, o problema da estabilidade."[36] Era estabilidade o que ele prometia e que havia agora encontrado para si mesmo. De fato, as circunstâncias da família tinham agora se alterado de maneira irreversível. Em maio, os Putin se mudaram para uma nova residência em um complexo arborizado contíguo a um rio sinuoso chamado Novo-Ogaryovo. A propriedade, construída nos anos 1950, havia servido como casa de hóspedes do governo até se tornar a residência oficial dos Putin. A área em torno dela era chamada de Rublyovka, e logo brotaram outras mansões nas redondezas. Com compradores atraídos pela proximidade com o poder, aquele se tornou um dos lugares mais caros do mundo para se morar. Os Putin continuaram ali por vários anos.

Os homens com quem Putin havia trabalhado em São Petersburgo sob as ordens de Sobchak agora se juntavam a ele nos mais altos escalões do Kremlin. Eles incluíam Dmitri Medvedev, que se tornou chefe de gabinete adjunto, e Aleksei Kudrin, que o ajudara várias vezes a encontrar seu rumo em Moscou e se tornou ministro das finanças. Todos os seus antigos amigos da KGB – Viktor Chersekov, Viktor Ivanov e Sergei Ivanov – assumiram cargos elevados na área de segurança. Putin instalou tantos amigos de sua cidade natal que seu governo ficou conhecido como o clã de São Petersburgo e foi visto com suspeitas pela elite política de Moscou, que estava habituada a um monopólio do poder e de suas benesses. Muitos até especularam, sem nenhuma base na realidade, que ele faria São Petersburgo voltar a ser a capital da Rússia, como o fizera Pedro, o Grande. Para se proteger das intrigas políticas bizantinas de Moscou, Putin voltou-se para aqueles em quem podia confiar explicitamente. Isso se tornou uma extraordinária personificação da autoridade no Kremlin, refletindo sua profunda desconfiança da elite política do país. "Eu tenho muitos amigos, mas apenas algumas pessoas são realmente próximas a mim", reconheceu ele. "Elas nunca se afastaram. Elas nunca me traíram, e eu também não as traí."[37]

Ele manteve alguns eminentes apadrinhados de Yeltsin em sua equipe, inclusive seu chefe de gabinete, Aleksandr Voloshin, e Anatoly Chubais, o execrado pai da "terapia de choque", que continuou sendo o presidente do monopólio estatal de eletricidade, mas o caráter da hierarquia do Kremlin mudou de forma dramática. No dia de sua posse, ele nomeou oficialmente Mikhail Kasyanov como seu primeiro-ministro, um homem que havia escalado a hierarquia dos ministérios econômicos e financeiros das eras soviética e pós-soviética e era conhecido como um negociador pragmático, respeitado por seus pares no Ocidente. A imprensa que vivia de escândalos o apelidou de Misha Dois Por Cento por causa de rumores de que ele retinha uma parte dos acordos financeiros que negociava com banqueiros – o que ele negava com veemência –, mas suas credenciais como economista de mercado eram inquestionáveis, e sua nomeação assinalou a cautelosa, mas estável, acolhida da privatização dos anos 1990 por Putin. Mais importante: após o turbilhão político que vira seis primeiros-ministros desde 1998, a nomeação de Kasyanov não provocou uma nova crise constitucional com o parlamento.

As primeiras escolhas políticas de Putin refletiram reformas liberalizantes que foram aplaudidas pelas grandes empresas no país e fora dele. Ele impôs um imposto de renda fixo de 13% para pessoas físicas e cortou os impostos sobre lucros corporativos de 35 para 24%, em vigor a partir de janeiro de 2002. Prometeu que a Rússia teria impostos mais baixos, porém também esperava que as pessoas – e as empresas – os pagassem, após uma década em que quase todos os russos os sonegaram por qualquer meio possível. O novo governo de Putin adotou leis territoriais que permitiam a compra e venda de propriedades privadas e institucionalizavam regras trabalhistas para contratações privadas, acabando com algumas das incertezas que tinham paralisado os investimentos e aberto a porta para a corrupção e a desordem. Impulsionada pelo aumento nos preços do petróleo e pela lenta recuperação do calote de 1998, a Rússia equilibrou seu orçamento pela primeira vez. O país começou a pagar seus débitos ao FMI e outros, adiantado. A presidência de Yeltsin havia sido errática, mas plantara as fundações para um *boom* econômico. O produto interno bruto, que crescera 5% em 1999, dobrou no primeiro ano de Putin no governo e em seguida estacionou numa média de 6% pelos próximos sete anos.[38] O capitalismo de Oeste Selvagem dos anos 1990 havia criado uma alta classe decadente e uma miríade de lojas, restaurantes e clubes que atendiam a gostos ridiculamente caros; agora, no entanto, os frutos de uma economia de mercado começou a escoar para as fileiras medianas da sociedade, especialmente em Moscou e outras cidades. Putin parecia ser o gestor competente e eficiente que havia sido como subordinado em São Petersburgo e depois Moscou.

Ele personificava as contradições do progresso da Rússia, parado em algum ponto entre um Estado democrático moderno e a tradição soviética da qual ainda não havia se livrado. Os passos iniciais de Putin refletiam as duas coisas, e as opiniões sobre sua liderança se dividiam de acordo com qual lado de Putin a pessoa abraçasse. O próprio Putin parecia às vezes lutar para se decidir de que lado estava. Não obstante, em uma questão de poucos meses, ele deu aos russos uma folga do caos crônico dos anos Yeltsin.

Seu objetivo não era acelerar a transição da Rússia para o capitalismo e a democracia, e sim mover-se com cautela para fornecer um mínimo do que a maioria das pessoas desejava, como ele mesmo diria repetidas vezes: estabilidade. E mesmo enquanto a guerra rugia no distante Cáucaso, ele foi em grande parte bem-sucedido, e sua popularidade começou a disparar.

Em 11 de maio, quatro dias depois da posse de Putin, dúzias de oficiais da FSB invadiram o quartel-general da maior empresa particular de mídia da Rússia, a Media-Most, que incluía o popular canal de televisão NTV. Eles chegaram de manhã, mandando que o pessoal fosse para a cafeteria, e por horas vasculharam os escritórios, apreendendo documentos, computadores e, entre outras curiosidades, uma pistola decorativa pertencente ao dono da companhia, Vladimir Gusinsky.[39] O início da vida de Gusinsky tinha paralelos impressionantes com a de Putin. Ele havia nascido um dia antes, em 6 de outubro de 1952, e morou em um apartamento de um quarto com seus pais amorosos e sem instrução; seu pai também era um veterano da Grande Guerra Patriótica e um operário de fábrica. Como Putin, ele se considerava um "produto das ruas"; tinha aprendido a lutar para se defender de bêbados e bandidos nos pátios de um deprimente bloco de apartamentos soviético.

Os paralelos terminavam aí. O avô de Gusinsky morreu nos expurgos de Stalin, e embora Gusinsky tivesse servido no exército, também havia se aventurado nos negócios do mercado negro e acabou estudando teatro.[40] Tudo isso – sua educação, suas experiências como judeu na preconceituosa burocracia soviética – fez dele um rebelde contra o sistema ao qual Putin se tornou tão leal. Ele também ficou espetacularmente rico, abrindo uma empresa de consultoria no final dos anos 1980 e fazendo amizade com Yuri Luzhkov, um burocrata municipal que supervisionava os mercados de frutas e vegetais da cidade. Sua empresa logo se expandiu para o setor bancário, reconstruções habitacionais e a mídia. Sua Media-Most, nomeada em homenagem à rede bancária automatizada que ele vira durante uma visita aos Estados Unidos, criou um jornal, *Sevodnya,* e posteriormente a rede, NTV, que iria finalmente provocar a ira de Putin.

A NTV se tornou a primeira rede moderna de televisão da Rússia, com um combativo departamento de notícias que irritava o Kremlin de Yeltsin com reportagens críticas e amiúde sensacionalistas. Assim como Berezovsky tinha utilizado o canal estatal, a ORT, para atacar os adversários de Yeltsin antes da eleição de 1999, Gusinsky manejava a NTV como um cutelo contra a "Família" de Yeltsin. A rivalidade entre os dois magnatas da TV era tão pessoal e intensa que o ex-chefe de segurança de Yeltsin, Aleksandr Korzhakov, afirmava que Berezovsky lhe pedira para assassinar Gusinsky.[41] A NTV continuou com sua cobertura crítica durante a campanha de Putin e exibiu um documentário sobre os bombardeios aos apartamentos que insinuava o envolvimento do governo. Pior ainda, na perspectiva do Kremlin: sua cobertura da guerra na Chechênia não se esquivou de relatar a escala da brutalidade e do sofrimento, como os canais estatais haviam aprendido a fazer. O proprietário da NTV e seus jornalistas demoraram para perceber que a tolerância do Kremlin para críticas havia diminuído sob o novo líder. Putin tinha uma repulsa particular pela forma como era retratado no programa satírico semanal com marionetes do canal, o *Kukly*, cujo criador, Viktor Shenderovich, vinha alfinetando os políticos do país desde 1994; entretanto, Putin não achou divertida sua caricatura – com orelhas de abano e olhos esbugalhados, retratado ora como tímido, ora como malévolo. Em um episódio após a eleição de Putin em março, o boneco foi mostrado como um czar, dominado por uma noiva afetuosa mais alta e cheinha, representando toda a Rússia. "Mas ela é tão grande", ele sussurrava a seus cortesãos. "Eu não tenho experiência com nada nessa escala". Um boneco representando Aleksandr Voloshin, seu chefe de gabinete, respondia: "É só fazer com ela o que todos nós já fizemos".[42] Assessores no Kremlin prontamente deixaram claro aos produtores do programa que o novo presidente não deveria mais aparecer nas sátiras semanais.

Os motivos por trás da invasão à Media-Most não foram esclarecidos de imediato, embaralhados como foram por declarações contraditórias pelos fiscais de impostos, o procurador e outros funcionários. Putin, contudo, defendeu intensamente a ação policial no dia seguinte, dizendo que ninguém deveria estar acima da lei. Era obviamente um sinal, e estabeleceu um padrão que se tornaria familiar. "Não existirá a oligarquia enquanto classe", Putin havia declarado na véspera da eleição.[43] A invasão não teve efeito imediato sobre o conglomerado de mídia de Gusinsky, que cobriu os eventos com zelosa indignação, e Putin insistiu que não haveria limites sobre a liberdade de expressão, porém ninguém favorável a Gusinsky acreditou nisso.

O ataque do procurador sobre a Media-Most coincidiu com a primeira visita oficial do presidente Clinton a Moscou para se encontrar com o novo presidente da Rússia. Putin não fez da política externa a primeira prioridade de sua presidência, embora em abril tenha conseguido convencer a Duma a ratificar o acordo START II, negociado por Yeltsin quase uma década antes para reduzir os arsenais nucleares dos Estados Unidos e da Rússia. Clinton agora estava ansioso para persuadir o novo líder russo a aceitar os planos americanos de construir uma defesa antimísseis, apesar dos limites impostos pelo Tratado sobre Mísseis Antibalísticos, um pacto crucial da Guerra Fria ao qual se atribui a prevenção de uma escalada na corrida armamentista nuclear. Clinton esperava fazer dos mísseis de defesa uma de suas últimas realizações antes de deixar a presidência, mas desde que Ronald Reagan propusera sua visão "Guerra nas Estrelas" de um escudo de mísseis, líderes soviéticos e depois russos tinham se oposto furiosamente a qualquer proposta para permitir isso. Putin não seria diferente, temendo que mesmo o rudimentar sistema de defesa considerado por Clinton pudesse, de alguma forma, solapar a última vantagem que a Rússia tinha como superpotência. Embora Clinton quisesse fazer um acordo, Putin calculou que teria melhores chances negociando com o próximo presidente americano. A precaução dele em relação aos americanos tinha sido aumentada pelas censuras de Clinton sobre a guerra na Chechênia. Dessa vez, Clinton também objetou ao ataque à Media-Most com Putin e, diretamente, em uma entrevista com uma estação de rádio, a Ekho Moskvy, que pertencia ao conglomerado de Gusinsky. Clinton depois fez uma visita a Boris Yeltsin, a quem considerava um amigo após oito anos no poder. "Boris, você tem a democracia no seu coração", Clinton lhe disse. "Você tem a confiança das pessoas em seus ossos. Você tem em seu interior o fogo de um democrata verdadeiro e de um verdadeiro reformista. Eu não tenho certeza se Putin tem isso."[44]

A visita de Clinton terminou de forma inconclusiva. Ele não conquistou o apoio de Putin para mudanças que permitissem os mísseis de defesa. Putin também não deu ouvidos a seu encorajamento para respeitar uma mídia livre. Nove dias após sua partida, o novo procurador-geral, Vladimir Ustinov, convocou Gusinsky, ostensivamente para interrogá-lo sobre as balas para sua pistola decorativa. Gusinsky chegou atrasado e foi imediatamente detido.

EM 12 DE AGOSTO, DURANTE O preguiçoso mês das férias, Putin terminou uma última rodada de reuniões com conselheiros de segurança nacional no Kremlin e então partiu com a família para Sochi, o resort no Mar Negro amado por líderes soviéticos há décadas. Eles ficaram na dacha presidencial que ele e Lyudmila haviam admirado à distância durante o governo de Brezhnev. Ele mal teria tempo para descansar. Na manhã seguinte, receberia um telefonema do ministro da defesa, o marechal Igor Sergeyev. A hora matutina só podia significar más notícias, que acabaram se provando o teste mais sério de sua jovem presidência.

O mais novo submarino nuclear da Rússia, o *Kursk*, havia perdido contato com a Frota do Norte durante um exercício de treinamento no Mar de Barents. A construção do *Kursk* fora iniciada na época soviética e completada em 1994, quando o poderio militar do país chegou ao nadir de sua decadência pós-soviética. Ele era o orgulho da marinha russa, um vaso de guerra gigantesco projetado para lutar contra os porta-aviões americanos. Agora ele havia desaparecido nas águas territoriais de Murmansk e ninguém sabia a razão. Sergeyev parece ter enganado Putin sobre a gravidade da crise, talvez por também ter sido enganado pela Marinha. O comandante da Frota Norte, almirante Vyacheslav Popov, emitiu um comunicado declarando que o exercício tinha sido um sucesso retumbante, sem fazer menção ao desastre que estava claro não apenas para os comandantes russos, mas também aos militares americanos e estrangeiros que vinham observando de perto esse exercício.

Pouco antes de Putin deixar Moscou, uma explosão havia rasgado a proa do *Kursk*, disparada por uma falha nos torpedos. A detonação iniciou um incêndio nos compartimentos dianteiros, seguida dois minutos e quinze segundos depois por uma explosão muito maior, detectada por dois submarinos americanos no mar e por sensores sísmicos até no Alasca.[45] As explosões mandaram o *Kursk* para o fundo do mar, 107 metros abaixo da superfície tempestuosa. O submarino tinha uma tripulação de 113 oficiais e marinheiros, acompanhada por cinco oficiais mais veteranos da frota que monitoravam o exercício, o maior no Barents desde o colapso da União Soviética. A maioria morreu instantaneamente, porém um grupo de 223 marinheiros conseguiu se vedar dentro de um compartimento traseiro, onde esperaram no escuro e no frio por um resgate que não estava a caminho. Um jovem oficial, tenente-capitão Dmitri Kolesnikov, reuniu os sobreviventes, fez uma chamada e escreveu bilhetes para seus comandantes e para sua esposa. O segundo, escrito em uma folha de livro-razão pautado, era datado de 12 de agosto, às 15h15, quase oito horas após a primeira explosão. Ele dobrou a folha, colocou-a num saco plástico e a guardou dentro de seu uniforme.

Está escuro demais para escrever aqui, mas vou tentar às cegas.
Parece que não há chance, % 10-20.
Nós vamos esperar,
Que alguém encontre isso
Aqui vai uma lista – daqueles nos compartimentos que estão aqui no 9º e vão tentar escapar
Olá a todos, não se desesperem.[46]

O submarino acidentado já estava no fundo do mar quando Putin foi informado apenas de seu desaparecimento. Ele prosseguiu com suas férias à beira do mar, andando de jet ski no domingo à tarde nas águas calmas e quentes do Mar Negro. Ninguém fora da cadeia de comando militar sabia que havia algo de errado, já que a marinha só reconheceu publicamente o destino do *Kursk* na segunda; depois disso, os oficiais enrolaram e mentiram dia após dia.

Depois de finalmente reconhecerem que uma explosão havia incapacitado o *Kursk,* oficiais insistiram falsamente que a causa tinha sido uma colisão com um submarino estrangeiro – quase certamente dos Estados Unidos ou da OTAN. Os líderes militares da Rússia regrediram a um instinto soviético para segredos, assim como o Kremlin. A assessoria de imprensa de Putin observou brevemente em 14 de agosto que o comandante da marinha o informara sobre a operação de resgate, mas o próprio Putin não disse nada até 16 de agosto, quando deixou Sochi – não para retornar a Moscou, mas para comparecer a uma reunião de ex-Estados soviéticos na Crimeia.

No sexto dia da crise, o *Komsomolskaya Pravda* publicou uma lista dos 118 marinheiros e oficiais a bordo, depois de pagar uma propina equivalente a 600 dólares para obtê-la. Para os parentes, o relato do jornal foi a primeira confirmação de que seus filhos e maridos estavam a bordo – e a essa altura, quase certamente mortos. Outra manchete no jornal desafiava Putin diretamente: "Os marinheiros no *Kursk* silenciaram ontem. Por que o presidente está em silêncio?" Putin viu-se condenado na mídia. Outro jornal publicou uma sequência de fotografias: uma de Putin bronzeado, uma do marechal Sergeyev jogando bilhar e outra do comandante da marinha, Vladimir Korayedov. A legenda dizia: "Eles não afundam".[47]

A determinação de Putin na Chechênia, suas ousadas promessas de devolver a estabilidade à nação – essas lhe falharam nessa nova crise. Ele parecia incapaz de controlar os militares ou uma população cada vez mais angustiada e raivosa, incitada pela cobertura na televisão e nos jornais que exibiam a empatia e o sofrimento que nem Putin nem seus comandantes militares pareciam conseguir expressar. Boris Berezovsky, que ainda guardava ilusões de influência a despeito de disputas públicas com Putin a respeito de seus atos iniciais como presidente, ligou para Putin em Sochi em 16 de agosto de sua *villa* em Cap d'Antibes.

"Volodya, por que você está em Sochi?", disse ele. "Você deveria interromper suas férias e ir para aquela base submarina, ou ao menos para Moscou." Ele o alertou de que isso estava prejudicando sua presidência.

"E por que você está na França?", perguntou Putin, sarcástico.

Berezovsky apontou que ele não era o líder da nação. "Ninguém está nem aí para onde eu estou",[48] disse.

Inicialmente, a Rússia recusou ofertas internacionais de ajuda da Noruega, Suécia, Grã-Bretanha e dos Estados Unidos. Putin só concordou depois que o presidente Clinton ligou para ele em Sochi, pressionando a oferta. Ao concordar com a assistência, Putin teve que prevalecer sobre Sergeyev e os almirantes cuja maior preocupação não era a tripulação, e sim a possibilidade de que os inimigos da Rússia descobrissem os segredos de sua frota de submarinos nucleares. Quando mergulhadores britânicos e noruegueses – mas não os americanos – finalmente chegaram com um veículo de resgate em 21 de agosto, eles conseguiram abrir a escotilha externa em seis horas, algo que os russos não tinham conseguido em nove dias. A essa altura, toda a tripulação a bordo estava morta. As famílias à espera, ainda agarradas à esperança, irromperam em indignação. Seus uivos encheram os jornais não apenas da NTV de Gusinsky, mas também do canal controlado por Berezovsky.

Putin havia voltado a Moscou discretamente na manhã de 19 de agosto, mas continuava a falar pouco sobre a crise, deixando que a mídia declarasse que o país se encontrava sem líderes em seu momento de tragédia. Naquela manhã, Berezovsky descobriu as consequências de uma cobertura crítica. O chefe de gabinete de Putin, Aleksandr Voloshin, disse-lhe de forma direta que o canal estava "trabalhando contra o presidente". Voloshin, que já havia sido sócio de Berezovsky, agora lhe dizia que ele deveria abrir mão do controle da rede ou seguiria os passos de Gusinsky. Berezovsky insistiu em um encontro com o próprio Putin e, quando eles se reuniram no Kremlin em 20 de agosto, junto com Voloshin, a fúria de Putin preencheu a sala. Ele afirmou raivosamente possuir um relatório garantindo que os repórteres de

Berezovsky tinham contratado prostitutas para aparecer nos jornais afirmando serem esposas ou irmãs dos marinheiros. "Elas não são prostitutas, são realmente esposas e irmãs", insistiu Berezovsky. "Os idiotas da KGB estão enchendo você de lorotas."[49]

Com isso, o destino de Berezovsky estava selado. Putin tinha vindo preparado. Ele abriu uma pasta e começou a ler sobre as falhas na gestão financeira no canal estatal de televisão.[50] Berezovsky protestou atabalhoadamente, mas não podia fazer nada. Putin estava efetivamente isolando-o de qualquer influência que ele esperasse ter no Kremlin. Seria a última reunião entre os dois homens: um que se via como um moderno Rasputin, exagerando sua influência, e o outro feliz em se livrar de um odioso oligarca manipulando o poder da televisão.

Em 22 de agosto, dez dias depois de o *Kursk* explodir, Putin voou para Vidyayevo, uma cidade militar fechada acima do Círculo Ártico. O porto de origem do *Kursk* ficava nessa cidade-guarnição dilapidada, sujeita ao clima inóspito. Era para lá que os pais, mães, esposas e filhos da tripulação do submarino tinham vindo de todo o país para aguardar enquanto a tragédia se desenrolava, alternando entre esperança e angústia, pesar e fúria. Um dos primeiros-ministros adjuntos de Putin, Ilya Klebanov, tinha tentado aplacar as famílias quatro dias antes, apenas para enfrentar uma fúria incontrolável dentro do clube dos oficiais da cidade. Klebanov, que supervisionava as claudicantes indústrias militares do país, pareceu abalado quando Nadezhda Tylik, uma das mães presentes, saltou de sua cadeira gritando "Porcos!". Uma enfermeira aproximou-se dela por trás e espetou uma agulha através da manga de seu casaco para sedá-la.[51]

Agora os parentes tornavam a se reunir no clube às cinco da tarde, dessa vez para ver o presidente em pessoa. E eles esperaram quatro horas até que Putin finalmente chegasse. Vestido em um terno preto sobre uma camisa preta sem gravata, Putin agora enfrentava a realidade do sofrimento humano – não as "prostitutas" contratadas por jornalistas inescrupulosos, como lhe haviam dito, mas pessoas genuinamente de luto. O que ele encontrou foi uma turba furiosa. Ele nem terminou sua primeira frase antes de ser interrompido por gritos. Quando ofereceu suas condolências pela "deplorável tragédia", uma mulher gritou a plenos pulmões que ele deveria cancelar o dia de luto que anunciara no dia anterior. Putin parecia inseguro. Ele reconheceu o estado lamentável dos serviços militares russos, mas soou defensivo. "Sempre existiram tragédias", disse ele. "Vocês certamente sabem que nosso país se encontra em uma posição difícil e que nossas forças armadas também estão, mas eu jamais imaginei que elas estivessem tão mal."[52] Quando um homem exigiu saber por que a Frota Norte não possuía um submergível de resgate, Putin soltou: "Não restou porcaria nenhuma nesse país!"

A multidão o corrigiu colericamente quando ele declarou os salários de marinheiros e oficiais, gritando por cima de suas respostas e forçando-o a implorar à audiência que lhe permitisse terminar. Ele deu o horário errado para a explosão e repetiu as suspeitas delirantes da marinha sobre a causa. "Pode ter sido uma colisão, ou uma mina, ou talvez uma explosão a bordo, embora especialistas julguem isso algo muito improvável." A reunião durou quase duas horas e quarenta minutos, e jamais teve a intenção de chegar ao público. Uma câmera de um dos canais estatais de TV – não o de Berezovsky – filmava de uma sacada, mas o Kremlin liberou apenas o vídeo, sem o som, de modo que os espectadores não ouviram suas declarações errôneas nem os protestos raivosos da multidão. Um jornalista, contudo, conseguiu registrar o evento sem ser notado. Era Andrei Kolesnikov, um dos três jornalistas que entrevistou o presidente em exercício para o *Primeira Pessoa*. Em seu relato, Putin acabou amansando a fúria, especialmente com suas promessas de compensação para os parentes – um valor correspondente a dez anos de salário e apartamentos em Moscou e São Petersburgo –, cujos detalhes tinham ocupado quase uma hora da reunião. "Putin saiu da reunião", escreveu ele sobre o fato, "como o presidente das pessoas que estavam prontas para fazê-lo em pedaços pouco tempo antes".[53]

Foi uma experiência marcante. Alguns na multidão gritaram que não queriam o dinheiro dele, queriam seus entes amados. A lua de mel política de Putin havia terminado. A aura de invencibilidade – a encantada ascensão do neófito político que restauraria a grandeza da Rússia – estava acabada. Putin acreditava saber o porquê; não era a situação de negligência das Forças Armadas, nem a obstinação soviética dos comandantes da Marinha, que continuavam a culpar os americanos. Ele se recusou a aceitar a oferta de renúncia do marechal Sergeyev ou a punir qualquer um dos comandantes que claramente tinham mentido sobre a tragédia.[54] Não, a causa do infortúnio de Putin era a mídia. "Televisão?", despejou ele no clube dos oficiais quando perguntado por que eles haviam de início recusado a ajuda estrangeira para o resgate, conforme relatado amplamente. "Eles estão mentindo! Mentindo! Mentindo! Há pessoas na televisão que berram mais alto do que qualquer um hoje e que, ao longo dos últimos dez anos, destruíram esse mesmo exército e essa mesma marinha em que as pessoas estão morrendo hoje."

Caso alguém tivesse alguma dúvida de a quem ele culpava, ele apareceu na televisão estatal em Moscou no dia seguinte para se dirigir à nação pela primeira vez. Depois de expressar "uma sensação total de responsabilidade e de culpa por essa tragédia", ele colericamente denunciou aqueles que "tiravam vantagem dessa calamidade de forma inescrupulosa". Sem usar os devidos nomes, ele fez referência à promessa de Berezovsky de levantar 1 milhão de dólares para os parentes da tripulação e às *villas* que ele e Gusinsky possuíam no exterior. As alusões não passaram despercebidas a ninguém. "Deixe-me dizer de modo mais direto: estão sendo feitas tentativas de inflar a situação politicamente para gerar algum capital político ou perseguir certos interesses de grupos particulares. E eles têm razão quando dizem que as primeiras fileiras dos defensores dos marinheiros são pessoas que por muito tempo vêm contribuindo para o colapso do Exército, da Marinha e do Estado. Alguns deles até juntaram um milhão. Um único fio de todo mundo, e assim se faz uma camisa para um homem nu. Seria melhor para eles venderem suas *villas* na costa mediterrânea da França ou da Espanha. Só que aí eles teriam que explicar por que todas essas propriedades estão registradas em nome de laranjas e de empresas jurídicas. Nós então lhes perguntaríamos de onde veio esse dinheiro."

É claro que Putin já sabia. Ele já tinha dossiês reunidos. No mundo nebuloso dos negócios russos, poucos oligarcas podiam sobreviver a um escrutínio em suas transações, suas aquisições turvas, seus dribles aos impostos, suas contas secretas no exterior. Como diretor da FSB, ele havia estabelecido um monopólio sobre a informação financeira,[55] e como primeiro-ministro e agora presidente, ele sabia onde podia encontrar todos os esqueletos nos armários. Não por acaso, esse tinha sido o método da KGB antigamente. A investigação suspensa a respeito do conglomerado de Berezovsky na Aeroflot de súbito foi retomada no mês seguinte. Quando foi chamado para testemunhar, em novembro, Berezovsky ignorou a intimação e fugiu do país. Em fevereiro, ele vendeu suas ações no canal televisivo para seu ex-sócio, Roman Abramovich, que as entregou ao Estado. Gusinsky, liberado sob fiança após sua prisão em junho, fugiu para sua *villa* na Espanha. Em abril de 2001, Gazprom, o titã da energia, tomou controle da NTV em um golpe na reunião do conselho depois de cobrar um empréstimo de 281 milhões de dólares feito a Gusinsky para contornar a crise financeira de 1998. Os jornalistas do canal ocuparam o estúdio em protesto, mas cederam depois de onze dias, e a nova direção assumiu. Muitos no país e fora dele uivaram em protesto, mas foi em vão. Putin compreendeu desde o começo a importância da televisão para a autoridade do Kremlin – sua habilidade para moldar não apenas a sua imagem, mas a própria realidade da Rússia. Sergei Pugachev, um banqueiro e amigo que trabalhou de perto com ele no Kremlin na época, espantava-se em como Putin acompanhava obsessivamente os jornais televisivos, chegando a ligar para os diretores dos canais no meio de uma exibição para contestar aspectos dos relatos. Ele considerava as redes estatais um "recurso natural" tão precioso quanto o petróleo ou o gás. "Ele compreende que a base do poder na Rússia não é o exército nem a polícia, e sim a televisão", disse Pugachev. "Essa é sua convicção mais profunda."[56] Agora as três principais redes televisivas da Rússia estavam firmemente sob o controle do Kremlin.

12
A alma de Putin

Na tarde de 11 de setembro de 2001, Putin reuniu 48 jornalistas no Kremlin para lhes conceder honras de Estado, uma tradição da época soviética. Em suas breves falas diante das câmeras de TV, ele destacou os correspondentes de guerra que trabalharam na Chechênia e assim enfrentaram a "propaganda de guerrilha bem organizada e generosamente paga" dos rebeldes. "O processo de paz está ganhando ímpeto naquele país em boa parte graças às realizações de vocês", ele lhes disse. O homem que neutralizara a única rede de televisão privada e a única rede estatal que exibia independência então declarou que a mídia era um importante pilar da nova Rússia. "Imensas mudanças políticas e econômicas seriam impossíveis na Rússia sem sua mídia de massa livre", disse ele. A cerimônia mal havia terminado quando seus auxiliares de segurança o convocaram a uma sala de conferência onde eles assistiram relatos na TV sobre os aviões comerciais que se chocaram contra o World Trade Center e o Pentágono, um ataque executado pela Al-Qaeda, a organização que os russos há muito argumentavam fornecer assistência aos rebeldes da Chechênia. Putin se voltou para Sergei Ivanov, seu velho amigo e colega da KGB. "O que podemos fazer para ajudá-los?", perguntou ele.[1]

Muitos veriam posteriormente a resposta de Putin como cínica, mas nas horas após o ataque ele agiu com energia e propósito para ajudar um país que via com persistente suspeita. Ele tentou ligar para o presidente George W. Bush mas não conseguiu encontrá-lo, pois o Air Force One saltava de um ponto a outro por todos os Estados Unidos. Quando a conselheira nacional de segurança de Bush, Condoleezza Rice, tentou telefonar para Ivanov, Putin imediatamente pegou o telefone. Ele lhe garantiu que não aumentaria o alerta militar da Rússia em reação à passagem americana a uma lógica de guerra; na verdade, ele reduziu o alerta e cancelou um exercício militar no Oceano Pacífico que havia sido iniciado no dia anterior – simulando um conflito nuclear com os Estados Unidos. "Há mais alguma coisa que nós possamos fazer?", ele indagou a Rice. Um pensamento passou pela cabeça dela: *A Guerra Fria realmente acabou.*[2]

Putin foi o primeiro líder mundial a ligar para a Casa Branca, antes mesmo que a extensão completa do ataque ficasse clara. Ele telefonou mais tarde para o primeiro-ministro Tony Blair na Grã-Bretanha e para o chanceler Gerhard Schröder na Alemanha, repetindo que o mundo deveria se unir contra o flagelo do terrorismo. Em contraste com seu silêncio cauteloso após o desastre do *Kursk* e outros eventos importantes, Putin foi à TV e expressou suas condolências às vítimas do que ele chamou de "um ato inédito de agressão da parte do terrorismo internacional". "O evento que ocorreu nos Estados Unidos hoje vai além das fronteiras nacionais. É um desafio descarado a toda a humanidade, ao menos à humanidade civilizada", declarou ele. Putin deixou claro que a tragédia era uma oportunidade para remodelar as relações internacionais para combater "a praga do século XXI". "A Rússia sabe em primeira mão o que é o terrorismo", disse ele. "Portanto, compreendemos como ninguém os sentimentos do povo americano. Falando ao povo dos Estados Unidos em nome da Rússia, eu gostaria de dizer que estamos com vocês, sentimos e compartilhamos sua dor, total e completamente."[3]

Quando Bush ligou de volta em 12 de setembro, Putin havia declarado um momento de silêncio em solidariedade, estabelecendo um tom vindo do alto que, ao menos por algum tempo, abafou o virulento sentimento antiamericano injetado na política russa. Apenas dois anos depois dos protestos antiamericanos contra a guerra da OTAN na Sérvia, muitos russos – embora certamente não todos – seguiram o exemplo de Putin. Eles empilharam flores na porta da embaixada americana e o tom da televisão estatal, onde o clima do Kremlin se manifestava cada vez mais, mudou de forma acentuada. "O bem vai prevalecer sobre o mal", Putin disse a Bush. "Eu quero que você saiba que, nessa luta, estamos juntos."[4]

A REAÇÃO DE PUTIN PARECEU validar a primeira impressão que Bush teve dele, algo que ninguém havia previsto quando a nova administração começou. Durante sua campanha contra Al Gore em 2000, Bush denunciara a guerra na Chechênia com tanta veemência quanto Clinton o fizera, vendo-a como uma forma de retratar os Democratas como tendo amolecido em relação à Rússia. Desde os primeiros dias de Bush no governo, as relações com a Rússia de Putin pareciam tensas. Em janeiro de 2001, agentes de fronteira americanos, agindo com base em um mandado internacional de prisão, detiveram Pavel Borodin, o primeiro chefe de Putin em Moscou, quando ele aterrissou em Nova York. Depois de assumir a presidência, Putin havia discretamente transferido Borodin de seu posto supervisionando a propriedade do Kremlin para uma nomeação em grande parte cerimonial como emissário para Rússia e Bielorrússia, uma função criada em 1996 mas nunca exercida. Nesse ínterim, o novo procurador-geral da Rússia, Vladimir Ustinov, furtivamente encerrou a investigação sobre as atividades de Borodin. No entanto, a Suíça não havia concluído sua investigação. Carla Del Ponte colocou em circulação o mandado de prisão que capturou Borodin, acusando-o de aceitar comissões de aproximadamente 30 milhões de dólares dos contratos que assinou para reformar o Grande Palácio no Kremlin e a Câmara de Contas. O escândalo que maculou a presidência de Yeltsin agora lançava tamanha sombra sobre as relações com o novo presidente americano que este foi o assunto do primeiro telefonema de Putin a Bush, em 31 de janeiro de 2001.

Em semanas, essas relações pareciam fadadas a piorar. Em fevereiro, o FBI finalmente descobriu um espião entre eles, algo de que há muito se suspeitava: Robert Hanssen, um supervisor veterano de contrainteligência, havia espionado para a União Soviética e depois para a Rússia até a noite em que foi preso. Sua exposição levou à expulsão de cinquenta diplomatas russos dos Estados Unidos, seguida por uma expulsão retaliatória de cinquenta americanos de Moscou.

A Guerra Fria pareceu receber vida nova, porém, quando Bush e Putin se encontraram pela primeira vez em junho de 2001 no castelo de Brdo, uma *villa* do século XVI nos arredores da capital da Eslovênia, Ljubljana. Ambos pareciam ansiosos para acalmar as tensões crescentes. E ambos se voltaram para seus resumos de inteligência na esperança de quebrar o gelo. Putin o saudou mencionando rúgbi, que Bush havia jogado por um ano na faculdade. "Eu joguei rúgbi, sim", Bush lhe disse. "*Muito* bom o seu resumo."[5] A seguir, conforme Putin ia direto ao ponto, lendo sua agenda de uma pilha de cartões de anotação, Bush interrompeu, perguntando sobre a cruz que a mãe de Putin havia lhe dado para benzer em Jerusalém. Bush viu a surpresa no rosto de Putin, embora ela sumisse rapidamente enquanto Bush explicava ter lido sobre a história, sem mencionar que ela estava dentro de seu próprio relatório de inteligência, preparado pela CIA. Putin contou para ele a história do incêndio em sua dacha, recriando para o americano o momento em que um operário encontrou a cruz em meio às cinzas e a apresentou para ele "como se fosse o destino". Bush, ele mesmo um crente, prosseguiu: "Vladimir, essa é a história da Cruz".[6]

Quando eles emergiram para saudar a imprensa depois de duas horas de reunião, os dois líderes tinham resolvido poucas de suas diferenças, especialmente sobre a oposição da Rússia aos escudos antimísseis, que Bush procurou muito mais agressivamente que seu antecessor democrata, porém exalavam um afeto pessoal mútuo que parecia improvável, considerando-se os eventos recentes. Bush o chamou de "um líder notável" e, em contraste com o que os russos viam como as censuras de Clinton, ele fez apenas uma menção rápida à Chechênia e à liberdade de expressão na Rússia. Quando questionado se os americanos podiam confiar em Putin, dadas suas divergências em uma profusão de assuntos, Bush disse que não o teria convidado para ir a seu rancho no Texas em novembro próximo se não pensasse assim. "Eu olhei o sujeito nos olhos", disse Bush. "Eu o achei bastante direto e confiável. Tivemos um diálogo muito bom. Eu fui capaz de ter uma impressão de sua alma: um homem profundamente comprometido com seu país e os melhores interesses de seu país."[7]

Nem Putin, nem Bush mencionaram a história da cruz ou o fato de que Putin não estava com ela na ocasião, contrariando o que disse a seus biógrafos de que a usava todos os dias. (Ele a levou consigo, contudo, quando ele e Bush se encontraram outra vez na reunião do Grupo dos Oito em Gênova, no mês seguinte.) Nem todos ficaram convencidos por essa parceria recente. "Eu posso entender a estratégia da sintonia, mas foi longe demais", disse a um jornal Michael McFaul, um acadêmico americano que conheceu Putin em São Petersburgo antes do colapso da União Soviética. "Acho que existem muitos bons motivos para não confiar no presidente Putin. Este é um homem que foi treinado para mentir."[8]

Putin viajou para dezoito países em seu primeiro ano na presidência, com frequência junto com Lyudmila, projetando a imagem da nova Rússia, ansiosa para se engajar no mundo e apagar alguns vestígios da Guerra Fria. Depois de seu foco inicial nas políticas domésticas, ele reformulou a política externa da Rússia de uma maneira que Yeltsin jamais conseguiu, enfraquecido como estava pelos comunistas e nacionalistas ainda nostálgicos pela superpotência perdida que foi a União Soviética. O que Putin buscava era nada menos do que uma reaproximação com o Ocidente – especialmente com a Europa, mas também com o "principal adversário" que havia sido treinado para combater como oficial da inteligência. Em 2001, ele fechou postos militares avançados da era soviética no exterior, inclusive um enorme posto de escuta clandestina em Lourdes, Cuba, e uma base naval e de inteligência no Vietnã, prometendo que a nova Rússia deveria focar seus recursos em desenvolver as Forças Armadas para contrabalançar a ameaça mais premente do extremismo islâmico no norte do Cáucaso. Depois dos ataques de 11 de setembro, Putin suavizou sua oposição pública à ampliação da OTAN, cuja próxima rodada estenderia condição de membros a Lituânia, Letônia e Estônia, as três repúblicas bálticas que já tinham sido parte da União Soviética e ainda contavam com populações russas consideráveis (como candidato, em março de 2000, Putin sugeriu que a Rússia poderia um dia se juntar à OTAN).[9] Enquanto os Estados Unidos iam à guerra contra o Talibã e a Al-Qaeda no Afeganistão em outubro, Putin fornecia não apenas inteligência russa, mas também dinheiro e armas à Aliança do Norte, os afegãos que continuaram a resistir ao Talibã depois que o grupo tomou o poder e que haviam, antes disso, lutado contra a invasão soviética. Putin também concordou com o estabelecimento de bases militares americanas no Uzbequistão e Quirguistão, o que foi a primeira mobilização de soldados americanos a qualquer parte da antiga União Soviética desde a Grande Guerra Patriótica.

Os atos de Putin enfrentaram a resistência das Forças Armadas russas, uma burocracia inflexível mais apegada a suas tradições soviéticas do que a maioria das outras partes da sociedade. Era também uma força decrépita, reduzida de 2,8 milhões de homens no final da era soviética para um número que não chegava a 1 milhão. A maior parte deles era de recrutas sujeitados a um tipo de trote brutal por outros soldados, conhecido como *dedovshchina*, derivado da palavra "avô". As condições eram tão ruins nas Forças Armadas que a vasta maioria das famílias russas fazia qualquer coisa, de propinas a doenças fingidas, passando por emigração, para evitar que os filhos fossem convocados. Crime e corrupção infectavam as fileiras de alto a baixo, com comandantes alugando recrutas como servos e vendendo o combustível, peças de reposição e até mesmo os veículos de suas unidades.[10] Embora favorecesse navios de guerra e caças bombardeiros como pano de fundo para moldar sua imagem popular, Putin não era um militar. Na época soviética, os soldados e oficiais do Exército Vermelho desdenhavam dos agentes de elite da KGB, e o sentimento com frequência era mútuo. Entretanto, as Forças Armadas jaziam no cerne da missão de Putin para recuperar a nação, e ele compreendia o estado lamentável em que elas se encontravam. Apesar de ansioso para introduzir uma nova doutrina militar e transformar as Forças Armadas em uma potência moderna, mais enxuta e profissional, Putin se moveu cautelosamente para impor sua visão sobre a única instituição que ainda detinha certa medida de independência e de influência política, embora reduzida.

Em seus primeiros meses na presidência, Putin mal mencionou a política militar além da estratégia para vencer a guerra na Chechênia. Alguns analistas militares na Rússia julgaram Putin fraco ou distante; outros viram uma estratégia maquiavélica em permitir que comandantes rivais se esmurrassem até chegar a um estado tão enfraquecido que teriam de se submeter a ele. "Putin prefere lidar com pessoas que tenham sido politicamente manietadas, se sintam coagidas e, assim, precisem permanecer leais ao presidente", escreveu um analista militar de destaque.[11] Depois do desastre do *Kursk,* Putin resistiu à saída política fácil de demitir os comandantes cujas mentiras e incompetência haviam prejudicado sua popularidade, até então em ascensão disparada. Ele se provou muito mais calculista, reforçando o apoio popular e impulsionando o moral, aumentando os salários dos soldados e prometendo mais dinheiro para as Forças Armadas, ao mesmo tempo que ordenava uma reestruturação dessas que reduziria ainda mais o número das tropas. Putin restaurou o Estandarte Vermelho como a bandeira do exército, agora com a águia bicéfala czarista, e a música do hino nacional soviético, mas com nova letra. (O hino adotado após o colapso da União Soviética não tinha letra, e os atletas participantes da Olimpíada de Verão em Sidney, no ano 2000, haviam reclamado a Putin que não podiam cantar quando ficavam de pé no pódio para receberem suas medalhas.)

Essas ações se mostraram hábeis. Elas apelaram ao patriotismo nostálgico das forças militares e de grandes parcelas da sociedade, sem restaurar a ideologia soviética que tantos russos estavam felizes em deixar para trás. Putin podia ser um novato na política, mas encontrou um equilíbrio entre o passado dividido e o futuro incerto. Ele não praguejou contra o sistema soviético como Yeltsin havia feito, preferindo, em vez disso, cooptar as partes da história que serviam à ideia da nova Rússia. Durante uma consulta aos eleitores em fevereiro de 2000, ele usou um aforismo cuja criação foi vastamente atribuída a ele, mesmo não o sendo, na verdade. "Qualquer um que não lamente a queda da União Soviética não tem coração", disse ele. "E qualquer um que queira vê-la recriada em seu formato anterior não tem cérebro."[12] O próprio Putin parecia suspenso entre seus impulsos. Ele manteve a estátua de Felix Dzerzhinsky em sua escrivaninha na FSB, mas agora se opunha a apelos públicos para devolver o monumento de bronze do homem à rotatória em que ficava na frente da Lubyanka. Ele glorificava a vitória soviética na Grande Guerra Patriótica, mas quando lhe foi solicitado, recusou-se a restaurar o nome da cidade de Volgogrado ao que era na época da guerra, o local do terrível cerco mais conhecido como Stalingrado.[13]

Não obstante as críticas de Putin aos fracassos do passado soviético, sua aceitação de alguns dos símbolos da época fazia soar alarmes entre intelectuais e liberais. Um grupo de artistas e escritores proeminentes publicou uma carta aberta a ele, alertando sobre os perigos de restaurar o hino soviético. "O chefe de Estado deve estar claramente ciente de que milhões de concidadãos (inclusive aqueles que votaram nele) jamais poderão respeitar um hino que escarnece de suas convicções e insulta a memória das vítimas das repressões políticas soviéticas", escreveram.[14] Boris Yeltsin, criticando seu sucessor pela primeira vez desde que deixara o gabinete, disse que a música estava associada em sua mente com os burocratas soviéticos comparecendo a congressos do Partido Comunista. "O presidente de um país não deveria acompanhar cegamente o humor do povo", disse Yeltsin ao *Komsomolskaya Pravda*.[15] "Pelo contrário, cabe a ele influenciar ativamente esse humor." Putin influenciava o humor, tirando nacos do passado como se os retirasse de um bufê, escolhendo e adotando uma história que apresentava à sociedade profundamente dividida sobre o que aquilo representava.

Putin estava na presidência há um ano quando começou, de forma abrupta e cirúrgica, a colocar o recalcitrante comando militar sob seu controle. O ministro da defesa, marechal Igor Sergeyev, já havia ultrapassado a idade de se aposentar, mas estendia seu mandato anualmente apelando primeiro a Yeltsin, depois a Putin, em 2000. Sergeyev, então com 63 anos, presumia que sua renomeação no início de 2001 seria novamente uma mera formalidade.[16] Como Yeltsin antes dele, Putin gostava de agir com segredo e surpresa no cronograma de seus pronunciamentos. Apenas os conselheiros mais próximos sabiam de seus planos e Sergeyev não estava entre eles, do contrário não teria calculado tão mal o nível de apoio de que dispunha de fato no Kremlin. Em 28 de março, Putin reuniu sua equipe de segurança nacional no Kremlin e anunciou que Sergei Ivanov assumiria como ministro da defesa. Ivanov era tão chegado a Putin que por vezes era descrito como seu alter ego. Magro e pálido, com o cabelo partido com precisão à esquerda e o rosto perpetuamente crispado, ele tinha se unido à KGB depois de estudar inglês e sueco na Universidade Estatal de Leningrado. Ele e Putin se conheceram em 1977 no Casarão, onde trabalharam juntos por dois anos antes da carreira de Ivanov decolar.[17] Ele frequentou a Academia de Inteligência Externa perto de Moscou e, em 1981, emergiu como um agente de inteligência estrangeira que servia sob cobertura diplomática em embaixadas soviéticas na Finlândia, Suécia e no Quênia, e talvez na Grã-Bretanha. Que seu currículo tenha permanecido tão pouco transparente apenas sublinhava o tipo de espião que ele era – e Putin, não. Ao contrário de Putin, ele jamais se demitiu, escalando a hierarquia do serviço de inteligência estrangeira pós-soviético para se tornar o mais jovem general da nova Rússia. Quando Putin se tornou diretor da FSB, nomeou Ivanov como adjunto; Ivanov depois o seguiu para o Kremlin, onde se juntou ao círculo interno de assessores de Putin, comparecendo a reuniões de segurança nacional realizadas às segundas-feiras, mas também às reuniões menos formais dos sábados e aos encontros puramente sociais que aconteciam na residência presidencial de Putin quando batia a vontade, amiúde tarde da noite.[18] Ivanov com frequência era retratado como um adepto da linha-dura, um *silovik,* que refletia a experiência e os pontos de vista conservadores do próprio Putin. Ele também compartilhava da meta de Putin de reconstruir um poderio militar que se encontrava inchado e ineficiente. Tendo se aposentado de sua patente militar na FSB, Ivanov se tornou o primeiro civil a dirigir o ministério na história soviética ou russa. "Como podem ver, os civis estão chegando para ocupar posições chave nas agências militares", disse Putin quando anunciou a nomeação. "Isso também é um passo deliberado. É um passo para a desmilitarização da vida social da Rússia."[19]

As nomeações de Putin assinalavam um rompimento com Yeltsin, por modesto que fosse. Ele nomeou a primeira mulher a uma posição superior no ministério da defesa, Lyubov Kudelina, colocando-a no comando da supervisão do orçamento militar. Ele substituiu o ministro do interior com outro cidadão de Petersburgo, Boris Gryzlov, que liderava o bloco pró-Putin na Duma, mas não rebaixou ninguém, exceto o ministro para questões nucleares, Yevgeny Adamov, que posteriormente foi condenado em um tribunal norte-americano por desviar 9 milhões de dólares em fundos destinados a reforçar a segurança em instalações nucleares.[20] O jornal *Izvestia* declarou: "A equipe dele agora realmente foi unida como um 'punho'".[21]

Como ministro da defesa, Ivanov observou com alarme a eventualidade de uma intervenção norte-americana na periferia da Rússia. Três dias após os ataques de 11 de setembro, Ivanov descartou "até a possibilidade hipotética de operações militares da OTAN no território de nações da Ásia Central".[22] Putin, contudo, sentia que os Estados Unidos agora compreendiam a ameaça do terrorismo islâmico e se sentia satisfeito. Duas semanas depois, viajou à Alemanha e dirigiu-se ao Bundestag, começando sua fala em russo e depois passando para "a língua de Goethe, de Schiller e de Kant". "Hoje devemos declarar de maneira firme e final", disse ele, num alemão impecável, "que a Guerra Fria acabou!" O chanceler alemão, Gerhard Schröder, retribuiu declarando que o mundo deveria moderar suas críticas às operações russas na Chechênia (enquanto em particular pressionava Putin para interferir no mais proeminente julgamento militar envolvendo crimes de guerra cometidos por soldados russos).[23] Quando Putin retornou a Moscou em 24 de setembro, ele foi ao Ministério da Defesa, um edifício branco e enorme no Anel dos Boulevards, no centro da cidade, e ordenou aos comandantes que trabalhassem com os americanos. Ele prevaleceu sobre Ivanov, que discretamente abandonou sua oposição pública às operações americanas na Ásia Central.

PUTIN ESPERAVA ALGO EM TROCA de sua aquiescência. Ele investiu pesado ao desenvolver um relacionamento pessoal com Bush. Sendo já o primeiro líder russo ou soviético desde Lenin a falar uma língua estrangeira, Putin fez aulas de inglês uma hora por dia, aprendendo a língua da diplomacia e do comércio norte-americanos, e usou sua habilidade rudimentar para conversar em particular com Bush e quebrar o gelo. Na Eslovênia, caminhando no jardim, ele comentou sobre os pontos em comum entre os dois. "Eu vi que você deu a suas filhas o nome de sua mãe e sua sogra." Quando Bush respondeu: "Eu não sou um bom diplomata?", Putin riu e disse: "Eu fiz o mesmo!".[24] Em privado, ele sentia que podia ser franco com Bush sobre as diferenças entre eles, tentar fazê-lo entender as dificuldades que a Rússia – que ele – enfrentava na transição das ruínas soviéticas. Ele buscava algum tipo de conciliação com os Estados Unidos, até mesmo com a OTAN.

Quando voltou a se encontrar com Bush nos bastidores da conferência da Cooperação Econômica Ásia-Pacífico em Xangai, em outubro, Putin propôs mudanças no tratado sobre mísseis antibalísticos que permitiriam alguns testes do sistema norte-americano de escudos antimísseis, mas mantinha as principais cláusulas do tratado em vigor por mais um ou dois anos. Ele considerava o tratado crucial para a defesa estratégica da Rússia, e um adiamento daria a seus cientistas tempo para desenvolver novos armamentos que neutralizassem o sistema norte-americano. Ele também pressionou Bush para concordar em reduzir o número de armas nucleares que cada país possuía, um passo essencial para Putin na redução de custos para sustentar as Forças Armadas da Rússia. Ele considerava sua proposta um meio-termo razoável, e Bush prometeu pensar a respeito, mas sua administração sentia-se poderosa depois da invasão do Afeganistão e da rápida derrubada do governo Talibã. O Pentágono teimou, esquivando-se diante da proposta de Putin de que a Rússia fosse avisada antecipadamente sobre todo e qualquer teste, com a permissão de monitorar o progresso de um sistema de defesa que, no final, poderia anular o posto da Rússia como uma superpotência nuclear. Quando Putin chegou a Washington em novembro para sua primeira visita aos Estados Unidos como presidente, ele ainda imaginava que uma barganha grandiosa era possível; todavia, qualquer esperança se evaporou quando se encontrou com Bush na Casa Branca.

"Meu Deus", exclamou ele ao entrar no Salão Oval na manhã de 13 de novembro, com a luz filtrando-se pelas janelas do lado sul. "Isso é lindo." Bush, como seus assessores, nunca deixou de ficar perplexo pelas aparentes contradições contidas em "um ex-agente da KGB da União Soviética ateia",[25] e nunca pareceu imaginar que talvez um agente usaria essas contradições a seu favor. Bush tinha certeza de que eles superariam as diferenças do passado. A causa comum que eles haviam forjado com os ataques de 11 de setembro já dava frutos enquanto eles conversavam: na noite anterior, o Talibã abandonou a capital do Afeganistão, Cabul, e se retirou desordenadamente. "Esse negócio talvez vá se desfazer como um terno barato", Bush lhe disse. Condoleezza Rice, que falava russo, não podia ter certeza da tradução exata, mas disse que Putin rugiu, cheio de aprovação.[26]

No dia seguinte, os Putin voaram para o rancho de Bush em Crawford, no Texas, para uma conferência pessoal. Os Bush os saudaram debaixo de uma chuva pesada, com Lyudmila entregando a Laura Bush uma única rosa amarela, um símbolo tradicional do Texas. Eles ficaram na casa de hóspedes do rancho ao lado da casa dos Bush, e chegaram uma hora adiantados para o jantar, esquecendo da mudança de fuso horário entre Washington e o Texas. Quando o jantar finalmente começou, comeram churrasco e escutaram o pianista Van Cliburn e uma banda de country tocando músicas como

"Cotton-Eyed Joe". Lyudmila usava um vestido com lantejoulas vermelhas, brancas e azuis, e Putin soou emocionado ao fazer um brinde. "Eu nunca estive na casa de outro líder mundial", disse ele, acrescentando que os Estados Unidos "eram afortunados por ter, em um momento tão crítico em sua história, um homem de tanto caráter no comando".[27] A camaradagem doméstica continuou quando eles se encontraram com alunos do Crawford High School no dia seguinte, após o que Putin foi para Nova York e visitou as ruínas do World Trade Center, ainda fumegantes dois meses após o ataque.

Três semanas depois, Bush ligou para Putin em Moscou e lhe informou que estava se retirando do tratado de mísseis antibalísticos, a despeito das objeções de Putin. A única concessão que Putin conseguiu arrancar dele após seis meses de conversas – e quatro reuniões entre os dois líderes – foi a cortesia de um aviso uma semana antes de Bush anunciar sua decisão publicamente no meio de dezembro.

Ao longo de todo o debate a respeito do Afeganistão e dos escudos antimísseis, Putin conseguiu evitar qualquer erupção de fervor nacionalista como resposta à sua aceitação tranquila em relação às ações e políticas de Bush. Yeltsin arengava contra os Estados Unidos e o Ocidente em parte para proteger seus flancos políticos. Putin, em vez disso, cooptou os indivíduos mais críticos à América, cimentando sua dominação do parlamento do mesmo jeito lento, sorrateiro e metódico que fizera com as Forças Armadas. Uma das primeiras iniciativas legislativas de Putin em 2000 foi uma reestruturação do Conselho da Federação, na época formado pelos governadores das 89 regiões do país e seus representantes que, conforme demonstraram no caso Skuratov, operavam independentemente do Kremlin. A decisão, junto com a criação de sete emissários regionais, enfrentou oposição no princípio, mas acabou sendo bem-sucedida, colocando os líderes regionais sob o controle de Putin. Com o tempo, a casa superior que tanto atormentou Yeltsin se transformou em um carimbo de aprovação, cheio de oficiais leais a Putin. Nos primeiros anos de Putin no cargo, o Kremlin também controlava uma maioria complicada na Duma; algumas de suas reformas iniciais – especialmente o empenho para permitir a privatização de terras agrícolas – ainda enfrentaram oposição. Putin desdenhava das políticas partidárias e disputas entre legisladores, assim como desdenhara quando era um vice de Anatoly Sobchak enfrentando o conselho municipal de São Petersburgo. Para ele, os blocos políticos do ramo executivo não eram tanto representantes eleitos da sociedade quanto eram instrumentos do executivo do Kremlin. Ele disse que não tinha desejo algum de recriar um único partido governante, que administraria a Rússia como o fizera o Partido Comunista da União Soviética; pelo contrário, pretendia criar vários partidos. Em julho de 2001, Putin assinou uma nova lei eleitoral para reduzir o número de partidos, exigindo deles mais de 50 mil membros, espalhados por no mínimo metade do país. Ostensivamente a ideia era criar um sistema de dois ou três partidos como havia na Europa; a única diferença é que todos os partidos seriam leais ou, ao menos, flexíveis. Embora ele professasse seu compromisso com a democracia, tinha pouca paciência para debates com resultados incertos. O União já dividia o controle dos comitês do parlamento com os comunistas, porém, para consolidar seu poder, os assessores de Putin orquestraram uma fusão com o partido de Primakov e Luzhkov, revelando essa fusão em um novo congresso em 1º de dezembro de 2001. O novo partido se chamaria Rússia Unida, uma organização cheia de oficiais de burocratas do "partido do poder" de Putin.

O arquiteto da estratégia política do Kremlin era Vladislav Surkov, um gênio da propaganda nascido na Chechênia com um histórico na inteligência militar que, nos anos 1990, trabalhou para os bancos de três dos oligarcas da Rússia, incluindo Mikhail Khodorkovsky. Ele se uniu à equipe de Aleksandr Voloshin quando Yeltsin ainda era presidente e, mais do que ninguém, havia moldado a imagem pública de Putin e planejado suas estratégias políticas. Ele era angelical e profundamente cínico, um fã de rap americano – tinha uma foto de Tupac Shakur ao lado de uma de Putin – e de Shakespeare, cuja obra ele considerava uma fonte de inspiração política. Assim como disse Eduard Limonov, novelista e ativista russo, Surkov havia "transformado a Rússia em um maravilhoso teatro pós-modernista, onde ele experimenta com modelos políticos novos e antigos".[28]

Em abril de 2002, Surkov derrubou a liderança da Duma no que ficou conhecido como o "portfólio putsch". Os aliados do Kremlin tiraram os comunistas dos cargos em comitês que Putin havia lhes oferecido após as eleições de 1999, enquanto o porta-voz comunista, Gennady Seleznyov, lançava seu apoio ao Kremlin e abandonava seus correligionários. Putin, tão distante quanto um czar ante as disputas mesquinhas dos duques e boiardos, havia efetivamente decapitado a liderança comunista. Gennady Zyuganov, o chefe do partido, que outrora parecia uma ameaça séria ao Kremlin de Yeltsin, pôde apenas gaguejar em protesto. "Mesmo quando alegrinho, Yeltsin tinha a coragem de reunir os líderes de facções diferentes em momentos críticos e procurar por uma solução juntos, em vez de iniciar uma nova guerra", disse ele.[29]

O motivo para a redefinição da liderança legislativa por Putin ficou claro duas semanas depois, quando ele fez seu discurso anual à Assembleia Federal, formada pelas casas inferior e superior do parlamento. No Salão de Mármore do Presidium do Kremlin, Putin se gabou de suas realizações – uma queda no desemprego, aumento na renda, um orçamento equilibrado, o retorno da Rússia à sua posição como segundo maior produtor de petróleo do mundo –, mas lamentou a "grande e atrapalhada" burocracia do governo, os ministérios ainda não reformados que continuavam agindo como "ramos de uma economia centralizada". Ele precisava de uma maioria parlamentar não para debater os problemas do país, mas para aprovar a legislação que o Kremlin precisava para impor soluções. E por uma hora, ele listou uma legião de reformas liberais que pretendiam transformar o judiciário, criar um sistema de hipotecas para expandir o mercado habitacional, acabar com o recrutamento e introduzir um exército voluntário profissional, e escrever regulamentos que acelerariam a entrada da Rússia na Organização Mundial do Comércio. Era uma agenda ambiciosa, e agora ele tinha poucos obstáculos para instituí-la.

Em seu discurso, Putin mal dedicou um minuto à guerra que o levara ao poder, em parte porque ela já não era mais o triunfo que ele havia prometido. Em 2001, Putin anunciou que a retirada das forças russas da Chechênia começaria em breve, mas a guerra estava longe de acabar. As forças federais controlavam as fronteiras da república e a maioria de suas cidades e vilarejos, porém apenas durante o dia. Ataques rebeldes continuavam matando tropas russas, que retaliavam varrendo vilarejos, o que resultava em prisões, tortura e morte.[30] Apesar de o Kremlin ter instalado Akhmad Kadyrov, um ex-comandante rebelde e imã, como líder leal da república, as forças militares e a FSB não conseguiam esmagar a insurgência. Seus líderes continuavam à solta, escondendo-se nas montanhas ao longo da fronteira ou em vilarejos que permaneciam comprometidos com a independência chechena.

A popularidade inicial da guerra havia esmaecido; pesquisas indicavam que a maioria dos russos já não acreditava que a vitória fosse possível. A Chechênia ameaçava se tornar um pântano que a maioria julgava ser melhor resolver por meio de conversas de paz. As baixas que se acumulavam ameaçavam não apenas a estratégia de Putin, como também sua presidência.

A guerra continuava uma cruzada pessoal para Putin, e a propaganda oficial era tão bem-sucedida que ele "começou a acreditar nas versões esterilizadas dos eventos, caindo vítima de suas próprias mentiras".[31] Foi somente quando o desastre atingiu uma escala monstruosa que a propaganda do Kremlin não pôde mais esconder a devastação, e Putin vislumbrou as deficiências da estratégia posta em ação por ele e as burocracias de segurança que havia recrutado para executá-la.

Em 19 de agosto, um helicóptero Mi-26 aproximou-se da principal base militar russa na Chechênia, na ampla base aérea de Khankala, perto de Grózni. Esse modelo era o maior do mundo. Era projetado para carregar toneladas de equipamento e até oitenta passageiros, contando a tripulação; entretanto, em 1997, o Ministério da Defesa havia banido seu uso para transportar passageiros, restringindo-o a transporte de carga. Nesse dia, havia 147 pessoas a bordo, soldados e civis, inclusive as esposas de diversos oficiais e ao menos um menino pequeno, o filho de uma enfermeira militar que tinha pegado uma carona. Conforme o helicóptero descia, um míssil atingiu o motor de estibordo. O helicóptero pousou trinta metros antes de seu ponto de aterrissagem – bem no meio de um campo minado cuja intenção era proteger o perímetro da base. Cheio de combustível para a viagem de retorno, ele explodiu em chamas. A maioria dos passageiros que havia sobrevivido ao pouso forçado estava presa dentro da cabine ardente; aqueles que conseguiram sair dispararam minas enquanto fugiam. O exército, por reflexo, mentiu a respeito da causa e das mortes, que acabaram chegando a 127 pessoas, inclusive o menino e sua mãe. Foi o pior desastre de helicóptero da história, e a maior perda de vidas em uma só ocasião na guerra, uma catástrofe militar mais mortal do que o *Kursk*.

Putin, tendo aprendido a dura lição política que foi o *Kursk*, imediatamente reconheceu o acidente e prometeu uma investigação sob o comando de Sergei Ivanov. Ivanov voou a Khankala no dia seguinte e substituiu o comandante da ala da aeronáutica, o coronel-general Vitaly Pavlov, que protestou publicamente estar servindo como bode expiatório. Ele reclamou da manutenção da frota de helicópteros e disse que a ordem de banir o trânsito de passageiros se aplicava a tempos de paz, enquanto o país continuava em guerra. "Se não existe luta, por que nossas tropas estão morrendo nas mãos de militantes?"[32]

A frustração de Putin com seus comandantes se avolumou. Dois dias depois do desastre, ele se encontrou com Sergei Ivanov diante de câmeras de

TV no saguão VIP de um aeroporto nos arredores de Moscou. Além de seus principais discursos e coletivas de imprensa, a conversa cara a cara televisada se tornou um dos meios de comunicação característicos de Putin, um ambiente roteirizado no qual ele era o líder inquestionável elogiando, encorajando ou atormentando seus subordinados, mesmo um amigo tão próximo quanto Ivanov. "Como pôde acontecer que, apesar da ordem de um ministro da defesa proibindo o uso de helicópteros desse tipo para transportar pessoas, ainda havia pessoas sendo transportadas?",[33] Putin exigiu saber.

"Não existe justificativa, Vladimir Vladimirovich", respondeu Ivanov, resignado, desempenhando seu papel na censura pública. Duas semanas depois, ele forçou o general Pavlov a entregar sua renúncia e repreendeu dezenove outros comandantes, inclusive doze generais. A única coisa que Putin jamais cogitou na esteira do desastre foi qualquer mudança na estratégia da guerra.

Embora intermediários tivessem lançado propostas para conversas de paz mais cedo naquele mesmo ano, Putin continuava a ignorá-las. Só o que aceitaria dos rebeldes da Chechênia era a rendição incondicional. A resposta dos rebeldes veio pouco tempo depois em um videoteipe que mostrava um míssil Igla derrubando o helicóptero após ser disparado de uma bazuca. Apesar de rumores sobre sua morte, o narrador era Aslan Maskhadov, cercado por homens barbudos a quem ele se referia como "nossos *mujahidin*". Ele estava sentado em frente à bandeira verde da Chechênia, que não trazia mais um lobo, o símbolo da luta pela independência há mais de uma década. Este tinha sido substituído por uma espada e um verso do Alcorão.[34]

"Nós viemos à capital da Rússia para acabar com a guerra", disse um jovem, falando para a câmera de maneira lenta e carregada de sotaque, sentado de pernas cruzadas diante de um notebook aberto, "ou para morrer aqui por Alá".[35] O homem era Movsar Barayev, um combatente rebelde e sobrinho de um dos comandantes mais ferozes da Chechênia, Arbi Barayev. O comando militar da Rússia no norte do Cáucaso havia anunciado triunfantemente duas semanas antes que Movsar Barayev tinha sido morto em 10 de outubro de 2002, ignorando o fato de que sua morte já havia sido anunciada um ano antes disso.[36] Agora Barayev encontrava-se em Moscou, a pouco mais de cinco quilômetros do Kremlin, onde Putin, como era seu costume, trabalhava até tarde em seu escritório. Ele não sairia de lá pelos próximos cinco dias.[37]

Barayev, a três dias de completar 23 anos, era o rosto público de um "destacamento especial" de combatentes, 22 homens e 19 mulheres, que haviam chegado a Moscou um mês antes, viajando individualmente ou em pares em trens e ônibus vindos do Daguestão para evitar o escrutínio da polícia, cautelosa com viajantes vindos do Cáucaso. Eles vieram sob as ordens, disse ele, do "supremo emir militar" da Chechênia, Shamil Basayev, embora professassem uma lealdade a contragosto ao presidente putativo, Aslan Maskhadov. Eles passaram semanas em Moscou preparando-se para um ataque que traria a guerra sangrenta e brutal à capital. Queriam um lugar público que garantiria uma tomada massiva de reféns, russos comuns. Eles chegaram a considerar o parlamento, mas acabaram optando por um teatro.

O local escolhido ficava na rua Dubrovka, no sudoeste de Moscou, uma sala ainda conhecida por seu nome soviético, o Palácio da Cultura para o Estado – Fábrica de Rolamentos Nº 1. Uma parte do edifício abrigava um clube gay – "frequentado por membros do parlamento, empresários de destaque e políticos" – e passava por uma reforma. Os combatentes do grupo de Barayev se disfarçaram de operários de construção e planejaram invadir o teatro.[38] O teatro exibia o primeiro musical russo ao estilo Broadway: *Nord Ost,* baseado em um romance soviético popular, *Os Dois Capitães,* de Veniamin Kaverin. A história era um melodrama romântico que se passava na primeira metade do século XX, e abordava a exploração do Ártico e o cerco a Leningrado na Grande Guerra Patriótica. O criador do musical, Georgy Vasiliyev, gastara 4 milhões de dólares para produzi-lo e promovê-lo em outdoors espalhados de forma ubíqua pela cidade. Ele calculava que a nova classe média da Rússia – os beneficiários do *boom* econômico que Putin estava promovendo – havia crescido o suficiente para bancar o preço da entrada, 15 dólares. Na noite de sua 323ª performance, 23 de outubro de 2002, os chechenos entraram no momento em que o segundo ato começava. Os atores, vestidos como pilotos em uniformes antigos da força aérea do Exército Vermelho, sapateavam quando um mascarado usando roupas camufladas entrou pelo lado esquerdo do palco. O ator mais próximo deu um tranco de susto, mas a maioria da audiência pensou que aquilo fizesse parte da performance – até o atirador disparar sua AK-47 para o teto e mais homens camuflados se juntarem a ele no palco.[39] Os combatentes de Barayev isolaram o saguão principal e prenderam explosivos às colunas que sustentavam a sacada do teatro. As mulheres, vestindo hijabs pretos com inscrições em árabe, assumiram posição em meio à plateia. Elas carregavam pistolas e usavam cintos do que aparentava ser explosivos, que ameaçavam detonar se alguém resistisse ou as autoridades ousassem tentar invadir o edifício. As mulheres, algumas de dezenove anos, ficaram conhecidas como "viúvas negras", as esposas, filhas e irmãs de combatentes chechenos que tinham morrido na guerra. Em todos os anos de luta na Chechênia, os bombardeios suicidas tinham sido uma raridade, e as mulheres mostraram ser um apavorante presságio da guinada que a guerra na Chechênia estava tomando. "Estamos no caminho de Alá", declarou uma delas. "Se morrermos aqui, isso não será o fim. Existem muitas de nós, e isso vai continuar."[40] Havia 912 pessoas dentro do teatro, incluindo o elenco, a trupe e estrangeiros vindos da Europa e dos Estados Unidos. O sequestro se desenrolou ao longo dos dois dias seguintes em um espetáculo surreal transmitido pela televisão. Barayev disse aos cativos que eles podiam usar seus telefones para ligar para seus entes queridos e dizer a eles que morreriam se as autoridades não acabassem com a guerra na Chechênia.

Agora Putin também estava sitiado. Ele tinha jurado acabar com os bandidos da Chechênia, porém a guerra se arrastava há três anos, devorando soldados russos e milhares de chechenos inocentes. Putin havia perdido o apoio popular para a guerra que cultivara no início. As forças militares tinham fracassado em subjugar a insurgência. E agora a FSB fracassava espetacularmente em impedir uma invasão terrorista no coração de Moscou.

Putin cancelou seus planos de viajar para a Alemanha, Portugal e depois para o México, onde se encontraria novamente com George Bush. Reunindo-se com o diretor da FSB, Nikolai Patrushev, ele ordenou que fossem feitos preparativos para um ataque ao teatro, mantendo negociações apenas se isso lhes desse mais tempo. A FSB despachou três equipes de comandos para a cena. Apenas seu primeiro-ministro, Mikhail Kasyanov, protestou que um resgate poderia resultar em centenas de mortos. Putin o enviou à reunião internacional no México em seu lugar, aparentemente para tirá-lo do caminho.[41]

Vários políticos, jornalistas e oficiais de destaque, inclusive o representante checheno na Duma, Aslambek Aslakhanov, telefonaram para os captores dentro do teatro e eventualmente receberam permissão para negociar com os sequestradores. Trinta e nove dos reféns logo foram libertados, a maioria crianças pequenas. Grigory Yavlinsky, cujo partido, o Yabloko, era agudamente crítico à guerra, entrou no teatro naquela noite após receber a aprovação do Kremlin, que parecia incapaz de controlar os intermediários que entravam e saíam de lá ou os telefonemas e, depois, o vídeo das exigências dos terroristas. Ele ficou chocado ao ver como os combatentes eram "tão, tão jovens"; eles deviam ser apenas crianças quando a União Soviética acabou e a Chechênia declarou independência em 1991.[42] Yavlinsky duvidava que eles sequer tivessem frequentado uma escola. Eles haviam aprendido tudo o que sabiam nos campos de batalha do Cáucaso. Eles mal conseguiam articular suas exigências, quanto mais negociar. Quando exigiram o final da guerra, Yavlinsky perguntou: "O que isso significa?". Ele foi embora frustrado, mas esperançoso de que passos incrementais, incluindo a libertação de mais reféns, poderiam ao menos minimizar as baixas. Yavlinsky retornou ao escritório de Putin no Kremlin e tomou parte em uma série de reuniões com ele sobre o progresso das negociações. E ainda assim, ficou claro para ele que Putin também presidia uma série de reuniões em separado, com Patrushev e outros oficiais de segurança, e pessoas como ele não eram convidadas a comparecer.

No segundo dia do sequestro, as condições no salão se tornaram alarmantes com os reféns sucumbindo à fome, desidratação, exaustão e ao medo. Os terroristas atiraram em diversas pessoas, inclusive em uma mulher que inexplicavelmente entrou correndo no edifício e em um comando da FSB que se aproximara vindo de um pátio exterior. Contudo, os intermediários continuavam a entrar no teatro, inclusive Anna Politkovskaya, uma jornalista cujos relatos devastadores da Chechênia tinham desafiado e enfurecido os militares e o Kremlin. Ela e um médico eminente, Leonid Roshal, conseguiram persuadir um combatente que dizia se chamar Abu Bakar a permitir que ela voltasse com caixas de suco para os reféns. Politkovskaya, nascida em Nova York, filha de diplomatas soviéticos postados nas Nações Unidas, foi uma das jornalistas mais corajosas a cobrir a guerra, e a essa altura havia se tornado uma crítica eloquente e desapaixonada do conflito. Seus relatos demonstravam empatia com todos os que sofriam – os recrutas russos, os rebeldes e os civis presos no meio de tudo –, porém odiava os comandantes militares ineptos e desumanos e, principalmente, o comandante em chefe que, em sua visão, orquestrou toda a catástrofe no Cáucaso. Seu encontro com Abu Bakar fez suas pernas "virarem geleia", mas ela o convenceu a deixar que falasse com dois dos reféns. Um deles, uma jornalista chamada Anna Adrianova, declarou ter perdido as esperanças. "Somos um outro *Kursk*."[43]

Mais libertações pareciam iminentes. Uma refém americana, Sandy Booker, recebeu permissão para ligar para a embaixada americana e contou a um diplomata que Barayev tinha concordado em soltar os estrangeiros na manhã seguinte.[44] O Kremlin anunciou que havia convocado o emissário especial de Putin na região sul, Viktor Kazantsev. Os rebeldes acreditavam que ele chegaria às dez no dia seguinte, mas ele nem sequer embarcou em um avião para Moscou.

A invasão ao teatro começou, sob as ordens de Putin, pouco depois das cinco da manhã. Os terroristas pareciam ter relaxado, contando com mais negociações no dia seguinte. Comandos russos já tinham se infiltrado no edifício pelo clube gay e inserido aparelhos de escuta para descobrir a posição dos terroristas. Temendo explosões que pudessem destruir o prédio, eles deveriam matar os terroristas, não capturá-los.[45] Um gás inodoro começou a penetrar no salão principal, liberado no sistema de ventilação do edifício. Era um derivado em aerossol de um anestésico potente, o fentanil, desenvolvido por um laboratório da FSB. A liberação do gás causou um breve ataque de pânico entre os sequestradores e os reféns. Anna Adrianova, a refém que Politkovskaya conheceu, telefonou para a estação de rádio Ekho Moskvy e disse que os terroristas pareciam confusos, mas não prestes a executá-los. "Você pode nos ouvir?", disse ela, após o som de tiros. "Nós vamos todos explodir nesse inferno."[46] Misteriosamente, não explodiram. O gás botou a maioria dos reféns para dormir, enquanto os comandos travavam um tiroteio contra os terroristas que haviam colocado máscaras de gás ou não se encontravam no salão principal. A luta durou menos de uma hora até que Barayev fosse encurralado em um patamar no segundo andar, atrás da sacada. Todos os 41 captores morreram, a maioria com tiros na cabeça.

O resgate pareceu uma vitória incontestável – exceto pelo fato de que os homens que planejaram e executaram a invasão não tinham se atentado ao efeito que o gás poderia ter sobre os reféns debilitados. As primeiras vítimas inconscientes foram retiradas às sete da manhã e estiradas em fileiras nos degraus na frente do teatro, seguidas por outras e mais outras. Algumas já tinham falecido, porém muitas estavam apenas inconscientes, abandonadas em meio à crescente pilha de cadáveres. Equipes de resgate na cena estavam sobrecarregadas. Elas estavam preparadas para tratar ferimentos de balas ou fragmentos de bombas, não gente sufocando com as próprias línguas inchadas. As autoridades haviam receitado um antídoto para contrabalançar os efeitos do gás, mas não havia doses suficientes disponíveis. E nem os paramédicos que ali se encontravam, nem os médicos nos hospitais sabiam a quantidade a ser administrada. No final, 130 reféns morreram durante o sequestro, apenas cinco deles devido a ferimentos a bala. Desses, apenas dois eram reféns dentro do teatro. Os outros três eram a mulher que tinha entrado de supetão no teatro no primeiro dia e dois homens que foram fuzilados quando se aproximaram ou entraram no edifício durante o sequestro.[47] Um médico que participou do resgate descreveu a confusão e o caos. "Não foi um complô malévolo", disse ele. "Foi só uma bagunça soviética."

Putin fez uma declaração televisionada naquela noite. Ele havia aparecido pouco durante o sequestro, mostrado apenas em breves clipes de sua reunião com os conselheiros de segurança, membros do parlamento e líderes muçulmanos. Ele estava sério, com um olhar duro e comportamento grosseiro, referindo-se aos terroristas como "escória armada". Ele disse que havia torcido pela libertação dos reféns, porém se preparado para o pior. "Algo quase impossível foi realizado", prosseguiu ele. "As vidas de centenas e centenas de pessoas foram salvas. Nós provamos que a Rússia não pode ser colocada de joelhos." Na cabeça de Putin, o resgate tinha sido uma vitória, embora ele reconhecesse que uma vitória dolorosa.

"Fomos incapazes de salvar a todos", disse ele, antes que as autoridades revelassem o terrível número de mortos. "Por favor, nos perdoem."

O sequestro medonho endureceu os pontos de vista de Putin segundo os quais a Rússia enfrentava uma ameaça existencial. Os rebeldes lutando no flanco do país iriam, com o apoio internacional, despedaçar a nação, e a única resposta possível era destruí-los. Aslan Maskhadov, por intermédio de um representante em um encontro de chechenos em Copenhague, denunciou o ataque e fez uma oferta para entrar em conversas de paz sem nenhuma pré-condição, mas o Kremlin se recusou. Em vez disso, os procuradores da Rússia emitiram um mandado internacional de prisão para o representante de Maskhadov, um ator convertido em ativista, Ahkmed Zakayev, que tinha comparecido à conferência. A Dinamarca o prendeu, mas se recusou a extraditá-lo um mês depois, dizendo que os russos haviam falsificado as evidências que o ligavam ao sequestro. Na visão de Putin, o Ocidente agora estava abrigando inimigos declarados da Rússia.

Uma semana depois de o sequestro ter terminado, Shamil Basayev assumiu responsabilidade pelo ato, dizendo que queria dar aos russos "uma visão em primeira pessoa de todos os encantos da guerra perpetrada" pelo Kremlin. Em vez de procurar explorar o aparente racha entre Basayev e Maskhadov, Putin se recusou sequer a considerar a possibilidade de conversas de paz agora. Alguns acreditavam que esse pode ter sido o objetivo do sequestro o tempo todo. Surgiu uma nova rodada de teorias da conspiração dizendo que ou os quadros de Putin haviam orquestrado ou não tinham feito nada para evitar o sequestro, explorando o desastre como haviam feito com os bombardeios a apartamentos três anos antes de modo a prejudicar aqueles que pleiteavam uma trégua negociada. A falta de transparência da FSB aprofundava a suspeita. Oficiais se recusavam a discutir como 41 combatentes com armamentos e explosivos tinham conseguido se esgueirar para dentro da capital sem serem detectados. Eles se recusavam a divulgar a fórmula do gás utilizado para anestesiar aqueles que estavam dentro do teatro. A Duma, sob pressão de Putin, recusou-se a autorizar uma investigação, deixando muitos dos mistérios eternamente sem solução. Quando os sobreviventes do sequestro buscaram compensação nos tribunais, enfrentaram a perseguição das autoridades e sofreram derrota após derrota, até conseguirem um pouco de justiça mais de nove anos depois.[48]

As dúvidas – e até as questões – enfureceram Putin. No mês seguinte, depois de uma reunião em Bruxelas com a União Europeia, um repórter do *Le Monde* perguntou-lhe se o uso de minas terrestres na Chechênia matava inocentes além dos terroristas que eram seu objetivo. Putin se irritou visivelmente, argumentando que os radicais islâmicos queriam conquistar a Chechênia como parte de uma jihad mundial que tinha como alvo a Rússia, os Estados Unidos e seus aliados. "Se você é um cristão, está em perigo", retrucou ele, sua fúria aumentando. "Se você resolver virar muçulmano, isso também não vai te salvar, porque eles pensam que o Islã tradicional também é hostil aos objetivos deles." Ele prosseguiu com uma linguagem tão rude que os intérpretes nem se deram ao trabalho de traduzir. "Se você está determinado a se tornar um radical islâmico completo e está pronto para passar pela circuncisão, então eu te convido para ir a Moscou. Nós somos uma nação multiconfessional. Também temos especialistas nessa esfera. Eu recomendo que a operação seja conduzida de um modo que nada em você volte a crescer."[49]

13

Os deuses dormiram em suas cabeças

Em 19 de fevereiro de 2003, Putin realizou outra de suas reuniões periódicas no Kremlin com os banqueiros, industriais e donos de petrolíferas da Rússia: os oligarcas que dominavam a era pós-soviética. Em sua primeira reunião no ano 2000, Putin havia se reconciliado com a maioria deles – apesar de Gusinsky e Berezovsky – em um pacto informal: eles manteriam sua riqueza, desde que se mantivessem longe dos assuntos de Estado. Ele não reverteria as controversas privatizações da década de 1990, deixando os prêmios delas com os oligarcas, desde que eles acabassem com suas batalhas irresponsáveis, muitas vezes sangrentas, por ainda mais riquezas, em deferência ao Kremlin. "Então qual deveria ser a relação com os assim chamados oligarcas? A mesma que temos com qualquer um. A mesma que temos com o dono de uma pequena padaria ou sapataria", perguntou ele retoricamente em suas cartas abertas aos eleitores no *Izvestia* durante sua campanha.[1] Quando Putin chegou ao poder, jornalistas e observadores políticos acostumados à terminologia do Kremlin dos anos 1990 haviam procurado por provas da influência dos oligarcas, sem compreender que os oligarcas não estariam mais puxando os cordões. A essa altura, Vladimir Gusinsky já tinha fugido do país. Assim como Boris Berezovsky, que se declarou o líder da oposição no exílio. O resto adaptou-se à era Putin.

O acordo em 2000 foi, por algum tempo, uma trégua negociada; em grande medida, os dois lados obedeceram aos termos. Ao contrário do que diz a percepção popular, Putin não insistiu para que os oligarcas se mantivessem totalmente fora da política – alguns, como Roman Abramovich, exerciam cargo eleito –, mas sim para que eles não fizessem nada que se opusesse ao Kremlin. Os magnatas, por sua vez, concordaram em pagar impostos e evitar disputas públicas com Putin sobre políticas que pudessem afetar suas fortunas. Eles também se uniram obedientemente ao Sindicato Russo de Industriais e Empreendedores, que se tornou o fórum institucionalizado para discutir as questões enfrentadas pela economia russa. Suas reuniões subsequentes foram discretas, dedicadas a reformas tributárias e legais, a perspectiva de filiação à Organização Mundial do Comércio e o destino da sofrida indústria automotiva.

Agora, em 2003, duas dúzias dos homens mais ricos do país – seu patrimônio conjunto maior do que toda a economia de muitos países – encontravam-se outra vez para discutir algo muito mais delicado: a intersecção de negócios e governo, esse nexo nebuloso em que a corrupção florescia. No Salão Catarina do Kremlin, uma câmara oval em azul-claro e dourado decorada com esculturas alegóricas chamadas "Rússia" e "Justiça", Putin abriu a reunião com um esboço das propostas para reformas administrativas, que ele havia prometido na reunião do ano anterior. "Nós conversamos sobre a interpretação aleatória da lei por algumas agências, as ações arbitrárias dos burocratas e daí por diante", Putin lhes disse no curto tom gerencial que usava em suas aparições televisivas. "Nessa conexão, a questão da corrupção e sua tenacidade no país foi levantada diversas vezes", disse ele, soando como o reformista que prometeu ser quando tomou posse. "É óbvio que a corrupção não pode ser erradicada apenas com medidas punitivas. Podemos alcançar muito mais criando condições de mercado nas quais seria mais fácil obedecer às regras do que quebrá-las."

Os magnatas concordaram antecipadamente com uma agenda a ser apresentada a Putin e esperavam que este fosse um encontro carregado. Aleksei Mordashov, da Severstal, uma empresa de aço e mineração, falou primeiro, relatando os obstáculos administrativos ao desenvolvimento de empresas de porte médio e pequeno. O segundo a discursar foi Mikhail Khodorkovsky. Com apenas 39 anos, ele dirigia um império bancário e petrolífero que incluía a Petróleo Yukos, adquirida por ele por meio de um acordo de privatização tão lamacento quanto a maioria dos firmados nos anos 1990. Ele tinha sido membro do Komsomol quando estudante na época soviética, mas era jovem demais para ter trabalhado no sistema soviético e "nunca havia aprendido a temê-lo".[2] Khodorkovsky era um homem intenso com cabelo curto e já ficando grisalho. Era menos extravagante que outros oligarcas dos anos 1990 que desprezavam as regras e ostentavam sua influência, embora em nada menos poderoso. Depois de abandonar o estilo cabeludo e bigodudo que preferira quando jovem, ele se via como um asceta corporativo, um Bill Gates russo. Usava óculos de armação invisível e preferia suéteres de gola rolê a ternos. Voltava-se para estrangeiros, especialmente americanos, para que fornecessem especialização em extração de petróleo e para fazer da Yukos o modelo de uma corporação internacional moderna e transparente. Como empresário, ele era ambicioso – e, muitos pensavam, impiedosamente ambicioso –, porém à época da ascensão de Putin, suas ambições haviam ultrapassado a mera acumulação de riquezas. Assim como os barões usurpadores da América da Era de Ouro, ele se voltou para a filantropia para polir sua imagem, doando dinheiro para bolsas de estudo e auxílio a vítimas de desastres. Em 2001, ele criou uma organização chamada Rússia Aberta, construída nos moldes do Instituto Sociedade Aberta de George Soros, para apoiar o desenvolvimento comunitário, o bem-estar social, a saúde e os pequenos negócios. Embora muitos o vissem com cinismo, ele imaginou que podia criar o tipo de sociedade que o Komsomol jamais pôde fazê-lo na era soviética: aberta, educada, nadando livremente no livre mercado, e progressivamente conectada ao mundo todo.

Khodorkovsky não conhecia Putin muito bem – eles só haviam se encontrado depois que Putin se tornara primeiro-ministro –, e tinha algumas dúvidas sobre o substituto de Yeltsin. Entretanto, queria ajudá-lo a fortalecer as bases legais para o capitalismo moderno. Ele acreditava nos instintos democráticos de Putin, embora sua primeira impressão dele tenha sido de "uma pessoa comum, normal", cuja formação no pátio em Leningrado e na KGB deixou nele uma impressão indelével: Putin não acreditava em ninguém exceto "nos seus", referindo-se a seu pessoal.[3] Na época dessa reunião, em 2003, Khodorkovsky tinha se tornado o homem mais rico da Rússia, e Putin, o mais poderoso. Um conflito era provavelmente inevitável, porém, naquele dia de inverno, ninguém previu isso.

Sob o domo do Salão Catarina, injetado com a luz pálida de fevereiro, Khodorkovsky fez um discurso em nome do sindicato dos industriais que outro magnata, Mikahil Fridman, deveria fazer, mas se recusou. Ele leu uma apresentação de PowerPoint com um título abrasador: "Corrupção na Rússia: um freio ao crescimento econômico". Khodorkovsky não parecia muito confiante. Ele estava "extremamente nervoso, pálido", e sua voz rachava às vezes, como se o peso das palavras se prendesse em sua garganta.[4] Citou pesquisas de opinião e estatísticas do governo demonstrando que a corrupção permeava o país, contabilizando até 30 bilhões de dólares por ano, grosso modo um quarto do orçamento do Estado. Os russos temiam recorrer aos tribunais por causa das propinas exigidas ali, disse ele, enquanto jovens estudantes fluíam para os institutos que treinavam fiscais tributários e funcionários públicos – pagando propinas para entrar – porque uma carreira no governo era o jeito mais certeiro de ficar rico seguindo essa fórmula. Putin interferiu dizendo que sua condenação dos funcionários públicos era ampla demais, mas Khodorkovsky prosseguiu, dessa vez voltando-se para a petrolífera estatal em dificuldades, a Rosneft, cujos presidente e presidente do conselho encontravam-se na sala. Ele questionou uma aquisição feita por eles da empresa Northern Oil, uma pequena produtora na fronteira do Ártico, pela soma estonteante de 600 milhões de dólares, muito mais do que os analistas e outras empresas, inclusive a dele próprio, tinham avaliado como sendo o valor justo. Ele sugeriu que o valor em excesso não passava de uma porcentagem acrescentada para o benefício dos executivos da Rosneft – ou seja, funcionários do governo de Putin.

Khodorkovsky tinha ido longe demais. O temperamento zangado de Putin se manifestou. "Putin não estava preparado para esse comentário e simplesmente explodiu", relembrou posteriormente Mikhail Kasyanov, seu primeiro-ministro. "E tudo o que ele disse – não foi uma resposta preparada, mas uma reação puramente emocional."[5] Num tom cortante, Putin retrucou que a Rosneft precisava de novas reservas como qualquer outra companhia. De qualquer forma, a Yukos tinha "reservas excessivas".

"E como ela as obteve?", perguntou ele, incisivo. Putin também destacou que a Yukos tivera problemas com os impostos em seu passado nebuloso e havia trabalhado com o governo para saldá-los, "mas como eles tinham surgido, para começo de conversa?"

"Talvez seja por isso que há cinco candidatos para cada vaga na Academia Tributária", disse ele. Um sorriso malicioso contorceu o rosto de Putin, um reflexo da satisfação e confiança de que ele havia colocado Khodorkovsky em seu lugar, cheio de vergonha.

"Estou devolvendo o disco de hóquei para você."

Os presentes ficaram surpresos pela emoção pessoal e visceral que irrompeu por causa de uma venda relativamente pequena, sem nenhuma relevância real para uma companhia tão grande quanto a Yukos ou para o governo. Outro conselheiro econômico de Putin que estava na reunião, Andrei Illarionov, nunca o vira tão bravo antes. O próprio Illarionov ficou surpreso com a acusação de Khodorkovsky. Ele havia presumido que o preço inflado da Northern Oil tinha sido um erro ou um mau investimento. Talvez até envolvesse propinas e porcentagens, mas qual grande contrato na Rússia não envolvia?[6]

A defesa feroz de Putin da Rosneft deixou claro o que muitos na sala ainda não haviam percebido. Rosneft tinha mais do que a bênção de Putin. A empresa tinha uma conexão pessoal com ele. Khodorkovsky fez o que ninguém antes ousara fazer, certamente não em comentários durante uma reunião no Kremlin transmitida pela TV. "Ele não sabia", Illarionov disse a respeito de Khodorkovsky. "Essa é a única razão para ele ter começado a falar sobre aquilo. Ele não achava que Putin estivesse envolvido. Senão, jamais teria dito nada."[7] Khodorkovsky deixou de analisar o risco que corria ao criticar a aquisição obscura, porém as consequências logo se tornaram evidentes para todos. "Ficou claro para mim que nós havíamos assinado nossa sentença de morte", disse Aleksei Kondaurov, um dos executivos da Petróleo Yukos, posteriormente.[8] O próprio Khodorkovsky foi aconselhado a deixar o país, como fizeram Gusinsky e Berezovsky, mas se recusou, acreditando que seu poder, seu dinheiro, sua influência e, em última instância, a verdade o protegeriam.

"O que foi que eu falei de errado?", perguntou ele.[9]

O QUE ELE HAVIA FEITO foi expor uma estratégia de Putin cujas raízes se estendiam até São Petersburgo, mais de uma década antes, quando Putin forjou seus elos com o quadro de assessores e empresários concentrados em torno do Instituto Minerador onde defendeu sua tese. Na metade da década de 1990, Putin se reunia regularmente para discussões informais sobre os recursos naturais nacionais sob a égide do diretor do instituto, Vladimir Litvinenko, que presidira a dissertação de Putin.[10] As ideias que Putin e seus amigos, Igor Sechin e Viktor Zubkov, formularam em suas conversas e trabalhos acadêmicos se tornaram a base para uma estratégia de retomada do comando estatal sobre os vastos recursos petrolíferos e em gás da Rússia. Litvinenko, um geólogo respeitado, advogava por maior controle estatal como um meio não apenas de reviver a economia combalida, mas também de restaurar o status de superpotência da Rússia. "Eles são o principal instrumento em nossas mãos – particularmente, as de Putin – e nosso maior argumento na geopolítica", declarou ele.[11]

A estratégia de Putin para estender o controle estatal sobre os recursos naturais tinha sido criteriosa e paulatina, mantendo cuidadosamente um equilíbrio entre os liberais e os adeptos da linha-dura em seu próprio círculo interno. Em 2001, ele nomeou outro assessor de São Petersburgo, Aleksei Miller, como diretor executivo da Gazprom, a empresa estatal que nunca fora oficialmente privatizada, embora suas ações tivessem sido adquiridas por seus dirigentes, deixando o Estado com apenas 38% da posse. Ele deu a Miller, então com apenas 39 anos, "um mandato expresso para mudança", o que ao longo dos dois anos seguintes significou trazer a vasta empresa – e suas ações – de volta às mãos do Kremlin.[12] Ele também reconquistou o controle estatal sobre a Rosneft, a empresa a que Khodorkovsky acusava agora de corrupção. Criada como uma empresa estatal em 1992, a Rosneft mal sobreviveu aos anos 1990, quando seus maiores bens foram saqueados por rivais, especuladores e gângsteres.[13] Ela não conseguiu ser vendida em leilão em 1998, quando a Rússia de Yeltsin se encontrava desesperada por di nheiro, porque já havia sido totalmente pilhada. Quando Putin chegou ao Kremlin, ele lançou seu apoio por trás da empresa e se prestou a reconstruí-la. A força motriz atrás desse esforço – na época, ainda não público – foi Igor Sechin, o homem que costumava carregar as malas de Putin e saudar seus visitantes no gabinete do prefeito em São Petersburgo.

Desde o início de sua ascensão ao poder, Putin parecia alternar entre o liberalismo e o estadismo, entre os reformistas de um lado e os adeptos da linha-dura do outro. A equipe em quem confiava – na qual quase todos os integrantes eram de São Petersburgo – continha ambos. Entre eles havia economistas e acadêmicos, que pressionavam para abrir ainda mais os mercados, e os *siloviki* que, como Sechin, vinham dos serviços de segurança ou do judiciário e preferiam o fortalecimento das tenazes do Estado sobre a sociedade, os negócios e a política. Durante sua presidência, jornalistas e analistas pesquisaram as decisões de Putin para averiguar o influxo ou refluxo de cada facção. Na prática, os limites nunca foram muito rígidos,[14] e embora, às vezes, as rivalidades viessem à tona em discordâncias públicas, estas eram raras. No terceiro ano de sua presidência, o círculo interno de Putin continuava extraordinariamente unido em seu apoio a ele e à meta unificadora de ressuscitar um grau maior de controle político sobre a economia. Nos bastidores, entretanto, os conselheiros haviam começado a pelejar por poder e lucros, exigindo intervenção e mediação constantes de Putin.

Os homens que Putin trouxera consigo aos píncaros do poder estavam na periferia da obtenção de lucros na época de Yeltsin. Alguns haviam até se dado bem, mas nenhum se tornou bilionário, e apenas uns poucos chegaram a ser milionários. Eles se ressentiam daqueles que além de acumular fortunas também ditavam a política, como numa verdadeira oligarquia. Yeltsin tinha tolerado – até encorajado e explorado – a corrida desesperada ao capitalismo como um remédio necessário para livrar o corpo da doença do comunismo. Os assessores de Putin concordavam mais ou menos com a estratégia de seu chefe de trazer ordem ao mercado, até de aumentar o controle estatal sobre recursos naturais estratégicos, como petróleo e gás. O confronto com Khodorkovsky, porém, revelou a existência de outra motivação para eles. Sechin e outros dentro do círculo de Putin "haviam perdido a primeira divisão de bens pós-soviética nos anos 1990 e estavam determinados a não perder uma segunda partilha".[15]

A REUNIÃO NO SALÃO CATARINA foi eclipsada por eventos mundiais, em especial pela iminente invasão ao Iraque. Putin se opôs à guerra liderada pelos americanos, a despeito dos esforços do presidente Bush para persuadir seu amigo a apoiá-lo na derrubada do ditador Saddam Hussein (a quem, não por acaso, Khodorkovsky apoiava). Os laços profundos da Rússia com o Iraque datavam do cultivo do mundo árabe pela União Soviética e sobreviveram ao colapso soviético e à Primeira Guerra do Golfo de 1991. A Rússia continuava comprando boa parte do petróleo exportado pelo Iraque, conforme permitido pelo programa "petróleo por comida" das Nações Unidas, desenvolvido nos anos 1990 para reduzir o sofrimento dos cidadãos comuns iraquianos – com lucros e subornos na casa dos milhões indo para empresários e políticos russos, inclusive Vladimir Zhirinovsky; Aleksandr Voloshin, chefe de gabinete de Putin; e para a Gunvor, uma empresa pouco conhecida de comercialização de petróleo cujo proprietário Putin conhecia desde a época em que autorizara seus primeiros contratos, no inverno de 1991.[16] Charles Duelfer, um dos inspetores das Nações Unidas, estava convencido de que esses acordos implicavam os níveis mais elevados do governo de Putin, embora os americanos resolvessem não acusar Putin diretamente por razões diplomáticas.[17] As empresas petrolíferas da Rússia, tanto privadas quanto estatais, também tinham interesse nos campos de petróleo não desenvolvidos, inclusive um acordo no valor de 20 bilhões de dólares para um vasto campo no deserto ao sul. Os acordos continuariam congelados enquanto as sanções estivessem em vigor, mas a derrubada do governo de Saddam Hussein ameaçava anulá-los. "Vladimir Putin não considerava Saddam uma ameaça", escreveu Bush posteriormente. "Parecia-me que parte da razão era que Putin não queria colocar em risco os lucrativos contratos petrolíferos da Rússia."[18]

Putin tentou agir como mediador, despachando Yevgeny Primakov em uma missão secreta para persuadir Saddam Hussein a renunciar. Primakov, o veterano diplomata e espião que foi o emissário de Gorbachev ao Iraque durante a guerra de 1991, fez o apelo pessoal de Putin durante uma reunião tarde da noite em um dos palácios do ditador, em Bagdá. Hussein ouviu calmamente a princípio, mas depois convocou seus assessores mais elevados e, na frente deles, denunciou a conciliação de Putin com Bush. "A Rússia se transformou em uma sombra dos Estados Unidos", disse ele a Primakov.[19]

Com tropas americanas já se agrupando no Kuwait, Putin percebeu que não podia fazer mais nada para impedir a guerra; no entanto, apesar dos esforços de Bush para persuadi-lo do contrário, ele também não faria nada para apoiá-la. Apenas alguns dias antes de sua reunião com os magnatas, ele voou a Paris e juntou-se ao presidente Jacques Chirac e, depois, ao chanceler Gerhard Shröder, solicitando publicamente às Nações Unidas que interferissem e impedissem a invasão americana. "Existe uma alternativa a essa guerra", dizia a declaração conjunta deles. "O uso da força pode ser considerado apenas como um último recurso."

Por dois anos Putin havia buscado um novo relacionamento com os Estados Unidos a partir de sua amizade com Bush, mas a Rússia recebeu pouco retorno desse investimento. Chirac, que o saudara pessoalmente no aeroporto em Paris, podia oferecer muito à Rússia e tendia a não macular relações cordiais com críticas a abusos de direitos na Chechênia ou em qualquer outro lugar. Putin não rompeu abertamente relações com Bush, mas o Iraque foi um momento decisivo. Para ele, a guerra revelou as verdadeiras ambições dos Estados Unidos. Em sua perspectiva, eles queriam ditar seus termos ao resto do mundo, defender a "liberdade" e usar meios unilaterais para impô-la, interferindo nos assuntos internos de outras nações. Quando a Rússia quis construir reatores nucleares civis no Irã – um acordo que valia bilhões para a indústria nuclear russa –, os Estados Unidos lutaram furiosamente para impedir. Bush jurava amizade e cooperação, porém Putin também ouvia as vozes de outros em Washington, liberais e conservadores, que criticavam a Rússia e pareciam decididos a mantê-la em seu estado debilitado pós-soviético. No quarto dia da guerra, os dois presidentes conversaram. Putin fez questão de fazer um contato de nível pessoal. Ele não reiterou sua oposição, sequer fez menção a ela. Putin, pensou Bush, estava simplesmente preocupado com o custo pessoal que uma guerra podia gerar.

"Isso vai ser incrivelmente difícil para você", Putin disse a Bush. "Eu me sinto mal por você. Eu me sinto mal."

"Por quê?", respondeu Bush.

"Porque vai haver um imenso sofrimento humano", ele lhe disse.[20]

Bush deu valor às observações de Putin, ainda mais por ser a única conversa desse tipo que ele teve com qualquer outro líder mundial. Ele então aproveitou a oportunidade para censurar Putin, alertando-o que as empresas russas continuavam fornecendo armamentos para as forças de Saddam Hussein, inclusive óculos de visão noturna, mísseis antitanques e aparelhos para embaralhar os sistemas de navegação dos mísseis americanos e bombas que eram lançadas sobre o Iraque.[21]

Após a queda de Saddam Hussein, Putin empenhou-se para deixar para trás suas diferenças com os Estados Unidos a respeito do Iraque, mas também começou a ver com olhos cada vez menos benevolentes o que considerava a hegemonia americana. Se o poderio militar americano não estava focado diretamente sobre os interesses da Rússia, seu "poder suave" estava – ou seja, o dinheiro e a influência que os Estados Unidos gastavam em auxílios dentro da Rússia, milhões de dólares que haviam fluído para lá depois do colapso da União Soviética para apoiar organizações cívicas envolvidas em tudo, desde a saúde até o meio ambiente. Conforme a pressão para a guerra se intensificava, a Rússia acabou com o trabalho dos Corpos de Paz e retirou a licença da Radio Free Europe, chamando ambas de relíquias da Guerra Fria. O país expulsou um sindicalista da AFL-CIO e encerrou o mandato da missão da Organização pela Segurança e Cooperação na Europa para observar o conflito na Chechênia.[22] Cada passo ocorreu isoladamente, com explicações longas e legalistas, mas uma estratégia emergiu do padrão incongruente. Putin começou a ver conspirações americanas para isolar ou debilitar a Rússia, auxiliadas por uma quinta coluna interna que a seu ver era, de forma crescente, a maior ameaça ao Estado que ele estava criando.

Quando Khodorkovsky começou as negociações com duas gigantes americanas do petróleo, Chevron e Exxon, para vender uma parte da Yukos ou mesmo sugerir uma fusão, Putin a princípio recebeu bem as conversas como uma validação internacional do crescente potencial de investimento na Rússia; todavia, quando Khodorkovsky viajou aos Estados Unidos e fez pronunciamentos sobre a política econômica e externa da Rússia, Putin começou a temer que os americanos também procurassem dominar o tesouro nacional do país. E, pensou ele, Khodorkovsky parecia um participante voluntário dessa dominação.

O confronto no Kremlin em fevereiro não havia atenuado as ambições políticas e econômicas de Khodorkovsky. Em abril, a Yukos negociou uma fusão com a quinta maior produtora de petróleo da Rússia, a Sibneft, criando uma das maiores indústrias petrolíferas do mundo, com uma produção maior do que a do Kuwait. O presidente da Sibneft era o jovem governador da remota região ártica de Chukotka, Roman Abramovich – o antigo sócio de um amargo Boris Berezovsky –, que, naquele mesmo ano, usou boa parte de sua fortuna para adquirir o clube de futebol Chelsea, na Inglaterra. A fusão fez de Khodorkovsky uma celebridade internacional, liderando o influxo de novos-ricos da Rússia que se espalhavam pelas capitais do Ocidente. Isso foi descrito como "um amadurecimento do capitalismo russo",[23] sinalizando a integração russa na economia globalizante mundial. Uma semana depois, Khodorkovsky e outros executivos se reuniram com Putin em sua residência em Novo-Ogaryovo, ao mesmo tempo que ele negociava com empresas americanas para expandir ainda mais seus negócios. Putin abençoou a fusão e lhe disse para voltar a falar com ele conforme os detalhes fossem se acertando nos meses seguintes. E também tinha outras questões que gostaria de discutir com Khodorkovsky, mas pediu para fazê-lo em particular, depois que a reunião pública terminasse.

A reeleição de Putin ocorreria dali a um ano e, embora sua própria reeleição parecesse além de qualquer dúvida, ele se preocupava com as eleições parlamentares que seriam realizadas em dezembro de 2003. Khodorkovsky, como muitos outros magnatas, vinha despejando dinheiro nos partidos na Duma sem atenção à ideologia política e com a aprovação do Kremlin; ele financiava os liberais, o Yabloko e a União das Forças de Direita, mas também o partido de Putin, Rússia Unida, e os comunistas. A intimidade entre negócios e política era tanta que os próprios gerentes e executivos de Khodorkovsky serviam na Duma, notavelmente Vladimir Dubov, que era ao mesmo tempo um executivo do banco que deixara Khodorkovsky rico, o Menatep, e presidente do subcomitê de impostos. Khodorkovsky usava sua influência para pressionar contra qualquer legislação que pudesse prejudicar a Yukos, às vezes descaradamente. Agora Putin queria conter Khodorkovsky.

"Pare de financiar os comunistas", ele lhe disse quando se reuniram em particular. Khodorkovsky ficou chocado; apenas alguns meses antes, o arquiteto político de Putin, Vladislav Surkov, dera sua bênção para o dinheiro com que a Yukos contribuía para o partido. Contudo, não discutiu. Ele fez o que Putin pediu, mas alguns dos candidatos que a Yukos estava bancando também eram seus próprios executivos. Aleksei Kondaurov, o presidente da subsidiária de Moscou da empresa, até disputava a eleição como comunista. ("O Partido Comunista de hoje em dia não rejeita a propriedade privada", disse ele certa vez.) Khodorkovsky tentou explicar a Putin que não podia impedir outros executivos de disputarem vagas ou de apoiarem partidos políticos, mas Putin não via essa distinção.

As preocupações de Putin com os comunistas traíam uma apreensão maior dentro do Kremlin. Apesar de sua popularidade, seu programa político havia perdido o ímpeto conforme as eleições parlamentares de 2003 se aproximavam. A guerra na Chechênia, agora com quatro anos de duração, tinha se transformado em um pântano, a despeito de um referendo e uma eleição presidencial que instalou um oficial leal, Akhmad Kadyrov, como presidente do que era novamente uma parte integrante da Federação Russa. As duras medidas repressivas que se seguiram ao sequestro *Nord-Ost* não acabaram com os ataques terroristas; em vez disso, alimentaram uma radicalização niilista do movimento pela independência da Chechênia, que as autoridades pareciam incapazes de conter. Bombardeios suicidas, quase inauditos na primeira década de combate na Chechênia, tornaram-se horripilantemente comuns. Em 12 de maio de 2003, um caminhão carregado de explosivos foi jogado contra o portão de segurança de um complexo do governo na cidade de Znamenskoye, na Chechênia, matando 48 pessoas, muitas delas civis nas casas vizinhas, esmagadas pela força da detonação. Dois dias depois, duas mulheres abordaram Kadyrov em pessoa durante um festival religioso celebrando o profeta Maomé em um vilarejo a leste de Grózni e detonaram cintos de explosivos. Kadyrov escapou de ser ferido, mas quatro de seus guarda-costas estavam entre as quinze vítimas mortas. Outra "viúva negra" detonou seus explosivos enquanto embarcava em um ônibus em Mozdok em junho, matando dezoito pessoas. Em julho, duas mulheres fizeram o mesmo em um festival anual de rock em Moscou, frequentado por 30 mil pessoas.

Até o Iraque decair para a guerra sectária em 2006, nenhum outro país no mundo, nem mesmo Israel, enfrentou uma campanha terrorista de tal escala e regularidade. Putin não podia fazer muito mais do que reiterar seu juramento de destruir os bandidos que prometera "matar na latrina" lá em 1999. Sua resolução em acabar com o sequestro do teatro havia, apesar das mortes evitáveis de tantos reféns, lhe rendido apoio, porém ele parecia estar cada vez mais fraco e à deriva. Os maiores sucessos de sua presidência tinham acontecido nos primeiros dois anos; agora, entretanto, ele parecia ter perdido energia. A economia da Rússia continuava a melhorar, expandindo as oportunidades de milhões de pessoas, mas muitos trabalhadores permaneciam presos em indústrias da era soviética – minas, fábricas e fazendas – resistentes à modernização. A Rússia ainda não tinha se transformado em Portugal. A reforma militar que ele prometera se arrastava contra a inércia institucional. O sistema de saúde funcionava com base em propinas, enquanto a expectativa de vida entre os homens continuava a cair, assim como a população inteira, que encolhia em quase um milhão por ano. A prosperidade de Putin beneficiava muita gente, mas principalmente aqueles que já estavam no topo, agrupados nas principais cidades. Mikhail Kasyanov, seu primeiro-ministro, desempenhava obedientemente os deveres domésticos e econômicos que prometera a Putin, mas sentia que o Kremlin não tinha nenhuma nova iniciativa a oferecer, e estava recuando em algumas das que haviam sido lançadas.[24]

Até o líder do partido de Putin, Boris Gryzlov, que servia como ministro do interior, disse que o governo do qual fazia parte havia "perdido em grande medida a habilidade de resolver, com energia e segurança, os problemas mais prementes e dolorosos que o país enfrenta".[25] Desprovida de novas ideias, a equipe de Putin se fixou no risco político apresentado pelas eleições parlamentares em dezembro de 2003, assim como Yeltsin havia feito nos anos crepusculares de sua presidência. A pluralidade da Rússia Unida na Duma já não era certa, e o Kremlin precisava garantir que uma nova pluralidade não fosse desafiar a primazia de Putin. Acima de tudo, o Kremlin não podia permitir que uma nova figura emergisse, uma nova força política ou líder preparado para oferecer uma alternativa ao país.

No final de maio de 2003, um tratado circulando em Moscou gerou clamor popular. Ele foi escrito por um grupo fundado no ano anterior, o Conselho para Estratégia Nacional. O conselho contava com 23 especialistas de todo o espectro político que pareciam discordar a respeito de tudo, inclusive do tratado. Seus progenitores ideológicos eram Iosif Diskin, que era próximo ao Kremlin, e Stanislav Belkovsky, um estrategista político outrora envolvido nas tramas de intriga de Boris Berezovsky. O trabalho de um laboratório de ideias poderia ter definhado na obscuridade, mas esse foi levado a Putin por dois de seus adjuntos linha-dura, Sechin e Viktor Ivanov, como evidência da ameaça que o Kremlin enfrentava.[26] O tratado, intitulado "O Estado e os Oligarcas", argumentava que os oligarcas conspiravam para usurpar o governo da Rússia enquanto buscavam legitimidade para suas riquezas. Seu caminho para o poder não jazia no confronto direto com Putin, e sim no reforço ao parlamento e no estabelecimento de uma nova forma de governo, um sistema parlamentar que seria liderado pelo primeiro-ministro, não pelo poderoso executivo acomodado no Kremlin. "Considera-se que o principal candidato a esse governo, formado sob uma nova constituição, seja Mikhail Khodorkovsky", alertava o documento.[27] O relatório ignorava as realidades políticas da Rússia, que tornavam implausível a própria ideia de que uma maioria parlamentar pudesse tomar o poder de Putin. Era irrelevante saber se o plano era verdadeiro, ainda que apenas parcialmente. Putin, mais desconfiado a cada dia, acreditou nisso.

Em junho, ele realizou sua coletiva de imprensa anual no Kremlin com jornalistas locais e estrangeiros e o evento roteirizado começou com uma pergunta sobre o relatório e seu alerta do amadurecimento de "certa revolução oligarca". Como se ensaiado, Putin respondeu em detalhe e longamente. Ele disse que não acreditava que um sistema parlamentar pudesse governar um país tão grande e etnicamente diverso como a Rússia. "Qualquer sistema de Estado que não uma república presidencialista", disse ele, "seria inaceitável e até mesmo perigoso". Quanto aos grandes negócios, explicou ele, paciente, eles detinham uma influência natural na vida do país, como era de se esperar com uma economia de mercado em desenvolvimento. Os novos magnatas da Rússia criavam empregos e renda, incrementavam novas tecnologias e forneciam exemplos de gestão moderna e eficaz. "Isso não significa, claro, que deveríamos permitir que certos representantes dos negócios influenciem a vida política do país com a meta de buscarem seus próprios interesses." Ele terminou fazendo alusão a uma frase de *Eugênio Oneguin*[1], de Pushkin, sobre os Dezembristas que se rebelaram contra Nicolau I em 1825 e acabaram no patíbulo ou em exílio na Sibéria. "Quanto àqueles que discordam desse princípio, é como se dizia antigamente: 'Alguns se vão para sempre, e outros estão muito distantes.'"[28] Soou muito como um alerta.

O ATAQUE LEGAL À YUKOS começou de forma inesperada – não foi contra Khodorkovsky nem contra a companhia, diretamente. Em junho de 2003, as au-

1 N.T.: Publicado em português pelo Grupo Editorial Record.

toridades prenderam Aleksei Pichugin, o chefe de segurança da empresa, sob a acusação de homicídio, alegando que ele havia organizado o assassinato de rivais da Yukos. Em 2 de julho, menos de duas semanas após as observações públicas de Putin sobre o "golpe oligarca", uma unidade especial da polícia chegou em um hospital de Moscou onde Platon Lebedev, o sócio de Khodorkovsky, se recuperava após um tratamento para o coração. Embora a lei proibisse a prisão de pacientes hospitalizados, a polícia o levou embora algemado. Lebedev era o diretor do Menatep, o banco que controlava 61% das ações da Yukos; entretanto, os procuradores o acusaram de fraude envolvendo um acordo obscuro de 1994 para a aquisição de uma empresa de fertilizantes chamada Apatit. Khodorkovsky foi intimado dois dias depois como testemunha e, uma semana depois disso, a polícia invadiu um dos escritórios da Yukos. O procurador-geral, Vladimir Ustinov, não fez nenhum movimento contra o próprio Khodorkovsky, mas a pressão aumentou. Ustinov, anteriormente um procurador mediano de Sochi, não fazia parte do círculo de São Petersburgo de Putin, mas provou seu valor organizando os ataques legais que levaram Gusinsky e Berezovsky ao exílio. E ficou cada vez mais próximo da corte de Putin dentro do Kremlin, especialmente de Igor Sechin, cuja filha se casou com o filho de Ustinov naquele ano.

Khodorkovsky e seus sócios acreditavam que Putin e Sechin tinham ordenado as investigações dos assuntos da Yukos,[29] mas não esperavam nada além de incômodos legais que conseguiriam combater. Khodorkovsky acreditava que sua riqueza, seus contatos na Rússia e fora dela e a importância da Yukos para a economia serviriam de proteção para ele e a empresa. Em uma reunião com os diretores de vários departamentos da Yukos, ele alertou que a empresa encarava um ataque judicial e disse que aqueles que se sentissem despreparados deveriam sair, mas que ele jurava ficar e lutar.[30]

O "Caso Yukos", como rapidamente ficou conhecido, criou confusão e alarme. Putin encobriu as coisas de tal maneira que ninguém sabia se a investigação assinalava a primeira etapa da reestatização das indústrias leiloadas nos anos 1990 ou algo totalmente diferente. Autoridades e empresários esperavam pelo pior. O volátil mercado de ações da Rússia – um investimento lucrativo, mas jamais estável – mergulhou 15% nas primeiras duas semanas após a prisão de Lebedev, apagando 7 bilhões do valor da Yukos, ou quase um quinto do total. No dia das buscas na Yukos, Putin se encontrou no Kremlin com a liderança parlamentar, os presidentes dos conselhos de centrais sindicais e os magnatas, representados por Arkady Volsky, que avisou que a espiral da investigação prejudicaria a economia. Putin não tocou no assunto Yukos diretamente, mas alertou que o Kremlin não toleraria organizações públicas que não colocassem o bem público "acima dos interesses pessoais, corporativos ou de seu grupo". Em comentários televisionados, ele falou de modo enigmático: "Eu, é claro, me oponho a atos forçados e acredito que não é assim que resolvemos a questão dos crimes econômicos. Não podemos basear nossas ações em aplausos ensandecidos por alguém estar sendo posto em uma cela." Em semanas, um orfanato patrocinado pela Rússia Aberta, de Khodorkovsky, foi invadido.

O chefe de gabinete de Putin, Aleksandr Voloshin, nem mesmo sabia o nome de Lebedev no momento de sua prisão e acreditava que Putin também não soubesse.[31] O presidente manteve as mãos longe da investigação, insistindo que não se envolvia na autorização de prisões ou buscas – apenas para se contradizer mais adiante, quando admitiu em uma entrevista com jornalistas americanos ter discutido a prisão de Lebedev com o procurador-geral.[32] O envolvimento de Putin cresceu enquanto o caso se desenrolava de maneira irregular ao longo de um verão cheio de especulações que lembrava a época soviética. "O caso Yukos não foi uma operação tipo stalinista, planejada antecipadamente e implementada metodicamente", segundo escreveu um historiador.[33] Em vez disso, Putin reagia conforme os eventos progrediam e dizia virtualmente nada em público, o que apenas aprofundava a sensação de intriga. Até setembro, ele insistia que a investigação se tratava de uma questão criminal isolada e, na mente de Putin, talvez fosse mesmo.

Khodorkovsky continuou a entrar em atrito com o Kremlin, não apenas a respeito da legislação tributária, mas também de planos para construir um oleoduto até a China, uma decisão que Putin acreditava ser uma prerrogativa do Estado, não de uma companhia privada. Mesmo enquanto a investigação se ampliava, Khodorkovsky seguiu adiante com a fusão com a Sibneft e continuou a cortejar as gigantes petrolíferas americanas nas conversas que Putin havia abençoado. Se a prisão de Lebedev foi um alerta, Khodorkovsky não lhe deu atenção. Ele continuou viajando, fazendo negócios e praguejando desafiadoramente contra o gabinete do procurador.[34] Ele acreditava que os problemas legais da empresa eram parte de uma disputa dentro da administração de Putin, mas apostava que a pressão pública daria um fim à cruzada. "A probabilidade da minha prisão agora é de 90%", disse ele a seu advogado, "mas não 100%. Para ser 100%, ela precisa ser sancionada".[35] Putin certamente lhe deu pistas. Após a prisão de Lebedev, Khodorkovsky tentou combinar uma reunião com ele por meio do diretor da FSB, Nikolai Patrushev. Patrushev, contudo, o convidou para se reunir com Ustinov em vez de Putin. Khodorkovsky achou melhor não ir.

Em agosto de 2003, a Yukos já havia se recuperado um pouco de suas perdas no mercado de ações, e a agência antimonopólio da Rússia aprovou a fusão com a Sibneft, silenciando a especulação entre os investidores e os analistas de que a investigação afundaria a criação da nova gigante do petróleo. No mesmo mês, o Kremlin aprovou uma parceria entre a BP e a TNK, uma empresa russa menor. Em setembro, Khodorkovsky foi a uma conferência de energia com empresários do petróleo de companhias americanas e russas em São Petersburgo e tentou fechar um acordo para fundir a Yukos-Sibneft com a Chevron. Quando isso não deu certo, ele ressuscitou as negociações com a ExxonMobil, cujo presidente informou Mikhail Kasyanov sobre as conversas.[36] A especulação sobre um acordo levou o mercado de ações a novos picos.

A fusão Yukos-Sibneft, avaliada em 45 bilhões uma vez completada, tornou-se oficial em 2 de outubro. Khodorkovsky continuou a viajar e fazer palestras para estudantes, jornalistas e ativistas sobre sua visão de uma transformação moderna de negócios e da sociedade que libertaria o potencial humano do país rompendo os últimos grilhões da mentalidade soviética. Em uma entrevista no polido quartel-general da empresa em Moscou, ele sombriamente explicou que a Rússia se encontrava em uma encruzilhada, seu destino uma escolha não entre o capitalismo e o comunismo, mas entre uma sociedade democrática e uma autoritária. "Não é uma questão de escolha entre o modelo da Coreia do Sul e o da Coreia do Norte", disse ele, sem fazer caso das velhas divisões ideológicas. "É mais como uma escolha entre o Canadá e a Guatemala", um governo moderno, responsável e transparente e uma república de bananas.[37] Tais reflexões públicas enfureciam Putin. Ele reclamou com John Browne, presidente da BP, quando se reuniram em Moscou para finalizar o investimento da companhia da Rússia. "Eu já engoli mais desaforos do que precisaria daquele sujeito", disse ele.[38]

A raiva que Putin sentia de Khodorkovsky se misturava com seus temores sobre a próxima eleição parlamentar, agendada para dezembro de 2003, e com a repulsa que ele e seus assessores mais próximos de São Petersburgo sentiam desse arrivista político, esse sujeito que havia se aproveitado do caos dos anos 1990 para enriquecer e agora achava que podia usar essa riqueza para ditar os rumos da Rússia. "Temos uma categoria de pessoas que se tornaram milionárias, como dizemos, da noite para o dia", disse Putin em uma entrevista ao *The New York Times* enquanto as investigações chegavam ao ápice em outubro. Parecia uma resposta discordante; a pergunta tinha sido sobre as críticas no Ocidente ao hesitante abraço da democracia na Rússia, não sobre Yukos ou Khodorkovsky. "O Estado os nomeou bilionários", disse ele. "Ele simplesmente lhes entregou uma quantia imensa de propriedades, praticamente de graça. Eles mesmos dizem isso: 'Eu fui nomeado um bilionário.' E então, conforme a peça se desenrolava, eles tiveram a impressão de que os deuses dormiam em suas cabeças – de que tudo lhes era permitido."[39] Um oficial veterano do Kremlin disse que Putin via como sua "missão histórica" acabar com as ambições de Khodorkovsky não só de comprar ou influenciar políticos, mas de tomar o próprio país. Putin usaria quaisquer meios ao seu alcance para impedir Khodorkovsky, disse o funcionário. "Infelizmente, isso não pode ser feito de um jeito que pareça bonito."[40]

Em 23 de outubro, um fax chegou ao quartel-general da Yukos em Moscou, assinado por Vladimir Ustinov, intimando Khodorkovsky a responder algumas questões sobre o pagamento de impostos envolvendo a empresa de fertilizantes Apatit. Khodorkovsky não viu a intimação, afirmou seu advogado,[41] e voou para a Sibéria para continuar a percorrer politicamente o vasto país antes das próximas eleições. Quando seu jato particular pousou em Novosibirsk para reabastecer antes do amanhecer de 25 de outubro, comandos de elite da FSB surgiram e cercaram o avião. O homem mais rico da Rússia foi forçado a se deitar no chão da cabine, algemado, a cabeça coberta por um capuz, e levado de volta a Moscou em uma aeronave militar.

A prisão de Khodorkovsky abalou os mercados de ações da Rússia, fazendo com que os valores de várias ações subissem e descessem a semana toda enquanto investidores e outros líderes políticos tentavam entender o que estava acontecendo. Em quase três anos no cargo, Putin se apresentava como um reformista, um defensor do livre mercado que estava trazendo prosperidade ao país, além de ordem. Agora ele parecia ter se postado definitivamente do lado dos adeptos da linha-dura em seu governo, os *siloviki*. "Capitalismo com a cara de Stálin", gritava uma manchete da *Nezavisimaya Gazeta* na segunda-feira seguinte à prisão de Khodorkovsky. Outro jornal, a *Novaya Gazeta*, declarou que as agências de defesa da lei haviam tomado o poder, e "o presidente não fez nada para conter esse golpe".[42] O sindicato de empresários, que até aquele final de semana incluía Khodorkovsky, emitiu uma declaração condenando a prisão, dizendo que ela havia "lançado o país para trás".

Putin reuniu-se com seu gabinete dois dias depois da prisão de Khodorkovsky. Enquanto as ações, a moeda e os títulos do país despencavam, ele pediu pelo fim da "histeria e da especulação". Ele repudiou um pedido do sindicato dos empresários para discutir o caso, declarando friamente que não haveria "barganha nos assuntos relacionados às atividades dos órgãos de execução da lei" e alertando os ministros do governo em torno da mesa que eles não deveriam se envolver nessa questão. E prosseguiu, dizendo que presumia que "o tribunal tinha bons motivos para tomar essa decisão", embora a aprovação final para a prisão de Khodorkovsky tivesse vindo do próprio Putin.[43]

Os "liberais" no campo de Putin, entre eles Mikhail Kasyanov e seus velhos colegas de São Petersburgo, German Gref e Aleksei Kudrin, ficaram consternados pela investigação, vendo-a como um sinal do fim de sua missão reformista.[44] Kasyanov havia seguido seu acordo de 2000 com Putin: ele supervisionava as políticas econômicas do governo e deixava as questões de segurança com Putin. Agora Putin estava bastante envolvido nas questões econômicas, apesar dos protestos de Kasyanov. Cinco dias depois da prisão, o procurador geral congelou as participações de Khodorkovsky e de seu sócio na Yukos. Isso representava quase metade da empresa, avaliada em 14 bilhões antes de seu valor desabar com o resto do mercado. Uma porta-voz do procurador-geral insistiu que o congelamento não era um "confisco nem estatização", mas o ato acabaria se revelando exatamente isso. Kasyanov se manifestou no dia seguinte, dizendo que o confisco de bens era um "fenômeno recente" cujas consequências não podiam ser previstas.[45] Ele estava "profundamente preocupado", mas já não tinha mais influência alguma sobre os eventos.

Apenas um indivíduo no círculo de conselheiros de Putin registrou um protesto real. Aleksandr Voloshin, o chefe de gabinete que havia permanecido após a administração Yeltsin e mantido laços próximos com a elite empresarial do país, renunciou no dia da prisão de Khodorkovsky. Putin tentou convencê-lo a não fazer isso durante uma série de reuniões no Kremlin na semana seguinte, mas Voloshin sentia que a administração que começara de forma tão promissora havia se exaurido e agora se debatia em busca de inimigos. Quando sua renúncia foi anunciada, o Kremlin não disse nada sobre as motivações por trás da decisão. Putin simplesmente o substituiu por

Dmitri Medvedev, seu jovem apadrinhado, e elevou outro aliado de São Petersburgo, Dmitri Kozak, como adjunto de Medvedev. A partida de Voloshin, portanto, apenas solidificou a equipe de Putin. Quando Voloshin e seus colegas se reuniram para um drinque de despedida no Kremlin, Putin chegou atrasado. Ele se sentou na última cadeira vazia em uma mesa comprida e ofereceu um brinde, dizendo que julgava ser um erro a partida de Voloshin. A presença de Putin causou silêncios longos e desconfortáveis até que ele pediu licença para se retirar, dizendo que se sentia como se tivesse interrompido algo.[46]

Kasyanov perguntou três vezes por que Khodorkovsky tinha sido detido antes que Putin lhe dissesse que o magnata havia passado dos limites quando financiou seus adversários políticos. Putin não estava, como alguns temiam, reestatizando a indústria do país, nem enfrentando os oligarcas. Estava derrubando um sujeito que via como uma ameaça política ao poder que ele vinha acumulando. Diversos dias depois da prisão de Khodorkovsky, Putin disse a Andrei Illarionov, seu conselheiro econômico, que vinha há algum tempo protegendo o magnata daqueles em seu círculo que desejavam puni-lo. Em vez disso, Khodorkovsky ignorou os repetidos alertas e "escolheu lutar" contra o Kremlin. Putin afirmou a Illarionov que decidiu então ficar de lado e deixar que Khodorkovsky "resolvesse seus problemas com os rapazes por conta própria".[47] Foi um ataque menos violento – menos tosco – do que a picareta que matou Trótski na Cidade do México sob as ordens de Stálin, mas era tão intencional quanto isso e igualmente eficaz. Khodorkovsky foi detido apenas seis semanas antes das eleições parlamentares em dezembro e, apesar de toda a condenação nacional e internacional, o golpe à confiança dos investidores e os prejuízos nos mercados, o ataque a um dos oligarcas da Rússia se provou imensamente popular entre os russos, cuja vasta maioria tinha pouco ou nenhum dinheiro investido em ações, para início de conversa.

Quando as eleições ocorreram, o bloco de Putin na Duma, agora rebatizado de Rússia Unida, obteve uma vitória acachapante com facilidade. Esse feito foi conseguido a despeito de o bloco ter apenas uma plataforma muito vaga, além de seu apoio a Putin. Vladislav Surkov, o estrategista do Kremlin, começara sua carreira trabalhando com Khodorkovsky, mas agora explorava o sentimento popular contra os oligarcas associando-os de maneira cínica ao Partido Comunista. Ele também orquestrou a criação de um novo partido, Rodina, ou Pátria Mãe, quatro meses antes da votação, com o único propósito de desviar votos dos comunistas apelando para temas nacionalistas e socialistas. Vladimir Zhirinovsky, o líder do hilária e erroneamente chamado Partido Democrata Liberal da Rússia, famoso por suas palhaçadas e arengas xenofóbicas, agiu do mesmo modo.

Foi uma campanha indiferente, marcada por uma crescente apatia. O pouco debate que houve requentou o colapso econômico da Rússia nos anos 1990 como se o eleitorado ainda quisesse infligir sua vingança sobre a corrupção e o caos trazidos pela democracia. Toda a era Yeltsin, as dificuldades financeiras e os oligarcas, inclusive Khodorkovsky, caíram sob um ataque virulento na televisão estatal, e a mensagem repetida várias vezes era de que Putin havia acabado com o colapso. "Se pela democracia entende-se a dissolução do Estado, então não precisamos dessa democracia", disse ele a um grupo de jornalistas estrangeiros antes da eleição, quando lhe perguntaram sobre as acusações de que as liberdades democráticas estavam sendo erodidas. "Por que se precisa da democracia? Para melhorar a vida das pessoas, para libertá-las. Eu não acho que exista no mundo quem queira uma democracia que possa levar ao caos." O caos que continuava a afligir a Rússia – inclusive um bombardeio suicida em um trem de passageiros não muito longe da Chechênia que matou 42 pessoas dois dias antes da eleição – foi simplesmente escondido por retoques. A Organização de Segurança e Cooperação na Europa criticou a mídia estatal russa por exibir uma clara tendência na cobertura eleitoral e citou evidências de abusos administrativos na campanha que favoreciam o Rússia Unida ou puniam os outros partidos. O líder comunista, o agora envelhecido Gennady Zyuganov, apresentou uma reclamação formal quando apareceram 800 mil cédulas na república de Bashkortostan já marcadas para o Rússia Unida.[48]

Putin teve uma noite insone antes da eleição. Lyudmila explicou por que quando eles apareceram logo cedo para votar em sua zona eleitoral.[49] Sua amada labrador preta, Koni, tinha dado à luz oito filhotinhos. Putin havia recebido a cachorra de presente em dezembro de 2000 após visitar um canil onde ela tinha sido treinada para busca e resgate. Dizia-se que ela descendia de um labrador que fora de propriedade de Leonid Brezhnev. Koni se juntou a Toska[50], o poodle que Putin havia dado a suas filhas, e rapidamente tornou-se a favorita dele, acompanhando-o até a reuniões oficiais em sua residência, servindo como acessório humanizador ou intimidador.[51] Quando Bush visitou Novo-Ogaryovo, Putin comparou Koni a Barney, o Scottish terrier de Bush: "maior, mais rápida, mais forte", disse ele.[52]

A notícia dos filhotinhos recebeu muito mais cobertura do que os partidos de oposição, que, no final do dia, haviam sido repelidos. Rússia Unida, apesar de não ter nenhuma identidade política independente, venceu com folga, conquistando 36% dos votos, o suficiente sob o sistema de distribuição de vagas para levar uma maioria absoluta das vagas na Duma. O Partido Comunista recebeu menos de 13% dos votos, metade do que haviam conquistado quatro anos antes, quando a carreira política de Putin mal tinha começado. Yeltsin mal evitara uma ressurreição comunista em 1996, apenas cinco anos após o colapso da União Soviética; Putin havia efetivamente enterrado essa ameaça de vez.

Os Democratas Liberais e o recém-criado Rodina receberam quase a mesma porcentagem de votos que eles, o que deixou Gennady Zyuganov fumegando. "Essa farsa vergonhosa que nos é mostrada atualmente não tem nada a ver com democracia", disse ele.[53] Yabloko, o bastião da política liberal desde os dias da *perestroika*, e a União das Forças de Direita, dominada pelos reformistas econômicos liberais que protestaram com mais veemência contra a prisão de Khodorkovsky, não conseguiram sequer alcançar o limite mínimo de 5% requerido para conquistar um bloco de vagas. Eles haviam definhado sob a pressão do Kremlin e sucumbiram a lutas internas. Exceto por um punhado de liberais que venceram mandatos individuais, pela primeira vez, desde o colapso soviético, a Duma não teria um bloco de democratas. Quando finalmente as últimas urnas foram contabilizadas e as vagas distribuídas, Putin podia contar com uma maioria parlamentar de mais de 300 das 450 vagas – em outras palavras, o suficiente para adotar qualquer legislação que o Kremlin desejasse e até para alterar a Constituição, que, as pessoas já tinham começado a notar, limitava um presidente a apenas dois mandatos no cargo. "Temos agora, novamente, um parlamento de um único partido", disse o líder do Yabloko, Grigory Yavlinsky, sisudo, no dia após a votação, sentado no elegantemente reconstruído Hotel Kempinski com vista para a Praça Vermelha, o próprio local um símbolo da prosperidade que começara a emergir na era Putin. Mesmo no final da era soviética, havia existido algo como um debate legislativo. "A Rússia não tem um parlamento assim desde Brezhnev."

O Kremlin de Putin se rejubilou no triunfo eleitoral. Vladislav Surkov se gabou que os partidos liberais que fracassaram em conquistar vagas deveriam “perceber que sua missão histórica estava completa”. Putin representava o fim do “velho sistema político”, disse ele. “Uma nova era política se aproxima.”[54]

14

Annus Horribilis

Em 1º de setembro de 2004, Putin estava em Sochi, no Mar Negro, tentando sem muito sucesso passar o ocaso do tradicional período de férias do país, agosto, no clima subtropical que amava. A essa altura, ele já passara mais tempo em Bocharov Ruchein, o complexo presidencial da região, do que em qualquer uma das residências oficiais fora de Moscou. Era ali que ele, com frequência, realizava reuniões com líderes estrangeiros, inclusive uma no dia anterior com Jacques Chirac, da França, e Gerhard Schröder, da Alemanha, a "troika" que havia publicamente se oposto à guerra americana no Iraque. Sem exatamente se gabar, eles sentiam que seus alertas de desastre tinham sido confirmados quando a rápida derrubada do governo de Saddam Hussein se afundou em uma insurgência mortal. Putin havia se tornado tão próximo de Schröder que acelerou o processo de adoção de um órfão russo para ele e sua esposa. Cada líder, encontrando uma causa em comum com Putin contra a política arrogante de George W. Bush, emudecia as críticas de seu país à Rússia, inclusive à guerra na Chechênia.

As férias de agosto de Putin já tinham sido interrompidas por uma sequência sinistra de tragédias. Em 21 de agosto, uma ousada incursão de insurgentes na Chechênia matou pelo menos cinquenta pessoas. Ela ocorreu após um ataque similar na Ingushetia em junho que deixou quase cem mortos e apenas alguns dias depois de a Chechênia realizar uma nova eleição, o que Chirac e Schröder elogiariam como evidência de que Putin queria uma solução política para o conflito na Chechênia, agora em seu quinto ano. E então, na noite de 24 de agosto, dois aviões de passageiros levantaram voo partindo do aeroporto Domodedovo, em Moscou, com cerca de uma hora de diferença. Quase simultaneamente, por volta das onze da noite, ambos explodiram em pleno ar, destruídos por bombardeios suicidas, nos dois casos, mulheres. Uma tinha pagado uma propina de quase mil rublos para entrar em um dos aviões depois que o embarque já havia terminado. Um dos aviões dirigia-se para Volgogrado, o outro, para Sochi. Oitenta e nove pessoas morreram.

Putin regressou a Moscou e ordenou a criação de uma força-tarefa para investigar o ataque, mas no final de semana já tinha voltado para Sochi e não disse mais nada até aparecer com Chirac e Schröder, colocando a culpa pelos bombardeios – o pior ato terrorista aéreo na Rússia – na Al-Qaeda. Apenas algumas horas depois de sua fala, uma mulher se explodiu na entrada da estação Rizhskaya do metrô, apenas cinco quilômetros ao norte do Kremlin. Esse ataque matou a mulher que carregava os explosivos e nove outras pessoas, deixando mais de cinquenta feridos. Os oficiais que correram para o local incluíam o prefeito de Moscou, Yuri Luzhkov, sublinhando a importância do pânico que se desdobrava, não de todo diferente do pânico que se seguiu aos bombardeios a apartamentos em 1999. A polícia de Moscou anunciou que a mulher-bomba era Rosa Nagayeva, embora isso mais tarde tenha se provado falso.[1] A irmã dela, Amanat, era suspeita de destruir uma das aeronaves atacadas; a colega de quarto de ambas, Satsita Dzhbirkhanova, destruíra a segunda. As três partilhavam um apartamento sombrio nas ruínas devastadas de Grózni com outra mulher, Maryam Taburova. Elas moravam a apenas alguns passos do enlameado e fétido mercado central da cidade, onde vendiam roupas que traziam do Azerbaijão.[2] Em 22 de agosto, dois dias antes dos ataques aos aviões, as quatro deixaram Grózni e pegaram um ônibus até a capital do Azerbaijão, Baku. Elas estavam agora envolvidas em uma nova onda de terror. As autoridades rapidamente descobriram os rastros delas, mas não sabiam aonde Taburova – e, como acabou se revelando, Rosa Nagayeva – tinham ido.[3]

PUTIN INICIOU 2004 APARENTEMENTE NO auge de seu poder político. As eleições parlamentares haviam cimentado seu controle da legislatura e, embora a prisão de Khodorkovsky tivesse abalado o mercado de ações, não prejudicou as taxas de popularidade do presidente, que flutuavam acima dos 70%. Até os investidores mostravam-se aliviados pelo ataque à Yukos aparentar ser de natureza pessoal e política, não o resultado de um impulso para reestatizar o setor. "Em seis meses, as pessoas vão se esquecer que Khodorkovsky ainda está na cadeia", declarou William Browder, o diretor da Hermitage Capital, um dos fundos que acompanhou o *boom* de Putin,[4] cujos efeitos pareciam proliferar a cada dia em novas lojas e restaurantes e prédios residenciais, especialmente em Moscou e algumas outras cidades. Os preços do petróleo tinham mais que triplicado desde a crise financeira de 1998, e um novo regime tributário imposto por Putin sobre as petrolíferas – baseado, ironicamente, nas propostas esboçadas pela Yukos – despejava dinheiro nos cofres estatais. A parcela de lucros advindos do petróleo recebida pelo governo havia quase dobrado, e os rendimentos tinham ido de menos de 6 bilhões, quando Putin se tornou o primeiro-ministro, para mais de 80 bilhões.[5] Os russos agora falavam em se tornar o maior produtor mundial de petróleo, ultrapassando a Arábia Saudita. A recuperação econômica não era um sucesso exclusivo de Putin – seus críticos escarneciam dele como meramente sortudo – mas, como líder inquestionável do país, ele colhia os benefícios políticos.

No início de janeiro, o Kremlin fez pressão em seu processo contra a Yukos, anunciando que a empresa devia 3,4 bilhões de dólares em impostos, referentes apenas ao ano 2000. O primeiro-ministro Mikhail Kasyanov expressou o único protesto público. Em uma entrevista cedida ao jornal *Vedomosti*, ele argumentou que Khodorkovsky e seus sócios não tinham defraudado impostos, e sim usado brechas nas leis disponíveis para qualquer um, mas que agora estavam sendo declaradas ilegais.[6] Putin tomou nota do desafio de seu primeiro-ministro, por mais tênue que parecesse. Kasyanov tomava o cuidado de nunca falar diretamente contra seu chefe, mas no sábado seguinte, em uma reunião regular de seu Conselho de Segurança, Putin pediu aos membros para que ficassem depois que a agenda regular havia sido completada. O conselho incluía os mais importantes oficiais do país, inclusive os ministros da defesa e das relações exteriores e, é claro, Kasyanov, como primeiro-ministro. Putin instruiu o procurador-geral, Vladimir Ustinov, a ler em voz alta as acusações contra Khodorkovsky, todas elas, na crença de que o anúncio dos "crimes" de Khodorkovsky fosse dirimir quaisquer dúvidas e refutar a perigosa linha de questionamento de Kasyanov antes que mais alguém aderisse a ela. Ustinov leu as acusações monotonamente, página após página, por mais de uma hora. "Os membros do Conselho de Segurança, sem compreender de fato por que isso estava sendo feito, ficaram lá sentados, impassíveis, sem se mover", relembrou Kasyanov. Ele não pôde conter um sorriso ante "todos os absurdos e óbvias invencionices". Putin, na cabeceira da longa mesa oval, analisava o rosto de seus assessores, reparando em suas reações: as expressões vazias e indiferentes da maioria e o sorriso de Kasyanov. Quando Ustinov terminou, ninguém perguntou nada nem disse uma palavra em resposta, "e todos se retiraram em silêncio".[7]

A DOMINÂNCIA POLÍTICA DE PUTIN era tamanha que não parecia fazer muito sentido desafiá-lo na eleição presidencial, agendada para março. Os titãs políticos da era Yeltsin – Gennady Zyuganov e Vladimir Zhirinovsky, homens que outrora pareciam prestes a governar toda a Rússia – retiraram-se antes mesmo que a campanha oficial começasse. Em vez de concorrer, eles nomearam *apparatchiks* do partido para conduzirem campanhas simbólicas; no caso de Zhirinovsky, seu guarda-costas, um ex-boxeador chamado Oleg Malyshkin, carregou a bandeira do partido. Grigory Yavlinsky, de tão amargurado pela derrota do Yabloko em dezembro, recusou apelos do próprio Kremlin para montar uma terceira campanha para a presidência de modo a criar a aparência de uma escolha democrática. Quando tiraram férias juntos naquele ano, Boris Nemtsov, outro reformista que havia servido sob o governo Yeltsin, tentou persuadir Kasyanov a concorrer como candidato representando os liberais da economia do país, porém Kasyanov não ousou cogitar a sério um desafio a seu chefe. Nas semanas antes da campanha, uma pesquisa descobriu que 55% dos entrevistados julgavam ser melhor cancelar a eleição e poupar o dinheiro que seria gasto nisso.[8]

A reeleição de Putin, a afirmação do rumo que ele havia escolhido para a Rússia, parecia à beira de desmoronar, mas de uma forma que nem ele nem seus assessores previram. A "democracia administrada" que Surkov tinha orquestrado foi tão bem-sucedida que ameaçava prejudicar a própria imagem de Putin como o democrata que deu uma guinada na Rússia com a concordância do povo. Uma das primeiras leis na nova Duma pleiteava uma emenda à Constituição estendendo o mandato presidencial para sete anos, permitindo que Putin disputasse mais dois mandatos. Isso o manteria no cargo até 2018, mas ele relutou, insistindo que não deveria haver nenhuma alteração na Constituição. Ele ainda buscava um selo de aprovação democrático, embora em uma disputa na qual não enfrentava, por um plano do próprio Kremlin, nenhuma competição significativa. Ao Kremlin restou recrutar os candidatos para se opor a Putin, inclusive Yavlinsky e um antigo legislador de São Petersburgo, Sergei Mironov, que aceitou a nomeação de um pequeno partido com um apelo emocionado para que os eleitores votassem no presidente vigente. "Quando um líder confiável vai à guerra", ele disse sobre Putin, "não se deve deixá-lo sozinho".[9] Os liberais não conseguiam concordar em um nome para ser lançado candidato, assim como não tinham conseguido se unir como um bloco antes das eleições parlamentares. Irina Khakamada, uma russa de ascendência japonesa e uma das mulheres de maior destaque na política, acabou se apresentando como o único desafio. Seu próprio partido, a União das Forças de Direita, se recusou a apoiá-la.

De seu exílio em Londres, Boris Berezovsky bancou outro candidato, Ivan Rybkin, um antigo porta-voz da Duma e aliado de Yeltsin. Ele acabou desistindo de concorrer, porém não antes de injetar o maior drama da campanha, desaparecendo por quatro dias em fevereiro. Quando ressurgiu, jurou continuar sua campanha. Em seguida, prontamente fugiu para Londres, onde se encontrou com assessores de Berezovsky, entre eles Aleksandr Litvinenko, o ex-oficial da FSB que foi a público com acusações contra a agência. Litvinenko tinha escapado da Rússia em outubro de 2000 e se estabelecido em Londres com o apadrinhamento financeiro de Berezovsky. Rybkin agora afirmava ter sido sequestrado e drogado em Kiev, onde havia ido a convite para se reunir com o líder dos separatistas chechenos, Aslan Maskhadov, o ex-presidente da Chechênia e agora um dos mais procurados criminosos da Rússia. A inverossimilhança de Maskhadov arriscar uma viagem à Ucrânia, onde os serviços de segurança da Rússia estavam profundamente entranhados, parecia não ter ocorrido a Rybkin.

Rybkin disse que tinha ficado inconsciente por quatro dias depois de comer sanduíches e tomar chá em um apartamento em Kiev. Quando voltou a si, dois russos armados lhe mostraram um videoteipe que ele se recusou a descrever em detalhes, dizendo somente que havia sido feito por "pervertidos" com o objetivo de silenciá-lo com a ameaça de humilhação.[10] Litvinenko afirmou que a droga que Rybkin ingeriu era SP-117, um soro da verdade usado pelos serviços de inteligência russos. "Quando você toma SP-117, eles podem fazer o que quiserem com você, te levar de carro por aí, te colocar na cama com moças ou rapazes, filmar você, e assim por diante", disse ele. "Aí você recebe uma pílula de antídoto e volta ao normal, e não se lembra do que aconteceu."[11] Ninguém levou as acusações de Rybkin a sério, nem mesmo sua esposa, que disse "sentir muito pela Rússia se gente desse tipo queria governá-la".[12] A carreira política dele jamais se recuperou. Berezovsky, contudo, nunca se cansou em sua campanha de desacreditar Putin, denunciando-o regularmente com veemência cada vez maior e uma atenção cada vez menor à verdade. Não seria a última vez que ele e Litvinenko se enredavam em um drama sensacional envolvendo espiões e veneno.

Putin não ignorou apenas seus adversários; ele ignorou sua própria campanha. Ele não teve que trabalhar abertamente nela porque o controle do

Kremlin sobre a televisão significava que seus deveres como presidente recebiam cobertura acrítica e obediente dos noticiários noturnos com destaque. Os adversários de Putin, se é que chegavam a ser mencionados nas transmissões noticiosas oficiais, eram infantilizados ou condenados. Quando o primeiro debate entre candidatos presidenciais ocorreu, em 12 de fevereiro – às oito da manhã, um horário que garantia a menor quantidade possível de espectadores –, Putin recusou-se a comparecer. Entretanto, seu discurso de 29 minutos naquela data abriu oficialmente sua campanha, e foi ao ar repetidamente à tarde e à noite. Da mesma maneira que em 2000, ele não pagou por propagandas da campanha, não fez nenhum comício, e não ofereceu nenhuma proposta clara para um segundo mandato além de continuar a ser a personificação viva da estabilidade russa.

O paradoxo era que, no quarto ano da presidência de Putin, a Rússia parecia longe de estável. Na véspera da disputa, uma bomba explodiu na porta de Yelena Tregubova, a jornalista a quem Putin pagou sushi quando era diretor da FSB. Em 2003, ela publicou um livro sobre suas experiências no círculo cada vez mais circunscrito da imprensa no Kremlin, *Tales of a Kremlin Digger* [Contos de um escavador do Kremlin]. Foi um best-seller, descrevendo em detalhes sórdidos os empenhos do Kremlin para gerenciar as reportagens da imprensa autorizada, incluindo um incidente em que Putin censurou um rapaz que tinha sido atropelado por um carro. "Daqui para frente", ele disse ao garoto, "você não vai mais violar as leis de trânsito". Tregubova presumiu que o bombardeio tivesse alguma relação com a eleição vindoura. Ela não ficou ferida, mas aquilo a perturbou o suficiente para que fugisse da Rússia. "Está ficando desconfortável morar nessa cidade", disse ela.[13] Quatro dias depois, um homem-bomba se explodiu em uma estação de metrô no centro de Moscou, matando 41 pessoas e ferindo mais de duzentas. Um dos acusados de organizar esse atentado foi mais tarde envolvido no ataque do bombardeio à estação de Rizhskaya, seis meses depois.[14] Em 14 de fevereiro, dois dias após o início oficial da campanha, o teto de um popular parque aquático coberto ao sul de Moscou desabou. O Parque Transvaal simbolizava as amenidades que o *boom* econômico de Putin estava trazendo à emergente classe consumidora do país: um paraíso tropical coberto no frígido norte. Vinte e oito pessoas morreram no desastre, que os projetistas do edifício disseram ser culpa de um ataque terrorista, mas que foi, na verdade, causado por uma falha na construção. Era impossível culpar Putin diretamente por quaisquer desses eventos, mas, de forma coletiva, eles eram uma medida tão exata de seu governo quanto o *boom* econômico pelo qual ele alegremente assumia o crédito. Ivan Rybkin produziu uma propaganda astuta e cortante ao estilo americano mostrando os desastres do metrô e do parque aquático, além do estado lamentável da educação e da saúde, mas as redes televisivas estatais se recusaram a exibi-la.[15]

A equipe política de Surkov não deixou nada ao acaso. O Kremlin emitiu ordens para regiões remotas estabelecendo o número de votos por Putin e o total de comparecimento de eleitores. As autoridades em Khabarovsk, no Extremo Oriente, ameaçaram dar alta a pacientes internados se eles não pudessem provar que tinham recebido cédulas de ausente para votar. Um funcionário da habitação em São Petersburgo enviou uma carta a superintendentes de prédios, ordenando que eles garantissem um comparecimento de 70%.[16] Antecipando-se aos desejos do Kremlin, burocratas locais lançaram obstáculos para impedir que candidatos genuinamente de oposição fizessem campanha. A polícia interrompeu um comício em Yekaterinburg sob o pressuposto de uma ameaça de bomba; a eletricidade foi cortada em outro comício em Nizhny Novgorod dois dias depois. A campanha foi tão despojada de qualquer interesse eleitoral que a maior preocupação do Kremlin era de que o comparecimento de eleitores fosse cair abaixo do limite de 50% requerido para legalizar a eleição. Qualquer número abaixo disso forçaria a realização de outra eleição. Isso já seria embaraçoso o bastante, mas os conselheiros mais próximos de Putin também começaram a enxergar as sementes de uma conspiração para privá-lo do poder. Por lei, se uma nova eleição fosse necessária, o primeiro-ministro interferiria para servir como presidente em exercício nesse ínterim. Ou seja, Mikhail Kasyanov. Ele criticara a perseguição a Khodorkovsky, que, Putin estava convencido, tentava comprar o controle do Estado. O primeiro-ministro também havia saído de férias com Boris Nemtsov, que levantou a possibilidade de sua candidatura à presidência, como Putin certamente ficou sabendo. As chances de Kasyanov manobrar para tomar o poder, ainda que uma nova eleição fosse forçada, eram infinitesimalmente remotas, mas Putin e seus aliados acreditavam nela, e não tolerariam qualquer risco.[17]

Num concerto no Kremlin, em 23 de fevereiro, o próprio Kasyanov sentiu a frieza de Putin. Ele reparou no presidente durante um intervalo, sussurrando em um canto com o diretor da FSB, Nikolai Patrushev, e o evitando.[18] No dia seguinte, Putin convocou Kasyanov a seu escritório no Kremlin e o demitiu. Não apenas não explicou seus motivos ao público; ele se recusou a elucidá-los a Kasyanov, que ficou tão atordoado pela notícia que inicialmente não compreendeu de imediato o que Putin queria dizer, não depois de sua reeleição em março, quando seria de se esperar a escolha de um novo primeiro-ministro.[19] Foi a reestruturação mais importante que Putin fez em seu governo, cuja continuidade havia sido exibida como uma medida da estabilidade política; e, como Yeltsin antes dele, Putin usou a surpresa para maximizar o impacto e manter a atenção da mídia sobre si. Nem mesmo outros oficiais do alto escalão sabiam que essa alteração ocorreria. Putin disse apenas que os eleitores mereciam conhecer a composição do novo governo antes da eleição, o que apenas sublinhou o quanto o resultado era previsível. Ele não anunciou de imediato quem seria o substituto de Kasyanov, todavia, e o atraso disparou especulações desenfreadas – não sobre a eleição dali a três semanas, mas sobre a de 2008, que elegeria o sucessor de Putin depois que ele completasse seu segundo mandato presidencial. A maioria dos políticos e analistas presumiu que o substituto de Kasyanov seria a escolha de Putin como herdeiro político, como ele acabou sendo o de Yeltsin, mas compreenderam errado as intenções de Putin: ele não queria nomear um herdeiro que pudesse emergir como uma figura política com brilho próprio. Isso criaria a ideia de uma Rússia sem Putin, e era cedo demais para contemplar esse conceito.

Putin aguardou uma semana para que o mistério e o suspense aumentassem. As especulações se concentraram na disputa entre os dois lados do Kremlin de Putin: os liberais e os *siloviki*, liderados respectivamente por Aleksei Kudrin e Sergei Ivanov, que tinham suas próprias aspirações a pegar carona para o poder com Putin. Em vez disso, ele anunciou um nome que ninguém previu, nem aqueles dentro dos campos rivais. "A elite política ficou agitada", escreveu a jornalista Anna Politkovskaya. "O jogo de adivinha sobre quem Putin nomearia tomou conta dos canais de TV. Os analistas políticos tinham algo para discutir, e a imprensa finalmente tinha algo que podia escrever sobre a campanha eleitoral."[20]

Menos de duas semanas antes da data da eleição, reunindo-se com líderes parlamentares para criar a aparência de uma consulta, conforme exigido nominalmente pela Constituição, Putin proclamou que o novo primeiro-ministro seria Mikhail Fradkov. "Fez-se um silêncio", um dos participantes da reunião contou ao jornal *Vedomosti*, "porque alguns de nós não conseguiam se lembrar de quem era Fradkov".[21] Fradkov, um burocrata calvo e com queixo duplo, tinha uma carreira longa, obscura e sem distinção que começou no ministério de relações econômicas exteriores soviético; ele não tinha padrinho, eleitorado nem propostas políticas discerníveis. Ele parecia uma escolha tão anódina para primeiro-ministro quanto Putin havia sido em 1999. Até o próprio Fradkov parecia atordoado. Putin lhe telefonara pela primeira vez durante o final de semana, e ele ainda estava em Bruxelas, onde servia como emissário da Rússia junto à União Europeia, quando Putin fez o pronunciamento. Quando chegou a Moscou no dia seguinte, admitiu que tinha poucas qualificações ou visão para o cargo. Ele não precisava delas.

Se Putin realmente queria que a nomeação esclarecesse o rumo do próximo governo, ela não assinalou nada, exceto que um gabinete de ministros sob o comando de Fradkov seria tão flexível quanto a Duma e o Conselho da Federação haviam se tornado. Fradkov não possuía nenhuma ambição pessoal, pertencendo em vez disso ao quadro de ex-oficiais da inteligência que Putin reuniu em Moscou durante seu governo. A educação científica de Fradkov no Instituto de Design de Máquinas e Ferramentas de Moscou, um vão misterioso em seu currículo, sua fluência em inglês e espanhol e uma missão nos anos 1970 como conselheiro econômico na embaixada da União Soviética na Índia sugeriam fortemente laços com a KGB. O fato de que ele nunca reconheceu nem negou essa sugestão apenas persuadia de que ele havia atuado infiltrado, como tantos oficiais soviéticos de comércio fizeram.[22] Em seu anúncio, Putin disse apenas que Fradkov era um bom gestor com experiência nos serviços de segurança. Ao longo de seu primeiro mandato, Putin havia preferido os homens da segurança em suas nomeações, muitos dos quais tinham o mesmo histórico na KGB. Fradkov se encaixava no padrão. O que poucos se deram conta é que Putin conhecia Fradkov, esse *apparatchik* despretensioso e aprazível, há anos. Ele havia servido como representante do ministério do comércio exterior em São Petersburgo no início dos anos 1990, e junto com seu chefe, Pyotr Avon, agora um dos banqueiros mais abastados da Rússia, aprovou os contratos de permuta que Putin assinou no escandaloso esquema para fornecer comida à cidade no primeiro inverno da nova Rússia.[23]

Kasyanov e, antes dele, Voloshin, haviam representado um legado dos anos Yeltsin. Oficiais com suas próprias ambições, interesses e eleitorados, eles agora tinham ido embora. Ainda havia rivalidades e divisões dentro do Kremlin, porém, com a nomeação de Fradkov, Putin consolidou sua supremacia política, elevando uma rede completa de subordinados que seria, acima de tudo, leal a ele. Meros cinco dias após a nomeação, a Duma confirmou a indicação de Fradkov depois de um debate perfunctório que incluiu apenas nove questões. Fradkov ofereceu apenas clichês vagos sobre suas políticas. Ele estava ali para cumprir os caprichos de Putin, e todos entendiam isso. A votação foi 352 a 58, com 24 abstenções.

A REELEIÇÃO DE PUTIN SEGUIU o roteiro que a equipe política de Surkov escreveu. Ele conquistou mais de 71% dos votos. Nikolai Kharitonov, o quase desconhecido candidato comunista, veio num distante segundo lugar, com 13%. Houve amplas evidências de votação fraudulenta e contagem suspeita, mas o Kremlin bloqueou investigações das acusações. Em diversas regiões o comparecimento e o total de votos obtidos por Putin foram inacreditáveis. Na devastada Chechênia, 92% dos eleitores votaram em Putin. "Acho que só Maskhadov e Basayev não foram às urnas", gracejou Kharitonov após a eleição. Ele reclamou ferozmente contra as irregularidades eleitorais, inclusive algumas ocasiões de votos em seu nome sendo contados a favor de Putin.[24] Por todo o Norte do Cáucaso, as regiões conquistadas pela Rússia imperial nos séculos XVIII e XIX, resultados similares foram entregues a Moscou como tributos a um czar. No Daguestão, 94% votaram em Putin; na Kabardina-Balkaria, 96%; na Ingushetia, 98%. Em alguns distritos pelo país, o comparecimento e os votos em Putin passaram de 99,9% e, mesmo assim ninguém no Kremlin – ou fora dele – pareceu particularmente embaraçado com isso.

O único drama da noite não teve nada a ver com a eleição. Apenas alguns minutos depois das urnas serem fechadas em Moscou, um incêndio teve início no Manege, um monumento neoclássico próximo ao Jardim de Alexandre, no lado oposto ao Kremlin. O fogo se espalhou rapidamente pelas vigas de madeira do teto e logo consumia todo o prédio. As primeiras imagens exibidas na televisão faziam parecer que o próprio Kremlin estava em chamas, "algo que as autoridades não gostariam que os russos vissem no dia da vitória de Vladimir Putin",[25] conforme escreveu um jornal. Putin assistiu do teto do Senado, o edifício do gabinete presidencial dentro do Kremlin. Ele precisou adiar seu discurso da vitória e mesmo assim, os canais estatais não puderam evitar mostrar o incêndio como pano de fundo de qualquer reportagem ao vivo no centro da cidade. Quando o teto do edifício desabou em uma pilha estrondosa que soltou brasas no ar como uma exibição indesejada de fogos de artifício, a multidão na rua inexplicavelmente explodiu em aplausos. Dois bombeiros morreram quando as vigas ardentes caíram sobre eles. As autoridades culparam um problema na fiação elétrica ou talvez uma faísca vinda de alguma solda, mas como ninguém estava trabalhando lá numa noite de sábado, a suspeita de incêndio criminoso perdurou e nunca foi dissipada por completo. Em uma cultura profundamente desconfiada, o incêndio pareceu um presságio sombrio.

"Eu prometo que as realizações democráticas de nosso povo serão defendidas e garantidas de forma incondicional", disse Putin quando finalmente fez uma breve aparição no quartel-general de sua campanha na noite da eleição, vestindo um suéter preto de gola rolê. Não houve nenhuma festa ou celebração da vitória. Ninguém parecia particularmente empolgado. Na manhã seguinte à reeleição, Putin recebeu ligações de parabéns de George Bush, Tony Blair, da Grã-Bretanha, Jacques Chirac, da França, Gerhard Schröder, da Alemanha, e de Junichiro Koizumi, do Japão, ao mesmo tempo em que observadores internacionais da Organização para a Cooperação para a Segurança na Europa se reuniam para a já ritual coletiva de imprensa pós-eleição e declaravam que a eleição "refletia a falta de cultura, responsabilidade e probidade democráticas".

A REELEIÇÃO DE PUTIN DESMORALIZOU os democratas do país. O colapso dos partidos liberais, que havia começado com as eleições parlamentares, incitou um exame de consciência para descobrir o que havia dado errado. Um dos poucos oficiais liberais independentes eleitos para a Duma em 2003, Vladimir Ryzhkov, que representava Barnaul na Sibéria, chamou isso de "a derrocada liberal". Os democratas do país, defendia ele, haviam ficado associados às consequências negativas do colapso soviético, a transição caótica e criminosa ao pseudo capitalismo que deixou milhões empobrecidos e ansiando pela estabilidade do Estado soviético, se não por sua sufocante estagnação ideológica e econômica. E Putin, que havia trabalhado para um dos primeiros democratas e era o herdeiro do homem que liderou a Rússia nos anos 1990, de alguma forma recebeu todo o crédito pela recuperação econômica e as liberdades pessoais que ainda restavam. Ryzhkov prosseguiu, lamentando que quase todos os democratas dos partidos liberais, do Yabloko e da União das Forças da Direita tivessem votado não nos líderes de seus partidos, e sim em Putin, a quem os líderes partidários culpavam por despojar a eleição – e o sistema em si – de qualquer caráter democrático real. "Aos olhos da maioria dos russos, o democrata número um do país é ninguém mais, ninguém menos que o próprio presidente Vladimir Putin."[26]

A repreensão mais impressionante, contudo, veio de uma fonte inesperada: a exígua cela de Mikhail Khodorkovsky. Ele já estava encarcerado há cinco meses, reunindo-se com seus advogados e estudando as centenas de páginas de documentos que os promotores tinham reunido para seu futuro julgamento. Ele fez somente breves comentários em suas intermitentes audiências na corte, mas passava as horas em sua cela contemplando a evolução da política e dos negócios na Rússia. Khodorkovsky investiu sua fortuna pessoal bancando políticos que agora tinham sido extirpados nas eleições parlamentares e presidenciais pelo homem que ele tentou – audaciosamente, ele compreendia agora – desafiar. Das anotações reunidas com seus advogados, ele publicou um extenso tratado no jornal *Vedomosti* depois da reeleição de Putin. O documento era parte indicação de solução e parte confissão, uma análise mordaz dos pecados dos liberais da Rússia, incluindo ele mesmo.[27] As grandes empresas tinham buscado lucros acima do bem social; tinham pervertido a política, aliando-se ao poder político e mentindo a respeito dele para o povo; os defensores liberais da democracia haviam prestado atenção a 10% da população e negligenciado aqueles que sofriam. "Hoje estamos testemunhando a capitulação virtual dos liberais. E essa capitulação, de fato, não apenas é culpa dos liberais, como também é problema deles. É o medo deles ante uma história de mil anos, misturado com o forte gosto pelos confortos domésticos que desenvolveram nos anos 1990. É seu servilismo impregnado em nível genético, sua prontidão para ignorar a Constituição em troca de outra porção de esturjão." Ele expiou seu próprio papel como patrocinador financeiro da reeleição de Yeltsin em 1996 e o "efeito monstruoso necessário para fazer o povo russo 'escolher com o coração.'"

A carta de Khodorkovsky soava como um ato de contrição vindo da cadeia, um apelo por leniência ou clemência. Também era uma análise aguçada da sociedade e política da Rússia. Putin, escreveu ele, "provavelmente não é nem liberal nem democrata, mas ainda é mais liberal e democrata do que 70% da população de nosso país". O homem que o encarcerou era o homem que preservaria o país até que a sociedade desenvolvesse um senso maior de união, comunidade e igualdade. Khodorkovsky mencionou uma candidata da oposição, Trina Khakamada, por sugerir em uma propaganda de página inteira no jornal que Putin havia sido o responsável pelo sequestro do *Nord-Ost*. "Devemos abrir mão das inúteis tentativas de questionamento à legitimidade do presidente. Independentemente de gostarmos de Vladimir Putin ou não, está na hora de perceber que o líder do Estado não é apenas uma pessoa privada. O presidente é uma instituição, garantindo a estabilidade e a integridade de uma nação. E Deus nos livre de viver para ver o dia em que esta instituição desmoronar – a Rússia não sobreviverá a outro fevereiro de 1917. A história da nação nos diz que um governo ruim é melhor que governo nenhum."

O DIA 1º DE SETEMBRO é, por tradição, o primeiro dia de aulas em toda a Rússia, uma ocasião cerimonial chamada de Dia do Conhecimento. Pais e avós se unem às crianças enquanto elas se reúnem em suas escolas, todas usando as melhores roupas e carregando flores ou outros presentes para seus novos professores. Nos últimos dias do verão de 2004, as celebrações ocorriam novamente por todo o país, inclusive na Escola Nº 1 em Beslan, uma cidadezinha na Ossétia do Norte-Alânia, uma região predominantemente ortodoxa no centro do Cáucaso. Mais de 1200 pessoas tinham se reunido no pátio da escola às nove da manhã quando surgiu um caminhão militar, e homens uniformizados saltaram de debaixo de uma lona que cobria a plataforma de carga. Eles atiraram para o alto com fuzis e gritaram "Allahu Akhbar". Os atiradores guiaram todos primeiro para um pátio e em seguida para o ginásio da escola, onde instalaram bombas penduradas acima dos reféns.[28] Entre os homens camuflados estavam duas mulheres, as colegas de quarto de Grózni que haviam sido vinculadas aos ataques anteriores aos dois aviões e à estação de metrô em Moscou: Maryam Taburova e Rosa Nagayeva. Agora, elas faziam parte de um ataque terrorista tão bárbaro quanto o sequestro do *Nord-Ost*, dois anos antes.

A estratégia do Kremlin na Chechênia sofreu um revés após o outro. Em 9 de maio de 2004, dois dias depois da contida segunda cerimônia de posse de Putin, uma bomba cimentada em segredo no estádio de futebol recém-reconstruído em Grózni explodiu quando a elite política local se reunia para uma parada do Dia da Vitória, comemorando o 59º aniversário da derrota nazista. A detonação matou treze pessoas, inclusive o presidente recém-empossado, Akhmad Kadyrov.[29] Kadyrov, de 52 anos, havia lutado contra os russos na primeira guerra da Chechênia, mas rompeu com o presidente da república, Aslan Maskhadov, durante seu breve período de semi-independência, opondo-se à forma radicalizada de islamismo que então lançava raízes. Como mufti e comandante reconhecido, Kadyrov inspirava respeito suficiente para pôr em prática as políticas de Putin. Agora estava morto. Na sociedade tribal da Chechênia, o único sucessor óbvio era seu filho, Ramzan, mas este era um lutador violento que já havia servido como motorista e depois chefe de segurança de seu pai, no comando de um grupo de lutadores que se tornou infame por suas táticas brutais contra aqueles que suspeitavam ser militantes. Quando Putin convocou Ramzan ao Kremlin no dia do assassinato de seu pai, ele chegou com aparência desgrenhada e vestindo calças de moletom. Tinha apenas 27 anos, jovem demais para se tornar presidente segundo a nova Constituição chechena, porém Putin o elevou ao posto de primeiro-ministro adjunto e plantou as bases para que ele sucedesse ao pai quando completasse trinta anos. Os rebeldes juraram matar Ramzan também. "Não é preciso ser Nostradamus para adivinhar o destino de Ramzan Kadyrov", eles declararam em seu website. Dois dias após o ataque de maio, Putin voou em segredo para a Chechênia para comparecer ao funeral de Kadyrov, e seus próprios delírios sobre o progresso feito ficaram claros. Ele voou de helicóptero sobre as ruínas de Grózni – a evidência física da devastação que havia sido apagada dos relatos oficiais da guerra. Quando retornou a Moscou, ele compareceu diante de seus ministros e declarou que era preciso fazer mais pela reconstrução da república despedaçada. Ele afirmou algo que era óbvio para qualquer um que pusesse os pés em Grózni, algo que ele ainda não tinha feito até então. "Apesar de tudo o que está sendo feito lá", disse ele, "o lugar parece horrível visto de um helicóptero."[30] Ele soou surpreso.

Em Beslan, as autoridades locais estavam estupefatas. Os comandantes da polícia inicialmente reportaram dificuldades em fazer contato com os terroristas lá dentro, apesar de um deles ter atendido o telefone da escola e dito a Nikolay Khalip, do *The New York Times,* que os combatentes eram uma unidade sob o comando de Shamil Basayev, o terrorista mais procurado da Rússia. "Assoe o nariz", ele disse a Khalip.[31] Depois de algum tempo, uma mulher apavorada emergiu da escola com um bilhete exigindo negociar com os líderes da Ossétia do Norte-Alânia, da vizinha Ingushetia e o médico que serviu de mediador no sequestro do *Nord-Ost,* Leonid Roshal. O bilhete também avisava que os captores atirariam em cinquenta reféns se algum de seus combatentes fosse morto. À noite eles já haviam escoltado os homens até uma sala de aula no segundo andar e começaram a executá-los um por um de qualquer forma, jogando os corpos pela janela.

Na manhã em que o sequestro começou, Putin acordou e conseguiu nadar cedo no mar; no entanto, a crise que se desdobrava tornou impossível continuar em Sochi. Ele voltou para Moscou, onde um assessor do alto escalão o descreveu como "terrivelmente aborrecido", reclamando sobre a pane total na segurança que permitiu que um grupo de combatentes pesadamente armados ocupassem uma escola inteira.[32]

Putin permaneceu no Kremlin durante os dias seguintes, retirando-se periodicamente para a capela do gabinete, segundo foi divulgado, para rezar, mas também reclamando que não tinha tempo para sua rotina diária de exercícios.[33] Ele foi visto em público brevemente em 2 de setembro, durante uma aparição com o rei Abdullah da Jordânia, prometendo proteger as vidas dos reféns acima de tudo. Putin disse isso ao mesmo tempo que mandava que a FSB despachasse dez grupos com "propósito especial" para Beslan, cada um formado por oficiais de elite, treinados para crises extraordinárias.[34] Putin tentava passar uma sensação de calma autoridade, porém o reflexo dos oficiais russos de mentir diante da tragédia só agravou a crise. As autoridades em Beslan e Moscou relataram que havia apenas 354 reféns, apesar de todos na cidade saberem que esse número era maior. Algumas pessoas em frente à escola lançaram mão de cartazes levantados à vista das câmeras de televisão dizendo que havia cerca de 800 reféns e implorando para que o presidente fizesse uma intervenção pacífica.[35] Os terroristas lá dentro ficaram furiosos quando viram o canal estatal papagueando a mentira sobre o número de reféns; ameaçaram atirar nos reféns até que só restassem 354 de verdade. Até alguns oficiais sofreram com as mentiras que tiveram de repetir.[36]

As autoridades – a polícia, o ministério do interior e a FSB, todos impulsionados por Putin durante seu primeiro mandato – pareciam paralisadas. Elas se preocupavam tanto em proteger o regime que Putin havia criado quanto em proteger as crianças e pais sequestrados dentro da escola. Anna Politkovskaya, que negociou com os terroristas no *Nord-Ost*, fez contato com os líderes da oposição chechena em exílio, mas quando voou a um aeroporto perto o bastante para seguir de carro até Beslan, ela adoeceu durante o voo. Politkovskaya estava convencida de que o chá que lhe deram estava envenenado. Andrei Babitsky, o repórter cuja captura durante os primeiros anos da guerra levou a um escândalo, também foi detido em um aeroporto em Moscou.[37] As autoridades que fracassaram na proteção da escola de Beslan estavam determinadas a proteger a cidade de jornalistas indesejados.

As autoridades em Beslan pareciam inseguras e hesitantes enquanto o sequestro entrava em seu segundo dia. A tensão aumentou devido às explosões e tiros intermitentes, cujas causas permaneciam ocultas a quem estava do lado de fora. Putin fez de si mesmo a autoridade maior na Rússia, mas sua "verticalidade de poder" criou paralisia em momentos de emergência: ninguém se arriscava a tomar uma iniciativa que pudesse receber sua desaprovação.[38] Putin jurou nunca negociar com terroristas, mas pela primeira vez permitiu que seus assessores explorassem a possibilidade de um fim negociado ao sequestro, ao mesmo tempo em que o Kremlin se distanciava desse esforço.[39] Ele instruiu Aleksandr Dzasokhov, o governador da região, a entrar em contato com o principal representante de Aslan Maskhadov no exílio, Akhmed Zakayev. O presidente fez isso por meio de Ruslan Aushev, o ex-presidente da vizinha Ingushetia. Aushev, um herói da guerra soviética no Afeganistão, sempre tinha sido simpático à luta da Chechênia pela independência, mas também se certificou de manter sua região longe do conflito. Aushev chegou em Beslan no segundo dia do sequestro e assumiu o contato com os terroristas. Em quinze minutos, ele foi informado de que podia entrar na escola, o primeiro oficial a receber essa permissão.

O que ele viu lá dentro era desesperador. Os terroristas não haviam dado água nem comida aos reféns. O comandante do grupo, que se chamava de Coronel, entregou-lhe uma lista de exigências escrita à mão: as tropas russas deveriam se retirar da Chechênia e ceder independência ao estado. A nova Chechênia se juntaria à Rússia na Liga dos Estados Independentes, manteria o rublo como sua moeda corrente e trabalharia com as forças russas para restaurar a ordem na região. O bilhete, rabiscado em uma folha de caderno, era dirigido a "Sua Excelência, Presidente da Federação Russa" e escrito em nome de "o servo de Alá, Shamil Basayev". Nenhuma das exigências seria aceitável para Putin, mas Aushev prometeu entregá-las se os terroristas liberassem as mulheres que estivessem amamentando e seus bebês. Um dos terroristas lhe disse que havia 1020 reféns dentro da escola fétida e mormacenta. Aushev conseguiu persuadi-los a permitir que 26 reféns saíssem com ele: onze mulheres e quinze bebês.

Quando Aushev voltou ao centro de comando, ligou para Zakayev, então em Londres. Zakayev lhe disse que ele e Maskhadov estavam preparados para ajudar, mas que se Maskhadov fosse para Beslan conversar com os terroristas, a Rússia precisaria garantir um salvo-conduto.[40] Aushev sabia que tinha sido esboçado um plano para invadir a escola; de fato, duas das unidades especiais enviadas a Beslan por Putin já estavam treinando para um ataque em uma escola parecida, não muito longe dali.[41] Ele, entretanto, torcia para que pudesse libertar mais reféns nesse meio-tempo. Na manhã do terceiro dia, 3 de setembro, ele chegou a um acordo com os terroristas para remover os cadáveres dos homens executados e jogados pela janela; a essa altura, eles já haviam começado a se decompor sob o sol do fim de verão. Uma equipe de quatro pessoas do Ministério de Situações de Emergência aproximou-se à uma da tarde em uma ambulância e tinha acabado de começar a apanhar os corpos quando uma explosão poderosa abalou o ginásio da escola. Vinte e dois segundos depois, irrompeu uma segunda explosão. As detonações ergueram o teto e as vigas da escola, estouraram as janelas e abriram um buraco na parede do ginásio.

Dezenas de pessoas morreram imediatamente, mas sobreviventes estupefatos começaram a fugir, tropeçando para fora da escola despedaçada. Os soldados do lado de fora e os terroristas lá dentro – ambos sem saber o que havia acontecido – começaram um tiroteio feroz que durou dez horas. O teto pegou fogo e as vigas em chamas desabaram sobre os que ainda estavam no interior da escola. Mais tarde emergiu uma teoria da conspiração de que os russos haviam começado a batalha disparando na escola, mas na verdade ninguém entre os que se encontravam do lado de fora parecia preparado para lançar uma ofensiva ao edifício quando o ataque teve início. Muitos nem mesmo usavam coletes à prova de bala. Também não havia sido estabelecido um perímetro de segurança ao redor do prédio. Não havia ambulâncias nem caminhões de bombeiro de prontidão. Moradores locais com espingardas juntaram-se ao combate, disparando aleatoriamente e atravessando o tiroteio para carregar crianças para uma área segura.[42]

O horrendo pandemônio desdobrou-se ao vivo na televisão internacional – embora não nas redes russas, que interromperam sua programação normal apenas para breves atualizações que continuavam a minimizar a carnificina, enquanto ela só piorava. Nem Putin, nem nenhum outro funcionário de alto escalão emergiu para falar sobre a crise. O primeiro-ministro Fradkov seguiu com uma reunião do governo realizada para discutir os planos nacionais de privatização, ao mesmo tempo em que os disparos e explosões esfacelavam a escola. O clímax da batalha ocorreu às 23:15, quando um tanque russo disparou um míssil na escola, matando três insurgentes que resistiam no porão. As redes estatais de televisão da Rússia haviam declarado, horas antes, que a situação já estava sob controle.

Quando tudo acabou, 334 reféns tinham morrido, dos quais 186 eram crianças. Dez comandos russos foram mortos tentando libertar quem ainda se encontrava lá dentro. Trinta terroristas morreram, inclusive as duas mulheres, Maryam Taburova e Rosa Nagayeva, cujas colegas de quarto haviam lançado a onda de terror ao destruir os dois aviões. Um terrorista foi capturado e posteriormente julgado, mas acredita-se que outros escaparam durante o caos. Como o número de mortos quase se igualava ao número que tinha sido repetidamente divulgado como sendo o total de reféns pela televisão estatal, a mentira já não podia se sustentar. A desconfiança pública de declarações oficiais era tamanha que muitos acreditaram que o governo continuou mentindo sobre o número de mortos, o destino dos terroristas e a causa das duas explosões que levaram o sequestro a seu fim terrível.

Putin deixou o Kremlin bem cedo no dia 4 de setembro e voou para Beslan. Ele chegou antes do amanhecer e visitou os feridos em um hospital, antes de fazer uma breve declaração com o presidente da região, Aleksandr Dzasokhov. "Hoje, toda a Rússia sofre por você", ele lhe disse.[43] Ele não ofereceu nenhuma outra palavra de conforto além de sua promessa de caçar os responsáveis pelo sequestro. Putin não estava ali para reconfortar, e sim para criar a imagem de ter reconfortado. Ele não realizou uma reunião – nem sequer uma roteirizada para as câmeras – com o povo de Beslan. As multidões angustiadas, frenéticas e traumatizadas que fizeram vigília em frente à escola exigiram depois que o governo agisse, que o governo parasse de mentir. Em vez disso, Putin regressou a Moscou e fez um discurso televisionado à nação.

Quando Putin surgiu nas salas de estar da nação naquela noite, ele parecia incomumente abalado. Ele estava sozinho diante de uma parede forrada de painéis de madeira e uma bandeira russa. "É para mim uma tarefa difícil e amarga dizer", começou ele. "Uma tragédia horrível aconteceu em nossa terra."[44] Ele pediu a toda a Rússia que se lembrasse daqueles "que perderam o que havia de mais querido em suas vidas", abaixando a cabeça levemente, mas sem oferecer nenhum pedido de desculpas e sem aceitar nenhuma responsabilidade. Ele não utilizou a ocasião para defender, justificar ou explicar suas políticas na Chechênia. Nem ofereceu nenhuma abordagem nova. Ele sequer mencionou a Chechênia nominalmente. Em vez disso, Putin ofereceu um solilóquio sobre a história do país, uma história tingida de profunda nostalgia pelo propósito unificador e a segurança da União Soviética, na época já acabada há treze anos. Antes ele havia apenas sugerido essa nostalgia, tomando cuidado para honrar a história do passado soviético sem aceitar seus fracassos e crimes; agora, no entanto, parecia lançar a culpa do sequestro em Beslan sobre a inabilidade da Rússia de preservar o vigor que tornou a União Soviética da qual ele se lembrava dos tempos de menino tão forte e respeitada. "Existiram muitas páginas trágicas e muitas provações na história da Rússia", prosseguiu ele, palestrando pacientemente, como faria um professor. "Hoje vivemos em condições formadas após a desintegração de um país imenso, grandioso, o país que infelizmente revelou-se inviável sob as condições de um mundo em rápida transformação. Hoje, contudo, apesar de todas as dificuldades, conseguimos preservar o núcleo daquela gigante, a União Soviética. Nós chamamos esse novo país de Federação Russa. Todos esperávamos mudanças, mudanças para melhor, mas nos encontrávamos totalmente despreparados para muito do que mudou em nossas vidas. A pergunta é por quê. Vivemos em condições de uma economia transicional e um sistema político que não corresponde ao desenvolvimento da sociedade. Vivemos em condições de conflitos internos agravados e conflitos étnicos que antes eram duramente reprimidos pela ideologia governante. Nós deixamos de dar a devida atenção às questões da defesa e da segurança. Permitimos que a corrupção afetasse os sistemas judiciário e de aplicação das leis. Somando-se a isso, nosso país, que já teve um dos mais poderosos sistemas de proteção de suas fronteiras, subitamente se viu desprotegido, seja diante do Ocidente ou do Oriente."

As falas de Putin soavam mais como uma condenação de seus primeiros anos no cargo, um reconhecimento de que *ele* havia fracassado em cumprir as promessas que vivia repetindo. A referência às fronteiras "desprotegidas" da Rússia revelava uma compreensão tacanha da ameaça ainda emanada pela Chechênia. Há muito tempo ele buscava ligar a guerra ao crescimento global da Al-Qaeda; todavia, não obstante uma ideologia islâmica extremista em comum, o terrorismo que a Rússia enfrentava era, em grande parte, cultivado localmente. Suas raízes se estendiam até a conquista czarista do Cáucaso, no século XIX. Entretanto, ele acreditava que aqueles que atacaram a escola tiveram a ajuda de nações determinadas a punir a Rússia para mantê-la fraca e maleável. Seu tom era apocalíptico e desafiador; ele disse que o país precisava se unir para preservar a própria existência. "Alguns querem arrancar de nós um suculento pedaço da torta", disse ele. "Outros os ajudam a fazer isso. Eles ajudam porque acham que a Rússia, como uma das maiores potências nucleares do mundo, ainda é uma ameaça, e essa ameaça deve ser eliminada. E o terrorismo é apenas um instrumento para alcançar esses objetivos."

Putin falava como se tivesse recebido uma grande revelação, mas a guerra ao terrorismo era o único ponto em que encontrava algo em comum com os líderes mundiais. Apesar das censuras ocasionais pela brutalidade das táticas russas na Chechênia, nenhum líder jamais expressou compreensão pelas táticas terroristas de Basayev e seus seguidores. O único governo que reconheceu a declaração de independência da Chechênia depois da primeira guerra foi o Talibã no Afeganistão, que os Estados Unidos, com a bênção e a assistência da Rússia, ajudaram a derrubar após os ataques de 11 de setembro de 2001. Agora, contudo, Putin culpava inimigos invisíveis por ajudar um dos mais macabros atos terroristas na história. O país havia se tornado relaxado e preguiçoso diante dessa ameaça externa, disse ele, e prometeu tomar todas as medidas cabíveis para fortalecer o Estado.

"Nós demonstramos fraqueza", disse ele, "e os fracos são espancados."

As reformas prometidas por Putin em seu discurso nacional depois da tragédia de Beslan não demoraram a vir. Ele não reestruturou os serviços de inteligência que haviam fracassado de maneira tão espetacular. Não demitiu os comandantes militares ou da polícia que estragaram as tentativas de negociação e o resgate final. Em vez disso, Putin anunciou que ampliaria o controle político do Kremlin, demolindo ainda mais os vestígios de um governo democrático.

Em 13 de setembro, dez dias após o horripilante fim do sequestro, Putin aboliu as eleições para governador, prefeito e presidente das várias regiões e repúblicas da Rússia que, desde o colapso da União Soviética, haviam mantido seus distritos eleitorais e bases de poder fora do controle direto de Moscou. Ele agora os designaria e submeteria suas nomeações aos parlamentos regionais para ratificação. Se eles rejeitassem seus candidatos, Putin poderia, então, dissolver os parlamentos. Ele também aboliu as eleições para representantes distritais ao parlamento, responsável por metade das 450 vagas da Duma. Com os partidos de oposição cada vez mais limitados, essas eleições proviam os únicos membros independentes e liberais que restavam no poder depois das eleições de 2003.

As propostas chocaram os que sentiam que, apesar de todos os instintos autoritários de Putin, o país vinha progredindo de forma estável, embora vacilante, no sentido da democracia. O *Izvestia* chamou o ato de "Revolução de Setembro", enquanto os críticos de Putin denunciaram as mudanças como inconstitucionais, apesar de estarem resignados com a futilidade de qualquer desafio legal. A crítica mais proeminente veio de Boris Yeltsin. Em uma entrevista ao *Moskovskiye Novosti*, ele recordou sua promessa de se manter fora dos debates políticos da nação em sua aposentadoria, mas disse que Beslan tinha sido um divisor de águas que fez da Rússia um "país diferente". "Não vamos nos permitir renunciar à letra e, o mais importante, ao espírito da Constituição que o país adotou em um referendo nacional em 1993 – no mínimo porque estrangular liberdades e restringir os direitos democráticos marca, entre outras coisas, a vitória dos terroristas."[45] Em privado, Yeltsin se desesperava por causa do líder que havia elevado ao poder, vendo seus atos contra a mídia, contra os partidos de oposição e agora contra os governadores como uma erosão de seu próprio legado,[46] mas a entrevista foi a única ocasião que Yeltsin deu voz a suas preocupações de forma tão categórica. A essa altura, porém, a autoridade moral e política de Yeltsin tinha pouca força na Rússia de Putin. Sua época tinha ficado para trás, e seu herdeiro estava guiando o país num novo rumo. De fato, a era Yeltsin – o rastejar errático em meio ao caos dos anos 1990 – havia se tornado a justificativa recorrente de Putin para suas decisões. Passo a passo, Putin apagou o legado de seu predecessor, de forma tão certa quanto Stalin apagou o de Lenin, Khrushchev apagou o de Stálin, Brezhnev apagou o de Khrushchev, e Yeltsin apagou o de Gorbachev.

Até as pessoas mais afetadas pelo novo decreto de Putin – os governadores e prefeitos que deviam sua legitimidade e autoridade eleitoral às urnas, por mais adulteradas que fossem – adiantaram-se, uma por uma, para elogiar a proposta. Essas propostas já haviam sido debatidas antes na gestão dele, mas Putin usou a tragédia de Beslan como pretexto para implementá-las. O anseio popular, segundo a visão de Putin, era a estrada para o caos. O povo não podia ser incumbido do poder de escolher seus próprios líderes, exceto no processo mais cuidadosamente controlado. "O povo russo é de trás para frente", diria ele mais tarde para um grupo de jornalistas e acadêmicos estrangeiros convidados para uma conferência em um retiro que se tornaria um evento anual, conhecido como o Clube Valdai, como o resort onde o retiro foi realizado pela primeira vez. "Eles não conseguem se adaptar à democracia como fizeram nos países de vocês. Precisam de tempo."[47] Suas falas, sua visão, refletiam uma condescendência beirando o desdém, mas poucos na Rússia levantaram a voz para desafiar a autoridade de que ele agora se investia. Em semanas, a Duma e o Conselho da Federação aprovaram todas as propostas dele, entregando voluntariamente cada vez mais poderes ao Kremlin. "A única coisa que resta é a prostração absoluta", disse Leonid Dobrokhotov, um conselheiro dos comunistas, em resposta ao fato.[48] E a maioria da elite da Rússia, fosse por lealdade ou por medo, ficou feliz em obedecer.

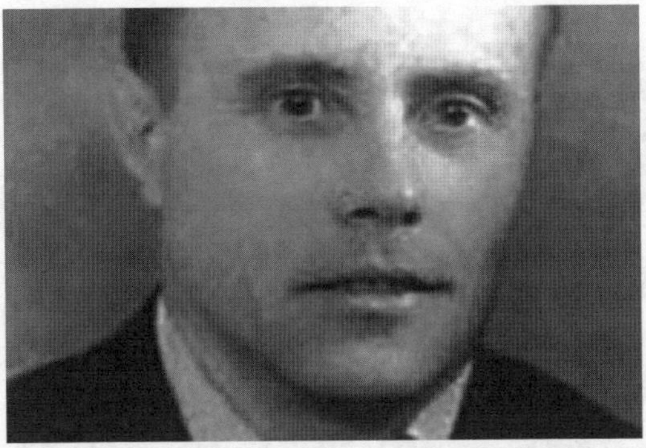

Vladimir Spiridonovich Putin – pai de Vladimir Putin

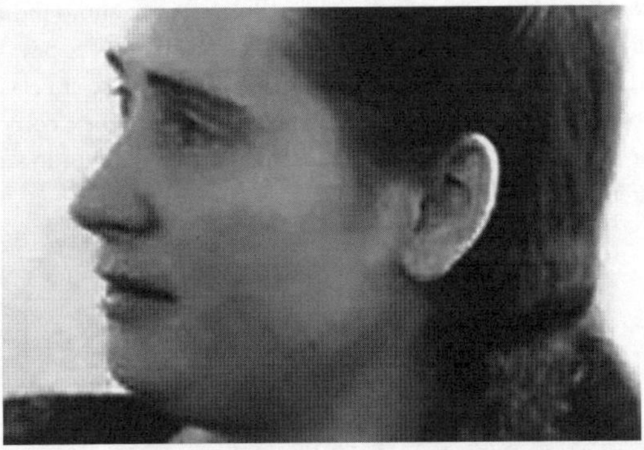

Maria Ivanovna Shelomova – mãe de Vladimir Putin

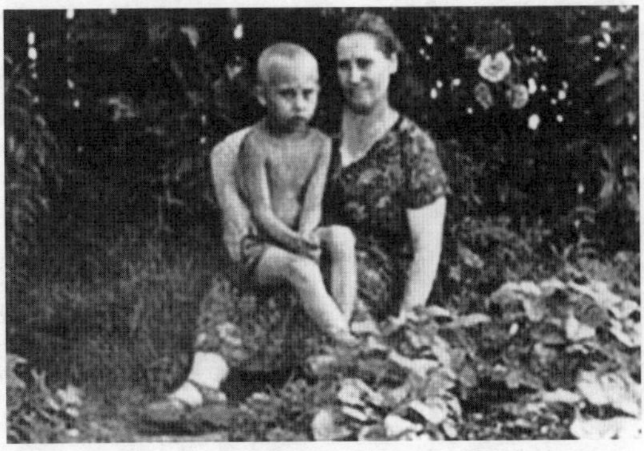

Putin com a mãe, Maria, em julho de 1958, quando tinha cinco anos.

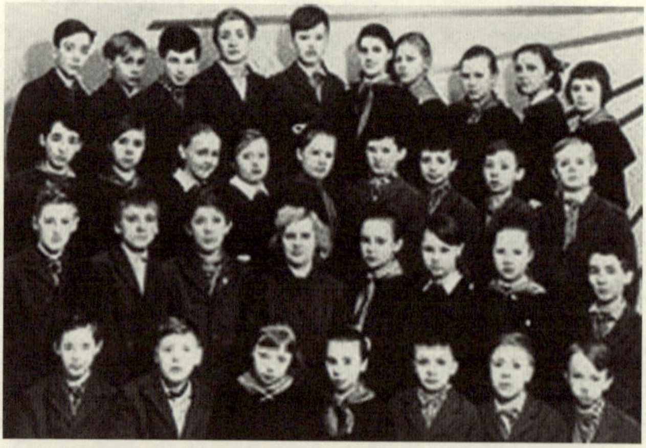

Na escola fundamental em Leningrado, Putin foi um aluno indiferente – petulante, impulsivo e desordeiro em classe. Uma professora, Vera Gurevich, o chamava de carrossel porque ele ia de classe em classe, girando em círculos. Seus estudos melhoraram quando ele começou a praticar artes marciais. Putin está na última fileira, o segundo a partir da esquerda.

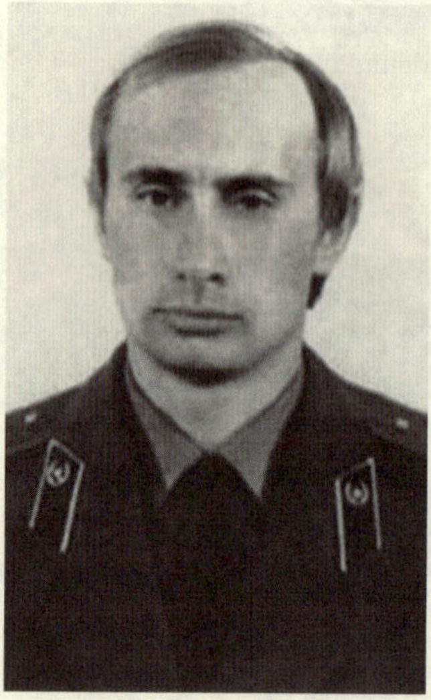

Putin se juntou à KGB em 1975 e foi designado para trabalhar em Leningrado, primeiro servindo na contrainteligência e posteriormente entrando para o Primeiro Diretorado Principal, que supervisionava a inteligência estrangeira.

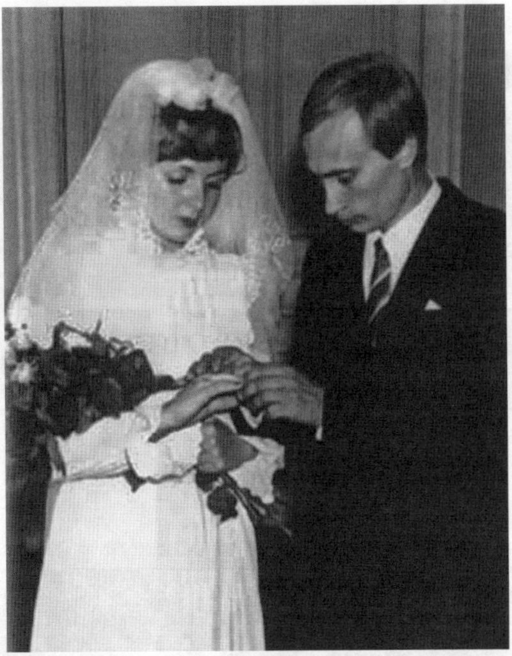

Em 28 de julho de 1983, depois de um longo namoro, Putin se casou com Lyudmila Shkrebneva, uma comissária de bordo que trabalhava para a Aeroflot e morava em Kaliningrado.

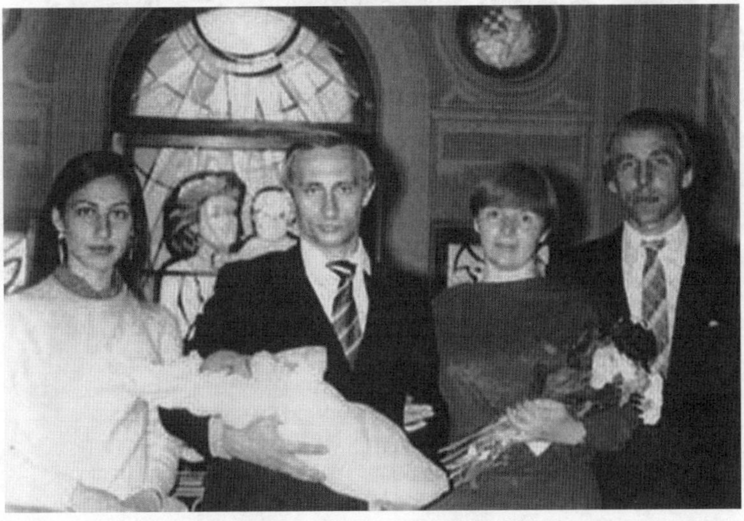

A primeira filha de Putin, Maria, nasceu em Moscou em 1985. Ele e Lyudmila aparecem aqui com seus amigos Sergei e Irina Roldugin.

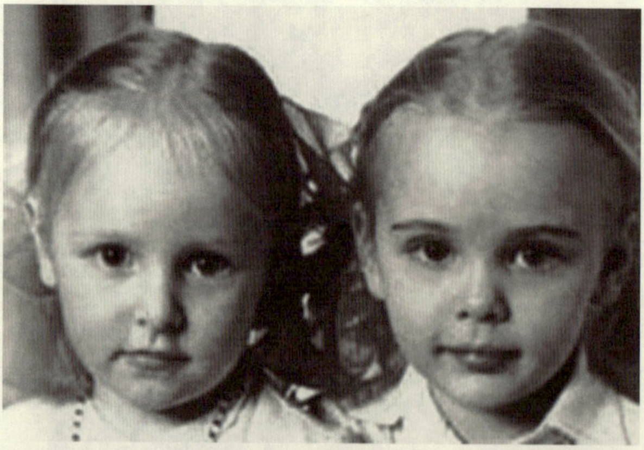

A segunda filha dos Putin, Yekaterina, à esquerda, nasceu em Dresden, em 1986.

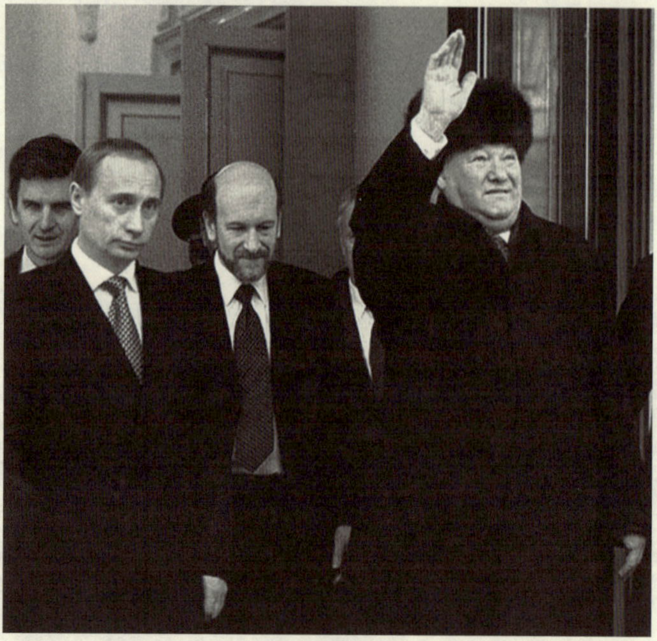

Em 31 de dezembro de 1999, Boris Yeltsin renunciou como presidente, fazendo de seu primeiro-ministro o presidente em exercício até que fossem realizadas eleições, dali a três meses. Entre os dois homens está Aleksandr Voloshin, o chefe do Estado-Maior de Yeltsin, que continuou no cargo sob o governo de Putin até um desentendimento com o Kremlin em 2003. Momentos depois que esta fotografia foi tirada, Yeltsin se voltou para Putin e disse: "Tome conta da Rússia".

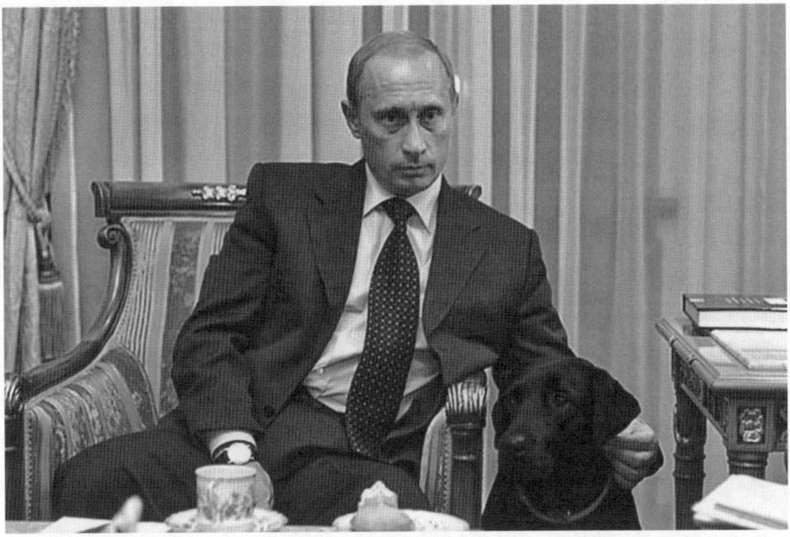

Putin e sua amada labradora preta, Koni, durante uma entrevista para o *The New York Times* em outubro de 2003. Koni com frequência aparecia com ele, mesmo durante reuniões oficiais em sua residência, servindo como um objeto de cena humanizador ou intimidador, como descobriu a chanceler da Alemanha, Angela Merkel, quando Koni circulou ao seu redor durante a primeira reunião da chanceler com Putin.

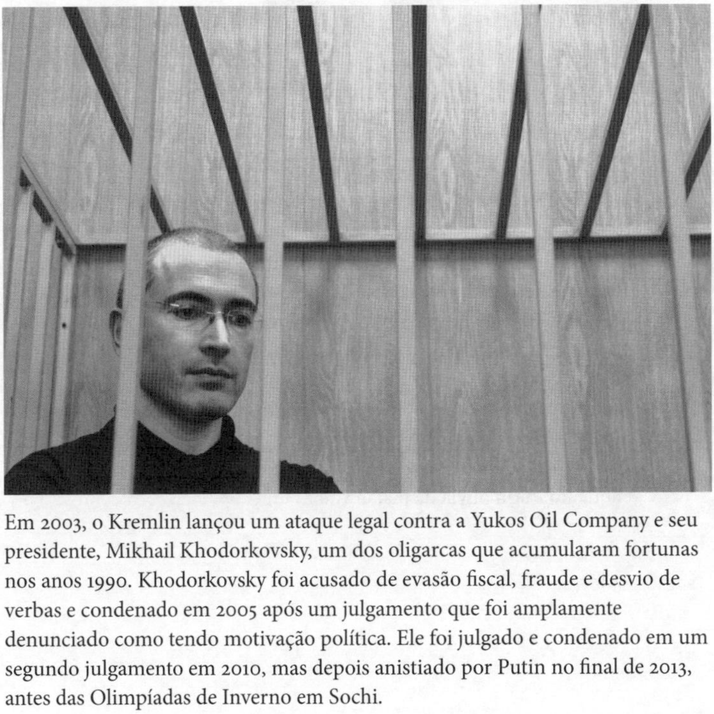

Em 2003, o Kremlin lançou um ataque legal contra a Yukos Oil Company e seu presidente, Mikhail Khodorkovsky, um dos oligarcas que acumularam fortunas nos anos 1990. Khodorkovsky foi acusado de evasão fiscal, fraude e desvio de verbas e condenado em 2005 após um julgamento que foi amplamente denunciado como tendo motivação política. Ele foi julgado e condenado em um segundo julgamento em 2010, mas depois anistiado por Putin no final de 2013, antes das Olimpíadas de Inverno em Sochi.

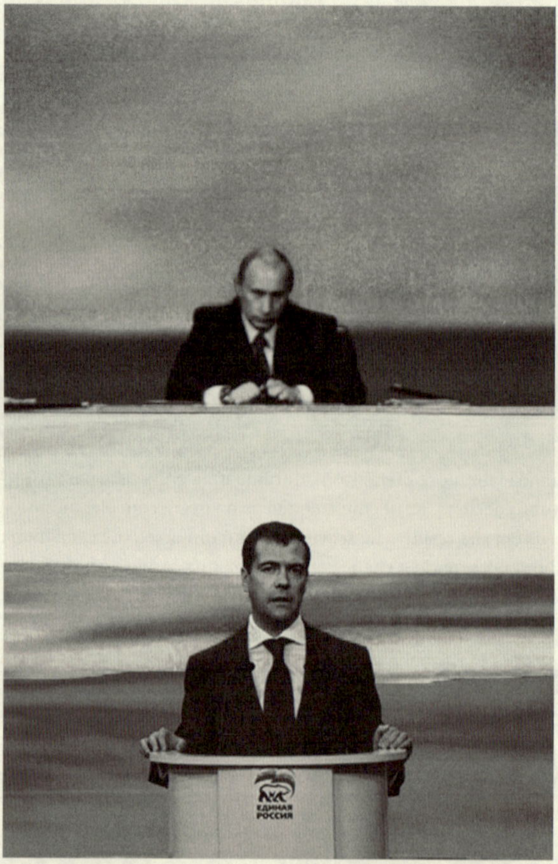

Depois de meses de incerteza e paralisia política perto do final de seu segundo mandato presidencial, Putin finalmente anunciou seu assistente, Dmitri Medvedev, como o próximo presidente, em dezembro de 2007. Medvedev que, como Putin, nunca havia concorrido a um cargo elegível antes, nomeou por sua vez Putin como primeiro-ministro. Naquele posto, Putin continuou sendo o líder supremo do país entre 2008 e 2012. Nesta fotografia, Medvedev discursava para a convenção de indicação do partido Rússia Unida no final de 2007, enquanto Putin ouvia da plataforma.

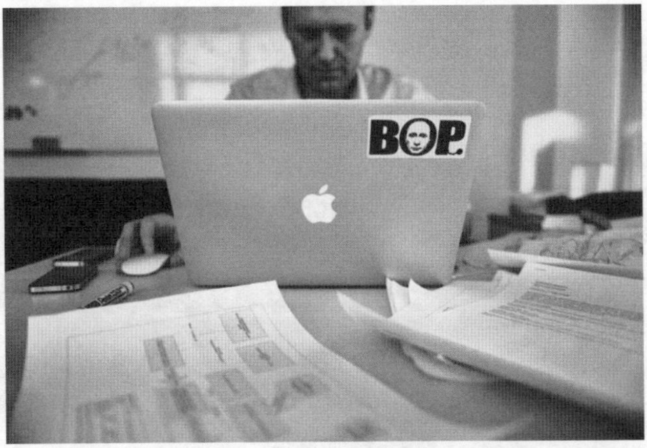

Aleksei Navalny, um advogado que virou blogueiro, ficou famosos por suas campanhas *on-line* contra a corrupção e o clientelismo na Rússia de Putin. Em 2011 e 2012, ele emergiu como um líder de protestos massivos contra as eleições parlamentares e presidenciais – e prontamente enfrentou perseguição legal por uma variedade de acusações, vistas como tentativas de silenciá-lo. O adesivo com o rosto de Putin em seu computador diz "Ladrão".

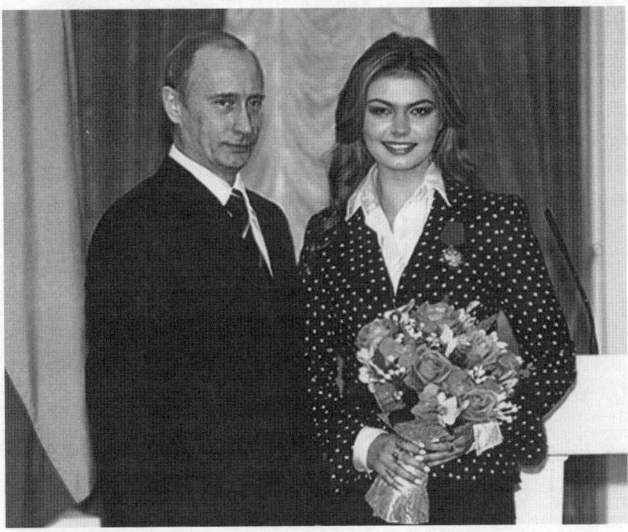

Corriam rumores sobre o relacionamento de Putin com Alina Kabayeva, uma ginasta rítmica olímpica que havia se tornado membro da Duma Federal. Ela é vista aqui em 2005, recebendo uma medalha estatal. Embora a profundidade do relacionamento deles permanecesse nebulosa por anos, ela era próxima do círculo interno de amigos de Putin, e acabou trabalhando para o conglomerado de mídia controlado por Yuri Kovalchuk.

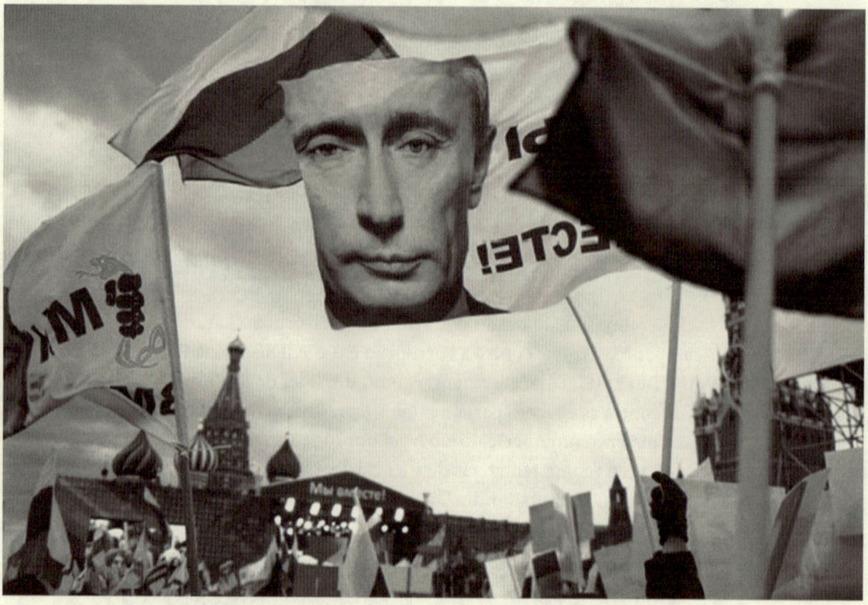

Após a anexação da Crimeia pela Rússia em 2014, a popularidade de Putin levantou voo e atingiu novos patamares no país, mesmo enquanto ele era isolado no exterior por ter perturbado a ordem que havia, em grande parte, mantido a paz na Europa depois da Guerra Fria. Bandeiras com a imagem dele dominavam um comício em março de 2014 na Praça Vermelha, cujo tema foi "Estamos juntos!".

15

O contágio laranja

EM 5 DE SETEMBRO DE 2004, a noite após o discurso de Putin sobre Beslan, Viktor Yushchenko dirigiu-se furtivamente a uma dacha fechada e exclusiva nos arredores da capital ucraniana, Kiev. Ele disputava a presidência da Ucrânia e tinha certeza de que alguém estava tentando matá-lo. Acompanhado pelo diretor de sua campanha, mas não por seus guarda-costas, ele se reuniu com o general Ihor Smeshko, o diretor do Serviço de Segurança da Ucrânia, ou o SBU, o sucessor da KGB no país. Smeshko não queria mais ninguém por perto. O anfitrião era o assessor dele, Volodymyr Satsyuk, cujo cozinheiro preparou uma ceia com salada e camarão de água doce cozido, servidos com cerveja, seguido de frutas como sobremesa, vodca e conhaque.[1] Não parecia haver nada de errado. Yushchenko posou para uma foto com os dois oficiais de segurança e foi embora às duas da manhã. Mais tarde, naquele mesmo dia, ele começou a se sentir mal. Sua cabeça doía e, depois, sua coluna vertebral também começou a doer. Os sintomas pioraram nos dias que se seguiram e seu belo rosto logo ficou descorado e desfigurado por erupções de cistos. Com dor, ele viajou à Áustria em 10 de setembro em busca de tratamento, temendo os hospitais ucranianos. Depois de refletir sobre os sintomas dele por semanas, os médicos de lá chegaram à conclusão de que ele havia ingerido, presumivelmente naquela ceia, uma das maiores doses já registradas em um ser humano de um composto químico altamente tóxico, conhecido como 2,3,7,8-tetraclorodibenzo-p-dioxina, ou TCDD.

A eleição presidencial da Ucrânia estava marcada para 31 de outubro de 2004. O vencedor substituiria o homem que ocupara o cargo durante a década anterior, Leonid Kuchma, um *apparatchik* eleito como reformista em 1994, apenas para se revelar constantemente mais autoritário e corrupto enquanto a Ucrânia cambaleava em sua transição para a democracia e o capitalismo. O país passou pelo mesmo caos, corrupção, pobreza e criminalidade que a Rússia, mas existia uma diferença crucial. Para muitos ucranianos, a queda da União Soviética não foi uma catástrofe, e sim uma libertação – o renascimento da independência de Moscou que o país experimentou, ainda que brevemente, nos anos caóticos que vieram após a revolução bolchevique em 1917.

Com quase 48 milhões de habitantes em 2004, a Ucrânia era a segunda maior entre as antigas repúblicas soviéticas e a mais importante delas, um centro agrícola e industrial que foi devastado pela guerra civil, pelas políticas de coletivização de Josef Stalin, que resultaram em fome generalizada e, depois, pela Grande Guerra Patriótica, época em que o país foi ocupado pelos nazistas e depois retomado pelos exércitos de liberação soviéticos. A Ucrânia perdeu mais de 3 milhões de pessoas durante a guerra, mais de um sexto de sua população na época, e as cicatrizes eram profundas. A nacionalidade da Ucrânia – sua identidade nacional – continuava tênue. Ela era profundamente dividida, geográfica e etnicamente, entre ucranianos e russos, além de outros; entre aqueles que abraçavam a libertação que veio com o colapso da União Soviética e aqueles que lamentavam seu fim. Os ucranianos eram mais próximos da Rússia, histórica e culturalmente, porém o espírito nacionalista que emergiu dos primeiros anos de independência do país lembrava o das ex-repúblicas soviéticas como a Lituânia, Letônia e Estônia, que haviam suportado cinco décadas de ocupação soviética e agora faziam parte da OTAN e da União Europeia. Eles adotaram símbolos ucranianos e nomes ucranianos para cidades, inclusive a capital, cujo nome foi grafado ao estilo russo – Kiev – por séculos, mas após a independência reverteu ao estilo ucraniano – Kyiv.

Ao longo de sua presidência, Kuchma equilibrou a Rússia de um lado e a União Europeia, e até mesmo a OTAN, do outro. Seu governo manteve ligações econômicas e diplomáticas próximas com a Rússia. Ele despachou tropas ucranianas para o Iraque como parte da coalisão liderada pelos Estados Unidos que então lutava para reestabelecer a ordem após a derrocada de Saddam Hussein. Como o próprio país, ele parecia ambivalente. Para seus muitos críticos, simplesmente lhe faltava convicção; ele era um cleptocrata motivado pela ganância e o poder, endividado com os oligarcas do país. Entretanto, ele jamais teve o poder para reprimir as politicagens como Putin possuía, porque as divisões do país garantiam centros de poder competitivos. Os próprios oligarcas ucranianos tinham ambições e lealdades divididas e, portanto, nunca ficaram totalmente submissos. Putin havia domado os oligarcas da Rússia, enquanto na Ucrânia eles ainda lançavam seu apoio – e dinheiro – no campo de diferentes facções políticas, dependendo de seus interesses financeiros.

A democracia na Ucrânia era imatura, desregrada e, às vezes, brutal, mas não havia um único homem dominando a política do país. Os adversários de Kuchma desfrutavam do apoio de uma rede de TV, o Canal 5, que permanecia livre do controle estatal, permitindo uma diversidade de notícias e opiniões que, por sua vez, estimulava o debate político. Quando Kuchma foi implicado no assassinato de Grigory Gongadze, um jornalista de destaque, ele não conseguiu suprimir com facilidade os protestos contra o governo que irromperam, nem pôde evitar que membros da oposição no parlamento exigissem uma investigação. Em 2000, o corpo decapitado de Gongadze foi encontrado em uma floresta nos arredores de Kiev apenas alguns meses depois de ele fundar um jornal investigativo *on-line* que enfureceu o círculo interno de Kuchma com suas vivas reportagens sobre corrupção. Conversas gravadas em segredo no escritório de Kuchma o flagraram discorrendo contra as reportagens de Gongadze e instigando seus assessores a dar um jeito nele.[2] Kuchma negou ter encomendado o assassinato, mas sua carreira política estava arruinada. Muitos haviam temido que, conforme seu segundo mandato se aproximava do fim, em 2004, ele fosse tentar revisar a constituição para estender seu governo; entretanto, no final Kuchma não teve escolha além de se afastar. Ao contrário das apáticas eleições parlamentares e presidenciais da Rússia em 2003 e 2004, as da Ucrânia continuaram disputadas ferozmente, veementemente, e seus resultados, incertos.

Putin acompanhava de perto a política na Ucrânia e achava a situação preocupante. A credibilidade decrescente de Kuchma levantava a possibilidade muito real de que a oposição vencesse. Putin já havia assistido outra ex-república soviética, a Geórgia, sucumbir a um levante popular e democrático depois de uma disputada eleição em 2003. Era um país minúsculo com 5 milhões de habitantes na nova fronteira sul da Rússia, a coluna dorsal do Cáucaso. O presidente do país, Eduard Shevardnadze, tinha sido ministro das relações exteriores da União Soviética, um conselheiro próximo de Mikhail Gorbachev e um homem a quem muitos na Rússia culpavam pelo colapso que veio em seguida à *perestroika*. Shevardnadze retornou à sua república natal e chegou ao poder por acaso, após o violento nascimento da Geórgia como um Estado independente, fragmentado por guerras, facilitado por combatentes russos que estabeleceram as regiões separatistas da

Abkhazia e Ossétia do Sul dentro das fronteiras internacionalmente reconhecidas do país.

Depois que a eleição parlamentar da Geórgia foi manipulada, em novembro de 2003, milhares de pessoas foram para as ruas protestar. Elas foram treinadas e financiadas por organizações internacionais custeadas por George Soros e pelo Congresso dos Estados Unidos, entre outros. Quando Shevardnadze tentou instaurar o novo parlamento em 22 de novembro, os manifestantes invadiram o edifício, guiados pelo líder da oposição, Mikheil Saakashvili. Shevardnadze teve que pedir ajuda ao Kremlin. Ele telefonou para Putin naquela noite enquanto este jantava com seus conselheiros do alto escalão em um dos restaurantes georgianos mais famosos de Moscou.[3] Putin mandou que seu ministro das relações exteriores, Igor Ivanov, fosse até Tbilisi, a capital georgiana, para atuar como mediador, embora com instruções claras de não permitir que a turba derrubasse um líder de Estado eleito. No final, Ivanov fracassou e Shevardnadze, compreendendo mal o nível de apoio que recebeu de Moscou, renunciou. A "Revolução Rosa", como ficou conhecida, levou Saakashvili ao poder. A eleição parlamentar foi seguida pela eleição dele como presidente, em janeiro de 2004. Saakashvili considerava-se o Putin da Geórgia, um líder forte e determinado a devolver a estabilidade ao país. Em um de seus primeiros atos na presidência, ele foi até Moscou para se encontrar com Putin, bajulando-o como sua inspiração política. Putin, contudo, estava alarmado pela derrubada de Shevardnadze e os instintos ocidentalizantes de Saakashvili. Ele reagiu à adulação com uma longa crítica sobre os países ex-membros do Pacto de Varsóvia que estavam se tornando "escravos da América".[4] As relações da Geórgia com a Rússia a partir dali foram morro abaixo.

Para Putin, as apostas na Ucrânia eram muito maiores. A Geórgia era um resto de estado que não representava ameaça alguma à influência de Moscou. A Ucrânia, pelo contrário, tinha profundos elos étnicos, culturais e econômicos com a Rússia – e com Putin. Ela era a raiz histórica da própria Rússia: Kievan Rus, o feudo medieval em cujo líder, Vladimir, o Grande, adotou o cristianismo em 988, e a fronteira dos impérios czaristas que vieram a seguir – a tradução literal de seu nome era a Ucrânia, ou "a fronteira". Suas fronteiras haviam mudado ao longo do tempo: partes de seu território ocidental tinham pertencido à Polônia ou ao Império Austro-Húngaro; Stálin tomou um pouco dessa área em seu pacto secreto com Hitler em 1939 e o resto depois do fim da Grande Guerra Patriótica. O formato moderno da

Ucrânia foi moldado, mas parecia efêmero, sujeito às forças maiores da geopolítica, como ocorre com a maioria das terras de fronteira ao longo da história. Em 1963, Nikita Khrushchev decretou que a Crimeia, conquistada por Catarina, a Grande, no século XVIII e heroicamente defendida contra os nazistas, seria governada pela República Soviética Socialista da Ucrânia a partir de Kiev, não de Moscou. Ninguém na época – e certamente não Putin, quando desfrutava de sua lua de mel ali, duas décadas antes – imaginou que a Ucrânia e, com ela, a Crimeia, um dia seriam parte de outra nação, independente. Mesmo agora, em 2004, parecia um acidente histórico que Putin, como a maioria dos russos, somente toleraria se a nova Ucrânia permanecesse firmemente aninhada no abraço político da Rússia.

EM JULHO DE 2004, TRÊS meses antes da eleição presidencial da Ucrânia, Putin foi até a Crimeia para se encontrar com Kuchma e Viktor Yanukovych, que era o primeiro-ministro de Kuchma desde 2002, quando substituiu o homem que agora concorria como o principal candidato da oposição, Viktor Yushchenko. Apesar das ressalvas de Putin, que não o considerava o melhor candidato,[5] Kuchma havia apontado Yanukovych como seu herdeiro político. A reunião deles naquele julho aconteceu em Ialta – no Livadia Palace, o mesmo edifício em que os vencedores da Grande Guerra Patriótica dividiram os espólios de uma Europa que em breve seria libertada. Putin também tinha em mente "esferas de influência" naquele verão, e até onde lhe dizia respeito, a Ucrânia localizava-se firmemente na da Rússia.

Putin pressionou Kuchma a acabar com o flerte de seu governo com a União Europeia e a OTAN. A última em especial era particularmente detestada na Rússia, quanto mais se esgueirava rumo ao oriente. Apenas alguns meses antes, em março, a OTAN tinha expandido o número de suas nações-membro de dezenove para vinte e seis, admitindo não apenas Bulgária, Eslováquia, Eslovênia e Romênia, da Europa Oriental, como também três ex-repúblicas soviéticas: Lituânia, Letônia e Estônia, cada qual lar de uma população considerável de russos. A maioria dos oficiais americanos e europeus aceitava como artigo de fé que a expansão da OTAN reforçaria a segurança do continente ao forjar um coletivo de democracias defensivo, assim como a União Europeia havia enterrado muito dos impulsos nacionalistas que causaram tantos conflitos nos séculos anteriores. Putin aceitou a contragosto a expansão da OTAN em 2004, mas essa outra expansão era mais difícil de engolir. Como muitas pessoas no aparato de segurança da Rússia, ele tinha sido treinado para resistir, minar e, se necessário, combater a OTAN, e um senso de inimizade perdurava. Os oficiais amiúde citavam garantias que Mikhail Gorbachev acreditava ter recebido durante a reunificação da Alemanha após 1989 de que a OTAN não se ampliaria rumo ao leste (embora líderes dos Estados Unidos e da Europa insistissem que nenhuma garantia do tipo tivesse sido dada). Já era humilhante o suficiente as nações do Báltico se unirem à OTAN, mas agora oficiais influentes, americanos e europeus, defendiam abertamente a inclusão de mais ex-repúblicas soviéticas, entre elas a Geórgia e a Ucrânia. "A presença de soldados americanos em nossa fronteira gerou algo como uma paranoia na Rússia", reconheceu o novo ministro de relações exteriores de Putin, Sergei Lavrov, em abril de 2004, durante o hasteio cerimonial das bandeiras dos novos estados membros em frente ao quartel-general da aliança, em Bruxelas. Na verdade, não havia americanos mobilizados nos Estados bálticos, apenas um esquadrão de caças europeus que se revezavam para patrulhar os céus sobre os novos territórios; para Putin, entretanto, era como se o inimigo estivesse diante dos portões. Eles precisavam ser contidos, e Putin colocou a Ucrânia como o limite.

Em Ialta, ele e Kuchma discutiram a integração de um proposto Espaço Comum Econômico, uma frouxa aliança econômica entre a Rússia e a Ucrânia, além de Bielorrússia e Cazaquistão, que ao longo dos anos assumiria os moldes de uma união alfandegária mais formal e, finalmente, de um bloco econômico e político que pretendia rivalizar com a União Europeia. Putin lançara a ideia no ano anterior, mas agora queria que ela recebesse o apoio público e explícito de Kuchma. Isso significava reverter uma estratégia formal que o governo de Kuchma publicara um mês antes, pleiteando uma vaga na União Europeia e na OTAN para a Ucrânia. Precisando do apoio da Rússia no que já se mostrava uma eleição disputada para eleger seu sucessor, uma eleição que poderia oferecer segurança a um presidente maculado depois que ele deixasse o posto, Kuchma sucumbiu à pressão de Putin. Depois da reunião, ele anunciou que estava abandonando a estratégia que acabara de anunciar e que procuraria manter relações cordiais com as alianças que dominavam a Europa – uma reviravolta abrupta que aturdiu a oposição na Ucrânia.

Na surdina, Putin e Kuchma também fecharam um acordo extra: eles criaram uma nova empresa de comércio de energia.[6] Ela foi batizada com o canhestro acrônimo RosUkrEnergo, e sua propriedade permaneceu deliberadamente vaga. Metade pertencia a um ramo da Gazprom, o monopólio de gás na Rússia que havia paulatinamente se tornado parte da visão de Putin de uma Rússia grandiosa, controlada pelo Kremlin e liderada por seus aliados mais chegados de São Petersburgo. A outra metade pertencia a uma empresa obscura cujos sócios continuaram em segredo, sendo sua participação administrada por um banco austríaco, o Raiffeisen International. A nova empresa não foi registrada na Rússia nem na Ucrânia, mas na Suíça.[7] Esse acordo nebuloso destacava o quanto a preocupação de Putin com a iminente eleição na Ucrânia ia muito além da política apenas, e o quanto as apreensões financeiras marcavam presença na maioria de seus cálculos.

O gás natural, mais ainda do que o petróleo, tornou-se a ferramenta mais poderosa da Rússia na política externa. O petróleo é comercializado livremente, espirrando pela economia mundial; o gás exige encanamentos fixos, ligando as nações da Europa à Rússia. A rede de encanamentos, datada da era soviética, dava influência à Rússia e, com o preço da energia em alta, a perspectiva da riqueza sobre a qual Putin argumentou em sua dissertação quase uma década antes era o cerne do poder do Estado. A Ucrânia, por onde a maioria do gás da Rússia passava, representava um estrangulamento nas ambições de Putin. Ele tinha certeza de que agora enfrentava um empenho conjunto para frustrar seus planos. Quando ele apareceu no Livadia Palace após suas conversas em particular com Kuchma e Yanukovych, Putin chegou a utilizar um termo da KGB para redes de agentes e informantes traindo o Estado para países que tentavam destruí-lo: *agentura*. "A *agentura*, dentro e fora de nossos países, está tentando todo o possível para comprometer a integração entre a Rússia e a Ucrânia", disse ele.[8]

"Olhem para o meu rosto", declarou Viktor Yushchenko quando voltou a Kiev em 21 de setembro após o tratamento no hospital austríaco. A fonte de seu envenenamento, e mesmo o envenenamento em si, ainda não estavam esclarecidos; entretanto, ele foi diretamente ao parlamento ucraniano, a Rada suprema, para acusar inimigos anônimos de tentarem impedir sua candidatura. Sua aparição foi sensacional. Yushchenko, um banqueiro central que ajudou a criar a nova moeda do país, a grívnia, havia servido como primeiro-ministro de Kuchma por dois anos antes de ser deposto por opositores à sua visão ocidentalizante para o futuro da Ucrânia. Ele apoiava fortemente a União Europeia e a OTAN. O fato de sua esposa ser uma ucraniana-americana da diáspora em Chicago só confirmava o pior para seus críticos, inclusive Kuchma, que aparece nas gravações secretas reclamando asperamente que ela era uma agente da CIA.[9] (Ele também mandou que os dois fossem seguidos.) Agora, Yushchenko surgia no palco da Rada e acusava os aliados de Kuchma de conspirarem para o seu assassinato. "O que me aconteceu não foi causado por nenhum alimento ou pela minha dieta, e sim pelo regime político desse país. Amigos, não estamos falando hoje sobre comida, literalmente, estamos falando sobre a cozinha política ucraniana, onde assassinatos estão no cardápio."[10] Escondido sob seu terno havia um cateter em sua coluna vertebral, pulsando sedativos para reduzir a dor pela qual ele passava. Quatro dias depois, ele voltou para Viena para continuar o tratamento.

Yushchenko não era um político carismático, mas sua campanha era astuta e bem financiada. Escolheram para ela uma mensagem simples – *Tak*, ou Sim – e adotaram a cor laranja, recobrindo a cidade com bandeiras, cartazes e propagandas. Ele também forjou uma aliança com Yulia Tymoshenko, uma nacionalista e magnata da energia formidável que manipulou o sistema soviético em derrocada para enriquecer, assim como Mikhail Khodorkovsky fez na Rússia. Sua ambição era espantosa e, como mulher em um meio político dominado por homens, ela usou descaradamente sua beleza como escora política, prendendo os cabelos em uma trança em torno da cabeça, um penteado característico das camponesas. Com Yushchenko fora de jogo para se tratar, ela prosseguiu a campanha por ele, fazendo denúncias causticantes do governo de Kuchma e da possibilidade de que Yanukovych apenas guiaria o país constantemente para perto da Rússia.

Conforme a eleição se aproximava, a campanha de Yushchenko ganhava ímpeto. Os relatórios de inteligência que chegavam a Putin todas as manhãs devem ter confirmado seus piores medos da perversidade ocidental, detalhando um plano elaborado para sitiar a Rússia. O que estava acontecendo na Ucrânia devia ser apenas um prelúdio para um ataque final sobre a própria Rússia. Esse complô devia muito à imaginação febril dos serviços de inteligência russos, porém os Estados Unidos, a Alemanha e outras nações europeias alimentaram a febre quando forneceram dinheiro a organizações na Ucrânia que promoviam a democracia, a sociedade civil, a reforma legal e o ambientalismo. Desde o colapso da União Soviética, essas organizações não governamentais (ONGs) operavam em toda a Europa Oriental, até na Rússia, com o objetivo de auxiliar nações de independência recente a fazer a transição do sistema de partido único para democracias abertas, pluripartidárias. Na Sérvia em 2000, depois na Geórgia em 2003, elas haviam apoiado protestos pacíficos que acabaram derrubando governos escleróticos. Embora suas reservas monetárias fossem modestas, raramente passando de alguns poucos milhões de dólares ou euros individualmente, elas representavam a *agentura* que Putin temia.

As empresas russas, sob pressão do Kremlin, contra-atacaram com ofertas de dinheiro para Yanukovych na mesma reunião em Ialta. Cerca de metade dos 600 milhões de dólares que se acredita que a equipe de Yanukovych tenha gastado – o equivalente a 1% do PIB daquele país – veio da Rússia.[11] Assinalando a profundidade de seu envolvimento pessoal, Putin colocou seu próprio chefe de gabinete, Dmitri Medvedev, no comando da operação política do Kremlin na Ucrânia. Medvedev, que havia administrado as campanhas de Sobchak e Putin, enviou conselheiros de confiança, inclusive Gleb Pavlovsky e Sergei Markov, para a Ucrânia. Em agosto, os agentes políticos do Kremlin abriram um espaço chamado "Casa Rússia" em um hotel central em Kiev, ostensivamente para promover a boa vontade entre a Rússia e a Ucrânia, mas na realidade para gerenciar a campanha do Kremlin em nome de Yanukovych. Eles orquestraram o mesmo tipo de operação que caracterizava as eleições russas: cobertura isenta de crítica na TV estatal de comícios previamente preparados de Yanukovych, com ataques virulentos a Yushchenko, pintado como um agente do Ocidente. Um conjunto de cartazes produzidos pelos conselheiros de Yanukovych mostrava o slogan laranja de Yushchenko sob uma imagem do presidente Bush cavalgando a Ucrânia como um caubói. A esposa de Yanukovych, Lyudmila, reclamou em um comício em Donetsky que os americanos davam botas de feltro e laranjas cheias de narcóticos para os apoiadores de Yushchenko – falas que foram prontamente remixadas em uma música pop, fornecendo a trilha sonora para o motim que viria.

Putin, por sua vez, injetava dinheiro diretamente na campanha e reuniu-se com Kuchma e Yanukovych várias vezes. Na véspera do primeiro turno da votação, em 31 de outubro, ele viajou a Kiev para uma visita oficial que ostensivamente celebrava o sexagésimo aniversário da liberação ucraniana dos nazistas pela União Soviética, em 1944. Na noite antes do desfile, ele até apareceu no horário nobre em três canais estatais de televisão para uma entrevista telefônica, na qual fingiu magnanimidade e preocupação a respeito das questões enfrentadas pelos ucranianos. Ele reconheceu a independência e soberania da Ucrânia, porém também deixou claro que um erro histórico havia separado as duas nações irmãs de sua aliança histórica natural.[12]

Várias das perguntas, que foram enviadas por e-mail, fax ou ligações ao vivo, lamentavam o fim da União Soviética. Uma pessoa pediu para que Putin concorresse para presidente da Ucrânia. Putin objetou. Era impossível reconstruir a União Soviética, disse ele, mas o futuro da Ucrânia estava em laços econômicos mais próximos com a Rússia. Ele jamais mencionou Yushchenko, mas elogiou cinco vezes a administração de Yanukovych como primeiro-ministro. Putin, a essa altura já acostumado a esse formato de entrevista, exalava charme e humildade. O âncora anunciou, entusiasmado, que eles estavam recebendo seiscentas chamadas por minuto nas linhas telefônicas. Putin recitou – em ucraniano – um fragmento de um poema de Taras Shevchenko, o poeta nacional da Ucrânia, mas precisou admitir que, embora compreendesse um pouco da língua, não a falava. Um estudante chamado Andrei quis saber se podia tirar uma foto com Putin – "Vladimir Vladimirovich, o senhor acredita em sonhos?", começou ele – e no dia seguinte, Putin atendeu ao pedido, aparecendo com o pequeno Andrei no escritório de Kuchma e presenteando-o com um laptop. Durante a parada militar, Putin ficou ao lado de Kuchma e Yanukovych na tribuna das autoridades enquanto milhares de soldados marchavam por eles usando uniformes antigos e estandartes do Exército Vermelho. (Em certo ponto, Yanukovych tentou entregar a Putin um chiclete, gerando uma expressão de espanto e repulsa por sua vulgaridade.)[13]

Por mais obviamente encenadas que fossem, as aparições de Putin ressoavam com alguns ucranianos, aqueles que invejavam a elevação no padrão de vida na Rússia ou alimentavam a mesma nostalgia de muitos russos pela era soviética. A Ucrânia, contudo, era mais pluralista do que a Rússia, e sua democracia, menos "administrada". A televisão estatal servia ao poder e atacava Yushchenko diariamente, insinuando que sua doença era causada por sushi ou por sífilis, mas o controle de Kuchma sobre a mídia não era absoluto. O canal 5, pertencente a Petro Poroshenko, um magnata do chocolate, lançou seu apoio descarado a Yushchenko. Ele se tornou a voz da campanha da oposição, incitando o governo a tentar, sem sucesso, suspender sua licença de transmissão. A intervenção inaudita de Putin na eleição de outro país também agiu a favor do argumento principal da oposição: de que votar em Yanukovych simplesmente devolveria o país ao império do qual ele havia conquistado a independência. Que qualquer um fosse pedir a Putin, a sério, que se tornasse o líder da Ucrânia foi demais. Os *apparatchiks* políticos do Kremlin nunca avaliaram isso com precisão, porque Putin também não avaliou. Os estrategistas de Putin também erraram seus cálculos de a que ponto o antiamericanismo cru que funcionava na política da Rússia encontraria ecos na Ucrânia. Muitos na Ucrânia tinham uma visão mais favorável da Europa e dos Estados Unidos. Eles representavam a independência, não a repetição da dominância de Moscou na forma da aliança econômica e política que Putin estava forjando.

Quando foi realizado o primeiro turno da eleição, em 31 de outubro, Yushchenko recebeu 39,87% dos votos, ganhando por pouco de Yanukovych, que conquistou 39,32%, com vinte candidatos menores dividindo o resto. Pesquisas de boca de urna pagas pela *agentura* Ocidental davam Yushchenko na dianteira por uma margem bem maior e, com os relatos muito difundidos de urnas fraudadas e outras irregularidades, algumas pessoas da oposição, inclusive Yulia Tymoshenko, quiseram protestar nas ruas, como vinham se preparando para fazer durante todo o verão. Yushchenko, todavia, contentou-se em celebrar sua posição inesperadamente sólida e prometeu que venceria no segundo turno agendado para dali a três semanas, em 21 de novembro.

Depois do resultado sem brilho de Yanukovych, Putin redobrou seu empenho. Com os dois candidatos cortejando os que foram vencidos no primeiro turno, Putin pressionou o líder comunista na Rússia, Gennady Zyuganov, a usar sua influência com Petro Symonenko, o candidato comunista ucraniano, que recebeu 5% dos votos. Zyuganov concordou, mas com um preço: o Kremlin tinha que financiar o Partido Comunista na Rússia e acabar com a implacável cobertura negativa ao partido na televisão estatal. O Kremlin cedeu, por algum tempo – mas a tática fracassou, já que Symonenko também estava furioso com a votação, acreditando que mais de 50 mil votos comunistas tinham sido arrancados dele no primeiro turno. Em vez disso, ele convocou os membros de seu partido a votar contra os dois candidatos no segundo turno.[14]

Putin então foi à Ucrânia para outra visita a trabalho, reunindo-se com Kuchma e Yanukovych na Crimeia novamente para inaugurar o serviço de balsa regular entre a península e o continente russo. Juntos, eles viajaram pela costa da Crimeia até o Centro Infantil Internacional Artek, um famoso resort da era soviética que estava recebendo milhares de estudantes sobreviventes ao ataque terrorista em Beslan. Os agentes políticos do Kremlin, inclusive Medvedev, continuavam confiantes na vitória de Yanukovych, em parte porque Kuchma e Yanukovych também estavam. Ainda assim, Putin pressionou Yanukovych para fazer mais com os recursos governamentais à sua disposição para ampliar a presença de eleitores, uma prática que funcionou bem na Rússia.[15]

Em preparação para o segundo turno, oficiais eleitorais forraram as listas de eleitores com "almas mortas", inflando de maneira suspeita o comparecimento nas áreas orientais, que apoiavam Yanukovych. Em Donetsk, a presença de eleitores para o segundo turno saltou quase 20%, chegando a incríveis 96,7%. No dia da votação, eleitores eram levados a Kiev para votar depois de votar em seus distritos de origem; centenas deles foram pegos em flagrante.[16] A campanha de Yushchenko previa que haveria fraudes, mas o desplante da coisa provocou ultraje. Quando as urnas foram fechadas naquela noite, os partidários de Yushchenko, vestidos em cor de laranja e agitando bandeiras laranja, jorraram para as ruas em torno da área pública central, Maidan Nezalezhnosti, ou Praça da Independência. A multidão tinha crescido para dezenas de milhares na manhã seguinte, quando a comissão eleitoral anunciou os resultados preliminares, mostrando Yanukovych na frente, com 49%, para os 46% de Yushchenko, embora as pesquisas de boca de urna pagas por ONGs dos Estados Unidos e da Europa mostrassem o segundo vencendo por 11 pontos de vantagem. Observadores internacionais da eleição imediatamente começaram a questionar a condução da votação e da contagem, mas Putin, que passou os três dias anteriores na América Latina para uma convenção das nações da Cooperação Econômica Ásia-Pacífico, prontamente telefonou do Brasil para parabenizar Yanukovych.

Os manifestantes a favor de Yushchenko rapidamente montaram um acampamento na Maidan, jurando continuar ali até que o resultado da eleição fosse derrubado. Apesar de toda a revolta devido à fraude, o clima da multidão era festivo. Músicos pop se apresentavam entre os discursos de Yushchenko e seus partidários. Os conselheiros de Kuchma estavam desnorteados, divididos quanto ao que fazer. Jornalistas começaram a se rebelar nas redes estatais de televisão, entre eles uma intérprete de linguagem de sinais, que desconsiderou o roteiro oficial do âncora do principal canal estatal e começou a contar a verdade com suas mãos. "Os resultados anunciados pela Comissão Eleitoral Central são fraudulentos", gesticulou ela. "Não acreditem neles." Quando o governo de Kuchma não tomou nenhuma atitude imediata para retirar os manifestantes, mais gente fluiu para a praça – não apenas ativistas políticos, mas gente comum, até pais, que levavam os filhos para testemunhar o que sentiam ser um momento marcante na história recente da Ucrânia. De súbito, aquilo virou mais do que uma efusão de apoio a Yushchenko. Apesar de todos os problemas do país e seus debilitantes legados soviéticos, os ucranianos, ao contrário dos russos, estavam dispostos a tomar as ruas para exigir justiça e prestação de contas de seus líderes. Em 23 de novembro, Yushchenko fez um juramento de posse simbólico, proclamando-se o vencedor em uma sessão do parlamento sem quórum, apenas para ver a comissão eleitoral declarar Yanukovych como o vencedor oficial no dia seguinte, após a contagem final. Putin ofereceu congratulações outra vez, agora em uma carta a Yanukovych, dizendo que os ucranianos haviam "escolhido a estabilidade", mas a multidão cresceu ainda mais, sitiando o parlamento e o edifício presidencial em um mar cor de laranja. Era o pior pesadelo de Putin.

Putin foi da América do Sul para Bruxelas para uma reunião com os líderes da União Europeia, cuja maioria se recusava a reconhecer os resultados das eleições na Ucrânia e pedia uma investigação da fraude. A parceria amistosa que Putin esperava desenvolver com os europeus – prometendo expandir a cooperação em energia, segurança, comércio e turismo – ficava paulatinamente mais tensa, e a Ucrânia praticamente rompeu essa camaradagem. "Estou convencido de que não temos direito algum de incitar distúrbios em massa em uma importante nação europeia", disse Putin após uma tensa reunião particular com os líderes. Ele os acusava de encorajar o povo reunido nas ruas de Kiev. "Não devemos formar o hábito internacional de resolver disputas desse tipo por meio de tumultos de rua."[17]

A insistência de Putin de que o resultado estava "absolutamente claro" deixou a Rússia sem uma estratégia alternativa, e o Kremlin lutou para acompanhar o ritmo dos eventos. O parlamento da Ucrânia, sentindo a maré política virando para Yushchenko, votou a favor de declarar como inválido o resultado das eleições. Membros das forças de segurança da Ucrânia, inclusive da discreta sucessora da KGB, começaram a apresentar rachas e tomar o partido dos manifestantes. Ihor Smeshko, o general presente na ceia que antecedeu a doença que desfigurou Yushchenko, dois meses antes, agora se voltava contra o campo de Yanukovych, alertando que as tropas internas do país rechaçariam qualquer ordem para medidas repressivas. Putin pressionou Kuchma para resistir ao ímpeto no sentido de um meio-termo, sugerindo vigorosamente que ele deveria lidar com firmeza com o protesto massivo. "Putin é um homem duro", diria Kuchma posteriormente. "Não era como se ele dissesse diretamente, 'Bote os tanques na rua'. Ele era diplomático em seus comentários, mas algumas sugestões foram feitas."[18]

Yanukovych se retirou para Donetsk, sua cidade natal, para comparecer a um congresso de líderes políticos das regiões orientais que continuavam profundamente leais a ele e à Rússia: Donetsk, Lugansk e Kharkiv. Reunindo-se em um rinque de patinação em Severodonetsk, o congresso votou de forma unânime para declarar suas regiões autônomas, caso persistisse o caos em Kiev. A assembleia regional prontamente deliberou que fosse realizada uma votação sobre a autonomia na semana seguinte. Yuri Luzhkov, o prefeito de Moscou, estava presente e parecia outorgar a aprovação do Kremlin aos apelos por separatismo. Ele denunciou os líderes da oposição como um "sabá de bruxas" que fingiam "representar toda a nação". A Donbas, o motor industrial da Ucrânia, preferiria rachar a entrar em qualquer acordo que colocasse Yushchenko no poder.

Na noite de 2 de dezembro, Putin convocou Kuchma a Moscou; eles se reuniram na sala VIP do aeroporto Vnukovo enquanto Putin se preparava para sair em visita oficial à Índia. Na Ucrânia, o parlamento continuava a debater a logística da realização de novas eleições, enquanto o supremo tribunal do país ouvia os argumentos de Yushchenko a favor da anulação dos resultados da última votação. Putin agora aceitava o apelo de Kuchma por uma nova votação como a melhor chance de evitar a vitória de Yushchenko. "Uma reprise do segundo turno também pode não produzir nada", declarou Putin. "E o que acontece então? Haverá um terceiro, quarto, um vigésimo-quinto turno até que um dos lados obtenha o resultado necessário?"[19]

No dia seguinte, após uma semana de audiências transmitidas para todo o país, o supremo tribunal da Ucrânia interveio para ordenar a realização de um novo segundo turno, dizendo que ele havia sido tão "maculado por violações massivas e sistemáticas" que era impossível determinar quem tinha genuinamente vencido. Foi uma vitória absoluta para Yushchenko, e o centro de Kiev irrompeu em comemoração. Para Putin, foi uma derrota absoluta.

Três semanas depois, foi realizada uma reprise do segundo turno das eleições. Entre o veredito do tribunal e a votação, os médicos de Yushchenko na Áustria haviam finalmente determinado que ele tinha sido envenenado por dioxina. As acusações de que a enfermidade de Yushchenko foi um truque, explorando alguma outra doença para ganhar a compaixão dos eleitores, agora parecia um disfarce cínico de alguma conspiração sombria criada por um sistema profundamente corrupto, disposto a se rebaixar ao envenenamento para sabotar um candidato. Quando sucedeu o novo segundo turno, sob um escrutínio internacional ainda mais intenso, Yushchenko ganhou com quase 52% dos votos; Yanukovych ficou com 44%. Apesar de uma investigação, a dúvida sobre quem o teria envenenado jamais foi respondida. O próprio Yushchenko demonstrou uma estranha falta de zelo pela investigação, não obstante a terrível desfiguração causada por ela. Ele diria posteriormente que desconfiava de seu anfitrião, Volodymyr Satsyuk. Assim que Yushchenko tomou posse, Satsyuk foi interrogado por investigadores e sua dacha, testada em busca de traços de dioxina, mas ele jamais foi declarado como suspeito.[20] Entretanto, em junho de 2005, Satsyuk trocou a Ucrânia pela Rússia, onde recebeu cidadania. Yushchenko veio a acreditar que Putin estava dando refúgio a seu pretenso assassino.

A Revolução Laranja, como ficou conhecida, foi tratada na Rússia como uma derrota humilhante e no Kremlin como um alerta funesto. Putin, o estrategista, havia sido superado em uma disputa geopolítica, e ele guardou a experiência como uma mágoa. O Kremlin respondeu intensificando a pressão sobre as ONGs na Rússia, redobrando sua caçada a espiões estrangeiros e criando seu próprio movimento jovem para conter qualquer manifestação de dissidência juvenil. Ele foi chamado de Nashi, e sua ideologia e práticas traziam mais do que uma leve lembrança da Komsomol, e até, para alguns críticos, da Juventude Hitlerista. Putin agia cada vez mais na defensiva, desconfiado de censuras internacionais sobre o histórico da Rússia em direitos democráticos básicos. Ele as julgava hipócritas, especialmente as vindas dos Estados Unidos, que sob o governo de Bush exercia uma política externa hiperagressiva, derrubando governos no Afeganistão, Iraque e, na visão de Putin, Ucrânia. Seu relacionamento com Bush, inicialmente afetuoso, era agora frio e prestes a ficar gelado.

Pouco tempo depois da cerimônia de posse do segundo mandato de Bush, em janeiro de 2005, os dois se reuniram em Bratislava, a capital da Eslováquia. Bush fez um discurso naquela manhã na praça Hviezdoslav da cidade, apenas algumas horas antes da chegada de Putin. Ele fez do avanço da democracia – a "agenda da liberdade", como o chamou – um tema central de seu segundo mandato, e agora aplaudia os levantes populares na Geórgia e na Ucrânia. As recentes eleições no Iraque, disse ele, faziam parte da inevitável marcha da democracia que começara com a Revolução de Veludo na então unificada Tchecoslováquia, em 1989. Ele não mencionou a

Rússia, mas declarou que "em algum momento, o apelo por liberdade chega a todas as mentes e todas as almas. E um dia, a promessa da liberdade chegará a todos os povos e todas as nações".

Na Eslováquia, os dois presidentes foram acompanhados por suas esposas, que apareceram com eles para uma fotografia oficial sob a neve que caía na entrada do Castelo Bratislava. Depois do chá, Lyudmila, cujas atividades públicas haviam diminuído perceptivelmente após a reeleição de Putin no ano anterior, uniu-se a Laura Bush para um passeio examinando as tapeçarias do Palácio Primacial, no coração do centro antigo da cidade; juntas, elas ouviram um coro de meninos cantar em russo e inglês.[21] Assim que os dois presidentes se encontraram dentro do castelo, contudo, Putin abandonou qualquer pretensão de amizade e afabilidade. Quando Bush citou suas preocupações sobre a prisão de Mikhail Khodorkovsky, o estrangulamento da mídia, a "ausência de progresso" na democracia, Putin contra-atacou. Ele comparou sua decisão de acabar com as eleições de governadores regionais, anunciada após Beslan, ao uso do Colégio Eleitoral nas eleições presidenciais americanas. O processo contra Khodorkovsky não era diferente do processo contra a Enron, a empresa de energia com base no Texas que foi à falência em 2001. Isso prosseguiu por quase duas horas. O tom de Putin era zombeteiro e sarcástico, irritando Bush a ponto de ele imaginar estender o braço e "estapear" o intérprete.[22] "Não me passe sermões sobre a imprensa livre", Putin desdenhou em dado momento, "não depois de você demitir aquele repórter". Bush ficou, por um instante, desnorteado. E então se deu conta de que Putin citava um escândalo que brotou por causa de uma reportagem feita por Dan Rather, da CBS, a respeito da época do serviço de Bush na Guarda Aérea Nacional, baseada em documentos que não puderam ser comprovados. Rather precisou pedir desculpas e foi forçado a se aposentar, e agora Putin citava o fato para acusar Bush de suprimir a liberdade de imprensa. "Eu sugiro fortemente que você não diga isso em público", Bush lhe disse. "O povo americano vai pensar que você não compreende nosso sistema."[23] Mais tarde, a coletiva de imprensa que eles realizaram juntos revelou como suas diferenças já não podiam ser ignoradas em nome da diplomacia. Putin repetiu sua declaração de que o Colégio Eleitoral era uma prática fundamentalmente antidemocrática. Um jornalista russo escolhido pelo Kremlin levantou nesse momento a questão que Putin havia acabado de discutir em particular com Bush, perguntando a Putin por que ele não havia aventado publicamente a violação de direitos nos Estados Unidos.

("Que coincidência", Bush disse ter pensado então.) A parceria que Bush tinha imaginado quando olhou nos olhos de Putin quatro anos antes jamais se recuperou. "Talvez nós devêssemos ter previsto isso", escreveu posteriormente Condoleezza Rice, então secretária de estado de Bush, "mas esse Putin era diferente do homem que conhecemos na Eslovênia."[24]

A eleição da Ucrânia, que ocorreu logo depois de Beslan, provou ser um ponto decisivo para Putin e para a Rússia. Seu instinto inicial de levar a Rússia a uma cooperação mais próxima com o Ocidente, se não a uma aliança de fato, havia esmaecido à mesma velocidade em que seu poder econômico e político crescia. Quando fez seu discurso anual à Duma e ao Conselho da Federação, em abril, Putin fez um apelo por uma renovada união nacional contra aqueles que queriam desafiar o Estado, dentro ou fora da Rússia. Ele começou com um preâmbulo de que o país precisava considerar "o significado mais profundo de valores como liberdade e democracia, justiça e legalidade", e prosseguiu, proferindo uma frase que, para muitos, confirmava o pior a respeito dos instintos de Putin: uma nostalgia persistente pela glória da União Soviética.

"Em primeiro lugar", disse ele, "devemos reconhecer que o colapso da União Soviética foi a maior catástrofe geopolítica do século. Para o povo russo, isso se tornou um drama real. Dezenas de milhões de nossos concidadãos e compatriotas se encontraram fora do território russo. A epidemia de desintegração também se espalhou para a própria Rússia." Putin não queria restaurar o sistema soviético ou comunista – qualquer um que desejasse isso, disse ele, não tinha um cérebro –, mas pela primeira vez ele começou a lançar sua liderança em um contexto histórico mais amplo. Ele desejava restaurar algo muito mais antigo, mais rico e profundo: a ideia da nação russa, o império da "terceira Roma", mapeando seu próprio curso, indiferente à imposição de valores estrangeiros. Era uma ideia antiga russa, e ele encontrou o modelo para ela nos livros de história que, segundo dizem, Putin apreciava.

Foi pouco notado na época que o lamento de Putin pela "catástrofe" do colapso soviético era sua referência a Ivan Ilyin, um filósofo religioso e político preso várias vezes pelos bolcheviques e finalmente expulso em 1922. As ideias de Ilyin forneceram a base intelectual para a compreensão em expansão de Putin sobre a restauração da Rússia e se tornariam mais destacadas em debates políticos subsequentes. Como um Russo Branco no exílio, Ilyin abraçou uma visão de uma identidade russa ortodoxa que o sistema comunista secular estava determinado a destruir. Em seus escritos, Putin encontrou a base para sustentar o Estado que ele desejava criar, até a noção de "democracia soberana". Putin não estava lamentando a queda do sistema soviético, e sim da ideia histórica da Rússia. Foi a primeira vez que Putin citou Ilyin, cujos escritos só começaram a circular livremente na Rússia após a *perestroika:* "Não nos esqueçamos disso", disse Putin. "A Rússia é um país que escolheu a democracia por meio do desejo de seu próprio povo. Ela escolheu esse caminho por iniciativa própria e decidirá sozinha qual a melhor forma de assegurar que os princípios de liberdade e democracia sejam realizados aqui, levando em conta nossas particularidades históricas, geopolíticas e outras, e respeitando todas as normas democráticas fundamentais. Como uma nação soberana, a Rússia pode e vai decidir por conta própria o cronograma e as condições para seu progresso ao longo do caminho."

A referência de Putin a um filósofo quase desconhecido, fora ou mesmo dentro da Rússia, coincidiu com a repatriação dos restos mortais de Ilyin, junto com os do general Anton Denikin, um comandante czarista que ficou do lado perdedor da guerra civil. Ilyin tinha sido enterrado na Suíça; Denikin, nos Estados Unidos, mas Putin apoiou a campanha para reinstalá-los em sua terra natal, no monastério Donskoi, em Moscou.[25] Diz-se que ele pagou pessoalmente pela nova lápide de Ilyin. Tudo isso levou a um renascimento de interesse nas obras do filósofo. A Agência Central de Inteligência correu para preparar uma análise examinando seu papel no pensamento de Putin e o que isso poderia pressagiar para o futuro. Ilyin propunha a cristandade ortodoxa, o patriotismo, a lei e a propriedade privada como as fundações do Estado. Escrevendo do exílio ao longo do reinado de Stálin e da Grande Guerra Patriótica, ele louvou os heróis da guerra civil com uma reverência e um romantismo cujos ecos reverberavam na nova Rússia. Putin pareceu encontrar muito de que gostar nas palavras de Ilyin. "O herói assume o fardo de sua nação, o fardo de suas desditas, sua luta, sua busca, e tendo assumido esses fardos, ele vence – vence já apenas por isso, indicando a todos o caminho da salvação. E sua vitória se torna um protótipo e um farol, uma conquista e a chamada, a fonte da vitória e o início da vitória para todos conectados a ele em um todo formado pelo amor patriótico. É por isso que ele continua sendo, para seu povo, uma fonte viva de encorajamento e alegria, e seu próprio nome soa a vitória."[26]

Em 9 de maio de 2005, o Kremlin celebrou o sexagésimo aniversário da vitória na Grande Guerra Patriótica com uma comemoração mais extravagante do que nunca. Os planos grandiosos incluíam dúzias de cerimônias e concertos, além de um desfile militar pela Praça Vermelha, uma tradição que Putin retomou depois dos anos em que Yeltsin minimizou os feriados e tradições soviéticos. Cinquenta e sete dignitários assistiram ao desfile, entre eles os líderes de nações vitoriosas e vencidas na guerra – de George Bush a Gerhard Schröder, Silvio Berlusconi e Junichiro Koizumi. Para Putin, a guerra se tornou o ponto crucial de seu novo nacionalismo. A chegada do aniversário tinha revivido os debates sobre a conquista soviética da Europa Central e Oriental após a guerra; Putin, todavia, recusou os apelos para que a Rússia assumisse a responsabilidade pelos aspectos mais sombrios do passado soviético, mais notoriamente o pacto Molotov-Ribbentrop com a Alemanha nazista em 1939, que levou à ocupação soviética de parte da Polônia naquele ano e dos países bálticos um ano depois. Como resultado dessa negativa, os presidentes da Lituânia e da Estônia se recusaram a comparecer à cerimônia. A presença da presidenta da Letônia, Vaira Vike-Freiberga, incitou protestos ásperos de ativistas Nashi na frente da embaixada do país em Moscou. Por seu papel de intermediário nas conversas durante as eleições na Ucrânia, Aleksander Kwasniewski, da Polônia, foi conspicuamente esnobado, relegado à fila de trás na tribuna de honra que cobriu a Tumba de Lenin.[27]

Putin não admitiu os fracassos de Stálin durante a guerra – inclusive a cumplicidade com Hitler anterior à guerra, a inútil carnificina de soldados comuns, a marcha saqueadora até Berlim –, assim como os propagandistas soviéticos também não os admitiam. A guerra da nova ideologia de Putin era a guerra de sua juventude: honrada, correta, impoluta e impenitente. "As batalhas de Moscou e de Stalingrado, a coragem da Leningrado cercada e os sucessos em Kursk e no Dnieper decidiram o resultado da Grande Guerra Patriótica", disse ele. "Por meio da liberação da Europa e da batalha por Berlim, o Exército Vermelho levou a guerra à sua conclusão vitoriosa. Caros amigos! Nós jamais dividimos a vitória em nossa e deles." Ele destacou que o "sacrifício comum" unia as quinze repúblicas da União Soviética, agora nações independentes buscando seus próprios caminhos no caso dos países bálticos, a Geórgia e, para a frustração de Putin, Ucrânia. A reconciliação de Alemanha e Rússia, disse ele, deveria ser um modelo de relações internacionais para o século XXI. No entanto, não muito distante do Kremlin, o Museu Pushkin comemorava o sexagésimo aniversário com uma amostra de 552 obras de arte antigas, inclusive bronzes gregos, estátuas etruscas e fragmentos de afrescos romanos que a União Soviética havia confiscado de um *bunker* em Berlim e a Rússia ainda se recusava a devolver.[28]

16
Kremlin, Inc.

Uma semana antes da segunda disputa do segundo turno da eleição presidencial na Ucrânia, em dezembro de 2004, a Rússia desmontou a Yukos Oil. Em suas primeiras declarações públicas desde o princípio do processo, Putin insistiu que o Kremlin não tinha intenção alguma de fazer isso, e muita gente – os outros magnatas, investidores estrangeiros, russos comuns – acreditou nele, mais ou menos. Eles presumiram que, ainda que toda a perseguição tivesse vindo de alguma inimizade com Khodorkovsky, Putin não destruiria a empresa mais rica do país, não revisitaria as nebulosas privatizações dos anos 1990, não se movimentaria para reestatizar propriedades privadas por uma questão política. Todavia, conforme os ataques processuais contra Khodorkovsky e a própria Yukos continuaram, ficou mais difícil para Putin protestar sua inocência. Ele pode não ter iniciado as acusações criminais e tributárias contra a Yukos, segundo um oficial do Kremlin, mas "em algum ponto, ele passou de observador a participante e, depois, a líder" da demolição final da empresa e da redistribuição de seu bem mais rico, a joia da coroa de seu império petrolífero.[1]

Yuganskneftegaz era a principal unidade de produção da Yukos. Ela se localizava no rio Ob, na Sibéria ocidental. Os primeiros poços foram perfurados na década de 1960, durante a explosão soviética do petróleo, mas a produção declinou de forma constante ao longo do tempo, brutalmente mal administrada nos anos que antecederam e se seguiram ao colapso soviético. O banco de Khodorkovsky adquiriu o projeto como parte do infame acordo de "participação em troca de empréstimos" que protegeu a presidência de Yeltsin. Os investidores do banco pagaram meros 150 milhões pela Yuganskneftegaz e, depois de alguns anos turbulentos, trouxeram especialistas e tecnologia de fora para recuperar a empresa.[2] Na época da prisão de Khodorkovsky, ela produzia 60% do petróleo da companhia.

O Ministério da Justiça anunciou que confiscaria e leiloaria a Yuganskneftegaz apenas cinco dias depois do início do julgamento de Mikhail Khodorkovsky e seu sócio, Platon Levedev, em julho de 2004, em um tribunal pequeno e pesadamente protegido, ao norte de Moscou. Os promotores ainda não haviam terminado seus argumentos iniciais sobre as onze acusações criminais que pesavam contra Khodorkovsky, quanto mais o condenado por qualquer coisa, mas a desapropriação do bem mais valioso da empresa não esperou. Os apoiadores de Khodorkovsky se reuniram na porta do tribunal para protestar no dia em que o julgamento começou e ressurgiram periodicamente pelos dez meses seguintes, mas o processo já parecia ter uma conclusão determinada de antemão. O julgamento foi tão crivado de violações de procedimento, inclusive assédio dos réus e de testemunhas, além dos advogados, que lembrava um dos julgamentos de fachada soviéticos. E, como aqueles, o espetáculo de perseguição fez correr um calafrio pela elite política e econômica, silenciando até as poucas vozes dispostas a protestar após a prisão de Khodorkovsky. Outras grandes petrolíferas se movimentaram rapidamente para repudiar truques do tipo utilizados pela Yukos para reduzir seus impostos e, em vez disso, começaram a se gabar de quanto estavam dispostas a pagar em tributos. Com exceção dos apoiadores de Khodorkovsky, seus porta-vozes, seus investidores, advogados, amigos e familiares, cada vez menos gente ousava enfrentar abertamente o Kremlin de Putin em qualquer assunto. "Eu tenho muito medo de dar nomes agora", disse Arkady Volsky, o diretor do sindicato dos industriais, a uma rede de TV, afirmando saber quem estava por trás do caso Yukos. "Eu simplesmente tenho medo. Tenho seis netos, afinal, e quero que eles vivam."[3] Por essa franqueza, ele foi prontamente substituído como diretor do sindicato.

Em público, Putin manteve uma distância estudada do processo, como se não aprovasse o que estava acontecendo. A decisão de confiscar e leiloar a subsidiária da Yukos, contudo, deixou claro que retirar Khodorkovsky da vida pública não era mais o único objetivo: o desmonte da própria Yukos parecia, agora, inevitável. O valor da subsidiária ultrapassava os 3,4 bilhões que a companhia supostamente devia ao Estado por ter sonegado impostos. A Yukos já havia começado a pagar esse débito, na esperança de se salvar, mas as autoridades tributárias anunciaram novas auditorias e novas multas por sonegação de impostos em anos subsequentes e rechaçaram o empenho de diretores da Yukos para negociar um plano de pagamento. Em breve o débito inchou para 24 bilhões, mais do que o valor remanescente da empresa. Putin não tinha interesse em recuperar impostos devidos para os cofres cheios do país;[4] ele queria a propriedade. Em 18 de novembro, o fundo de participações da Rússia anunciou o preço inicial para lances de compra da Yuganskneftegaz em 8,65 bilhões, consideravelmente menos do que o preço avaliado por uma empresa alemã, o banco Dresdner, a pedido do governo: algo entre 18 e 21 bilhões. E o governo marcou o leilão para a data mais próxima possível segundo a lei, 19 de dezembro, prosseguindo no plano mesmo com a data caindo em um domingo. A única pergunta era quem seria o comprador.

Conforme o leilão se aproximava, Putin se viu mediando uma disputa avarenta em meio ao círculo de funcionários leais que ele elevara a altos oficiais do Estado e da indústria. Ele já não enfrentava nenhum desafio político significativo fora do Kremlin; dentro, porém, as facções mais próximas ao presidente manobravam como os boiardos haviam feito sob o governo dos czares. E como em qualquer corte, os cortesãos amiúde se estranhavam; nesse caso, entretanto, o conflito não se devia a ideologias ou pontos de vista entre os "liberais" e os *siloviki*. Nesse caso, era por causa de dinheiro e poder. Os cortesãos circundavam a Yukos ferida como lobos, prevendo os lucros que adviriam com a maior propriedade da empresa. Entre eles estavam alguns dos assessores de mais confiança de Putin: Dmitri Medvedev e um "politburo" de adeptos da linha-dura – Igor Sechin, Viktor Ivanov e Nikolai Patrushev –, que defendiam o reforço do controle estatal sobre os recursos naturais.[5]

Medvedev servia como presidente da Gazprom desde 2000, trabalhando para exercer um maior controle governamental sobre uma empresa que era, tecnicamente, privada, embora o Estado fosse dono de 38% de suas ações. Putin desejava o controle total dessa gigante da energia, que era responsável por quase um quinto das reservas mundiais de gás natural e milhares de quilômetros de dutos que mantinham boa parte da Europa aquecida, e seu plano inicial para realizar esse desejo era fazer com que a Gazprom absorvesse a Rosneft, a aflita empresa estatal que Putin favoreceu consistentemente com apoio político e licenças, sobretudo na Chechênia, onde nenhuma outra empresa ousou trabalhar depois que a segunda guerra teve início.[6] Como a Rosneft era totalmente controlada pelo Estado, a fusão daria ao Kremlin o controle acionário em um colosso energético tão rico quanto a Exxon e tão maleável quanto a Aramco, da Arábia Saudita. As raízes dessa ideia vinham dos dias de Putin em São Petersburgo, quando ele e seus amigos supervisionavam acordos de negócios provincianos e comércio de petróleo, escrevendo teses acadêmicas sobre a necessidade da mão firme do Estado. Agora, apenas alguns anos depois, eles estavam à beira de realizar sua visão em escala nacional.

Putin aprovou o acordo para fundir a Gazprom e a Rosneft em setembro de 2004, um dia depois de anunciar as vastas mudanças políticas na esteira de Beslan. O decreto se encaixava num padrão de controle centralizador, uma aglomeração crescente de poder nas mãos de Putin. A proposta de fusão, porém, deleitou investidores e analistas, especialmente os estrangeiros, os mesmos que ficaram tão abalados pelo tumulto no mercado durante o desenrolar do processo da Yukos. A razão para isso não era complicada: havia dinheiro a ser ganho. Como parte da fusão, Putin prometeu que, assim que o Estado controlasse uma parte majoritária da Gazprom, suspenderia as restrições que impediam investidores estrangeiros de comprar participações minoritárias na empresa. Embora a Gazprom fosse vista como um gigante desajeitado e incompetente, seu poder de monopólio na venda de gás natural e o apadrinhamento generoso do Kremlin criavam a perspectiva de dividendos enormes o bastante para tentar até o investidor mais desiludido. Ninguém mais parecia preocupado com o destino da Yukos. Segundo algumas estimativas, o investimento estrangeiro dobraria a capitalização da Gazprom no mercado, com o crescimento no valor que beneficiaria milhares de acionistas. Um mês após o anúncio da fusão, John Browne, da BP, elogiou copiosamente a direção na qual Putin estava guiando a Rússia, desprezando as trepidações que muitos dentro e fora do país tinham sobre as táticas do Kremlin. "Desde Gorbachev, muita coisa aconteceu na Rússia", disse ele. "Nenhum país foi tão longe em tão pouco tempo." Quanto à Yukos, ele rejeitou o ataque processual sobre Khodorkovsky e seus sócios como uma questão isolada "relacionada a uma pessoa, lugar e momento", não ao futuro econômico do país.[7]

Putin anunciou que a fusão seria completada até o final do ano, e ficou claro que ele queria que a nova empresa fizesse uma oferta pela Yuganskneftegaz. Quando o leilão e o preço inicial foram anunciados no final de 2004, ele se voltou para o chanceler alemão, Gerhard Schröder, em busca dos 10 bilhões de dólares para o financiamento necessário para a aquisição.[8] O banco que liderava o consórcio era o Dresdner, cujo diretor-geral na Rússia era Matthias Warnig, o ex-agente da Stasi que fez amizade com Putin no início dos anos 1990 e continuou a agir como intermediário nos muitos acordos que eram feitos entre empresas alemãs e russas.

A Gazprom, junto com outro assessor de Putin, Aleksei Miller, que servia como seu diretor executivo, não parecia muito entusiasmada. A empresa permanecia cética quanto a absorver a Yuganskneftegaz, além de se fundir à Rosneft; ela já lutava com as dívidas e as despesas iminentes necessárias para a modernização.[9] Igor Sechin, por outro lado, tinha suas próprias ideias sobre a criação da gigante de energia que Putin desejava. Naquele julho, Putin o nomeou presidente da Rosneft, na época a quinta maior petrolífera do país, e agora Sechin tinha visões grandiosas para fazer da Rosneft, não da Gazprom, a maior empresa energética do país. Isso significava impedir que a empresa fosse engolida pela Gazprom e adquirir os bens cerceados da Yukos em nome exclusivamente da Rosneft. Assim que a fusão foi anunciada em setembro, Sechin e Sergei Bogdanchikov, o diretor executivo da Rosneft, trabalharam nos bastidores para afundar esse acordo, e foi exatamente o que conseguiram fazer, embora de uma forma inesperada para todos.[10]

Enquanto isso, os acionistas e administradores da Yukos, muitos dos quais se encontravam agora seguros no exterior, ainda não tinham desistido de sua luta para impedir o leilão e de algum jeito preservar a companhia. Sabendo que tinham poucas esperanças nos tribunais russos, seus advogados pediram falência no distante Texas, seis dias antes do leilão da Yuganskneftegaz. Foi um ato nascido do desespero, com tênue base legal para uma empresa russa com poucas conexões com o Texas, mas no dia seguinte uma juíza emitiu uma ordem judicial temporária com a intenção de impedir o leilão até que ela deliberasse sobre os méritos do pedido. A ordem não podia impedir o governo russo de seguir em frente, porém afetou os bancos estrangeiros que ofereceriam os empréstimos para o leilão. Assim como a decisão da Suprema Corte da Ucrânia duas semanas antes, a ordem judicial perturbou os planos cuidadosamente calculados de Putin, e ele reagiu raivosamente, zombando da juíza ("Eu nem sei se esse tribunal sabe onde fica a Rússia", disse ele) e fumegando ante a audácia de um tribunal americano que interferia nos negócios internos do Estado russo. Para expor seu ponto de vista, ele citou, em latim, o princípio central da soberania do Estado na antiga lei romana: *par in parem non habet imperium*, um semelhante não possui autoridade sobre outro semelhante. A explosão de Putin traía uma sensação de injustiça e raiva que ele, na maior parte, mantinha sob controle em questões que não fossem a Chechênia; agora, ele estava atacando.

A juíza do Texas acabou indeferindo o pedido com base na jurisdição, mas a essa altura sua ordem já havia tido o efeito desejado. Temendo ser legalmente responsabilizados nos Estados Unidos, os banqueiros cancelaram o financiamento que haviam oferecido à Gazprom para a aquisição dos bens da Yukos a partir de uma nova empresa criada em preparação para a fusão, chamada Gazprom Neft, que então era apenas uma estrutura vazia. Para se proteger, a Gazprom se desvinculou da nova firma; essa empresa de fachada prosseguiu mesmo assim, quando o leilão ocorreu naquele domingo, apesar de já não ter mais dinheiro algum para utilizar na compra. No leilão, dois representantes da Gazprom Neft sentaram-se em uma mesa, enquanto em outra encontravam-se um homem e uma mulher que poucos conheciam. Eles não se identificaram, porém representavam uma empresa chamada Baikal Finance Group. A mulher era Valentina Davletgaryeva, que registrara a empresa treze dias antes, em Tver, uma cidade a sudeste de Moscou. Ela listou o endereço da empresa como o de um antigo hotel que abrigava uma loja de celulares e declarou um capital equivalente a 359 dólares. (Três dias antes do leilão, a empresa fez um depósito de 1,7 bilhão).

O leilão em si foi teatral. O leiloeiro vestia uma casaca e gravata borboleta; empunhando um malhete, ele convidou os presentes a fazerem o primeiro lance. O companheiro de Davletgaryeva, Igor Minibayev, ergueu a mão e ofereceu 9,37 bilhões. O representante da Gazprom Neft pediu que fosse feito um recesso e prontamente deixou o local para atender a um telefonema. Quando voltou, não disse nada, e o leiloeiro bateu o martelo. A coisa toda durou dez minutos.[11]

Ninguém fora do Kremlin de Putin sabia quem era o dono agora da joia da coroa da Yukos, nem mesmo o líder do fundo de investimento que havia acabado de executar a venda. O leilão fazia lembrar as privatizações nebulosas dos anos 1990; apesar de todas as promessas de Putin em contrário, o Estado recorria às mesmas táticas para repartir propriedades de maneira barata, dessa vez após tê-la retomado de seus donos privados. Uma das críticas mais ácidas ao leilão veio de Stanislav Belkovsky, que apenas um ano antes era um dos estrategistas políticos alertando o Kremlin sobre um "golpe oligárquico". Agora ele dizia que o leilão da Yuganskneftegaz era "apenas um acordo para a redistribuição de propriedade por meio de um grupo criminoso com a missão de adquirir controle sobre o fluxo financeiro básico do país, exatamente como nos anos 1990". Ele chamou Putin de "o chefe desse grupo criminoso".[12]

Mais surpreendente ainda foi uma reprimenda vinda de dentro da administração de Putin. Andrei Illarionov, o conselheiro econômico do Kremlin, descreveu a venda como um momento decisivo para a Rússia, embora fosse cuidadoso para evitar criticar o presidente em pessoa. "Nos últimos treze anos, a Rússia procurou regressar ao primeiro mundo, ao qual pertenceu até a Revolução Bolchevique. Agora vemos que ela preferiu o terceiro mundo", disse ele em uma coletiva de imprensa. "Nós passamos da encruzilhada – estamos em um país diferente."[13] Ele foi prontamente rebaixado de seu posto, nos preparativos para a reunião do G8 que ocorreria na Escócia no mês de junho seguinte.

Por alguns dias depois do leilão, o destino da Yuganskneftegaz se tornou um jogo de salão em Moscou. Muitos analistas presumiram erroneamente que o Baikal Finance fosse uma fachada para proteger o comprador final, a Gazprom. Putin, na Alemanha para uma visita oficial a Gerhard Schröder, falou timidamente dois dias após o leilão, sem revelar nada, apesar de reconhecer que sabia que a empresa tinha sido criada apressadamente para ajudar a despistar a potencial responsabilidade legal pelos processos que a Yukos sofria.[14] "Como é amplamente sabido, os acionistas dessa empresa são todos indivíduos particulares, mas são indivíduos envolvidos nos negócios na esfera da energia há muitos anos", disse ele quando lhe perguntaram sobre os misteriosos compradores. "Eles pretendem, até onde fui informado, estabelecer relações com outras empresas energéticas na Rússia que tenham interesse na empresa deles." Ele estava dissimulando. No dia anterior, a Rosneft havia pedido e, com a bênção de Putin, recebido a autorização do comitê antimonopólio da Rússia para adquirir o Baikal Finance Group. A Rosneft, que apenas semanas antes parecia destinada a ser absorvida pela Gazprom, agora possuía uma subsidiária vastamente subvalorizada, capaz de retirar um milhão de barris de petróleo por dia.

Em 23 de dezembro, quatro dias depois do leilão, a Rosneft anunciou sua aquisição. Seria preciso mais um ano para desemaranhar o complicado financiamento envolvido. O misterioso Baikal Finance Group, de vida tão curta, havia recebido o adiantamento para o leilão de outra petrolífera com relações próximas a Putin e o Kremlin, a Surgutneftegaz; o adiantamento foi pago quando a Rosneft adquiriu o bem leiloado, que mesmo com o preço descontado valia mais do que a própria Rosneft. A Rosneft, por sua vez, fez um acordo com a empresa petrolífera estatal de China, a CNPC, para que esta oferecesse o dinheiro como um pré-pagamento pelo petróleo que a Rosneft retiraria dos bens desapropriados da Yukos.[15] A ironia era que Mikhail Khodrokovsky há muito defendia desenvolver uma parceria estratégica com a China e até a construção de um oleoduto para o país, apenas para ser bloqueado em seus esforços pelo Kremlin, que permanecia desconfiado do crescente poderio econômico de Pequim. Agora a Rosneft, com Igor Sechin em seu conselho, havia efetivamente adquirido o bem confiscado da Yukos em troca de nada, exceto a promessa de pagar os lucros futuros desse bem para a China. Foi, como Andrei Illarionovo chamou o fato, "a vigarice do ano".

Enfrentando uma nova tempestade de críticas internacionais, Putin defendeu o leilão com uma confiança estonteante, calculando que o furor inicial a respeito da Yukos se dissiparia e que, de qualquer forma, ninguém podia fazer nada a respeito. Em sua coletiva de imprensa anual naquele dezembro, ele presunçosamente ignorou perguntas com evasões e supressões tímidas. "Agora, a respeito da aquisição feita pela Rosneft do famoso bem da companhia... eu não me lembro o nome exato da empresa... é Baikal Investiment Company? Essencialmente, a Rosneft, uma empresa inteiramente sob propriedade estatal, comprou o conhecido bem Yuganskneftegaz. Essa é a história. Em meu ponto de vista, tudo foi feito seguindo as melhores regras do mercado. Como eu disse, acho que foi em uma coletiva de imprensa na Alemanha, uma empresa de propriedade estatal ou, ainda, empresas, com 100% de capital estatal, têm o direito de fazer isso, exatamente como qualquer outro participante do mercado, e, como ficou claro, eles exerceram esse direito." Ele voltou a lamentar os anos 1990, quando oligarcas, "utilizando todo tipo de estratagema", conseguiram reunir bens estatais "avaliados em muitos bilhões". Agora era diferente, prosseguiu ele. "Hoje, o Estado, recorrendo a mecanismos de mercado absolutamente legais, está cuidando de seus próprios interesses." Essa última declaração foi amplamente citada na mídia, mas o significado legítimo dela foi pouco notado na época. No final, ela viria a atormentar Putin e custaria bilhões à Rússia.[16]

O julgamento de Mikhail Khodorkovsky se arrastou por mais cinco meses, enquanto os promotores liam os copiosos registros financeiros e interrogavam testemunhas. As provas eram escassas e contraditórias, além de, em algumas instâncias, claramente inventadas. Não importava; o resultado a essa altura já estava predeterminado. O tribunal repetidamente indeferia as moções da defesa, recusava-se a permitir intimações e restringia os interrogatórios da defesa. Em 11 de abril, Khodorkovsky se pôs diante do tribunal e fez uma declaração final.[17] Ele declarou sua inocência e durante 39 minutos discursou apaixonada, desafiadora e justificadamente. Ele se chamou de patriota russo, perseguido não por ofensas criminosas reais, mas por ser o "tipo errado de oligarca". Ao contrário dos "empresários modestos" e dos funcionários do governo por trás do processo da Yukos, burocratas com estilo de vida inadequado a seus salários oficiais, ele disse: "eu não tenho iates, palácios, carros de corrida nem clubes de futebol". A destruição da Yukos "foi urdida por certas pessoas influentes com o objetivo de tomar para elas a empresa petrolífera mais próspera da Rússia ou, mais precisamente, os lucros de seu fluxo financeiro". Ele sugeriu que o próprio Putin não estava ciente dessa conspiração, e tinha sido levado a crer que Khodorkovsky representava uma ameaça política cuja remoção era necessária para proteger os interesses do Estado. "Essas pessoas que estão ocupadas em pilhar os bens da Yukos hoje não têm na verdade nada a ver com o Estado russo e seus interesses. Elas são apenas burocratas sujos e egoístas, nada mais. O país inteiro sabe por que eu fui trancafiado na prisão: para que não interferisse com o saque à empresa." O "tribunal da história" o inocentaria, disse ele. Ele terminou agradecendo àqueles que o apoiaram, especialmente sua esposa, que ficou corajosamente ao seu lado, "como a verdadeira esposa de um Dezembrista".

Assim que o veredito final foi lido em sua totalidade ao longo de duas semanas em maio, a alusão histórica pareceu adequada. Com seu sócio, Platon Lebedev, ele foi condenado e sentenciado a nove anos na prisão e, assim como os oficiais militares que se levantaram contra o czar Nicolau I em 1825, foi banido para a Sibéria, mais precisamente a colônia penal em Chita, uma região de fronteira com a China e a Mongólia, apesar de a lei exigir que os prisioneiros fossem encarcerados na região em que tivessem cometido seus crimes. Poucos dias depois de sua chegada, seus sócios pagaram por uma propaganda de página inteira no *The Financial Times* com uma carta desafiadora de Khodorkovsky. "Eles esperam que Khodorkovsky seja esquecido em breve", declarava a carta. "Estão tentando convencer vocês, meus amigos, que a luta acabou, que devemos nos resignar à supremacia de burocratas egoístas. Isso não é verdade – a luta está apenas começando."[18]

A AQUISIÇÃO FINAL DA YUGANSKNEFTEGAZ pela Rosneft bagunçou o plano de Putin de criar uma única gigante da energia. A Gazprom perdeu o financiamento que lhe permitiria assumir a outra empresa e se preocupava com os riscos legais de fazê-lo. A Rosneft, contudo, não tinha nenhum bem exposto fora da Rússia que pudesse correr perigo caso a empresa violasse a determinação do tribunal do Texas. A Rosneft, agora uma gigante petrolífera por conta própria, trabalhou com afinco para se manter independente – ou seja, para evitar a fusão com a Gazprom. Putin acabou no meio de uma luta interna a respeito dos bens mais importantes do Estado, uma disputa que colocava Medvedev e Miller, na Gazprom, de um lado, contra Igor Sechin e a Rosneft, do outro. O conflito inapropriado vazou para o público de um jeito que poucos outros dentro do Kremlin vazaram, e terminou apenas na primavera de 2005, quando Putin decidiu um meio-termo que permitia a cada facção manter o controle de sua respectiva empresa.

O desmantelamento da Yukos pode, talvez, não ter se resolvido exatamente segundo os planos, mas se provou consideravelmente bem-sucedido. Putin suportou os alertas de economistas de fora, e até mesmo alguns de dentro do governo, como Illarionov, de que a centralização de negócios promovida pelo Kremlin prejudicaria a posição da Rússia como um lugar estável para empresas e investimento estrangeiro. Ele simplesmente repetiu que o país dava as boas-vindas e encorajava o investimento, ao mesmo tempo em que os órgãos do Estado se entranhavam cada vez mais profundamente na economia. O caso Yukos manchou a reputação da Rússia, semeando a desconfiança e o medo dos riscos de investir no país, mas nos três anos que se seguiram ao início do ataque, o mercado de ações da Rússia havia mais do que triplicado em valor, mesmo assim; a economia continuava em robusto crescimento, seu produto interno bruto aumentando em média 6 ou 7% ao ano. Ao longo do tempo, a consternação a respeito do destino de Khodorkovsky – e da Yukos – diminuiu paulatinamente. As potenciais riquezas que a Rússia tinha a oferecer se mostraram irresistíveis demais para os gigantes da energia e das finanças mundiais – e para os colegas de Putin no capital estrangeiro. A despeito de suas censuras públicas sobre a situação da democracia ou do Estado de direito, eles não podiam se dar ao luxo de ignorar a Rússia. Por que Putin deveria se preocupar se algumas pessoas questionavam os métodos do Estado?

"A Rússia é um mercado em franca expansão, com grande capacidade", disse ele a um grupo de americanos e outros executivos estrangeiros dentro de uma sala de conferência marmorizada no resplandecente Palácio Konstantin em São Petersburgo em junho de 2005, menos de um mês após a condenação de Khodorkovsky. "Tenho certeza de que podemos oferecer aos investidores, incluindo vocês, boas condições de trabalho e lucros impressionantes". Putin soava como o vendedor da Rússia. Sanford Weill, o presidente do Citigroup, havia concebido essa reunião depois de um encontro anterior com Putin em fevereiro. Entre os presentes estavam onze dos principais executivos dos Estados Unidos, incluindo Craig Barrett, da Intel, Alain Belda, da Alcoa, Samuel Palmisano, da IBM, James Mulva, da ConocoPhilips, e Rupert Murdoch, da News Corporation. Todos tinham grandes investimentos na Rússia e queriam mais. Weill queria que Putin esclarecesse as "regras da estrada" para investidores,[19] porém, em vez disso, Putin reprovou os presentes pelas várias restrições que os Estados Unidos impuseram sobre o comércio com a Rússia, que incluíam controles de exportação sobre tecnologia espacial, informática e militar, além de uma emenda aprovada pelo Congresso em 1974 em retaliação à restrição da União Soviética à emigração de judeus para Israel. A Rússia há muito desfizera as barreiras à emigração, mas os Estados Unidos até os anos 1990 ainda não tinham suspendido as sanções comerciais impostas três décadas antes, enquanto um presidente após o outro abria mão de utilizá-las. "Seria cômico, se não fosse tão triste", Putin lhes disse. Ele encorajou uma expansão do comércio, mas passou para estes homens a tarefa de consertar as regras na casa deles antes disso.

Quando a reunião terminou, os executivos se agruparam para saudar Putin e posar para fotos, todos sorrindo. Weill, em dado momento, virou-se para Robert Kraft, o presidente do Kraft Group e proprietário do New England Patriots, o time vencedor do Super Bowl em fevereiro daquele ano. "Por que você não mostra seu anel ao presidente?", sugeriu. Kraft não usava o adereço com frequência, mas o carregava consigo no bolso do paletó. O anel era uma bugiganga brega, cravejado com 124 diamantes e gravado com o nome de Kraft. Ele o entregou a Putin, que colocou o anel no dedo. "Dá para matar alguém com isso", disse Putin, admirado. Quando a sessão de fotos acabou, Kraft estendeu a mão para receber o anel, mas Putin o enfiou no bolso, deu-lhe as costas junto com seus assessores e saiu. Aparentemente, Putin presumiu que o anel fosse um presente, e Kraft ficou perturbado com o mal-entendido. Ele apelou para Weill e posteriormente à Casa Branca por ajuda para recuperar o anel, mas a essa altura artigos e fotos já haviam aparecido na mídia, e um assessor da Casa Branca, temeroso das tensões crescentes com o Kremlin, explicou que seria melhor para as relações entre todos se Kraft dissesse que tinha a intenção de dá-lo de presente. "Eu realmente não tinha essa intenção", explicou Kraft. "Eu tinha um elo emocional com o anel. Ele tem meu nome gravado. Não quero vê-lo no eBay."

O assessor ficou em silêncio por um instante e repetiu: "Seria *realmente* muito melhor se você dissesse que é um presente".[20] Kraft obedeceu com uma declaração, quatro dias depois da reunião, dizendo que o anel era um "símbolo do respeito e da admiração que eu sinto pelo povo russo e pela liderança do presidente Putin". Era o preço de fazer negócios na Rússia, mas o mal-entendido incomodou Kraft por anos depois disso. ("É claro, os antepassados dele provavelmente foram estuprados e saqueados por esse povo", disse sua esposa mais tarde, referindo-se aos ancestrais judeus de Kraft, "mas Robert tinha que fazer aquilo soar bem.")[21] Kraft mandou fazer outro anel, e o original foi para a biblioteca do Kremlin, onde ficam guardados os presentes dados aos chefes de estado.

O CASO YUKOS NÃO SINALIZOU, como muitos temiam, a reestatização de todas as indústrias recém-privatizadas da Rússia, especialmente as que utilizavam os recursos naturais do país, mas foi um ponto crucial – e um modelo para a firme intrusão do Estado nas indústrias mais importantes da nação. Putin identificou dezenas de empreendimentos que, por lei, não podiam ficar em mãos privadas e então começou a supervisionar a criação de corporações estatais gigantescas que consolidariam setores inteiros e, assim, comandariam a economia nacional. Ele colocou no comando dessas empresas os homens que trouxe consigo de São Petersburgo, muitos dos quais continuavam servindo como ministros de seu governo ao mesmo tempo que desempenhavam suas responsabilidades corporativas. Seus cargos corporativos davam acesso a fluxos de caixa e oportunidades para apadrinhamento. Além de Igor Sechin na Rosneft, subitamente a segunda produtora de petróleo da Rússia e, dentro de um ano, a maior, Sergei Ivanov, o então ministro da defesa, assumiu como presidente da United Aircraft Corporation, criada para consolidar a fabricação de aeronaves civis e militares. Vladimir Yakunin se tornou o diretor das Ferrovias Russas, que às vezes era chamada de o terceiro monopólio natural do país, após o petróleo e o gás natural. Sergei Chemezov, que conhecia Putin desde que ambos trabalharam juntos em Dresden, tomou o comando da fabricante de armamentos Rosoboronexport, já consolidada. Segundo uma estimativa, em 2006, a receita advinda das companhias estatais era responsável por um quinto do PIB do país e um terço do valor de seu mercado de ações – e os amigos e aliados de Putin as controlavam.[22]

A mais poderosa dentre elas continuava sendo a Gazprom. Nem Dmitri Medvedev, seu presidente, nem Aleksei Miller, seu diretor-executivo, foram escolhidos por sua experiência particular ou conhecimento em administração de gás natural; ambos foram apontados por sua lealdade. Por meio deles, Putin segurava as rédeas da Gazprom, envolvendo-se nas minúcias do orçamento da empresa, seus preços, rotas de dutos e até na administração do pessoal, que ele aprovava "até o nível dos representantes", às vezes sem contar a Miller sobre nomeações importantes.[23] A empresa se tornou uma obsessão para Putin, a ponto de muitos se perguntarem se ele estava se preparando para assumir a companhia quando seu mandato presidencial terminasse. "Obrigado pela oferta de emprego", retrucou ele em janeiro de 2006, quando um jornalista lhe fez a pergunta diretamente. "Entretanto, é improvável que eu lidere uma empresa. Não sou um empresário, nem por personalidade, nem por experiência prévia."

A Gazprom pode ter perdido a disputa interna pelo principal bem da Yukos, mas continuou em busca de expansão, e o fez com táticas mais sutis e furtivas do que a desapropriação da Yukos. Roman Abramovich, tendo abandonado a fusão da Sibneft com a Yukos em 2003 após se reunir com Putin (apesar de ficar com os 3 bilhões de dólares que Khodorkovsky lhe pagou), também viu sua empresa enfrentar novas dívidas fiscais. Encarando uma conta de 1 bilhão de dólares, ele negociou discretamente um acerto em 2005 no valor de 300 milhões[24] e prontamente procurou vender seu controle acionário da empresa. Ele cogitou ofertas da Chevron-Texaco, Shell e da Total, mas foi mais inteligente que Khodorkovsky e menos confrontador, e podia ver onde o governo pretendia chegar.[25] Em julho de 2005, a Sibneft pagou o enorme dividendo de 2,29 bilhões de dólares a seus acionistas – mais do que seu lucro inteiro de dois anos antes – no que era claramente um sinal de que Abramovich estava retirando seu dinheiro e preparando a empresa para ser vendida. Dois dias depois, na reunião de líderes do G8 na Escócia, Putin confirmou a especulação e reconheceu que a Gazprom era a candidata à compra. Ele insistiu que isso era uma questão particular entre as empresas, mas também divulgou que estivera pessoalmente envolvido nas conversas com Abramovich. A Gazprom não dispunha do dinheiro para adquirir a Sibneft, mas Putin anunciou que o governo compraria ações da Gazprom suficientes para reter o controle acionário, usando fundos dos cofres do Estado. A Gazprom então usou a infusão de dinheiro para comprar a Sibneft por 13 bilhões, um preço tão inchado que gerou rumores sobre quanta propina estaria envolvida.[26] O embaixador americano na época, William J. Burns, enviou um telegrama ao Departamento de Estado dizendo que, especulava-se, "apenas um quarto" do valor tinha ido para Abramovich.[27] Muitos outros, aparentemente, também tinham levado seu quinhão.

Durante o segundo mandato de Putin a Gazprom, outrora um colosso esclerosado, emergiu como a gigante da energia que ele havia sonhado. Ela se tornou uma das maiores corporações mundiais por meio da capitalização do mercado, ultrapassando bastiões como Toyota, Walmart e o Citigroup de Sanford Weill. A empresa não havia ficado mais eficiente nem sido mais bem gerenciada, mas Putin fez dela o negócio mais poderoso do país – e um potente braço da política externa do país, da Ásia à Europa. Junto com o chanceler Gerhard Schröder, um líder e amigo que já o chamara de um "democrata impecável", Putin orquestrou um acordo para construir o mais longo gasoduto submerso do mundo, conectando terminais na Rússia a terminais na Alemanha. O projeto, que acabou conhecido como Nord Stream, ou Gasoduto Russo-Alemão, contornaria a antiga rede soviética de gasodutos estendida pela Ucrânia, Bielorrússia e Polônia, dando ao Kremlin poder nas negociações sobre taxas de trânsito naqueles países e aumentando a dependência europeia da Rússia. Era profundamente controverso. O ministro da defesa da Polônia chamou o gasoduto de a versão energética do Pacto Molotov-Ribbentrop,[28] enquanto ambientalistas em todo o Mar Báltico alertaram sobre o potencial dano de passar gasodutos sobre o fundo de um mar cheio de munições das duas guerras mundiais.

Quando Schröder foi retirado de seu posto nas eleições daquele ano, Putin o apontou como presidente do comitê dos acionistas da nova subsidiária responsável pela construção do Nord Stream, apenas alguns dias depois de a Alemanha ter dado sua bênção ao projeto com uma garantia secreta de um empréstimo no valor de 1 bilhão de euros. A Gazprom era dona do controle acionário, junto com duas grandes empresas energéticas alemãs, BASF e E.On, e Putin encontrou-se na posição de distribuir os privilégios. O diretor administrativo do projeto do gasoduto, nomeado com sua aprovação, era seu velho amigo da Stasi, Matthias Warnig. Uma semana depois de contratar Schröder, Putin convocou Donald Evans, um empresário do petróleo e confidente do presidente Bush, que havia servido como secretário do comércio durante o primeiro mandato de Bush, para uma reunião inesperada no Kremlin, onde lhe ofereceu um posto similar na Rosneft, esperando dar à empresa a legitimidade internacional que agora existia com base nos vestígios furtados da Yukos.[29] Evans recusou, mas Putin havia chegado à crença de que, no final, era o dinheiro que movimentava os homens e a política. Na Europa, especialmente, muita gente comprovou esse pensamento.

Apesar de negar qualquer senso empresarial, Putin se divertia com os detalhes dos maiores acordos do país, mediando disputas e fazendo ele mesmo alguns negócios. Em julho de 2005, a Royal Dutch Shell reconheceu um estonteante custo excedente no projeto de petróleo e gás na Ilha Sacalina, no Extremo Oriente – o resultado do primeiro acordo de produção compartilhada do país, assinado nos anos 1990 –, apenas uma semana após a assinatura de uma declaração de intenções com a Gazprom incluindo a gigante no projeto. Durante uma visita oficial à Holanda em novembro, Putin censurou publicamente o diretor executivo da empresa, Jeroen van der Veer, durante uma reunião com empresários na casa do prefeito de Amsterdã.[30] Van der Veer precisou pedir por um tempo para conversar em particular com Putin na recepção, e os dois passaram vinte minutos discutindo em alemão sobre por que um projeto de 10 bilhões havia inflado para 20 bilhões, atrasando significativamente quaisquer dividendos devidos ao governo russo. Van der Veer tentou explicar que o enorme projeto, que incluía plataformas em alto-mar e centenas de quilômetros de gasoduto, exigia conhecimento e tecnologias para produzir gás natural liquefeito que nem a Gazprom nem qualquer outra empresa russa possuía. O projeto ainda seria rentável, apesar da elevação do custo, mas Putin exigiu que o acordo com a Gazprom fosse renegociado mesmo assim. Quando essas discussões se estenderam por meses, o Kremlin liberou o cão de guarda ambiental do Ministério de Recursos Naturais, Oleg Mitvol, que executou um ataque altamente divulgado ao projeto por seus danos ao meio ambiente. Que haveria um impacto ambiental na Sacalina – a estuários de salmão e zonas de reprodução de baleias cinzentas no Mar de Okhotsk – certamente era verdade, mas a preservação da vida selvagem nunca havia tido tanta prioridade antes. Mitvol agora ameaçava abrir um processo criminal para cada árvore derrubada, fazendo uma estimativa escandalosa de que a Shell podia enfrentar até 50 bilhões em multas e taxas.[31]

A Shell, dona do projeto em conjunto com a Mitsu & Company e a Mitsubishi Corporation, do Japão, entendeu a insinuação. A empresa não apenas concordou com um novo tratado, como vendeu o controle acionário de todo o projeto para a Gazprom por 7,45 bilhões, um valor consideravelmente abaixo do mercado. Por insistência de Putin,[32] Van der Veer então precisou voltar ao Kremlin com os executivos da Mitsu e da Mitsubishi para validar o acordo diante das câmeras, uma cerimônia que pretendia mostrar que a maestria de Putin se estendia para além das autoridades e empresários russos. "Todas as maiores empresas mundiais estão se beneficiando ao trabalhar com a Rússia", disse Putin àqueles reunidos em torno da mesa em uma sala de conferências perto de seu escritório. Quanto ao imenso dano ambiental, Putin disse que a questão seria "considerada como quase resolvida a princípio".[33] Os executivos estrangeiros tinham perdido o controle do projeto, mas mantiveram as reservas de petróleo e gás em seus registros e milhões em lucros para suas companhias. E assim, um por um, eles deram as boas-vindas à Gazprom como a nova proprietária do projeto e agradeceram a Putin por seu empenho para apoiar a parceria internacional, exatamente como Kraft havia feito.

Cada nova aquisição deixava Putin mais ousado. No final de 2005, a Gazprom elevou o preço do gás natural que entregava à Ucrânia, passando de 50 dólares por 1000 metros cúbicos, com desconto pesado, para 230 dólares, um valor alinhado com aquele cobrado no resto da Europa. O aumento foi uma evidente retaliação pelo flerte de Yushchenko com o Ocidente após assumir o poder. Putin negociou o preço mais baixo antes da eleição, esperando estimular as chances de Yanukovych, porém agora com o contrato em renegociação e Yushchenko orientando o país para a Europa, Putin faria a Ucrânia pagar mais. Não era política, insistiu Putin, apenas negócios, mas soava vingativo. "Por que deveríamos pagar por isso?", disse ele sobre a aceitação do Ocidente na Ucrânia.

Na véspera de Ano-Novo, Putin ofereceu uma prorrogação de três meses e um empréstimo para ajudar a Ucrânia a lidar com o novo preço, mas quando o país continuou a hesitar, a Gazprom cortou o fornecimento de gás no dia de Ano-Novo, com a autorização de Putin. Como tática linha-dura, isso se provou um desastre. Como a maior parte do gás natural da Rússia para a Europa fluía pelos gasodutos atravessando a Ucrânia, a decisão repercutiu pelo continente no auge do inverno. Em vez de permitir que o resto do gás da Rússia continuasse a fluir para a Europa, a Ucrânia extraiu o que precisava, causando interrupções na pressão na Áustria, França, Itália, Moldávia, Polônia, Romênia, Eslováquia e Hungria. A Rússia tinha o princípio a seu favor, mas as táticas de Putin abalaram mesmo aqueles que argumentavam que a Rússia merecia respeito. Ele também solapou sua própria estratégia de mostrar à Europa que a Rússia seria uma fonte de energia confiável e indispensável.

Putin precisou recuar. Ele ofereceu um meio-termo que aumentaria os preços do gás de modo geral, mas instalou como intermediário a RosUkrEnergo, a nebulosa sociedade comercial que havia criado com Leonid Kuchma nos meses que antecederam a Revolução Laranja. A Gazprom era dona de metade da empresa; os outros donos, que continuaram secretos na ocasião, incluíam Dmitri Firtash, um empresário ucraniano que tinha ligações reconhecidas com um dos chefes mafiosos mais infames do mundo, Semion Mogilevich.[34] Mogilevich, que estava na lista dos Dez Mais Procurados do FBI por um processo de fraude, tinha contatos importantes no governo da Ucrânia, inclusive o próprio Yushchenko, e dizia-se que ele havia conhecido Putin na década de 1990. Segundo uma das gravações de Kuchma, ele morava em Moscou sob falsa identidade e com a proteção de Putin, em troca de ter trabalhado como agente de inteligência para os russos.[35] O acordo dava à Gazprom um controle ainda maior sobre o suprimento de gás da Ucrânia, o que poderia ter sido o objetivo da disputa em primeiro lugar, assegurando o controle da Rússia dentro de um país determinado a dar as costas para ela.

Os termos do tratado e os laços opacos entre a empresa intermediária e Yushchenko e seus aliados provocaram um furor político na Ucrânia que Putin explorou com facilidade. Quando lhe perguntaram, ele sugeriu que era o líder ucraniano quem estava por trás dos proprietários ocultos da RosUkrEnergo. "Pergunte a Viktor Yushchenko", disse ele. "Eu não sei mais do que você sabe, e a Gazprom também não sabe, acredite em mim." Putin estava fazendo as duas coisas ao mesmo tempo. A Gazprom obtinha metade dos lucros de vender seu próprio gás natural para a Ucrânia, enquanto Yushchenko era maculado com a implicação de laços corruptos com um trato tão controverso em seu país que rachou a coalisão que liderou a Revolução Laranja. Quando a Ucrânia realizou eleições parlamentares em março de 2006, Yulia Tymoshenko, a "princesa do gás" que teve sua própria experiência com o comércio de energia na Ucrânia, esbravejou contra o acordo e o presidente que ela havia ajudado a alcançar seu posto. Como resultado, o partido de Yushchenko se deu incrivelmente mal, forçando-o a procurar uma nova coalisão com o homem que tinha sido vencido, Viktor Yanukovych, um homem que agora começava seu ressurgimento político.[36]

As fronteiras entre questões de Estado e de comércio estavam começando a ficar borradas; as pessoas na Rússia começaram a chamar o governo de

Kremlin Inc., com Putin como o CEO. Ele presidia não apenas a Gazprom, mas todos os principais negócios e acordos empresariais. Putin cedia prerrogativas aos "campeões nacionais" em casa, inclusive proteção de inspetores fiscais que eram açulados contra outras empresas, pequenas e grandes. E fazia lobby pelos interesses dessas empresas no exterior com um zelo que teria sido inimaginável vindo de Yeltsin nos anos 1990.[37] Em 2005, a extensão do controle de Putin sobre os monopólios estatais ficou evidente e coincidiu com a eliminação do último de seus contrapesos políticos, no parlamento ou no judiciário. Putin, que havia prometido eliminar os oligarcas vulgares enquanto "classe", tinha se tornado o patrono de uma parte crescente da economia da Rússia. Ele não ditava todos os acordos comerciais na Rússia, mas todos os mais relevantes exigiam no mínimo a aprovação tácita do Kremlin. Os oligarcas dos anos 1990 que sobreviveram à transição para a era Putin mostravam sua obsequiosidade com atos de lealdade e caridade – como na ocasião em que Viktor Vekselberg comprou e repatriou nove dos famosos ovos Fabergé e os sinos do Monastério Danilov, que retiniram por quase um século na Casa Lowell, na Universidade de Harvard.

Certamente ocorreram outros atos sobre os quais poucos ficaram sabendo, trocas discretas de favores e presentes feitas para preservar suas fortunas. Uma dessas que deveria ter continuado secreta e acabou vazando, oferece um raro vislumbre de como as fortunas eram feitas nos bastidores. No ano 2000, Nikolai Shamalov, um dos colegas de Putin na cooperativa de dachas Ozero, no lago Komsomolskoye, fechou um acordo com os proprietários de uma pequena empresa de suprimentos médicos que o comitê de Putin em São Petersburgo ajudou a criar em 1992. A empresa se chamava Petromed e, apesar de a cidade de São Petersburgo ter vendido seu controle acionário, a empresa floresceu. Shamalov combinou com os donos da companhia para aceitar doações de oligarcas que estavam "se adiantando" para oferecer ajuda ao novo presidente. Roman Abramovich doou 203 milhões, por exemplo, enquanto Aleksei Mordashov, o dono da Severstal, o conglomerado de mineração e metalurgia, ofertou 15 milhões. As doações seriam utilizadas para adquirir equipamentos médicos, mas alguns recibos seriam desviados para contas bancárias no exterior, que eram, então, usadas para comprar outros bens na Rússia – inclusive, supostamente, ações do Banco Rossiya. A combinação começou relativamente pequena e totalmente secreta, mas, em 2005, Shamalov disse aos proprietários da Petromed que as receitas vindas das doações – estimadas a essa altura em meio bilhão de dólares – seriam agora canalizadas das contas no exterior para uma nova empresa de investimentos na Rússia chamada Rosinvest. E seu investimento principal se tornou a construção de uma casa de luxo na costa do Mar Negro, perto de Sochi, onde governantes soviéticos tiravam férias luxuosas e onde Putin já dominava o retiro presidencial. A casa seria um palácio "digno de um czar", com um custo estimado em 1 bilhão de dólares.[38] Nada disso veio a público na época. O fato ficou conhecido apenas para poucos empresários e funcionários do governo discretos o bastante, ou corruptos o suficiente, para não divulgar o que estava acontecendo. Era ali, nesse nexo pantanoso em que o Estado se encontrava com os negócios que uma nova classe de oligarcas emergiria das sombras da periferia econômica – e do passado de Putin.

Yuri Kovalchuk, o físico com quem Putin havia trabalhado em alguns dos experimentos iniciais do capitalismo em São Petersburgo, continuou a operar o Banco Rossiya, uma instituição fundada na era soviética. No início da década, o banco continuou sendo pouco mais do que uma pequena instituição provinciana que cuidava dos bens de seus acionistas sem nenhuma participação discernível no *boom* econômico que se seguiu à ascensão de Putin ao poder. O banco, contudo, ainda unia o círculo de homens com quem Putin havia travado amizade nos anos 1990 e de quem permanecera próximo mesmo depois de sua sorte política tê-lo catapultado muito mais alto do que qualquer um esperava, inclusive seus parceiros na cooperativa de dachas. Como as fortunas deles, a cooperativa cresceu com a ascensão de Putin, expandindo-se às custas dos vizinhos, supostamente de modo a instalar as medidas de segurança necessárias. Os proprietários enfrentaram desafios legais dos vizinhos que reclamavam que seu acesso ao lago tinha sido revogado. Uma delas reclamou que o líder da cooperativa, Vladimir Smirnov, que Putin nomeou para dirigir a agência de exportação nuclear, a havia estrangulado quando ela tentou exercer seu direito de ir e vir das margens do lago passando por uma cerca.[39] No final de seu primeiro mandato, no entanto, diziam que Putin havia vendido a sua participação, possuindo planos muito mais ambiciosos para seu espaço pessoal.

Alguns dos donos das dachas, como Smirnov, haviam seguido Putin até Moscou para assumir cargos públicos no governo. Andrei Fursenko tornou-se um vice-ministro, depois ministro da indústria, ciência e tecnologia, e finalmente, em 2004, ministro da educação e ciência. Vladimir Yakunin assumiu as Ferrovias Russas em 2005. Outros, entre eles Kovalchuk e Nikolai Shamalov, que havia trabalhado como diretor da empresa alemã Siemens na Rússia, mantiveram um perfil bem mais discreto. O banco deles perdeu seu acesso privilegiado aos cofres do governo após a derrota de Sobchak para governador quase uma década antes, mas com a ascensão de Putin, as coisas pareciam muito mais promissoras.

No primeiro mandato de Putin como presidente, homens como Kovalchuk e Shamalov, junto com Gennady Timchenko, permaneceram vastamente desconhecidos. O primeiro-ministro inicial de Putin, Mikhail Kasyanov, não se lembrava de ter ouvido o nome do banco nem de seus donos nos vários acordos governamentais que supervisionou.[40] O nome de Kovalchuk veio à tona ligado ao de Putin apenas em 2004, por coincidência no mês em que Kasyanov foi demitido, quando o malfadado desafiante à presidência, Ivan Rybkin, publicou uma propaganda no *Kommersant* acusando Putin de estar em conchavo com ele, Timchenko e Roman Abramovich. O estranho sumiço de Rybkin dias depois obnubilou suas afirmações, e ninguém prestou muita atenção a esses homens porque, na escala dos grandes negócios na Rússia, eles eram forasteiros sem importância, jogadores menores das províncias. O banco relatou lucros escassos no ano em que Putin chegou ao poder, mas, assim como muitas outras coisas, isso em breve mudaria.

Kovalchuk assumiu como presidente do Banco Rossiya em 2004 após um dos maiores oligarcas do país, Aleksei Mordashov, da Severstal, depositar 19 milhões no banco e, em troca, levar uma participação de 8,8%. Era, na época, o equivalente a todo o capital do banco.[41] Muitos presumiram que Mordashov estava tentando conquistar as boas graças de Putin no meio de uma disputa com um empresário rival, já que ele havia doado de bom grado fundos para a Petromed comprar equipamento hospitalar. Com seus recursos aumentando, o banco então comprou discretamente quase metade do ramo de seguros da Gazprom, a Sogaz, no mercado de ações em julho de 2004. A venda total foi de 58 milhões, que mais tarde discutiu-se estar muito abaixo de seu valor real. Foi a primeira venda que a Gazprom fez de um de seus bens não essenciais. Oficiais e analistas há muito argumentavam que a empresa deveria vendê-los, mas essa venda parecia desconcertante, especialmente considerando-se que o leilão foi fechado e os compradores permaneceram nos bastidores. Putin interferiu no acordo, mandando que as ações fossem para o Banco Rossiya. "Putin disse: 'Banco Rossiya', foi isso", relembrou mais tarde Vladimir Milov, um ex-ministro adjunto durante o primeiro mandato de Putin. Os liberais em seu gabinete pareceram chocados ou confusos,[42] já que o papel do Banco Rossiya na aquisição só veio a público em janeiro de 2005. Agora ele controlava a Sogaz por intermédio de uma série de empresas de fachada, inclusive uma chamada Aksept, criada em São Petersburgo em 2002 e pertencente a Mikhail Shelomov, o neto do tio de Putin, Ivan Shelomov, que ajudara a evacuar a mãe de Putin durante a invasão nazista. Para os entendidos, o banco claramente dispunha de status privilegiado, com ligações no mais alto escalão.

Agora Putin nem precisava guiar negócios para o banco; as coisas simplesmente fluíam nessa direção. A Sogaz em breve se tornou a seguradora preferida para grandes empresas estatais como a Ferrovias Russas, presidida por Yakunin, e a recente gigante do petróleo, Rosneft, agora controlada por Igor Sechin. Isso por sua vez alimentou uma expansão fenomenal, enquanto o Banco Rossiya silenciosamente comprava cada vez mais bens da Gazprom, inclusive sua subsidiária bancária e, finalmente, suas empresas de mídia. A expansão do banco começou como uma operação furtiva, executada com paciência e segredo, com sua estrutura proprietária obscurecida sob várias camadas de empresas estrangeiras, empilhadas como matrioskas, as bonecas russas, escondendo, alguns acusariam, o interesse pessoal de Putin nessa operação.

Em seu primeiro mandato, Putin se movimentou devagar para colocar a economia de pé, beneficiando-se imensamente do inesperado aumento no custo do barril de petróleo (que, por sua vez, afetou o preço do gás natural), mas esse segundo mandato representou uma guinada importante, que coincidiu com a partida de alguns de seus conselheiros liberais e a consolidação do controle do Kremlin sobre o parlamento, os ramos do governo, a mídia e os negócios. Agora, com o país paulatinamente mais distante da ruína, ele começou a redistribuir as verbas a uma nova geração de magnatas à espera, aqueles que não tinham tido as informações internas e privilegiadas para acumular fortunas nos anos 1990. Nenhum deles era bilionário na época, nem exibiam sua riqueza ostentosamente. Eles eram uma nova geração de oligarcas, feitos segundo o molde de Putin: austeros, incolores, cheios de segredos e intensamente leais ao homem que os retirara da relativa obscuridade. Aqueles que não se juntaram a Putin nas fileiras do governo em breve o seguiram nos negócios.

Depois que a Rosneft adquiriu a maior parte da Yukos, os contratos para comercializar muito de seu petróleo passaram para Gennady Timchenko, o negociante que fechou acordos com Putin pela primeira vez nos anos 1990. Quando Arkady Rotenberg – que, junto com seu irmão Boris, aprendeu judô ao lado de Putin quando eram adolescentes na década de 1960 – fundou um clube de judô em São Petersburgo em 1998 chamado Yawara-Neva, Timshenko forneceu o patrocínio, e Putin se tornou o presidente honorário do clube. O clube criou uma "judocracia" que moldaria a liderança de Putin tanto quanto a KGB.[43] Vasily Shestakov, outro judoca e fundador do clube, que havia prometido contratar Putin como técnico em 1996, entrou na política e publicou livros e vídeos sobre o esporte, inclusive um que tinha Putin como coautor.

Quando, às vésperas de sua posse em 2000, Putin fundou uma empresa estatal para consolidar dúzias de destilarias de vodca das quais o governo ainda detinha o controle acionário, ele se voltou para a judocracia para controlar essa empresa. Putin colocou Arkady Rotenberg no comando do que foi chamado de Rosspiritprom. Em um país com uma queda por bebidas fortes, o empreendimento cresceria até se transformar em um negócio multimilionário, controlando quase metade do mercado alcoólico do país, beneficiando-se de novas regulamentações do governo e de ataques a rivais privados.[44] Rotenberg e seu irmão, Boris, multiplicaram os lucros da bebida nacional da Rússia em seu próprio banco, o Banco SMP, que então começou a investir na construção de gasodutos do tipo exato que Putin estava negociando com gente como Gerhard Schröder.

Ao contrário dos esquemas de enriquecimento rápido das privatizações dos anos 1990, o acúmulo de bens feito pelos amigos de Putin foi tão lento e incremental que sua relevância só ficou clara muito tempo depois. Putin havia capacitado seu círculo de amigos a escalar os cumes da economia do país, enriquecendo-os enquanto assegurava que eles controlassem os setores da economia – desde os recursos naturais até a mídia – que ele considerava vitais à segurança nacional. "Ele não leva os rapazes de São Petersburgo para trabalhar com ele por causa dos belos olhos deles, e sim porque confia nas pessoas que já foram testadas e aprovadas", disse Anatoly Rakhlin, seu primeiro técnico de judô, à *Izvestiya* em 2007.

Em 26 de dezembro de 2005, Putin chamou seus conselheiros para uma reunião especial dentro do Kremlin para discutir, entre outras questões, como dividir os lucros do extraordinário crescimento da Rosneft. Em torno da longa mesa oval encontravam-se os homens que estavam com ele desde São Petersburgo: Aleksandr Medvedev, Aleksei Kudrin, German Gref, Igor Sechin. Foi uma reunião incomum, menor que uma reunião de gabinete, porém maior do que reuniões regulares dedicadas a assuntos econômicos. Andrei Illarionov, que já tinha sido rebaixado uma vez, também estava lá, mas a essa altura se sentia cada vez mais desconfortável com a direção da política econômica do Kremlin. Illarionov, treinado como economista, foi um conselheiro belicoso e de temperamento forte para governos russos desde o colapso da União Soviética. Um libertário e defensor do livre mercado, ele jamais se esquivou de falar o que pensava. A primeira vez que se encontrou com Putin, em fevereiro de 2000, enquanto este ainda era presidente em exercício, um assessor passou a Putin um bilhete avisando que as forças russas na Chechênia tinham capturado a cidade de Shatoi, a última fortaleza então ocupada pelos rebeldes. Ele estava entusiasmado, e quando Illarionov reagiu lhe dizendo que a guerra era ilegal e destrutiva para a Rússia, eles discutiram por uma hora antes que Putin o interrompesse com frieza. Dali por diante, declarou ele, os dois nunca mais discutiriam a Chechênia – apenas questões econômicas.[45] Durante o primeiro mandato de Putin, Illarionov sentiu-se legitimado pelo curso econômico que o país estava tomando. Ele aprovou as decisões que Putin tomou ao abraçar o imposto fixo de 13%, pagar as dívidas do país e criar um fundo estável de reservas, que havia alcançado uma abundância inesperada. O caso Yukos assinalou algo diferente, e ele disse isso. Ele agora descobria que Putin já não ouvia mais seu conselho, primeiro rebaixando-o, em seguida encolhendo sua equipe no Kremlin. Em uma entrevista ao jornal oposicionista russo *The New Times,* Illarionov disse que Putin dividia as pessoas a seu redor em grupos distintos. Um ele chamava de o "grupo econômico", que abarcava seus conselheiros em todos os assuntos ligados à economia. O outro grupo envolvia "gente de negócios", e os conselheiros oficiais eram geralmente excluídos deste grupo. Era com essas pessoas, disse ele, que Putin "estabelecia controle sobre fluxos financeiros e de propriedade".[46] Assim como Putin declarou que os dois nunca mais discutiriam a Chechênia, ele já não parecia mais interessado em discutir os planos para a Rosneft.

A reunião para debater a oferta pública inicial da companhia – na Bolsa de Valores de Londres e nas duas bolsas da Rússia – foi a primeira para a qual Illarionov foi convidado sobre o assunto, mas logo ficou claro para ele que os planos já estavam bem avançados. Nessa reunião, Igor Sechin apresentou a proposta de levantar 12 bilhões em capital vendendo 13% das ações da empresa e, em seguida, usar essa verba para pagar débitos e investir em novos projetos. Um por um, os assessores de Putin então apoiaram a ideia. "Está bem", disse Gref. Medvedev disse que havia verificado a legalidade do acordo. Quando chegou a vez de Illarianov falar, entretanto, ele objetou. Se o Estado ia vender uma parte de sua maior empresa petrolífera, argumentou ele, a receita não deveria ir para o orçamento do Estado? Putin empurrou sua cadeira para trás, o rosto se avermelhando. Illarionov sabia que o deixara desconfortável ao apontar o risco político envolvido. Uma coisa era processar Khodorkovsky e confiscar os bens da Yukos – os russos tinham aplaudido isso –, mas era outra, e bem diferente, não compartilhar os lucros com os acionistas finais, o mesmo povo russo. Illarionov agora compreendia que a questão já tinha sido decidida por todos na sala. Ninguém se juntou a seu argumento. Eles fitaram a mesa em silêncio. Ainda pior, ele disse aos presentes, nem toda a renda seria destinada a reforçar ou expandir a Rosneft: sob a proposta sendo ratificada naquele dia, 1,5 bilhão da venda estava separado para bônus não especificados para a administração da Rosneft, presumivelmente os executivos e os membros da diretoria da empresa, inclusive Igor Sechin. Isso pareceu surpreender Putin. Ele empalideceu e puxou sua cadeira de volta para junto da mesa.

"Igor Ivanovich", disse Putin, voltando-se para Sechin, "o que é isso?"

Sechin se endireitou na cadeira, aprumando-se como um recruta diante de um oficial zangado, balbuciando o nome de Putin, segundo Illarionov. Ele não soube ou não quis explicar os bônus, e Putin simplesmente agradeceu Illarionov por sua contribuição na discussão. Illarionov, que acreditava na ignorância de Putin acerca dos bônus, renunciou no dia seguinte, criticando publicamente a direção em que Putin estava levando o país. "O Estado se tornou, em essência, um empreendimento corporativo que os proprietários nominais, os cidadãos russos, já não controlam mais", escreveu ele em um editorial causticante no *Kommersant*.[47] A oposição de Illarionov serviu para adiar a IPO enquanto Sechin e Putin debatiam os termos e o cronograma, mas não por muito tempo.

Quando a proposta foi anunciada no início de 2006, a Rosneft declarou que esperava levantar 20 bilhões, embora mais tarde reduzisse sua meta para 10 bilhões. O governo anunciou com grande fanfarra que disponibilizaria ações individuais para venda no varejo por meio do banco estatal, o Sberbank, e outros, tentando retratar essa privatização como um benefício para os russos comuns, que também teriam a chance de partilhar do *boom* energético do país. O foco principal, porém, estava em alistar as empresas energéticas internacionais, incluindo BP, Petronas e a gigante chinesa CNPC, atraídas pela perspectiva de uma nova base no mercado energético da Rússia, ainda que apenas como acionistas minoritários. Quando os resultados da oferta pareceram baixos, outros oligarcas russos, entre eles Roman Abramovich, adiantaram-se com grandes aquisições, presumivelmente sob sugestão do Kremlin, para que a Rosneft atingisse sua meta.[48]

A oferta foi tão polêmica quanto o caso Yukos – e um risco pessoal para Putin, já que equivalia a um teste do tipo de capitalismo que ele estava administrando. Oferecer ações em Londres exigia divulgação integral dos riscos aos investidores. A divulgação da Rosneft na verdade reconhecia o crime e a corrupção na Rússia, além da probabilidade de que processos relativos à Yukos assombrariam a empresa no futuro distante. Ela também deixava claro que o Kremlin Inc. continuava sendo o árbitro final do destino da empresa. "O governo russo, cujos interesses podem não coincidir com o de outros acionistas, controla a Rosneft e pode fazer com que a Rosneft se engaje em práticas empresariais que não maximizem o valor aos acionistas", reconhecia o prospecto.[49]

Nunca chegou ao conhecimento público se os bônus criticados por Illarionov foram ou não pagos, e o interesse de investidores institucionais continuou morno, mas a oferta foi a quinta maior na história. Ela levantou 10,7 bilhões de dólares e, segundo o valor de venda das ações, a Rosneft foi avaliada em quase 80 bilhões. A oferta aconteceu, não por coincidência, na véspera da cúpula do G8, que se realizaria pela primeira vez em São Petersburgo, com Putin como anfitrião. O Kremlin preparou uma agenda ambiciosa que incluía a posição da Rússia como garantidor de segurança energética, apesar do conflito com a Ucrânia e, mais tarde, a Geórgia e a Bielorrússia por causa do gás natural. A ascensão da Rosneft provou que a Rússia havia voltado a se aprumar, e nos preparativos para a cúpula, Putin emanava uma confiança, até mesmo uma presunção, que há algum tempo parecia ter sido desbastada pelos horrores de Beslan, o contágio dos levantes populares e as crescentes críticas ao curso tomado pela Rússia.

"O mercado", declarou Sechin no próximo relatório anual da companhia, "falou".[50]

17
Veneno

ALEKSANDR LITVINENKO JÁ ESTAVA MORTO quando acusou publicamente Vladimir Putin de tê-lo assassinado. Um isótopo radiativo havia lenta e inexoravelmente destruído seu corpo ao longo de três semanas. Era como se "uma bomba nuclear pequena, minúscula" houvesse detonado dentro dele.[1] Seus médicos, que de início suspeitaram que ele tivesse comido sushi estragado, só descobriram a causa dessa misteriosa doença tarde demais: uma dose do elemento polônio-210. Ele havia ingerido o isótopo, quase com certeza, no bar forrado de madeira do Mayfair Millenium Hotel, em Londres, no dia 1º de novembro de 2006, após se encontrar brevemente com um grupo de visitantes russos que ele esperava atrair para seu novo empreendimento: comerciar informações sobre poder e negócios russos, que haviam assumido uma nova relevância agora que Putin comandava o centro de tudo. Quando ele chegou em casa naquela noite, começou a se sentir mal. Três dias depois ele estava no hospital, onde definhou de modo agonizante. Ele morreu na noite de 23 de novembro, com apenas 43 anos. Na manhã seguinte Alex Goldfarb, um amigo e colega, leu diante de um círculo de jornalistas e câmeras de TV uma declaração que Litvinenko ditou em seus últimos dias.

"Posso ouvir distintamente o bater das asas do anjo da morte", dizia a declaração em um inglês de elegância improvável, que Litvinenko mal aprendeu a falar durante seus anos em exílio. "Talvez eu consiga escapar dele, mas tenho que dizer que minhas pernas não correm tão ligeiras quanto eu gostaria. Creio, portanto, que este pode ser o momento de dizer uma ou duas coisinhas à pessoa responsável por minha doença. Você pode ser bem-sucedido em silenciar homens, mas esse silêncio vem a um custo. Você demonstrou ser tão bárbaro e impiedoso quanto afirmaram seus críticos mais hostis. Demonstrou que não tem nenhum respeito pela vida, pela liberdade ou qualquer outro valor civilizado. Você se mostrou indigno de seu posto, indigno da confiança de homens e mulheres civilizados. Você pode conseguir silenciar um homem, mas um uivo de protesto ao redor do mundo todo vai reverberar, sr. Putin, em seus ouvidos pelo resto da sua vida."[2]

Litvinenko não havia se instalado em um exílio silencioso depois de sua fuga furtiva da Rússia em 2000, atormentado pela agência que traiu quando foi a público com suas acusações na surreal coletiva de imprensa em 1998, antes da aurora da era Putin. Ele jamais se integrou totalmente na vida inglesa, permanecendo no interior do insular mundo de "Londongrado", povoado por exilados, imigrantes e magnatas itinerantes. Ele não se misturava socialmente com os russos ricos que então inundavam Londres com suas fortunas – seu capital era modesto demais para isso –, associando-se, em vez disso, com os círculos sombrios e conspiratórios dos críticos mais ferozes a Putin. O principal entre eles era Boris Berezovsky, que continuou a conceber complôs para desacreditar o sujeito a quem culpava por ter caído em desgraça política e financeiramente. Com o dinheiro e a inspiração de Berezovsky, Litvinenko escreveu um livro com Yuri Felshtinsky, um historiador emigrado para os Estados Unidos, que defendia a tese de que a FSB de Putin estava por trás dos bombardeios de 1999 que propeliram Putin à popularidade e depois ao poder. Eles chamaram o livro de *A FSB Explode a Rússia*, e a obra era tendenciosa desde as frases iniciais: "Ninguém além de um maluco poderia desejar arrastar a Rússia para qualquer tipo de guerra, quanto mais uma no norte do Cáucaso. Como se o Afeganistão jamais tivesse acontecido."[3] Seguiu-se uma versão em filme, exibida discretamente em Moscou e extensivamente no exterior, uma campanha que Berezovsky financiou como parte de sua missão vingativa para derrubar Putin. Litvinenko deu prosseguimento com um segundo livro, *O Grupo Criminoso da Lubyanka*, retratando a sucessora da KGB como pouco mais do que uma organização mafiosa ou terrorista, engajada em corrupção e crimes. Litvinenko estava queimando as pontes com seu passado e sua própria carreira nos serviços de segurança com uma imprudência que às vezes beirava a loucura. Ele ficou obcecado com Putin e seu governo, trocando informações com outros veteranos da KGB e agentes de inteligência na Grã-Bretanha e na Espanha, além de possivelmente em outros países. Estava ansioso para explorar cada migalha de informação que ouvia e disposto a acreditar em vastas conspirações, que tecia com base em fatos, rumores e uma imaginação furiosa.

No final de sua curta vida, seu interesse foi despertado por rumores de que Putin talvez fosse gay ou bissexual, baseados parcialmente em uma história curta e não comprovada no livro de memórias de Yuri Skuratov, o ex-procurador, recordando-se de que Putin lhe contara que acreditava existir um videoteipe de um encontro amoroso seu. O videoteipe se tornou uma lenda entre os críticos de Putin, inclusive oficiais expurgados quando este assumiu a FSB em 1998, que afirmavam que várias cópias tinham sido escondidas no exterior para proteção. Ninguém parecia ter de fato visto a gravação, e os relatos variavam entre um encontro com um jovem em 1984, quando ele treinava para ser um agente da KGB no exterior, até um compromisso amoroso posterior no mesmo apartamento em que Skuratov foi filmado. Na mente de Litvinenko, contudo, uma mera probabilidade podia facilmente se transformar em uma verdade indiscutível.[4] Em 5 de julho, menos de quatro meses antes de seu envenenamento, Litvinenko publicou sua insinuação sobre a sexualidade de Putin após o presidente levantar a camiseta de um menininho em visita à Praça Vermelha e beijá-lo na barriga. Esse artigo apareceu no site do movimento rebelde da Chechênia, uma causa que Litvinenko abraçou pouco a pouco depois de travar amizade com outro exilado em Londres, o ator e agora porta-voz dos rebeldes Akhmed Zakayev, que se mudou para uma casa geminada na mesma rua de Litvinenko, no norte de Londres. Oleg Kalugin, o espião exilado, o alertou quando se encontraram, apenas alguns meses antes de sua morte, que passar adiante insinuações infundadas era perigoso. "Sasha, isso já é demais", ele lhe disse.[5] Litvinenko, que já era um traidor aos olhos da FSB, perdeu qualquer noção de cautela no que presumia ser a segurança do exílio. Até sua filha achava que ele estava "meio doido". "Qualquer conversa acabava com ele esbravejando sobre o regime de Putin", disse ela. "Ele se empolgava a tal ponto que não conseguia parar, como se estivesse maluco."[6]

Litvinenko continuava trabalhando para Berezovsky, mas o relacionamento entre ambos se distanciou, e em 2006 Berezovsky reduziu o estipêndio que pagava a Litvinenko para sustentar sua família. Em busca de uma renda estável, Litvinenko ofereceu então seus préstimos como investigador particular e pesquisador para firmas que aconselhavam empresas sobre gerenciamento de riscos na Rússia. Seu conhecimento do funcionamento interno da FSB, sua obsessiva compilação de materiais e sua disposição para compartilhar o levaram a um labirinto de investigações no coração da Rússia de Putin. Em abril de 2006, ele viajou a Israel para se encontrar com um dos antigos sócios de Khodorkovsky na Yukos, Leonid Nevzlin, que posteriormente disse que Litvinenko transmitiu informações que "lançaram luz sobre os aspectos mais relevantes do caso Yukos",[7] embora nunca tenha sido esclarecido em que, precisamente, consistiam essas informações. Um mês depois ele estava na Espanha, onde se reuniu com oficiais de segurança e um procurador na ofensiva, José Grinda Gonzalez, e discutiu as atividades e os locais de várias figuras da máfia russa. Ele apresentou uma tese que Grinda mais tarde endossou, segundo a qual o governo russo, por meio da FSB e dos ramos de inteligência militar e estrangeira, controlava gangues do crime organizado e as utilizava para contrabandear armas, lavar dinheiro, executar assassinatos por encomenda e fazer, enfim, tudo o que o governo "não pode, de forma aceitável, fazer como governo". Grinda estava no rastro de criminosos russos na Espanha, inclusive um famoso chefe da máfia chamado Gennady Petrov, que estava em ação durante a época de Putin em São Petersburgo e que era, já há algum tempo, acionista da instituição que unia o círculo interno de amigos de Putin, o banco Rossiya.[8] Litvinenko manteve essas visitas em segredo, viajando com o passaporte britânico que recebeu quando lhe cederam asilo; no entanto, logo a seguir ele se lançou conscientemente sob os holofotes públicos depois do que foi, até a morte do próprio Litvinenko, um dos assassinatos mais chocantes de um crítico a Putin.

Na noite de 7 de outubro de 2006, o aniversário de 54 anos de Putin, um assassino seguiu Anna Politkovskaya até o corredor de seu edifício residencial e disparou quatro vezes nela enquanto a jornalista se encontrava no elevador. O assassino largou a pistola ao lado dela, a assinatura indefectível de um assassinato de aluguel. Essa morte tinha a intenção de chocar, e conseguiu. Politkovskaya jamais esmoreceu em sua cobertura da guerra na Chechênia, mesmo quando a maioria dos russos se afastava do que havia se tornado uma arrastada operação contrainsurgência, executada em grande parte por forças leais a Ramzam Kadyrov, o filho do líder nomeado por Putin, Akhmad Kadyrov, assassinado em Grózni em 2004. Dois dias antes do assassinato de Politkovskaya, o filho de Kadyrov tinha completado trinta anos, o que lhe dava idade suficiente para assumir como presidente da república. Putin já havia feito dele o primeiro-ministro, um posto que não passava de mera formalidade, já que Kadyrov e seus combatentes detinham controle absoluto sobre a Chechênia.

No momento em que foi assassinada, Politkovskaya preparava um artigo sobre a tortura de um migrante checheno da Ucrânia, que foi espancado e levou choques elétricos até confessar ter cometido assassinatos – outro exemplo horripilante, embora não excepcional, da brutalidade da guerra da Rússia. (O jornal onde ela trabalhava, *Novaya Gazeta*, publicou o artigo seis dias após a morte de Politkovskaya.) Até ela se perguntava se esses relatos das atrocidades da guerra tinham qualquer impacto sobre uma população que tacitamente apoiava as táticas cruéis do governo ao simplesmente não prestar atenção a nada. Outro artigo encontrado em seu computador tinha o título "Então do que eu sou culpada?". Ele equivalia a um lamento pelo que o jornalismo havia se tornado na Rússia. "Eu nunca busquei meu *status* atual de pária, e ele me faz sentir como um golfinho encalhado na praia", escreveu ela.

Na mesma reportagem ela criticou diretamente o apoio resoluto de Putin ao jovem Kadyrov. Putin, escreveu ela, nomeou Kadyrov como primeiro-ministro "com alegre menosprezo pelo fato de que o sujeito é um idiota completo, desprovido de educação, cérebro ou qualquer talento discernível para alguma coisa além de desordem e roubos violentos".[9] Entretanto, a estratégia de Putin para a Chechênia se provou impiedosamente eficaz. Aslan Maskhadov, o presidente eleito da república durante o breve período de independência entre 1996 e 1999, tinha sido encurralado e morto em março de 2005 em um porão a menos de vinte quilômetros de Grózni. Seu substituto como líder político da rebelião, Abdul Khalim Saidullayev, foi morto um ano depois – traído por um informante, zombou Kadyrov, pelo preço de uma dose de heroína. Meses depois, em julho de 2006, uma explosão na república vizinha à Chechênia, a Ingushetia, matou Shamil Basayev, o infame comandante militar e terrorista confesso que havia organizado os sequestros no *Nord-Ost* e em Beslan, entre dúzias de outros ataques. A FSB declarou que tinha sido uma operação especial, enquanto os insurgentes afirmavam ter sido um acidente, mas o impacto foi indiscutível. A sequência de mortes decapitou a liderança da rebelião que Putin combateu desde o momento em que subiu ao poder, levando seus apoiadores à clandestinidade. O custo em sangue e riquezas foi extraordinário – com milhares de soldados russos mortos e outras centenas de chechenos desalojados ou "desaparecidos". A brutalidade, a violência, a impunidade – as táticas repressivas de segurança e políticas que caracterizavam toda a Rússia, mas que foram amplificadas nas montanhas da fronteira sul – criaram uma privação de direitos e um ressentimento que se agravariam até criar uma insurgência de traços islâmicos que as autoridades jamais abafariam totalmente. Entretanto, as táticas de Putin – e seu apoio ao jovem Kadyrov – haviam sido bem-sucedidas em esmagar o movimento pela independência da Chechênia. Três meses depois da morte de Politkovskaya, usando a autoridade que impôs após Beslan, Putin nomeou Kadyrov como o novo presidente da Chechênia. Ele era pouco mais do que um sátrapa, porém Putin retribuiu sua lealdade ao Kremlin lhe dando soberania absoluta para administrar a Chechênia como seu feudo, o que ele fez com crueldade impiedosa contra inimigos e críticos – gente como Politkovskaya. A morte dela foi uma das últimas baixas da guerra vitoriosa de Putin. Em 2008, tarde demais para que a jornalista exercesse sua sagacidade mordaz contra o fato, Kadyrov pagou a confiança de Putin rebatizando uma parte da rua principal da surrada capital, Grózni, que estava sendo reconstruída aos poucos com um influxo massivo de verbas vindas do orçamento federal. No centro de uma cidade que havia sido derrubada obedecendo às ordens de Putin, a Avenida Vitória se tornou Avenida Putin.

Dada a proeminência de Politkovskaya, seu assassinato atraiu imensa atenção internacional – e um silêncio conspícuo do Kremlin. Como ela tinha passaporte americano, tendo nascido em Nova York de pais diplomatas soviéticos nas Nações Unidas em 1958, o embaixador americano, William Burns, leu uma declaração oficial expressando preocupação e exigindo uma investigação completa sobre a morte de uma cidadã americana. Andrei Denisov, um assessor do ministro das relações exteriores com quem Burns se encontrou, parecia chocado pelo assassinato e insistiu que "ninguém em posição de autoridade tinha nada a ver com o crime", acrescentando que "muitos indivíduos poderiam se beneficiar com a morte de Politkovskaya".[10] Entretanto, nem o Ministério das Relações Exteriores nem o Kremlin disse nada. Poucos detinham autoridade para falar, especialmente sobre um caso tão delicado, até que o próprio presidente sinalizasse qual seria a fala oficial. E Putin não disse nada até três dias depois, quando Politkovskaya foi enterrada sob uma chuva pesada com milhares de enlutados enfileirando-se para passar junto a seu caixão.

Putin tinha chegado naquele dia em Dresden, seu velho posto na KGB, para uma visita oficial a Angela Merkel, a nova chanceler que substituiu Schröder, além de empresários, promovendo os produtos energéticos da Rússia, em constante expansão. Quando eles apareceram juntos, Merkel se uniu à condenação internacional do assassinato de Politkovskaya, mas Putin não disse nada em seus comentários. Ele só abordou a questão quando um repórter alemão fez uma pergunta. Putin chamou o fato de "um crime horrivelmente cruel", mas em seguida menosprezou a obra da jornalista e sugeriu que o verdadeiro motivo para seu assassinato tinha sido para macular a reputação da Rússia. "Essa jornalista era, de fato, uma crítica feroz às autoridades atuais na Rússia, mas como os especialistas sabem e os jornalistas deveriam perceber, acho, seu impacto na vida política russa foi muito tênue", disse ele. O assassinato dela, disse Putin, foi um golpe maior às autoridades do que qualquer coisa que Politkovskaya havia escrito. Ele se estendeu sobre o tema mais tarde naquela noite, quando disse a oficiais russos e alemães que se encontravam no fórum semestral conhecido como Diálogo de Petersburgo que o assassinato de Politkovskaya tinha sido orquestrado por inimigos da Rússia. Isso se tornaria um tema recorrente: os inimigos da Rússia, de Putin, conspiravam para desacreditá-lo. "Temos informações confiáveis e consistentes de que muita gente se escondendo da justiça russa alimenta a ideia de que utilizarão alguém como vítima para criar uma onda de sentimento contra a Rússia no mundo", disse-lhes ele.

Era exatamente isso que Litvinenko procurava fazer. Ele considerava Politkovskaya uma amiga – sempre que ela visitava Londres, os dois trocavam informações sobre a Chechênia e os serviços de segurança trabalhando por lá[II] – e sua morte o deixou enfurecido. Em 19 de outubro, menos de duas semanas antes de adoecer, Litvinenko foi a um painel de debates em Londres a respeito do assassinato de Politkovskaya e declarou que Putin era pessoalmente culpado. Ele se levantou na plateia para dirigir-se ao painel, começando a falar em inglês hesitante e então prosseguindo em russo, enquanto uma mulher sentada ao lado de Akhmed Zakayev interpretava suas palavras. Depois de enfatizar que não tinha nada a esconder e repetindo diversas vezes que os jornalistas presentes podiam ficar à vontade para citar suas declarações, ele disse que a própria Politkovskaya havia recebido um aviso de que Putin tinha colocado o nome dela numa lista negra. "Eu sei muito bem que apenas uma pessoa na Rússia poderia matar uma jornalista da estatura de Anna Politkovskaya – e essa pessoa é Putin, ninguém mais."

Treze dias depois, ele coletou as "evidências" que, acreditava, o ajudariam a provar sua tese. Um analista de segurança italiano, Mario Scaramella, que negociava o mesmo tipo de segredo que Litvinenko, compartilhou e-mails que tinham sido enviados por outro russo exilado, alegando ser a lista negra de uma associação de veteranos da KGB chamada Dignidade e Honra. O nome de Politkovskaya estava na lista. Assim como estavam o de Litvinenko e o de Berezovsky. E ainda assim Litvinenko baixou sua guarda quando saiu do almoço de reunião com o italiano para se encontrar com os dois russos que se tornariam os principais suspeitos em seu assassinato: Andrei Lugovoi e Dmitri Kovtun.

Lugovoi, também veterano do departamento da KGB que oferecia proteção a funcionários do governo, já havia cuidado da segurança para a estação de TV controlada por Berezovsky. Agora ele era dono de uma empresa de segurança chamada a Nona Onda e continuava em contato com Berezovsky. Kovtun era um amigo de infância de Lugovoi, tinha servido como capitão no ramo de inteligência militar do Exército Vermelho soviético na Alemanha Oriental e era dono de uma empresa de consultoria de negócios. Litvinenko conheceu Lugovoi por meio de sua conexão com Berezovsky e estava ansioso para trazê-lo para sua órbita de contatos que incluía a Erinys, uma empresa de segurança onde Litvinenko trabalhava às vezes como consultor. Lugovoi apresentou Kovtun durante essa visita em outubro, em uma reunião na Erinys e, depois, em um restaurante chinês. As autoridades na Grã-Bretanha revelaram posteriormente que a primeira tentativa de matar Litvinenko havia ocorrido na empresa de segurança, usando o mesmo veneno radiativo.[12] Ele ficou doente em seguida, vomitando na mesma noite, mas se recuperou.

Os três tornaram a se encontrar no mesmo dia em novembro em que Litvinenko ficou gravemente doente. Dessa vez foi o próprio Litvinenko que insistiu em se reunir com eles urgentemente, antes de uma reunião já marcada para a manhã seguinte. Ele estava ansioso para compartilhar o que havia descoberto nos e-mails que Mario Scaramella lhe passara durante o almoço. O encontro dos três no Pine Bar do Mayfair Millenium foi curto, já que Lugovoi, que viajava com sua família, tinha ingressos para uma partida de futebol entre o Arsenal e o CSKA de Moscou naquela noite, no estádio Emirates. Quando o filho dele chegou ao bar, ele o apresentou a Litvinenko e então saiu para trocar de roupas para o jogo. Kovtun achou que Litvinenko parecia estranho, agitado e talvez indisposto. "Ele não fechou a boca", disse ele.[13] Enquanto Kovtun esperava por Lugovoi no saguão, Litvinenko se mantinha desconfortavelmente perto dele, esperando junto. "Eu estava bem próximo dele", disse Kovtun. "Ele ficou falando sem parar."

Depois de as autoridades britânicas determinarem qual o veneno que havia matado Litvinenko, o polônio-210, eles acabaram encontrando traços residuais da substância em todos os pontos em que os três homens tinham estado – não apenas em 1º de novembro, mas também durante os encontros anteriores, em 16 e 17 de outubro. O polônio contaminava seus quartos de hotel, a sala de conferência onde eles se reuniram na Erinys, o assento utilizado por Lugovoi no estádio Emirates, as almofadas das poltronas no clube de *striptease* Hey Jo e um narguilé no restaurante Dar Marrakesh, que Lugovoi e Kovtun tinham visitado. Ele irradiava de dois jatos da British Airways que faziam o trajeto entre Moscou e Londres e até do sofá na casa da ex-esposa de Kovtun em Hamburgo, na Alemanha, que Kovtun visitara dias antes de voar de novo para Londres para se encontrar com Litvinenko pela segunda vez, e onde, segundo um testemunho que veio a público anos depois, ele perguntou a um amigo se ele sabia recomendar algum chef que pudesse utilizar uma dose de veneno.

O polônio-210 ocorre naturalmente em quantidades diminutas na crosta terrestre, no ar e na fumaça de tabaco, porém, quando manufaturado, tem a aparência de um metal prateado e maleável. Antigamente era utilizado nos gatilhos de armas nucleares e é produzido em quantias pequenas para eliminar eletricidade estática em maquinário industrial e retirar poeira de película de filme e de lentes de câmeras. Ele se degrada emitindo partículas alfa que viajam apenas alguns centímetros e são facilmente contidas por uma folha de papel ou pela pele de uma pessoa. O único risco à saúde vem quando ele é ingerido. Manipulado com facilidade e segurança e letalmente tóxico: é uma arma engenhosa. Noventa e sete por cento do suprimento industrial do mundo vem da Avangard, uma instalação nuclear russa na altamente protegida cidade de Sarov, onde a União Soviética construiu sua primeira bomba atômica.

Assim como aconteceu quando houve o assassinato de Politkovskaya, Putin estava viajando quando a morte de Litvinenko detonou um frenesi global na mídia. Dessa vez ele estava em Helsinki para uma conferência com a União Europeia que já tinha ido mal e, enquanto se preparava para a ritual coletiva de imprensa que culminava esse tipo de reunião, seu porta-voz, Dmitri Peskov, deu a notícia da acusação que Litvinenko fez de seu leito de morte, sabendo que certamente questionariam Putin a respeito. Putin ficou furioso e incrédulo por estar sendo acusado de envolvimento pessoal na morte de Litvinenko.[14] O momento, segundo ele e seus assessores acreditavam, não podia ser uma coincidência; só podia ser uma provocação.

Quando ele surgiu com os primeiros-ministros da Finlândia, Islândia e Noruega, além dos dois oficiais mais elevados da União Europeia, o desconforto de Putin era palpável. Ele fez caretas, ficou se remexendo, olhando para o teto. Seus assessores nos bastidores sugeriram a repórteres que ele estava gripado,[15] mas Putin parecia estar reprimindo a fúria que Peskov afirmou que o presidente sentia. Nenhum dos líderes que falaram do palanque fingiram que as reuniões haviam sido um sucesso, embora diplomaticamente expressassem esperança de que os esforços para forjar laços econômicos e sociais fossem prosseguir. Depois que eles terminaram de falar, a primeira pergunta foi sobre Litvinenko: Putin iria responder à acusação de ter sido responsável por sua morte?

Putin, normalmente arrogante nessas aparições perante a imprensa, exibia um aspecto pouco à vontade. "A morte de alguém é sempre uma tragédia", começou ele, oferecendo em seguida suas condolências à família de Litvinenko. Assim como havia feito após o assassinato de Politkovskaya, ele tentou menosprezar a vítima e desviar o assunto. Os médicos britânicos, disse ele, não indicaram que havia sido "uma morte violenta". Ele insinuou que as autoridades britânicas tinham a responsabilidade de proteger os cidadãos de seu país. Ofereceu a assistência da Rússia *se* fosse necessária uma investigação e instou os ingleses a não "apoiar a tendência a inflar qualquer escândalo político sem bases reais". Quanto ao bilhete, ele questionou por que aquilo não tinha vindo a público quando Litvinenko ainda estava vivo: se tinha sido escrito após sua morte, disse Putin, não existia necessidade de comentários. "As pessoas que fizeram isso não são Deus e o sr. Litvinenko, infelizmente, não é Lázaro", disse ele. "E é realmente uma pena que mesmo tais eventos trágicos, como a morte de uma pessoa, possam ser utilizados para provocações políticas." Da mesma forma que fizera no caso de Politkovskaya, Putin buscou redirecionar a culpa para outro ponto, para seus inimigos. Entretanto, em nenhum momento em suas falas breves e desajeitadas ele negou explicitamente que os russos tivessem cometido o assassinato.

Jamais emergiu alguma evidência de que Putin teve envolvimento na morte de Litvinenko, ou na de Politkovskaya, ou qualquer dos outros crimes misteriosos e não solucionados que carregavam os traços característicos de um assassinato político durante seu governo. A essa altura, contudo, sua posição no Ocidente havia afundado tanto que poucos duvidavam que, no mínimo, ele havia criado um clima que tornou atentados políticos algo sombriamente comum. Na esteira do envenenamento de Litvinenko, casos mais antigos de repente assumiram nova relevância. Yuri Shchekochikin, um membro do parlamento e jornalista que também trabalhava no mesmo jornal que Politkovskaya, morreu em 2003 após uma doença súbita que sugeria envenamento; ele havia acabado de escrever um artigo sobre uma investigação empacada que agora, três anos depois, encontrava-se prestes a ressurgir em meio a novas intrigas. Outro caso envolvia a estranha morte de um homem agindo supostamente como mediador no processo Yukos em 2004; a vítima, Roman Tsepov, morreu de uma maneira que previa estranhamente o caso Litvinenko: ele sucumbiu à radiação apenas alguns dias depois de ter sido convidado a tomar um chá no quartel-general da FSB em São Petersburgo.[16]

O envenenamento de Litvinenko tinha toda a complexidade e intriga de um livro de John Le Carré, faltando apenas um motivo coerente e uma resolução climática. Em Moscou, Lugovoi e Kovtun não agiam como suspeitos. Lugovoi havia telefonado a Litvinenko duas vezes depois de descobrir que ele estava doente, mas antes que qualquer um soubesse do caso. Isso não parecia o comportamento de um assassino. Quando seu nome foi citado como uma das pessoas a se encontrar com Litvinenko em 1º de novembro, ele se apresentou à embaixada britânica, concordando em se reunir com os diplomatas para esclarecer a situação e em ser interrogado por investigadores britânicos. A cadeira em que ele se sentou estava tão contaminada por polônio-210 que a embaixada isolou a sala.[17] No dia seguinte à morte de Litvinenko, ele e Kovtun deram uma entrevista à estação de rádio Ekho Moskvy, expressando espanto com o caso todo, e eles continuaram a falar por meses depois do fato, negando qualquer cumplicidade. Posteriormente eles insistiram que eram o alvo do atentado – fosse junto com Litvinenko, cometido por ele, ou no lugar dele. "Matá-lo, ainda mais de um jeito tão extravagante, estava absolutamente além de nossa compreensão", disse Kovtun. Se ele e Lugovoi fossem assassinos de aluguel despachados para Londres, insistiu Kovtun, teriam sido enviados atrás dos homens mais procurados na lista de inimigos da Rússia, não de alguém insignificante como Litvinenko. De fato, Lugovoi havia se encontrado com Berezovsky no dia anterior ao envenenamento de Litvinenko. "Lugovoi sempre tinha oportunidades para se encontrar com Berezovsky, Zakayev, todos eles juntos. Como ele tinha a chance de ver qualquer um deles, seria fácil matar o alvo mais importante."[18] No mundo de penumbra habitado por eles, o argumento fazia certo sentido.

Putin fez o melhor que podia para ignorar o drama, mas oficiais russos tentaram vigorosamente destruir a narrativa que tomava forma em todo o mundo. Eles o fizeram com mais zelo do que demonstraram ao investigar o assassinato em si. Quando traços de polônio-210 foram encontrados em Kovtun, o gabinete do procurador-geral anunciou uma investigação sobre a tentativa de assassinato *contra ele*. Um mês depois eles anunciaram, sem nenhuma evidência nem explicação, que a morte de Litvinenko estava ligada, de alguma forma, aos processos em andamento contra a Yukos. Quando Putin compareceu a uma coletiva de imprensa em fevereiro de 2007, menosprezou Litvinenko como um guarda de fronteira sem importância que havia abusado de seu juramento de posse e depois fugido do país. "Não era preciso fugir para lugar nenhum. Ele não tinha nenhum segredo. Tudo de negativo que poderia dizer sobre seu serviço e seu emprego anterior, ele já disse muito tempo atrás, de modo que não podia existir nada de novo no que fez depois." Em vez disso, afirmava ele, os inimigos que procuravam prejudicar a Rússia eram os "oligarcas fujões se escondendo na Europa Ocidental ou no Oriente Médio". Claramente, Putin se referia a Nevzlin e Berezovsky, sugerindo, com a mesma ausência de provas apresentada por aqueles que o acusavam, que eles de algum modo tinham um dedo na morte de Litvinenko. "No entanto, eu não acredito de fato em teorias da conspiração."

Todavia, a Rússia tinha se tornado solo fértil para conspirações reais e imaginárias, e as mortes de Litvinenko, Politkovskaya e dos outros desafiavam a impressão cuidadosamente cultivada de que Putin presidia uma era de progresso, estabilidade e renovado orgulho nacional, deixando no passado o caos violento dos anos 1990. Muitas teorias eram centradas no final do segundo mandato de Putin como presidente, o qual, segundo a lei, já despontava no horizonte. Alguns viam os assassinatos como uma provocação para acender um levante popular antes da eleição de 2008, do mesmo jeito que o assassinato de Grigory Gongadze na Ucrânia acelerou o fim do governo de Leonid Kuchma. Outros começaram a enxergar a mão sombria daqueles que, dentro da Rússia, desejavam que Putin permanecesse no poder. Por essa lógica deturpada, o opróbrio que recairia sobre Putin por orquestrar o assassinato de um crítico em Londres o forçaria a continuar no cargo para que isso lhe garantisse imunidade quanto a um processo criminal. Isso também fazia um certo sentido.

PUTIN HAVIA SIDO QUESTIONADO QUANTO a sua intenção de revisar a Constituição e procurar um terceiro mandato como presidente antes mesmo de ter conquistado a reeleição para o segundo.[19] Várias e várias vezes ele insistiu que não tinha intenção alguma de alterar a constituição para apagar os limites de mandato sobre a poderosa presidência, e várias vezes foram esboçados apelos para fazer exatamente isso. Parlamentos regionais esboçaram referendos sobre a questão desde a Primoriye, no Extremo Oriente, até a Chechênia. O porta-voz do parlamento checheno, Dukavakha Abdurakhmanov, ecoou Ramzan Kadyrov em sua lealdade, declarando que Putin deveria ter mais três ou quatro mandatos como presidente – que ele deveria governar de forma vitalícia, se possível. "Não deveria ser o número de mandatos a decidir o final de sua presidência, e sim sua idade e saúde",[20] disse ele. A um simples sinal do Kremlin, qualquer das iniciativas de estender o governo de Putin teria sido aprovada facilmente, mas Putin objetou, rejeitando os apelos, embora também não os desencorajasse ativamente. Pela primeira vez, o país tinha um mecanismo legal e democrático para a transferência pacífica do poder, porém, seguindo um projeto do próprio Putin, tinha se tornado impossível imaginar qualquer outra pessoa no comando.

Putin disse uma vez que vinha pensando sobre seu potencial substituto desde o momento em que assumiu o cargo, porém, em seu segundo mandato, o tema da sucessão começou a preocupar Putin e sua corte da mesma forma que preocupara o enfermo Yeltsin – e o desacreditado Kuchma, na Ucrânia. Ele revelou isso em dezembro de 2004, quando lhe perguntaram durante uma coletiva sobre seus planos após deixar a presidência, e se ele cogitava retornar à política na eleição seguinte, em 2012. Ele gracejou: "Por que não em 2016?" Seus volteios evasivos nunca encerraram a questão totalmente, mas ele reconheceu que, como Yeltsin antes dele, começara a pensar sobre o "marco" vindouro da eleição de 2008, que ele chamou enigmaticamente de "uma posição crítica" para o país.

A busca pelo herdeiro de Putin – "Operação Sucessor", como foi chamada – começou de verdade em novembro de 2005, quando o Kremlin anunciou que Putin promoveria dois de seus aliados mais próximos: Dmitri Medvedev, na época seu chefe de gabinete, e Sergei Ivanov, o ministro da defesa. Putin apontou Medvedev para a posição recém-criada de primeiro vice-primeiro-ministro, enquanto Ivanov se tornou vice do primeiro-ministro além de ministro da defesa. Assim como Putin antes de sua nomeação por Yeltsin, nenhum dos dois havia concorrido a um cargo eleito, mas entre os dois, Ivanov parecia o herdeiro mais provável. Ele era treze anos mais velho do que Medvedev e havia alcançado a patente de general na KGB. Medvedev, em contraste, era um advogado pueril e amante dos livros que coescrevera um livro técnico legal e palestrava na faculdade de direito da Universidade Estatal de São Petersburgo antes de acompanhar Putin a Moscou como seu apadrinhado de confiança. Putin não disse a nenhum dos dois quem escolheria e, nos meses que se seguiram, parecia que ambos estavam sendo preparados para o papel, lançados sob os holofotes para polir suas imagens, embora estivessem "em campanha" pelo único voto que importava: o de Putin. Ambos assumiram papéis de destaque em iniciativas políticas do Kremlin. Medvedev supervisionou o gasto de 5 bilhões de dólares em "projetos nacionais" na agricultura, habitação, educação e saúde; Ivanov ficou responsável pela reestruturação das forças armadas e, em 2006, de uma nova comissão para supervisionar as aquisições militares. Ambos começaram a aparecer mais amiúde nos jornais noturnos, certamente mais do que seu chefe nominal, o insípido primeiro-ministro que administrava o governo, Mikhail Fradkov, que em seu primeiro ano no cargo ficou conhecido por sua distinta ausência de influência e importância política. Enquanto a especulação se acumulava, tanto Medvedev quanto Ivanov enfrentavam repetidas perguntas sobre suas aspirações políticas, e se tornaram ardilosos em desviar do assunto. Na corte de Putin, os cortesãos não ousavam fazer campanha abertamente, mesmo que tivessem suas próprias ambições políticas. Em vez disso, eles conspiravam.

A aparente solidez do controle político de Putin escondia uma disputa subterrânea para influenciar sua escolha final. Era uma extensão da luta pelo controle pela redistribuição de bens que o Kremlin orquestrou de forma resoluta ao longo do segundo mandato de Putin.[21] Assim como ocorre em qualquer corte, emergiram rivalidades. Igor Sechin, cujo poder havia aumentado com a aquisição da Rosneft, não gostava da perspectiva de nenhum dos dois se tornando presidente. Ele preferia o procurador-geral, Vladimir Ustinov, que desempenhara um papel importante no processo Yukos e cujo filho tinha se casado com a filha de Sechin. Infelizmente para ambos, dizia-se que uma transcrição de uma das conversas dos dois havia chegado à escrivaninha de Putin na primavera de 2006.[22] A conversa foi gravada sub-repticiamente por um delegado da agência de controle às drogas da Rússia, na época dirigida por Viktor Cherkesov, o colega de Putin da KGB vindo de São Petersburgo. Na gravação, diz-se que Sechin teria sugerido que Putin estava fraco e que Ustinov seria uma substituição adequada. Se era verdade ou não, não vinha ao caso: Ustinov era abertamente ambicioso, dirigindo reuniões de promotores com "um ar presidencial", o que era uma presunção perigosa na corte de Putin.[23] Encorajado pela derrubada de Khodorkovsky e com a bênção de Sechin, ele prometeu publicamente em maio de 2006 perseguir "casos criminais de destaque" envolvendo oficiais do governo, inclusive, segundo algumas pessoas, contra Dmitri Medvedev.

Putin demitiu Ustinov em 2 de junho. A decisão surpreendeu o Conselho da Federação, que ainda tinha a autoridade final para escolher ou retirar um procurador-geral, embora não possuísse mais a independência que tivera sob o governo Yeltsin para debater essa possibilidade. Em uma indicação do quanto Putin havia domado os ramos alternativos do poder desde o escândalo causado pela retirada de Yuri Skuratov por Yeltsin em 1999, o conselho votou naquele mesmo dia, confirmando a decisão de Putin. Não houve debate, e o voto foi virtualmente unânime, com apenas duas abstenções. Sergei Ivanov sugeriu que havia "bons motivos" para a partida de Ustinov; Putin, no entanto, não ofereceu nenhuma explicação pública. Ninguém compreendeu na época que essa demissão era a primeira repercussão da turbulência política abaixo da superfície. Os assassinatos de Politkovskaya e Litvinenko vieram pouco depois. A batalha oculta pelo novo herdeiro de Putin, contudo, só explodiria em público no ano seguinte, devido a uma investigação sobre a loja de móveis Tri Kita, ou Três Baleias. Este era o caso que Yuri Shchekochikhin vinha cercando em sua reportagem quando morreu misteriosamente.

No AUGE DO FUROR EM torno da investigação Litvinenko, Putin despachou Medvedev para a reunião anual da elite empresarial e política do mundo em Davos, na Suíça, em janeiro de 2007. Um pouco desajeitado, com uma cabeleira castanha cheia e uma apreciação pelo *heavy metal* americano e inglês antigo, Medvedev projetava uma imagem mais gentil de político russo do que Putin vinha fazendo nos últimos tempos. Naquele momento com apenas 41 anos, ele era um filho da *intelligentsia* sem nenhum histórico conhecido nos serviços de segurança. Medvedev chegara à idade adulta quando a *perestroika* fincava raízes, representando uma nova geração, menos endurecida pelo comunismo e a Guerra Fria. Ele até falava um pouquinho de inglês, aprendido por conta de sua paixão pela música do Deep Purple. Em seu discurso de abertura, ele asseverou à audiência que a Gazprom não era uma valentona – apenas algumas semanas depois de a empresa cortar o suprimento de gás para a Bielorrússia. Afirmou que a Rússia tinha todas as intenções de ser uma parceira confiável no comércio e no investimento – a despeito do papel desempenhado pelo Kremlin na pressão a investidores como a Royal Dutch Shell. Ele até contestou o slogan que o estrategista político de Putin, Vladislav Surkov, havia popularizado: "democracia soberana". A democracia, disse Medvedev, não precisa de adjetivos, e ele estava confiante que a versão da Rússia era genuína o bastante. "Não estamos tentando forçar ninguém a amar a Rússia, mas não permitiremos que ninguém a prejudique", disse ele. "Vamos nos empenhar para conquistar respeito tanto para os cidadãos da Rússia quanto para o país, como um todo. E mais: isso será alcançado não pelo uso da força, mas pelo nosso comportamento e nossas conquistas." A proeminência de Medvedev em um fórum internacional – já que Davos era um rito de passagem para aspirantes a cargos de liderança política – foi largamente bem recebida, e pareceu confirmar sua emergência como herdeiro aparente de Putin.

A defesa que Medvedev fez da Rússia não divergia substancialmente da de Putin, mas o tom levou aqueles que estavam presentes em Davos a acreditar que ele seria um tipo diferente de líder. Menos de duas semanas depois, contudo, Putin deixou claro em outro fórum internacional que estava endurecendo muito mais a postura contra seus detratores no Ocidente e, acima de tudo, nos Estados Unidos. O furor causado pelos assassinatos de Politkovskaya e Litvinenko acendeu a raiva de Putin, mas o impulso que precipitou o discurso que ele estava prestes a fazer foi a decisão do presidente Bush de negociar o estabelecimento de bases para o sistema americano de defesa antimísseis na Polônia e na República Tcheca. Na cabeça dele, eles eram todos farinha do mesmo saco. Putin havia se oposto ferozmente à decisão de Bush de abandonar o tratado da Guerra Fria proibindo o uso de escudos antimísseis, mas aquiesceu em silêncio, tranquilizado pelos juramentos para forjar uma amizade nova e mais construtiva entre os dois países. Em vez disso, os dois se distanciaram ainda mais, cada um levado por sua própria desconfiança quanto aos atos do outro. Agora os Estados Unidos queriam colocar estações de radar e mísseis interceptadores no flanco da própria Rússia. Na visão de Putin e de seus comandantes militares, essa movimentação desafiava o cerne da dissuasão nuclear do país, a única coisa que sobreviveu ao colapso da União Soviética e preservou o status de grande potência da Rússia. "Para mim, chega", disparou ele para seus assessores.[24]

Para expressar sua irritação, Putin escolheu um fórum com frequência chamado de o Davos do mundo da segurança nacional: a Conferência de Segurança de Munique, um evento anual. Na reunião de fevereiro de 2007, após um discurso de abertura da chanceler alemã Angela Merkel, Putin caminhou até o pódio do hotel Bayerischer e começou com um alerta do que viria pela frente. "A estrutura dessa conferência me permite evitar a polidez excessiva e a necessidade de falar em termos diplomáticos enviesados, agradáveis, porém vazios. O formato dessa conferência me permitirá dizer o que realmente penso sobre os problemas de segurança internacional. E se meus comentários parecerem desmesuradamente polêmicos, afiados ou inexatos para nossos colegas, então eu pediria que não fiquem bravos comigo. Afinal, isso é apenas uma conferência."[25] Ele gracejou, esperando que o moderador da conferência, Horst Teltschik, não acendesse a luz vermelha alertando-o que seu tempo tinha acabado. Seguiram-se algumas risadas salpicadas pela plateia. Merkel, na primeira fileira, deu um sorriso forçado.

O final da Guerra Fria, prosseguiu Putin, deixou o mundo "com munição real, falando de modo figurativo". Ele estava falando de "estereótipos ideológicos, moral dupla, e outros aspectos típicos do pensamento em bloco da Guerra Fria". O colapso da União Soviética acabou com a divisão geopolítica do mundo, mas o poder "unipolar" resultante disso estava criando novas divisões, novas ameaças e semeando o caos ao redor do mundo. "É um mundo no qual existe um mestre, um soberano", continuou ele. Ao invés de reduzir as tensões mundiais, "ações unilaterais e frequentemente ilegítimas" resultaram em mais guerras e mais mortes do que no mundo dividido. "Consideravelmente mais", repetiu ele. "Consideravelmente mais."

"Hoje testemunhamos um hiperuso quase incontido de poderio – poderio militar – em relações internacionais, poderio esse que está mergulhando o mundo em um abismo de conflitos permanentes. Como resultado, não temos força suficiente para encontrar uma solução abrangente para nenhum desses conflitos. Encontrar um acordo político também se torna impossível. Vemos um desdém cada vez maior pelos princípios básicos da lei internacional. E normas legais independentes estão, na verdade, aproximando-se cada vez mais do sistema legal de um Estado." Caso alguém não tivesse entendido, ele então destacou os Estados Unidos, que havia "ultrapassado suas fronteiras nacionais de todas as formas. Isso é visível nas políticas econômicas, culturais, políticas e educacionais impostas por eles sobre outras nações. Bem, quem gosta disso?"

Merkel assistia com expressão impassível, assim como a delegação americana sentada à esquerda dela, na primeira fileira, que incluía o secretário de defesa, Robert Gates, e dois senadores que eram presença regular nessa cúpula, John McCain e Joe Lieberman.[26] Viktor Yushchenko da Ucrânia, cuja eleição Putin havia combatido com tanto vigor, estava à direita de Merkel. O discurso de Putin durou 32 minutos, uma reprimenda pública ao Ocidente por causa de um catálogo de agravos, desde tratados de controle armamentista até a expansão da OTAN, do desenvolvimento de escudos antimísseis até as armas no espaço – tudo, na cabeça de Putin, causado pela arrogância desmedida de uma superpotência determinada a dominar o mundo segundo seus próprios termos. Outras organizações internacionais precisavam se dobrar a suas demandas. As negociações para admitir a Rússia na Organização Mundial do Comércio se emaranharam em exigências (não relacionadas) por liberdade de expressão. A Organização pela Segurança e Cooperação na Europa, que criticara eleições ocorridas sob o governo Putin, se tornou "um instrumento vulgar" para interferir nos assuntos internos alheios.

As reações no hotel variaram de aturdidas a furiosas. A resposta americana veio no dia seguinte. Gates defendeu as ações americanas e, como ex-oficial de inteligência e diretor da CIA que dizia ter evoluído nas décadas que se seguiram a 1989, ofereceu uma censura gentil ao homem que parecia não ter feito o mesmo. "Uma Guerra Fria foi o bastante", disse ele.

O discurso de Putin se tornou um marco nas relações da Rússia com o Ocidente, interpretado por muitos como um momento capital, tão importante quanto o discurso de Winston Churchill de 1946 que deu ao mundo a expressão "Cortina de Ferro". Putin, como certamente havia pretendido fazer, explorou a raiva e ansiedade globais a respeito dos Estados Unidos sob George Bush: a prisão de Guantánamo, a entrega de prisioneiros a centros secretos de detenção, a tortura a suspeitos de terrorismo, a guerra no Iraque. Putin podia ser criticado por seu punho de ferro em casa, pelas atrocidades da Rússia na Chechênia e em outras áreas, e até pelo envenenamento de Litvinenko, mas muitas pessoas pelo mundo – inclusive algumas na Europa e nos Estados Unidos – concordavam com sua análise e aplaudiram abertamente um país e um líder disposto e com coragem para oferecer um contrapeso ao poder desmedido dos americanos. A Rússia não era uma Venezuela, um Irã ou algum outro inimigo cujo antiamericanismo podia ser facilmente ignorado como desvario dos fracos e irrelevantes. O jornal alemão *Süddeutsche Zeitung* escreveu após o discurso que o alerta de Putin deveria ser levado em conta: "A mãe de todos os fracassos tem sido o modo paternalista com que o vencedor da Guerra Fria tem tratado o vencido".[27]

Putin não havia fechado a porta por completo para a chance de trabalhar em conjunto com os americanos – ele ainda faria uma última aposta audaciosa para bloquear os escudos antimísseis –, mas no sétimo e último ano de sua presidência, a Rússia recuperou sua arrogância internacional, encorajada pela renda crescente advinda do petróleo e do gás. Medvedev havia dito isso em Davos, mas em uma garantia tranquilizadora que agora, apenas duas semanas depois, parecia débil. Putin estava traçando uma nova política externa que seria muito mais desafiadora, até hostil, para com os Estados Unidos em particular, mas também, na esteira do assassinato de Litvinenko, para com a Grã-Bretanha. Ele foi de Munique para a Arábia Saudita, outrora um veemente inimigo da União Soviética, e a seguir para o Qatar, procurando expandir o poder energético da Rússia com um equivalente à OPEP para o gás natural. Juntando-se a ele nessa viagem estava Sergei Ivanov, cujas visões linha-dura espelhavam muito mais de perto a retórica de Putin do que Medvedev. A estreia de Medvedev em Davos foi calorosamente recebida pela mesma elite internacional que Putin havia acabado de repreender. Ele era visto como o principal candidato na disputa não oficial pela futura eleição presidencial; no entanto, quando Putin retornou a Moscou uma semana depois, ele promoveu Ivanov. Havia agora dois primeiros vices ao primeiro-ministro, e Ivanov era quem parecia muito mais afinado com o clima do momento.

A arenga de Putin em Munique também repercutiu nas instituições de segurança e nas Forças Armadas russas, levando a um aumento de ameaças e atos hostis não apenas contra os Estados Unidos, mas também contra os europeus. O comandante das Forças de Mísseis Estratégicos da Rússia alertou que redirecionaria as armas nucleares do país para a Polônia e a República Tcheca se elas fossem adiante com a mobilização de equipamentos militares americanos. Em abril, Putin anunciou que a Rússia suspenderia a observância ao tratado de forças armadas convencionais na Europa, um pacto negociado no final da Guerra Fria para limitar o número de veículos blindados, baterias de artilharia e caças-bombardeiros em uso no continente. A reviravolta deliberada de Putin em Munique foi como um apito para uma nação que compartilhava sua sensação de traição e sítio; ela liberou uma fúria reprimida sobre estrangeiros, mesmo diplomatas. Quando a Estônia transferiu um memorial de guerra soviético de um parque em sua capital, Tallinn, em abril de 2007, a rede de computadores do país enfrentou uma onda devastadora de ataques cibernéticos que oficiais estonianos descobriram, a partir de rastreio, vir de computadores na Rússia, inclusive um com um endereço de protocolo de internet dentro da administração presidencial de Putin.[28] Isso foi descrito como guerra cibernética, ou ciberguerra, travada furtivamente por uma Rússia cada vez mais belicosa, que já não respeitava mais a soberania de seus vizinhos – exatamente a acusação que Putin lançou sobre os Estados Unidos.

Na Rússia, Nashi, o grupo da juventude militante criado e alimentado pelo Kremlin, sitiou a embaixada da Estônia. Os guarda-costas da embaixadora da Estônia, Marina Kalijurand, precisaram usar spray de pimenta para escapar dos nashistas que a atacaram quando ela deixava uma coletiva de imprensa na qual tentou acalmar as tensões elevadas por causa do monumento. O carro dela foi atacado na saída, assim como o do embaixador suíço quando ele tentou visitar a embaixada estoniana. Essas quebras do protocolo diplomático foram toleradas pela polícia russa, normalmente zelosa. Putin também não aliviou sua crítica pública à hegemonia americana; na celebração anual do Dia da Vitória, na Praça Vermelha, em 9 de maio, ele comparou os Estados Unidos ao Terceiro Reich com o "mesmo desprezo pela vida humana" e o mesmo desejo de dominar o mundo por *diktat*. A estabilidade das relações internacionais e a arquitetura de segurança construída após a Guerra Fria – uma era que vaticinava uma nova paz para o continente – estava se desfazendo em uma convulsão de acusações mútuas.

Foi neste momento que o Serviço de Promotoria da Coroa Britânica encerrou sua investigação a respeito do envenenamento de Aleksandr Litvinenko. Em maio de 2007, eles anunciaram que havia bases suficientes para acusar Andrei Lugovoi do homicídio. Os promotores não publicaram suas evidências naquele instante, mas tinham concluído que apenas o Kremlin poderia ter autorizado uma operação tão descarada e arriscada. A Rússia desafiadoramente recusou-se a deliberar sobre o pedido da Grã-Bretanha para a extradição de Lugovoi, citando sua própria proibição constitucional de extraditar seus cidadãos – e a hipocrisia das repetidas rejeições da Grã-Bretanha aos inúmeros pedidos russos para que Boris Berezovsky fosse entregue à justiça de seu país. Em abril, Berezovsky disse ao *The Guardian* que estava ativamente financiando um esforço para fomentar uma nova revolução da Rússia entre a elite política e empresarial do país, o que, segundo ele acreditava, era a única esperança de mudança, não a vindoura eleição para o sucessor de Putin. "Não é possível mudar esse regime pelos meios democráticos", disse ele ao jornal. "Não pode existir transformação sem força, sem pressão."[29] O Kremlin declarou a ameaça de Berezovsky uma violação à nova lei sobre extremismo e reiterou sua demanda pela extradição. Lugovoi fez sua própria aparição carnavalesca diante da imprensa, zombando do indiciamento e acusando, por sua vez, o MI6 (o serviço britânico de inteligência estrangeira, que tentara recrutá-lo), o braço espanhol da máfia russa (presumivelmente em retaliação pela reunião de Litvinenko com as autoridades de lá) e o próprio Berezovsky pelo assassinato do homem que ele havia sustentado financeiramente. Ele mesmo havia se contaminado com polônio-210, disse Lugovoi, "para uso futuro em um escândalo político".[30]

O espetáculo aumentou a suspeita na Rússia de que o assassinato de Litvinenko, como o de Politkovskaya e dos outros, era parte de uma elaborada conspiração para ditar o resultado da transição política na Rússia. As únicas perguntas que restavam em aberto eram se os conspiradores estavam dentro ou fora da Rússia e se conspiravam para manter Putin no poder ou para retirá-lo de lá à força. Em junho, dois dias depois de a Grã-Bretanha expulsar quatro diplomatas em retaliação à recusa da Rússia de extraditar Lugovoi, a polícia inglesa deteve um russo misterioso que havia chegado a Londres com documentos falsos. Suspeitando que ele pretendia matar Berezovsky, eles o expulsaram do país.[31] Em julho, caças da Royal Air Force tiveram que correr para interceptar bombardeiros estratégicos TU-95 russos, que testavam as defesas aéreas britânicas como a União Soviética fazia durante a Guerra Fria. Era como se o urso que foi a União Soviética tivesse acordado de duas décadas de hibernação.

18
O problema 2008

Em julho, Putin foi até a minúscula Guatemala em uma missão pessoal para corrigir uma ofensa internacional que datava da década de 1980, quando a União Soviética hospedou as Olimpíadas de Verão em Moscou e a maioria do Ocidente boicotou o evento para protestar contra a invasão ao Afeganistão. A outrora poderosa máquina desportiva soviética havia desabado com o resto do país, despojada de controle estatal e verbas, com seus melhores atletas indo embora em bandos atrás de contratos profissionais em ligas internacionais. Levar os jogos de volta à Rússia se tornou uma jornada obsessiva que Putin perseguiu desde a época em que Sobchak fez uma oferta improvável por São Petersburgo nos anos 1990. Como ávido esportista e obcecado por saúde, judoca, esquiador e nadador, Putin amava as Olimpíadas; enquanto líder, ele via a chance de sediar os jogos como uma afirmação internacional do retorno da Rússia a seu lugar de direito no palco mundial. Em 2001, não muito depois de ele assumir a presidência, Putin saiu em uma viagem para esquiar em St. Anton, em Arlberg, na Áustria, acompanhado por um oligarca da era Yeltsin, Vladimir Potanin, e um político liberal que inicialmente apoiara Putin, Boris Nemtsov. Vendo os resorts aninhados no cenário alpino, Putin lamentou que a nova Rússia não dispusesse de nada assim. "Eu quero conseguir um resort de inverno ao estilo europeu", disse ele a seus companheiros.[1]

Os oligarcas que deviam favores a Putin, da velha e da nova guarda, cederam. Em janeiro de 2006, o banco Rossiya de Yuri Kovalchuk inaugurava um resort de esqui chamado Igora a 83 quilômetros ao norte de São Petersburgo, na estrada que levava ao condomínio de dachas Ozero que Kovalchuk partilhava com Putin. O resort tinha sete pistas, porém com uma queda vertical de menos de 120 metros. Potanin, cujo conglomerado Interros controlava a gigante metalúrgica Norilsk Nickel e o mantinha no topo da lista de bilionários russos, traçou plantas para um projeto muito mais ambicioso em uma cordilheira chamada Rosa Khutor, nas montanhas acima de Sochi, a cidade turística no Mar Negro. Putin, que tirava férias regularmente no retiro presidencial de Sochi, visitou o local remoto acima do vilarejo montanhês abandonado de Krasnaya Polyana, e foi assim que nasceu uma lenda. "Ele veio ver essa estrada", disse Anatoly Pakhomov, que posteriormente se tornaria prefeito de Sochi, referindo-se à rota precária e esburacada que se curvava ao lado do rio Mzymta. E Putin declarou: "Essa beleza, essas riquezas em Krasnaya Polyana, deveriam pertencer a todo o povo".[2]

Para Putin, os projetos não eram investimentos no sentido comercial mais puro. De fato, economicamente eles eram duvidosos. Em vez disso, eram a realização do retorno da Rússia à grandeza, empreendimentos patrióticos executados para o benefício público geral – um assunto sobre o qual se julgava o melhor entendedor e a respeito do qual decidia sozinho. Em breve a Gazprom, firmemente sob o controle de Putin, começou a construir um resort similar em um vale adjacente, perto de Rosa Khutor. Os dois projetos eram a base da oferta que Putin estava indo à Guatemala apresentar aos delegados do Comitê Olímpico Internacional.

A oferta de Sochi foi feita pelo Comitê Olímpico Russo em 2005; não obstante a lembrança hagiográfica de Pakhomov, a ideia de sediar os jogos ali não veio de Putin. Ele estava dando prosseguimento a uma ambição que os líderes do país alimentavam há décadas. Na esteira dos Jogos Olímpicos de Moscou, o geriátrico Politburo no Kremlin secretamente debateu uma oferta pelas Olimpíadas de Inverno, revisando quatro locações possíveis na União Soviética. O sonho teve de ser abandonado, já que a liderança foi suplantada pela rápida sucessão de secretários-gerais nos anos 1980 e finalmente pela promessa e a convulsão da *perestroika*.[3] Três das cidades analisadas por eles – Almaty no Cazaquistão, Bakuriani na Geórgia e Tsaghkadzor, na Armênia – nem mesmo faziam parte da Rússia atual. Apenas Sochi. Embora a cidade tivesse sido um ponto turístico praiano preferido desde os dias de Stálin, faltavam-lhe as instalações modernas exigidas para as Olimpíadas, a começar pela ausência de pistas de esqui em funcionamento. Em 1995, durante a errática presidência de Yeltsin, os russos apresentaram uma oferta para Sochi ser a sede das Olimpíadas de Inverno de 2002, mas a cidade não conseguiu chegar à lista final de concorrentes. Putin tentou novamente, fazendo uma oferta pelas Olimpíadas de Verão em 2005, quando Moscou disputou com Nova York, Madri, Paris e Londres pelos Jogos de Verão e terminou em último lugar na votação final. As avaliações do Comitê Olímpico

Internacional questionaram diretamente se a Rússia tinha a capacidade de organizar os jogos em sua própria capital. Como a Rússia poderia, dois anos depois, defender que Sochi, uma cidade turística decadente sem uma única instalação de nível olímpico, estaria preparada para as Olimpíadas de Inverno de 2014? Sochi competia contra Salzburgo, na Áustria, e Pyeongchang, na Coreia do Sul, a favorita no início da votação final, após ter perdido sua tentativa anterior por uma margem estreita. Poucos imaginavam que Sochi tivesse alguma chance.

A 119ª SESSÃO DO COMITÊ Olímpico Internacional ocorreu no Westin Camino Real, no coração da Cidade da Guatemala. Putin se preparou intensamente, ensaiando seu discurso em um inglês carregado de sotaque e meio travado, mas quase perfeito. Entre as autoridades que faziam os lances finais, ele foi o primeiro a falar naquela manhã. "O complexo olímpico em Sochi será o primeiro centro esportivo de montanha de primeiro mundo na nova Rússia", começou ele, deixando claro que havia absorvido a análise do Politburo dos anos 1980 e as consequências da dissolução soviética. "Permitam-me destacar que após a separação da União Soviética, a Rússia perdeu todas as suas instalações esportivas nas montanhas. Vocês acreditam nisso?" Ele parecia incrédulo, até ofendido pela cruel reviravolta histórica. Putin destacou o caráter original da localização de Sochi, no Mar Negro, ao lado dos picos do Cáucaso. "No litoral pode-se aproveitar um belo dia de primavera, mas no alto das montanhas, é inverno." Ele prometeu investir 12 bilhões de dólares para erigir as instalações – uma soma exorbitante que excedia o que Vancouver planejava gastar em 2010. Prometeu "uma experiência segura, agradável e memorável" e até gracejou que reduziria os engarrafamentos crônicos da cidade. Putin finalizou com um floreio em francês pomposo, agradecendo o comitê por sua consideração.

Em seguida, deixou o hotel. Ele havia apostado muito de seu prestígio – e da Rússia – na votação, mas recusou-se a estar presente para o voto, já que previa um resultado infeliz e temia o embaraço de testemunhar as delegações de Salzburgo ou Pyeongchang celebrando. Embarcou em seu jato presidencial e começou o longo voo de volta a Moscou.

Putin era difamado em boa parte do Ocidente; no entanto, suas queixas aos valentões americanos – e o fato de que não estava errado a respeito do banho de sangue no Iraque – conquistaram-lhe uma relutante admiração em alguns locais, e houve quem achasse que isso tenha desempenhado um papel na votação, que começou quando Putin estava sobrevoando o Atlântico.[4] Sochi ficou em segundo lugar na primeira rodada de votação, recebendo 34 votos, contra 36 a favor de Pyeongchang; Salzburgo obteve apenas 25 e foi eliminada. Quando terminou a segunda rodada, entretanto, Sochi conquistou a maior parte dos votos anteriormente destinados a Salzburgo, batendo Pyeongchang por quatro votos. "Ele foi simpático", explicou Jean-Claude Killy, o campeão francês de esqui e membro do Comitê Olímpico Internacional, após a votação. "Ele falou em francês – ele nunca fala francês. Ele falou em inglês – ele nunca fala inglês. O carisma de Putin pode explicar quatro votos."[5]

O vice-primeiro-ministro que havia permanecido na Guatemala, Aleksandr Zhukov, ligou para Putin no avião presidencial para informá-lo sobre a escolha do comitê. Putin, por sua vez, ligou para o presidente do Comitê Olímpico Internacional, Jacques Rogge, e agradeceu-lhe pelo que chamou de uma "decisão imparcial". Putin já havia alcançado o auge de seus poderes políticos, e agora sua popularidade subia ainda mais. Quando ele regressou triunfante a Moscou, desembarcou de seu jato e se encontrou com repórteres reunidos no saguão VIP do aeroporto Vnukovo. "Isso é, sem dúvida, um julgamento ao nosso país", declarou ele. Apenas em um país desesperado por reafirmação a escolha para ser a sede de uma Olimpíada pareceria tão desproporcionalmente grandiosa. "A Rússia já não se encontra mais de joelhos!", declarou German Gref na Cidade da Guatemala.

Não obstante, durante o verão e o outono, aqueles que se encontravam no interior das muralhas do Kremlin foram consumidos pelo medo generalizado de que, sem Putin, a Rússia tornaria a cair de joelhos. A incerteza dominava a elite política e empresarial. As afirmações repetidas de Putin de que ele não emendaria a Constituição para poder servir um terceiro mandato finalmente começavam a convencer. A elite política havia chegado à triste conclusão de que ele não estava apenas timidamente desconversando. Putin tinha criado seu próprio problema: ele queria aderir estritamente ao que dizia a lei e assegurar uma transição tranquila, mas também estava determinado a ser o único a controlar essa transição. Sua estratégia era, inquestionavelmente, autoritária, mas Putin procurava a pátina da legitimidade, temendo que uma reprise de uma revolução colorida – fomentada por seus inimigos no exterior – fosse destruir o sistema que ele passara quase oito anos construindo.

Sergei Ivanov continuou sendo o líder presumido na campanha não declarada para substituir Putin, seguido de perto por Dmitri Medvedev, embora periodicamente Putin soltasse pistas de que talvez pudesse cogitar outros nomes: seu velho amigo Vladimir Yakunin, quem sabe, ou até mesmo, em nome da diversidade, a governadora de São Petersburgo, Valentina Matviyenko. Ninguém ousava declarar sua ambição pelo cargo, o que usurparia a prerrogativa de Putin, porém Ivanov discretamente congregou um conselho consultivo para preparar posições políticas,[6] enquanto o trabalho de Medvedev nos "projetos nacionais" lhe assegurava um papel conspícuo no debate público. Ambos reuniam apoiadores informais, assim como opositores, nas deliberações que rodavam pelo governo; no entanto, no final do verão, Putin não parecia ter feito sua escolha. E não estava com pressa: um herdeiro designado poderia roubar a atenção destinada a ele, transformando-o em pouco mais do que um peso morto. Como resultado de sua irresolução, as fileiras da burocracia estavam paralisadas, indispostas a tomar decisões que fossem durar além do final da presidência de Putin ou afetar sua posição em qualquer administração que estivesse por vir.[7] Isso também gerou tensões perigosas que vazaram indecorosamente para o público.

Putin alimentou ainda mais especulação quando, em 12 de setembro, revelou seu mais recente ato no teatro da democracia administrada. Mikhail Fradkov, o primeiro-ministro leal e funcional desde 2004, entrou no escritório de Putin no Kremlin e, com as câmeras gravando, renunciou. "Eu compreendo os processos políticos acontecendo neste momento e gostaria de vê-lo com as mãos tão livres quanto possível ao tomar suas decisões", disse Fradkov. Ele não soava tanto como um homem renunciando por princípios, mas como um ator que não havia ensaiado bem suas falas. Parecia desamparado e preocupado. Putin ao menos fez um esforço para parecer pensativo e atencioso. "Talvez você esteja certo", replicou, agradecendo Fradkov por seu serviço, apesar de apontar que tinham sido cometidos alguns deslizes. Ele disse que era importante refletir em como o novo nomeado afetaria a situação política antes das eleições parlamentares em dezembro e da eleição presidencial em março. Algumas horas depois, ele anunciou uma escolha totalmente inesperada para substituir Fradkov: Viktor Zubkov.

Ninguém fora do Kremlin, e poucos lá dentro, compreenderam a decisão de Putin. Nem mesmo Sergei Ivanov previu isso.[8] Se Putin estava seguindo o modelo de Yeltsin para designar seu sucessor, escolhendo um novo primeiro-ministro às vésperas da campanha presidencial, ele havia optado por um homem que, de propósito, havia mantido um perfil discreto. Zubkov, nascido nos primeiros meses da Grande Guerra Patriótica, fazia parte do quadro de homens cujos elos com Putin foram forjados em São Petersburgo na década de 1990. Após os primeiros acordos de escambo por comida criarem um escândalo no inferno de 1991, Zubkov, um ex-chefe de fazenda coletiva, ajudou Putin usando sua influência entre fazendeiros regionais para retomar o suprimento de produtos agrícolas para a cidade faminta.[9] Ele se tornou um dos aliados mais confiáveis de Putin, assumindo a execução fiscal e posteriormente se unindo a ele e a Igor Sechin para produzir dissertações no Instituto de Mineração nos anos 1990. Ele acompanhou Putin a Moscou, onde, por sete anos, presidiu discretamente a nova Agência Russa de Monitoramento Financeiro, um departamento que lhe dava – e a Putin – conhecimento exclusivo sobre o fluxo de caixa que entrava e saia dos negócios nacionais, informação inestimável para impor lealdade e assim manter algo semelhante a um equilíbrio entre os impérios financeiros rivais sendo estabelecidos, muitos dos quais tinham conexão com o próprio Estado. "Nem uma vez sequer, eu gostaria de enfatizar, Viktor Zubkov abusou dessa confiança", explicou Putin mais tarde.[10] Depois desse anúncio, Putin partiu para as regiões da Chuvashia e de Belgorod para ver como os "projetos nacionais" de Medvedev estavam renovando a agricultura da nação, deixando a elite política livre para ponderar o significado de sua aposta imprevista. Será que Putin havia se decidido contra Medvedev ou Ivanov, afinal? Ele certamente desejava sinalizar que a decisão ainda se encontrava em aberto. Em 14 de setembro, ele disse que existiam pelo menos cinco candidatos sérios à presidência, porém não revelou os nomes.[11]

A NOMEAÇÃO DE ZUBKOV, RAPIDAMENTE aprovada pela Duma dois dias depois, pouco fez para acalmar a disputa pelo poder nos bastidores que vinha se desenrolando por todo o ano de incerteza de Putin. Essa disputa, que ficou conhecida como a "guerra dos clãs", irrompeu de forma intempestiva em 2 de outubro, quando um destacamento especial da FSB ostentosamente prendeu um oficial de alto escalão da agência antinarcóticos do país, o tenente-general Aleksandr Bulbov, quando este chegava ao aeroporto Domodedovo. Como Bulbov viajava com seu próprio séquito de seguranças, a prisão quase acabou em tiroteio no terminal. Bulbov, um veterano condecorado da guerra soviética no Afeganistão, era um assessor sênior de Viktor Cherkesov. Sob ordens de Putin, Bulbov fora designado para averiguar a investigação há muito paralisada do contrabando na loja de móveis Tri Kita, assim como em uma segunda loja chamada Grand. O processo havia começado no ano 2000, quando funcionários da alfândega confiscaram um carregamento de móveis da China e descobriram que os donos da Tri Kita tinham sonegado impostos e taxas com a cumplicidade de funcionários de alto escalão da FSB. Vladimir Ustinov, como procurador-geral, suspendeu a investigação, mas a controvérsia perdurava, deixando aparentemente um rastro de vítimas – entre elas, Yuri Shchekochikhin, o deputado parlamentar que escreveu sobre o caso para a *Novaya Gazeta*. Depois de demitir Ustinov, Putin ordenou um processo mais vigoroso, mas agora o homem que liderava a investigação estava detido pela FSB, acusado de autorizar uma série de escutas a empresários, jornalistas e, pelo visto, rivais de Cherkesov dentro da corte de Putin: os *siloviki* aliados a Igor Sechin.

Desde o início, os cortesãos de Putin haviam buscado alianças e ambições voláteis, mas Putin forçara ao menos a aparência pública de união. Agora, com o fim do mandato presidencial no horizonte, as tensões ameaçavam se transformar em conflito aberto. Os alicerces do poder de Putin, os homens que ele instalara por todas as fileiras do governo, já não pareciam mais tão sólidos quanto antes. A detenção de um assessor e quatro outros funcionários de sua agência compeliu Cherkesov a se pronunciar, talvez porque já não podia mais alcançar o presidente, cujo acesso era controlado por um rival aliado a Sechin. Um chekista devotado, até mesmo romântico, que assumia sem remorsos seu passado na KGB, Cherkesov escreveu uma carta aberta extraordinária, publicada na primeira página do *Kommersant*, detalhando o que até então tinha sido apenas o centro de muitas especulações e rumores sobre o funcionamento interno do Kremlin de Putin. Ele escreveu que uma guerra tinha irrompido nas fileiras dos serviços especiais que foram a salvação da nação, mas que agora buscavam cinicamente o comércio e os lucros. Ele praticamente acusou a FSB de prender seu assessor para acobertar sua cumplicidade nos esquemas da Tri Kita. "Não tente ser um mercador e um guerreiro ao mesmo tempo", escreveu ele, parecendo dirigir-se a todos os chekistas na corte de Putin. "Isso não pode acontecer. É isso ou aquilo."[12] A luta dentro das fileiras de Putin não podia ser vencida, prosseguia ele; tratava-se de uma guerra que terminaria na completa dissolução de tudo o que Putin havia construído. Curiosamente, contudo, ele não chamou essa instituição de Estado. Chamou-a de corporação.

A luta autodestrutiva continuou por todo o outono, e nem Putin nem Zubkov pareciam capazes de controlá-la. Em novembro, o há muito esquecido – ou possivelmente suprimido – relatório sobre a conduta ilegal de Putin no escândalo de exportação em São Petersburgo, dezesseis anos antes, ressurgiu em público. A "guerra dos clãs" agora parecia direcionada para desacreditar o próprio Putin, que logo enfrentaria as primeiras acusações públicas de ter acumulado uma fortuna usando como fachada seus amigos mais chegados de São Petersburgo, Yuri Kovalchuk e Gennady Timchenko. Rumores de um golpe de estado voavam por Moscou, exatamente como ocorrera no último verão da presidência de Yeltsin, embora nesse caso nunca tenha ficado claro se a intenção era derrubar Putin ou a Constituição para mantê-lo no cargo. Um apelo por calma surgiu no jornal nacionalista *Zavtra* na forma de uma carta escrita por cinco ex-diretores, ou diretores regionais, da KGB soviética, inclusive Vladimir Kryuchov, o homem que liderou o golpe abortado em 1991. "Confiem em nossa experiência", escreveram eles. "Um grande desastre poderia acontecer."[13]

Putin não tocou muito no assunto da disputa, procurando manter um equilíbrio entre as facções rivais, embora alguns desconfiassem que ele tinha orquestrado tudo para preservar sua autoridade final como árbitro.[14] Ele repreendeu Cherkesov por divulgar "esse tipo de problema", mas acabou expandindo a autoridade da agência antinarcóticos que este dirigia.[15] Putin também manteve seus planos finais para a sucessão em segredo, esperando pelo resultado das eleições parlamentares no início de dezembro.

As eleições da Rússia a essa altura haviam se tornado uma questão sem sentido, tão completamente controladas pelas autoridades centrais que lhes faltava competição genuína e, portanto, suspense. O partido do poder, Rússia Unida, tinha todas as vantagens dos recursos do Kremlin, deixando à oposição tolerada – os comunistas, os Liberais Democratas nacionalistas e um novo partido, o Apenas Rússia, liderado por um dos aliados políticos de Putin vindo de São Petersburgo – pouco oxigênio para respirar. Os críticos liberais e democratas de Putin, liderados pelo ex-primeiro-ministro, Mikhail Kasyanov, e o ex-campeão mundial de xadrez, Garry Kasparov, organizaram protestos determinados, mas quixotescos; entretanto, eles e outros candidatos potenciais foram simplesmente desclassificados sob pretextos burocráticos. Um dos que não enfrentaram dificuldades administrativas foi Andrei Lugovoi, que, desfrutando do holofote de sua notoriedade como suspeito de assassinato, juntou-se à chapa dos Liberais Democratas, garantindo para si uma vaga na Duma e, dessa forma, imunidade processual, embora isso não parecesse necessário dada a recusa da Rússia em extraditá-lo.

Para Putin, os líderes obstinados da oposição representavam uma conspiração para que a Rússia voltasse a ficar de joelhos. Kasparov, que havia se aposentado do xadrez em 2005 para se dedicar a desprender as tenazes de Putin do poder, provou-se o engodo perfeito. Ele foi preso por organizar comícios de protesto em Moscou, São Petersburgo e outras cidades no final de semana anterior à eleição do parlamento e sentenciado a cinco dias de detenção. Quando Kasparov, um poliglota, gritou algo em inglês enquanto era levado à força para um ônibus da polícia, Putin, que já havia admirado a vitória arrojada do jovem campeão em 1985, respondeu com menosprezo. "Por que o Sr. Kasparov, quando detido, falou em inglês e não em russo?", indagou ele à revista *Time*, que apesar de seu vilipêndio no Ocidente – e do Ocidente –, havia acabado de elegê-lo como Pessoa do Ano. "Pensem nisso. Essa coisa toda foi dirigida a outros países, em vez de ao povo russo, e quando um político se dirige à multidão de outras nações, em vez de ao povo russo, isso diz algo. Se você aspira a ser um líder de seu próprio país, deve falar sua própria língua, pelo amor de Deus."[16]

Putin ainda não havia se juntado ao partido do poder, Rússia Unida, mas rumando para as eleições parlamentares, ele se encontrava no topo da lista de candidatos, o que abria caminho para que permanecesse líder do partido, se não presidente. Alguns acreditavam que ele deixaria a presidência, mas usaria a liderança do partido para continuar sendo a autoridade política máxima. Ele não fez campanha pelo partido, assim como não fizera para sua própria eleição; apenas presidiu o Estado, sendo retratado nos jornais noturnos como seu salvador. Na véspera da eleição, ele fez um discurso televisionado que soou muito como um discurso de despedida. "Nós realizamos muitas coisas juntos", disse ele em seu estilo firme e curto. "A economia cresce de forma estável. A pobreza está em redução, ainda que lentamente. Vamos ampliar a luta contra o crime e a corrupção." Ele fez o raro gesto de reconhecer que nem tudo tinha ido bem, mas seguiu adiante para a justificação de sua presidência. "Vamos nos lembrar do ponto em que começamos oito anos atrás, o tipo de poço de onde tivemos que retirar o país." A Rússia tinha um longo caminho pela frente, sim, mas não podia sucumbir "àqueles que já tentaram, sem sucesso, governar o país".

O fraseado era dissonante. A quem ele se referia? Yeltsin, que o levara ao Kremlin? Os comunistas da era soviética? A plataforma dos comunistas pedia mais justiça social para os pensionistas, porém, de forma importante, não pedia um rompimento radical com o *boom* econômico ocorrido sob Putin. O inimigo de Putin era o misterioso "outro", os bárbaros em frenesi ante os portões, prestes a invadir as muralhas com o único intento de destruir a Rússia. "Hoje, essas pessoas gostariam de retraçar os planos para o desenvolvimento da Rússia, para mudar o curso que o povo russo apoia e retornar à época de humilhação, dependência e dissolução".[18]

Quando a votação ocorreu, em 2 de dezembro, o Rússia Unida oficialmente conquistou 64% dos votos, embora poucos acreditassem na validade da contagem ou no comparecimento suspeitamente alto em algumas regiões. Entretanto, ninguém acorreu às ruas como havia acontecido na Ucrânia para demandar uma recontagem ou novas eleições. A essa altura, conforme Kasparov alertava em sua campanha, era impossível desafiar os mecanismos legais que asseguravam uma vitória previsível. Os outros partidos, liderados pelos comunistas, tiveram desempenho ruim, apesar de os Liberais Democratas terem conseguido ao menos uma vaga para Andrei Lugovoi. No dia seguinte à votação, Putin declarou que o resultado significava a maturidade da democracia do país.

Com a eleição presidencial a apenas três meses, o futuro de Putin continuava incerto, até mesmo para as pessoas mais próximas dele. Ele enfrentava uma escolha marcante para sua carreira política. Seu maior legado – depois da conquista da Chechênia, o *boom* econômico, o sucesso da candidatura a sede dos Jogos Olímpicos – seria uma transição tranquila do poder. Na longa história da Rússia, apenas um debilitado Boris Yeltsin deixara o cargo voluntariamente, e agora Putin se encontrava perante a mesma encruzilhada. Com uma obsequiosa maioria constitucional, ele podia com facilidade, mesmo a essa altura, forçar uma revisão da Constituição e permanecer no poder. Haveria poucos protestos na Rússia, onde sua popularidade continuava impressionantemente elevada, e a censura que certamente viria da comunidade internacional apenas reafirmaria sua tese de que os inimigos do país se recusavam a aceitar o destino da Rússia como uma potência restaurada. Ou ele podia entregar o poder a um novo líder e se aposentar, com a inesperada missão que recebeu de Yeltsin oito anos antes – "Tome conta da Rússia" – tendo quase indiscutivelmente sido cumprida muito além da expectativa de qualquer um na época.

Já haviam se passado oito dias das eleições parlamentares, e faltavam menos de quatro meses para a eleição, quando Putin finalmente deixou clara a escolha que tinha feito em um último teatro político antes das prolongadas férias de inverno. Em 10 de dezembro, o líder do Rússia Unida, Boris Gryzlov, reuniu-se com os líderes de três outros partidos no escritório de Putin no Kremlin. Eles tinham deliberado sobre os candidatos viáveis para o cargo mais elevado da nação, Gryzlov disse a Putin, e queriam discutir com ele em detalhes sua recomendação. A reunião se desenrolou como se fosse uma consulta, não uma decisão já tomada por Putin. Era política como arte performática, com atores não muito bons. Gryzlov explicou a Putin que ele e os outros líderes partidários foram unânimes em sua opção: não Ivanov nem Zubkov nem qualquer um dos candidatos anônimos que tinham sido agenciados pelo próprio Putin, e sim aquele cuja estrela parecera se apagar ao longo do último ano: Dmitri Medvedev, o diminuto apadrinhado que trabalhou lealmente ao lado de Putin por dezessete anos.[17] Medvedev por acaso estava presente, embora Sergei Ivanov não estivesse, conforme foi revelado de súbito pelas câmeras, desempenhando seu papel tão obedientemente quanto os outros. Putin voltou-se para ele em ignorância fingida.

"Dmitri Anatolyevich, você foi consultado a respeito disso?"

"Sim", respondeu ele. "Houve consultas preliminares e elas foram positivas. Nós continuaremos essas discussões hoje e amanhã."

Putin reclamou em seguida que eram "muitos eventos políticos enfiados em um período de tempo curto demais" antes do Ano-Novo, "mas a vida tem que continuar, e a lei exige que comecemos a campanha presidencial". Ele soava aborrecido. Em vez de anunciar explicitamente seu herdeiro, como Yeltsin fizera, Putin desejava criar a impressão de que sua escolha havia sido tomada por outros, com o consentimento de um "amplo espectro da sociedade russa" representado pelos líderes partidários na sala. Putin, com as rédeas do poder nas mãos, queria preservar a ilusão de uma escolha plural, uma democracia "administrada", não um decreto autoritário. Apesar de toda a sua arrogância e deboche sombrio do Ocidente, ele ainda buscava validação para si mesmo, algo que uma tomada constitucional do poder teria impossibilitado. Putin, de mente legalista, buscava uma maneira de assegurar sua sucessão dentro da letra da lei, se não no espírito dela.

Entre os clãs do Kremlin, Medvedev parecia a escolha menos desarmoniosa, aceitável para as várias facções ordenadas sob Putin, à exceção talvez de Sergei Ivanov e Igor Sechin,[18] em boa parte por não ser visto como uma ameaça séria a nenhum deles, menos ainda ao próprio Putin. Medvedev tinha seus aliados no governo – os outros "liberais" e reformistas –, porém não possuía uma base de poder própria. Putin, no final de sua presidência, orquestrou uma transferência de poder quase implausível em uma superpotência renascida. O ato final em seu teatro político veio um dia depois. Medvedev, dirigindo-se à nação como o presumido futuro presidente, declarou que, em nome da estabilidade, *caso fosse eleito,* ele nomearia Vladimir Putin como seu primeiro-ministro. O arranjo ficaria conhecido como "bicicleta tandem", e tranquilizou aqueles mais preocupados sobre a partida de Putin do Kremlin. Depois de oito anos no leme do Estado, Putin não iria embora, afinal de contas.

Em 11 de abril de 2008, algumas semanas antes da posse de Dmitri Medvedev como presidente, um tabloide relativamente novo, o *Moskovsky Korrespondent,* imprimiu uma matéria curta que ousou testar os limites da nova era política que muitos esperavam que o novo presidente trouxesse. O artigo, escrito por um repórter veterano chamado Sergei Topol, tinha apenas 641 palavras e seu tom não era particularmente rude nem fofoqueiro, e sim um tanto solidário no que tangia à delicada questão da vida particular de Putin. Ele não era totalmente verdadeiro, mas erguia o véu de segredo que envelopara o Kremlin durante os oito anos de Putin no poder. Subitamente, esse tipo de matéria parecia razoavelmente seguro, conforme Putin se preparava para entregar o poder. "A Síndrome Sarkozy", declarava a manchete, referindo-se ao recente divórcio entre o presidente francês e sua terceira esposa, a modelo e cantora pop Carla Bruni. A vida pessoal de Putin, escreveu Topol, era o contrário. Ele permaneceu casado durante os dois primeiros mandatos como presidente, porém, agora que se retirava do cargo mais elevado, "havia pouca coisa ligando o primeiro casal da nação". A "desmobilização" o libertava agora para "encontrar tempo para resolver seus assuntos pessoais".

E então, no quarto parágrafo do artigo, vinha a suposta bomba: os Putin tinham se divorciado em segredo em fevereiro e, segundo "nosso informante", ele planejava voltar a se casar em junho. A noiva seria Alina Kabayeva, uma campeã mundial de ginástica rítmica, vencedora da medalha de bronze nas Olimpíadas de Sydney em 2000 e da medalha de ouro em Atenas, quatro anos depois. Kabayeva, então ainda com 24 anos e saída há apenas um ano da universidade, era uma das celebridades mais glamorosas da Rússia. Em 2001, com sua carreira esportiva em ascensão, ela se tornou o rosto do partido político que se chamaria Rússia Unida; nas eleições de dezembro de 2007, o nome de Kabayeva estava na chapa do partido como candidata, recrutada como parte de um esforço para deixar o Rússia Unida mais atraente, e recebeu devidamente uma vaga na Duma quando o partido ganhou as eleições.

Apesar de ter vivido sob escrutínio público por oito anos, Putin guardava zelosamente os detalhes de sua vida privada. Suas filhas, especialmente, desapareceram em um mundo resguardado de segurança onipresente, moldado pelos medos e a paranoia do pai. "Eu levei minhas filhas e minha esposa para longe e as escondi", ele disse a seu amigo Sergei Roldugin certa vez, o padrinho de Masha.[19] No começo, na época em que a guerra na Chechênia atingiu o coração de Moscou, Putin temia pela segurança delas, e poucos questionaram seus motivos. Ao contrário dos filhos de outros russos, políticos e empresários, as filhas de Putin não utilizaram as vantagens com que tinham nascido para impulsionar suas carreiras ou para buscar a celebridade, aceitando vidas de um anonimato confortável, apesar de restrito. Exceto pelas primeiras entrevistas que deram, logo no começo – cuja intenção era polir a imagem de pai amoroso, embora rígido, de Putin –, ele nunca mais as usou da forma que todos os políticos, em todo lugar do mundo, usam seus filhos como objeto de cena. Quando elas atingiram a idade adulta, ninguém fora do círculo familiar conhecia a aparência delas. Elas terminaram os estudos no isolamento de tutores, sob segurança máxima. Ambas aprenderam a tocar piano e violino, encorajadas por Roldugin e pelo próprio interesse de Putin em música. Roldugin acreditava que elas poderiam ter se tornado musicistas profissionais "se tivessem um destino diferente". Em vez disso, elas frequentaram a *alma mater* do pai, mas sob nomes falsos; nem mesmo seus conhecidos sabiam do parentesco delas com o líder da nação. Ao longo do tempo, o relacionamento de Putin com as filhas ficou mais distante, consumido como ele estava pelos negócios do poder. Juntas, elas gravaram um CD para o pai com sua música, incluindo o Concerto em Si Menor, de Bach. Depois que elas se mudaram para a universidade, Putin escutava esse CD à noite, silenciando qualquer um que tentasse interromper enquanto ele ouvia as meninas tocando Bach.

Lyudmila nunca se encaixou confortavelmente na vida pública de esposa de político. No início da presidência do marido, ela concedeu entrevistas ocasionais e o acompanhou obedientemente em visitas oficiais, aparecendo ao lado das primeiras-damas dos Estados Unidos e da Grã-Bretanha, entre outras, mas apenas segundo os ditames do protocolo. Ela foi curadora de uma organização chamada Centro para o Desenvolvimento da Língua Russa, devotando-se à promoção da leitura, da educação e dos elos unificadores da linguagem no *Russki mir*, ou "mundo russo", inclusive aqueles que, como Putin frequentemente apontava, encontravam-se abandonados além das fronteiras russas quando a União Soviética entrou em colapso.[20] Putin adotou o tema mais explicitamente após a humilhação da Revolução Laranja na Ucrânia e criou uma organização governamental, a Fundação Mundo Russo, para defender os direitos da diáspora e mantê-los, ao menos culturalmente, dentro do abraço da mãe pátria. A influência de Lyudmila sobre as políticas de seu marido, contudo, era irrelevante, mesmo em privado. "Ela nunca se metia na política de Putin", disse Roldugin, e Putin nunca lhe pedia isso. Eles raramente eram vistos sendo afetuosos, ou mesmo cordiais, um com o outro em público. Suas aparições públicas juntas beiravam o desconfortável e se tornaram cada vez menos frequentes no segundo mandato de Putin. Em privado, eles viviam juntos, jantavam com as filhas quando elas ainda estavam em casa e era raro brigarem abertamente, segundo Roldugin, mas tinham deixado de ser íntimos.

As tenazes do Kremlin sobre a mídia permitiam que Putin evitasse até mesmo o mais positivo escrutínio de sua vida particular. Ele não era diferente de líderes russos e soviéticos anteriores, tradicionalmente retratados como figuras remotas e proeminentes. Ele era o pai da nação tanto quanto de sua própria família. O Kremlin arquitetou essa imagem implacavelmente. Um filme que apareceu em fevereiro foi visto como um novo empenho para retratar Putin como marido dedicado num período em que rumores do contrário se tornaram mais persistentes. Seu título, *Um Beijo Extra-Oficial*, veio de uma cena em que um político influente que lembrava muito Putin beijava uma mulher que lembrava Lyudmila diante de uma falange de fotógrafos, zombeteiramente aconselhando os jornalistas a não publicar o encontro. A diretora e produtora, Olga Zhulina, insistiu que o filme era uma ficção, mas os detalhes vinham diretamente da vida de Putin: seu serviço com a KGB em Dresden, o acidente automobilístico de Lyudmila, a inesperada ascensão dele ao poder. O herói do filme até se chamava Platov, o codinome de Putin em seus dias na academia da KGB, uma piscadela para os entendidos na fonte última de inspiração para o projeto. Ele só destoava da vida de Putin ao descrever o papel de Lyudmila: no clímax dramático, ela substitui Platov quando ele se atrasa para uma importante coletiva de imprensa no exterior, demonstrando tanta serenidade e inteligência que recebe um aplauso de pé da imprensa. Uma interpretação do filme – de que ele pretendia "alimentar as fantasias das admiradoras de Putin" – sugere que sua mensagem subliminar era a de que o destino político do país repousava sobre a estabilidade do casamento de Platov.[21]

Os jornalistas de verdade no *pool* do Kremlin sabiam que não deveriam perguntar nada, quanto mais escrever, sobre a família de Putin. Todavia, no final de sua presidência, era impossível não reparar no que Topol chamou de rumores amplamente discutidos de que "não estava tudo bem com a outra metade" do primeiro casal. "O fato de que Vladimir Putin, assim como qualquer homem saudável, não é indiferente a belas esportistas é bem sabido em seu círculo interno", escreveu Topol, e então prosseguiu, mencionando a "fofoca" que o ligava a outras mulheres, inclusive a famosa âncora do noticiário da TV estatal do Canal Um, Yekaterina Andreyeva, uma ex-estrela do basquete. Ele até aludiu à jornalista Yelena Tregubova e sua história sobre Putin levando-a a um restaurante vazio para comer sushi. A matéria se referia aos relacionamentos pessoais e "escândalos" de outros líderes mundiais – de Sarkozy a Bill Clinton, passando por Václav Klaus, da República Tcheca – e sugeria que talvez o público russo também estivesse preparado para aceitar esse fato como algo normal, em vez da mitologia estilizada que o Kremlin havia criado para os residentes satisfeitos.

Por mais ilusórias que fossem as fontes do artigo – a porta-voz de Kabayeva negou tudo, e o casamento em junho não chegou, de fato, a ocorrer –, o artigo criou polêmica, atiçando a imprensa estrangeira e aterrorizando os jornalistas russos que sabiam que aquilo tinha ido mais longe do que qualquer um ousara antes. A matéria se espalhou na internet, que estava na época fora do controle dos cuidadores do Kremlin, testando o tabu na mídia russa e mesmo a blindagem erigida em torno da vida pessoal de Putin. A campanha presidencial de Dmitri Medvedev prometia uma Rússia muito mais aberta, um lugar mais livre, e talvez agora fosse possível falar de assuntos que por oito anos tinham sido proibidos.

Depois de uma semana de rumores descontrolados, foi impossível para Putin continuar evitando a questão. Ele falou a respeito em uma coletiva de imprensa na Itália, com Silvio Berlusconi, cujas tendências pessoais forneciam material infinito para a exuberante imprensa italiana. Berlusconi, que havia acabado de vencer as últimas eleições, sentia profunda admiração por Putin e seu estilo político, e o sentimento era mútuo. Putin começou a usar ternos feitos pelo alfaiate de Berlusconi, e eles se tornaram próximos nos negócios e na vida privada, negociando acordos e trocando visitas e presentes luxuosos, inclusive uma cama de dossel com cortinas que se tornaria base para polêmicas no tão divulgado encontro de Berlusconi com Patrizia D'Addario, uma prostituta ressentida. O líder italiano chamava o móvel de "a cama de Putin".[22]

A pergunta veio de uma repórter russa, Nataliya Melikova, da *Nezavisimaya Gazeta*. Ela foi cuidadosa ao declarar que os rumores tinham chegado à imprensa italiana, mas parecia apreensiva mesmo assim. Ela acrescentou uma pergunta sobre o propósito da visita, mas perguntou sobre o suposto divórcio e se a filha mais velha de Putin, Masha, tinha de fato se mudado para a Alemanha e se casado. Depois de um breve aparte, Putin enfatizou que ele não pretendia fugir da questão mais incendiária. "A primeira coisa que eu quero dizer é: não há nem uma palavra verdadeira no que você falou", retrucou ele. Ficou claro que ele estava familiarizado com a matéria, já que ele prosseguiu, mencionando também Andreyeva e os rumores de outros relacionamentos, embora a repórter não tivesse tocado no assunto. Ele então tentou gracejar da coisa toda. "Acho que ninguém vai ficar surpreso se eu disser que gosto de todas elas, assim como gosto de todas as russas. Acho que ninguém ficará ofendido se eu disser que, pessoalmente, acredito que nossas mulheres são as mais talentosas e as mais lindas. As únicas mulheres que podem se comparar nesse aspecto são as italianas." Depois da tradução, os italianos riram, aprovando, enquanto Berlusconi sorria e assentia. Em seguida, o tom de Putin ficou gélido. "Obviamente, estou ciente do clichê de que políticos moram em casas de vidro, e o povo, é claro, tem o direito de saber como as pessoas envolvidas em atividades públicas realmente vivem, mas mesmo neste caso deve haver alguns limites."

"Existe algo chamado vida privada, na qual ninguém deveria ter permissão de interferir", rosnou ele. "Eu sempre reagi negativamente àqueles que, com seus narizes ranhentos e fantasias eróticas, se metem nas vidas dos outros." E então ele mudou de assunto, citando o crescimento da economia sob sua presidência. A Rússia havia reduzido pela metade o número de pessoas vivendo na pobreza; a renda real estava crescendo; e pelo menos "ninguém mais perguntava nada sobre a Chechênia". A resposta foi reveladora: suas realizações públicas eram o que importava, não sua vida pessoal. Berlusconi balançava a cabeça enquanto Putin falava: ele, acima de qualquer um, podia sentir empatia por Putin. Conforme seu amigo terminava, ele usou as duas mãos para imitar o disparar de uma metralhadora, apontando diretamente para a jovem jornalista que fizera a pergunta.

No mesmo dia, em Moscou, o dono do jornal anunciou que estava fechando a empresa. Ele citou a baixa circulação, mas ninguém acreditou nisso.

O NÍVEL DO RELACIONAMENTO DE Putin com Kabayeva, ou quaisquer outras mulheres, permaneceria envolto em segredo, desconhecido para qualquer pessoa além de seus amigos mais chegados. Entretanto, existia mais do que um coleguismo político passageiro entre ambos. Ela se juntou ao círculo de amigos de São Petersburgo que emergiu durante o segundo mandato de Putin. Somente um mês depois de seu nome surgir conectado ao de Putin, ela se uniu ao conselho consultivo do recém-formado National Media Group, um conglomerado controlado por Yuri Kovalchuk, cujo império bancário havia se expandido para incluir alguns dos canais televisivos e jornais impressos mais proeminentes do país. Sergei Fursenko, o irmão do ministro da educação de Putin, Andrei, e como ele um membro fundador da cooperativa de dachas Ozero, assumiu como diretor da empresa, que continuaria a expandir o conglomerado de mídia, formando um instrumento de propaganda ainda mais potente que cingia o poder de Putin. A inclusão de Kabayeva no grupo assinalava uma intimidade com a panelinha – se não com Putin pessoalmente – que enriqueceu durante a presidência dele. Apenas no final da presidência, enquanto ele se debatia com o problema de 2008, o véu se levantou um pouco. Algumas pessoas achavam que os rumores do relacionamento entre eles poderiam ser um sintoma da disputa em ação.

EM FEVEREIRO DE 2008, ÀS vésperas da eleição de Medvedev, dois dos críticos mais proeminentes de Putin, Boris Nemtsov e Vladimir Milov, publicaram um panfleto de 76 páginas que detalhava, pela primeira vez, as conexões de negócios que uniam o círculo de Putin, incluindo a atordoante ascensão da fortuna de Yuri Kovalchuk.[23] As aquisições que compunham o National Media Group, escreveram eles, incluíam os bens de mídia da Gazprom, comprados em 2005 por 166 milhões de dólares, quando o próprio Medvedev os avaliou, dois anos depois, em 7,5 bilhões. Como ex-ministros, Nemtsov e Milov não vinham da borda radical da oposição russa, mas lutaram para ter algum impacto. Eles esperavam que o panfleto fosse ao menos encorajar um debate político antes da eleição de Medvedev; talvez o próprio Medvedev escutasse a litania de problemas que eles pretendiam destacar. Nemtsov, com um doutorado em matemática, havia servido como governador em Nizhny Novgorod e como assessor do primeiro-ministro sob Yeltsin. Ele foi um dos primeiros apoiadores de Putin; estava esquiando com ele nos Alpes austríacos quando o sonho das Olimpíadas em Sochi lançou raízes. Milov tinha sido um assessor do ministro de energia sob Putin. Ambos, contudo, haviam se desiludido com as tendências autoritárias que acompanharam as primeiras reformas de Putin. O panfleto, chamado *Putin: os resultados*, colocava em cheque a base dos discursos de despedida de Putin, nos quais ele afirmava ter ressuscitado o país das cinzas da década de 1990. Os autores admitiam a estonteante elevação do PIB e da renda média, as quedas no desemprego e na pobreza, mas argumentavam que o milagre econômico de Putin era uma miragem Potemkin, construída com os lucros do aumento nos preços do petróleo e escondendo problemas estruturais e um crescimento vertiginoso da corrupção. Quando Putin assumiu o posto, a Rússia estava em 82º lugar na lista anual da Transparência Internacional dos países menos corruptos; segundo a mesma agência, o país caíra desde então para o 143º lugar, o que o colocava na companhia de países como Angola, Guiné-Bissau e Togo. A descoberta de 90 mil dólares pagos em adiantamentos contábeis durante a presidência de Yeltsin criou um escândalo político que levou à demissão de Anatoly Chubais e outros assessores presidenciais, porém "os corruptos de hoje em dia riem desse valor patético", escreveram eles. "O roubo atual cometido pelos funcionários públicos é medido em bilhões, e escondido dos olhos do povo: grandes acionistas acobertam dezenas de beneficiários secretos, 'amigos do presidente Putin', escondidos atrás deles. Informações sobre quem são os proprietários verdadeiros são protegidas cuidadosamente pelos serviços secretos, e o assunto da corrupção nos mais altos escalões do poder é tabu para a mídia controlada pelo Kremlin."

O panfleto, como o artigo do *Moskovsky Korrespondent*, procurava romper a *omertà* que cercava o Kremlin na era Putin, especialmente no que tangia as partes mais secretas da biografia do presidente: sua vida pessoal e financeira. Os autores detalhavam não apenas a ascensão de Kovalchuk, como também questionavam o desmonte dos bens da Gazprom, os lucros de Roman Abramovich, os negócios nebulosos da intermediária do gás na Ucrânia, a RosUkrEnergo, e a consolidação furtiva de exportações lucrativas por outro dos amigos de Putin da época de São Petersburgo, Gennady Timchenko, fundador da Gunvor, uma sociedade comercial secreta com base na Suíça. Exceto por Abramovich, esses novos magnatas tinham permanecido relativamente desconhecidos ao longo dos oito anos de Putin como presidente. Eles mal eram mencionados pela mídia, e quando eram isso ocorria com abundantes ressalvas sobre a fonte da informação. As empresas de Timchenko agora lidavam com os contratos de quase um terço das exportações de petróleo da Rússia, inclusive a maioria dos contratos da Rosneft desde sua tomada dos bens da Yukos. Timchenko, magro e grisalho, partilhava do amor de Putin pelos mercados de energia e pela política, além do judô, mas continuava tão reservado que perdurava a suspeita de que ele tivesse um passado na KGB, rumor que ele mais tarde desmentiria. Ele tinha um passaporte finlandês, além do russo, e morava em Cologny, na Suíça, em uma *villa* com vista para o Lago Genebra. Existiam poucas fotografias dele na época, e ele dava pouquíssimas entrevistas. (Quando finalmente concedeu uma ao *The Wall Street Journal*, quatro meses após o surgimento do panfleto, ele o fez sob a condição de não ser fotografado e de que a localização do quartel-general de sua empresa não fosse revelada.)[24] Timchenko negou ter mais do que uma familiaridade distante com Putin, insistindo, falsamente, que eles não eram amigos, e até processou o *The Economist* por sugerir o contrário em uma matéria chamada "Grease My Palm" (Molhe Minha Mão).[25] Entretanto, conforme suas fortunas se acumulavam, ficava gradualmente mais difícil para a oligarquia Putin continuar em segredo. Kovalchuk e Timchenko estrearam na lista de bilionários da *Forbes* no mês seguinte ao surgimento do panfleto. Os irmãos Rotenberg vieram não muito depois disso.

Stanislav Belkovsky, o endiabrado estrategista político de óculos e barba farta que escreveu o relatório "O Estado e os Oligarcas" às vésperas do ataque contra a Yukos, foi ainda mais longe que Nemtsov e Milov. Ele afirmou que Timchenko agia como laranja e parceiro de Putin, que era dono ao menos de parte da Gunvor, além de ações da Gazprom e da Surgutneftegaz. Belkovsky estimou – especulou, na verdade – que o patrimônio líquido de Putin estava na casa dos 40 bilhões de dólares, um número que se aproximava de uma estimativa secreta feita pela CIA um ano antes, talvez porque seus analistas estivessem acessando as mesmas fontes que Belkovsky ou as próprias afirmações de Belkovsky.[26] Ele insistia que suas fontes eram homens dentro do Kremlin – e suas associações anteriores com Igor Sechin e outros faziam disso algo plausível –, mas também reconhecia que não possuía nenhum documento comprobatório. O fato de que suas críticas a Putin ao longo dos anos não o tenham colocado em perigo emprestava alguma credibilidade às declarações.

Putin reagiu com humor e, em seguida, com um desprezo profundo quando indagado sobre as alegações em sua última coletiva de imprensa como presidente, realizada no mês anterior à eleição de Medvedev naquele março. Era verdade que Putin era o homem mais rico da Europa? "Isso é verdade", respondeu ele. "Sou a pessoa mais rica, não apenas da Europa, mas do mundo todo: eu junto emoções. Sou rico pelo fato de o povo da Rússia ter confiado em mim duas vezes para a liderança de um país tão grande quanto a Rússia. Creio que essa é a minha maior riqueza." Ele então fez pouco caso das alegações de Belkovsky, que reconheceu ter lido, como "bobagens". "Eles tiraram aquilo tudo do nariz deles e esfregaram nos jornais."

Se a trilha de documentos da riqueza pessoal de Putin era impossível de rastrear, por outro lado tornava-se cada vez mais difícil para o Kremlin ignorar a evidência das conexões interligadas entre seu círculo de amigos, inclusive Kabayeva. Apenas algumas semanas depois de Putin deixar o Kremlin, o nome dela apareceu no manifesto de passageiros de um jato particular que foi da Suíça para Praga e, depois, para Sochi, a futura sede das Olimpíadas, onde Putin passava cada vez mais tempo conforme distribuía os contratos para construção das instalações ali. Também nesse voo estava Vladimir Kozhin, que desde 2000 servia como diretor do escritório de administração de propriedades onde Putin começou a trabalhar quando se mudou para Moscou, e dois empresários e associados de Putin: Dmitri Gorelov, um proprietário da companhia de suprimentos médicos Petromed, e Nikolai Shamalov, que dirigia as doações para essa empresa. O que não viria a público por mais dois anos é que Shamalov e Gorelov também eram os principais acionistas de uma empresa com sede no exterior chamada Rosinvest, criada seguindo instruções de Putin em 2005. Entre seus supostos investimentos estava a construção de uma imensa *villa* na costa do Mar Negro, perto de Sochi. Ela era cercada por um muro e portões de segurança adornados com o emblema do Estado russo; continha três helipontos, um edifício de apoio, um ginásio, um bangalô e um anfiteatro, além da casa principal. O jato privativo que levou os três, mais a equipe de três finlandeses, da Suíça até Sochi naquele dia era da Airfix Aviation, que na época pertencia inteiramente a Gennady Timchenko.[27]

O surgimento de todas essas alegações no fim da presidência de Putin criou uma expectativa – uma vaga esperança, na verdade – de que a transição política fosse possibilitar uma mudança. O relatório de Nemtsov e Milov parecia uma plataforma política para a oposição em uma campanha presidencial que não chegou a ocorrer de fato. Ele pedia por reformas que Putin prometeu, mas não cumpriu: um combate à corrupção entre polícia e promotores; novas leis proibindo o conflito de interesses empresariais entre os legisladores; a profissionalização do exército; a construção de estradas modernas; a criação de um sistema de saúde que funcionasse, cuja ausência contribuía para a queda demográfica da população e uma expectativa de vida que, embora em crescimento, continuava muito abaixo dos níveis da Europa ou da América do Norte, especialmente para os homens. Putin, argumentavam eles, tinha desperdiçado o aumento nos preços de energia que alimentaram o inegável *boom*, sobretudo em Moscou, que cintilava como nunca. Mesmo com Putin permanecendo como primeiro-ministro, muitos queriam acreditar que ele planejava em algum momento ceder o controle político para uma nova geração de líderes. Com Medvedev no leme, Putin podia se tornar o Deng Xiaoping da Rússia, entregando o poder oficialmente enquanto manipulava tudo dos bastidores para assegurar o cumprimento de suas políticas, como Deng fez por mais cinco anos até sua morte em 1997. Muitas pessoas próximas a Putin acreditavam nisso, e ele não negava – até Medvedev, que passou os oito anos anteriores ao lado dele no Kremlin. Medvedev deu voz a muitas das preocupações que esses críticos detalharam. Ele acreditava na modernidade, uma transição para um mercado e uma sociedade mais livres, ou ao menos era o que afirmava. "A liberdade é melhor do que a não liberdade", dizia ele com tanta frequência que acabou virando um slogan de sua presidência. Era uma observação banal, mas, depois do mandato de Putin, era o suficiente para inspirar esperança.

Quando irrompeu o escândalo público sobre o relacionamento de Putin com Kabayeva, a Duma prontamente tirou da gaveta uma legislação endurecendo as leis contra calúnia e difamação, igualando a "disseminação de informações deliberadamente falsas que prejudiquem a honra e a dignidade individuais" a crimes de apologia ao terrorismo ou conflitos étnicos. A legislação não apenas recomendava sanções civis às vítimas de calúnia e difamação, como também permitia ao governo fechar a organização noticiosa infratora. Uma semana depois de Putin denunciar a matéria sobre a situação de seu casamento, a lei passou em sua primeira análise com 399 votos a favor; apenas um deputado ousou votar contra. Quando a legislação foi aprovada em sua forma final, contudo, Medvedev já tinha sido eleito presidente. Em um dos primeiros sinais de que ele poderia tentar demonstrar certo grau de independência, Medvedev vetou essa lei.

PARTE QUATRO

19
A regência

NA NOITE DE 7 DE agosto de 2008, o terceiro presidente da Rússia, Dmitri Medvedev, encontrava-se em um veleiro no rio Volga com sua esposa, Svetlana, e o filho deles, Ilya, na época apenas um adolescente. Era um período de férias com trabalho no lânguido mês de férias. Medvedev tinha passado o dia na ancestral cidade de Kazan, antiga capital do Tartaristão, a região conquistada por Ivan, o Terrível, no século XVI. Ele revisava os preparativos para a Universiade, a competição esportiva colegial internacional bianual, que ocorreria ali no verão de 2013 a um custo de 7 bilhões de dólares, como ensaio para as Olimpíadas de Inverno em Sochi dali a oito meses. Ele havia viajado no dia anterior por uma região vizinha, a Chuvashia, onde discutiu planos para criar uma rede moderna de bibliotecas. Na manhã anterior, compareceu ao funeral de Aleksandr Solzhenitsyn, o icônico dissidente soviético, morto em 3 de agosto e completamente reabilitado na cultura pós-soviética como admirador de Putin, condecorado pelo Estado.[1]

Medvedev era presidente há três meses, mas parecia que apenas seguia cumprindo seus deveres como insosso primeiro-ministro, não como o comandante em chefe de um Estado emergente, que contava com poderio nuclear. Sua eleição em março não fora mais disputada do que a de Putin tinha sido quatro anos antes, apesar de ele não ter base política própria, nem um mandato de uma população faminta por mudanças, e nenhuma plataforma específica. Pelo contrário: todo o peso da presidência de Medvedev repousava sobre a promessa de que o povo não queria mudança, e sim estabilidade. Se os eleitores tivessem recebido essa opção, certamente teriam elegido Putin novamente, porém aceitaram a escolha dele como herdeiro porque era o que Putin desejava. Portanto, Medvedev conquistou uma vitória convincente em uma eleição gerenciada que cuidou para que adversários proeminentes do governo de Putin, entre eles Mikhail Kasyanov e Garry Kasparov, fossem impedidos de se registrar como candidatos. Kasparov, apesar de sua fama e seus recursos financeiros, não conseguiu sequer alugar um salão grande o suficiente para sediar uma convenção para nomeação, conforme a lei exigia. Kasyanov foi excluído com base no pretexto de que sua campanha havia forjado mais de 13% das assinaturas necessárias para sua nomeação. Outro candidato "liberal", Andrei Bogdanov, não encontrou os mesmos obstáculos com suas assinaturas. Ele era um estrategista político e um maçom vindo dos limites da obscuridade, eleito no ano anterior como Grão-Mestre da Grande Loja da Rússia. O Kremlin orquestrou sua candidatura como uma solução alternativa, caso ninguém mais se incomodasse em concorrer.[2]

Medvedev desempenhou seu papel designado, abstendo-se de uma campanha em larga escala e recusando-se a debater com seus adversários, que, além do candidato-laranja, Bogdanov, incluíam os velhos bastiões que abdicaram da disputa com Putin em 2004: o comunista Gennady Zyuganov e o piadista nacionalista Vladimir Zhirinovsky. Medvedev simplesmente continuou com suas obrigações como adjunto ministerial, sendo tratado como celebridade pelos canais estatais de televisão, com seu padrinho nunca muito distante. Ele era a escolha de Putin e, portanto, a única opção. Ele era o herdeiro, o *czarevich*, simplesmente à espera da confirmação popular.

A breve campanha política era tão descaradamente montada que Mikhail Gorbachev censurou o Kremlin publicamente. "Tem algo de errado com nossas eleições", disse ele; entretanto, ele era uma voz de autoridade moral vinda de um passado distante e desacreditado, e poucos lhe deram ouvidos – ao menos na mídia estatal.[3] Quando as cédulas foram contadas, Zyuganov ficou em um longínquo segundo lugar, com 18% dos votos. Bogdanov recebeu menos de um milhão de votos, um número inferior ao das cédulas anuladas ou em branco. Medvedev, que não possuía experiência política própria, com exceção de seus oito anos de serviço leal a Putin, tornou-se o mais jovem presidente a ser eleito, com apenas 43 anos. Ele conquistou 71,2% dos votos, uma contagem que era uma queda conspícua – e vista amplamente como deliberada – dos 71,9% de Putin quatro anos antes.

Desde o momento de sua posse em maio, Medvedev lutou para emergir das sombras do homem que o elevou aos píncaros do poder. Yeltsin se retirou silenciosamente dos holofotes públicos a partir do dia em que nomeou Putin; contudo, Putin caminhou com confiança pela cerimônia de posse de Medvedev. Ele deu início à cerimônia no Kremlin com seu próprio discurso de despedida inédito que afirmava, sem sombra de dúvidas para a elite reunida no Grande Palácio, que não tinha intenção alguma de desaparecer dos palanques. Medvedev esperava imprimir rapidamente sua marca no palco mundial visitando a Alemanha, o parceiro comercial mais próximo da Rússia na Europa, mas Putin se antecipou a essa primeira visita oficial com sua visita previamente agendada à França. O presidente do comitê de assuntos externos do Conselho da Federação, Mikhail Margelov, disse a um oficial americano em visita que Medvedev era um "aluno que aprendera com seus mestres", dotado, porém ainda em formação; e que o "reitor da faculdade" continuava sendo Putin.[4] Ele disse que Putin queria genuinamente ceder, ainda que de forma gradual, os deveres de chefe de estado, principalmente os assuntos externos, mas que Medvedev estava lutando para estender sua autoridade sobre uma burocracia condicionada, após oito anos, a responder apenas a Putin.

Todavia, com seu temperamento tranquilo e livresco, Medvedev ao menos mudou o tom do Kremlin. Durante sua campanha e suas primeiras semanas no cargo, ele falou de liberdades civis, modernização econômica e da necessidade de acabar com a corrupção galopante e o "niilismo legal" que caracterizavam a política e a sociedade russas. Putin ofereceu promessas similares, mas Medvedev provou-se muito menos belicoso e conflituoso em seus comentários, ansioso para apresentar uma imagem diferente de liderança, para provar que a transição era substancial, não puramente simbólica. Enquanto Putin era inflexível e irritadiço, Medvedev parecia gentil e franco. Ele se deleitava no uso de aparelhos modernos (Steve Jobs lhe daria um iPhone em 2010) e abriu contas em redes sociais, onde postava fotos que tirava como hobby.

A despeito do destaque de Putin como primeiro-ministro, muitos começaram a crer que Medvedev executaria as reformas liberalizantes que Putin fracassara em realizar. Um dos que tinham esperanças na promessa de Medvedev continuava na cela siberiana à qual fora confinado: Mikhail Khodorkovsky agora se qualificava para liberdade condicional, e seus advogados recorreram à justiça em julho pleiteando uma libertação antecipada.[5] Outra pessoa esperançosa era o americano que tentava substituir George Bush na presidência dos Estados Unidos: Barack Obama. Enquanto o barco de Medvedev oscilava na corrente suave do Volga naquela noite de agosto, sua presidência permanecia cheia de possibilidades. Em vez disso, ele estava prestes a enfrentar seu mais grave desafio. E não havia alcançado nem seu centésimo dia no posto ainda.

À UMA DA MANHÃ DE 8 de agosto, o ministro da defesa, Anatoly Serdyukov, telefonou para Medvedev com a notícia de que a guerra havia irrompido no flanco sul da Rússia. As forças armadas da Geórgia, lideradas por Mikheil Saakashvili, defensor do estilo ocidental, haviam iniciado um ataque aéreo e terrestre à região separatista da República da Ossétia do Sul quase duas horas antes. As tensões com a Ossétia do Sul e outra região, a Abkhazia, vinham crescendo ao longo daquele ano. Ambas tinham se separado da Geórgia durante breves conflitos violentos no início da década de 1990, após o colapso da União Soviética, e permaneceram em um limbo diplomático desde então, reconhecidas como parte da Geórgia, mas, na realidade, agindo como pequenos Estados independentes que buscavam relações – e financiamento – com a Rússia, que mantinha forças de paz em ambas as regiões sob o mandato das Nações Unidas. Na esteira do reconhecimento internacional de Kosovo, Putin aumentou a assistência às duas regiões. Em um de seus últimos atos oficiais como presidente, ele ordenou um reforço para as tropas da missão de paz russa já existente na Abkhazia para supervisionar a reconstrução da ferrovia que conectava o país a Sochi e se encontrava em péssimo estado. O destino das regiões havia se tornado um foco agudo das últimas semanas de Putin na presidência após um irritado confronto em Bucareste com o presidente Bush e outros líderes da OTAN no debate sobre a possibilidade de convidar a Geórgia e a Ucrânia para se unirem à aliança militar.

Ao longo do verão de 2008, conflagrações haviam surgido nas fronteiras de cada região, com a Rússia e a Geórgia trocando acusações de que o outro pretendia iniciar uma invasão para resolver o que tinha ficado conhecido como "conflitos congelados". Medvedev realizou uma série de reuniões com Saakashvili, que também esperava que o mandato de Medvedev representaria uma mudança dos intermináveis conflitos com Putin que se seguiram à "Revolução Rosa", inclusive um embargo comercial em 2006 desencadeado pela prisão de quatro agentes de inteligência russos. Saakashvili propôs acordos políticos para as duas regiões, proposta à qual Medvedev a princípio pareceu receptivo; entretanto, quando os dois se encontraram no Cazaquistão em julho, ele sentiu que Medvedev já não estava mais interessado em discutir esses acordos, como se tivesse sido contido por outros poderes em Moscou, ou seja, por Putin.[6] Um conflito parecia inevitável, e os russos se prepararam devidamente para a ocasião, embora suspeitassem que ele fosse vir da Abkhazia, e não da Ossétia do Sul. As forças militares já haviam se planejado para uma intervenção; Putin posteriormente diria que os planos tinham sido preparados no final de 2006. No verão, sob ordens de Medvedev, os comandantes reuniram forças para um grande treinamento simulado no norte do Cáucaso, a pouca distância tanto da Abkhazia quanto da Ossétia do Sul, uma finta que se tornaria uma assinatura das futuras operações militares na Rússia.

Todavia, Medvedev ficou surpreso e cético ao receber o relatório urgente que interrompera seu cruzeiro no rio naquela noite. "Nós devíamos dar uma olhada nisso", ele disse a Serdyukov ao telefone. Medvedev pensou: "Será que o Saakashvili ficou completamente maluco? Talvez seja só uma provocação, talvez ele esteja estressado, testando os ossetianos e tentando nos enviar alguma mensagem?" Ele pediu ao ministro que lhe telefonasse de volta.

Putin já havia deixado Moscou para Beijing onde ele, e não o chefe de Estado, planejava comparecer à cerimônia de abertura das Olimpíadas de Verão com dezenas de outros líderes, inclusive Bush, o presidente dos Estados Unidos. Serdyukov ligou novamente uma hora depois para dizer que os relatórios eram verdadeiros. A Geórgia não estava blefando; o país tinha começado uma barragem de artilharia sobre a capital da Ossétia do Sul, Tskhinvali. "Tudo bem", disse Medvedev. "Vou aguardar novas informações." Ele afirmou que não tinha como entrar em contato com Putin em Beijing por uma linha telefônica segura, porém o fato de ele sentir a necessidade de tentar demonstrava sua insegurança em comprometer as forças russas para travar combate além das fronteiras do país pela primeira vez desde o colapso da União Soviética. A hesitação de Medvedev voltaria mais tarde para assombrá-lo. Finalmente, Serdyukov telefonou pela terceira vez. Um míssil havia atingido uma barraca cheia de soldados russos da missão de paz, "matando todos eles". Isso se provaria um exagero, o primeiro de muitos que seriam ditos nos dias que se seguiriam,[7] porém o fato era que os soldados russos e seus representantes na milícia irregular da Ossétia do Sul estavam sob ataque. Mais de quatro horas depois que os mísseis começaram a atingir Tskhinvali e seus arredores, Medvedev emitiu a ordem de ir à guerra.

"Revidem os ataques", ele disse a Serdyukov, e então se apressou a voar de volta a Moscou.

Quando ele chegou, batalhões georgianos haviam começado a entrar na Ossétia do Sul. Aeronaves russas iniciaram investidas não apenas dentro da região, mas na própria Geórgia também. A notícia do ataque georgiano alcançou Putin em Beijing e ele ficou enfurecido – primordialmente com Saakashvili, mas também com a "falta de determinação"[8] de Medvedev. Putin, conversando com jornalistas naquela manhã, fez a primeira declaração pública sobre a crise, jurando que a Rússia retaliaria a incursão georgiana. Ele telefonou repetidas vezes para Medvedev, que, na manhã de 8 de agosto, se reuniu com o Conselho de Segurança.[9] Eram dez da manhã quando Medvedev fez sua primeira declaração pública, bem depois de Putin. Ele afirmou que a Geórgia havia violado a lei internacional e cometido um ato de agressão que já custara vidas, inclusive a de soldados de paz da Rússia. "Civis, mulheres, crianças e idosos estão morrendo hoje na Ossétia do Sul, e a maior parte deles são cidadãos da Federação Russa", disse ele. "De acordo com a Constituição e as leis federais, como presidente da Federação Russa é meu dever proteger a vida e a dignidade dos cidadãos russos onde quer que eles estejam."[10] Ao meio-dia, forças russas começaram a atravessar a fronteira.

O presidente Bush também estava em Beijing quando um assessor cochichou em seu ouvido que uma "ofensiva russa" tinha começado na Geórgia.[11] Ele estava na fila em uma recepção diplomática no Grande Salão do Povo para saudar o presidente da China, Hu Jintao. Putin estava algumas pessoas à frente dele, mas o protocolo exigia que Bush conversasse primeiro com seu colega presidente antes, portanto ele aguardou até voltar a seu hotel para ligar para Medvedev, alertando-o para que parasse a contraofensiva. "Vamos ficar do lado deles", Bush lhe disse, referindo-se aos georgianos.

O que o presidente Bush não compreendia era até que ponto os russos culpavam sua administração pelo conflito. Mesmo que ele não tivesse dado sinal verde para o plano de Saakashvili de invadir a Ossétia do Sul, como os russos suspeitavam, Bush beneficiou Saakashvili com treinamento militar e a promessa de adesão à OTAN na conferência em Bucareste, em abril, apesar dos avisos pessoais de Putin de que um convite desses seria uma provocação à Rússia. O que Saakashvili não entendia era que, não obstante todo o empenho que ele usara para conquistar os americanos, elogiando Bush e despachando soldados para servir no Iraque, nem os Estados Unidos, nem a OTAN estavam preparados para vir em seu auxílio em uma guerra contra a Rússia. Esse erro de cálculo sairia caro para a Geórgia.

Em sua conversa com Bush, Medvedev comparou Saakashvili a Saddam Hussein e disse que os georgianos já haviam matado 1500 pessoas, um exagero desmedido.[12] Agora estava claro que Medvedev não tinha intenção alguma de recuar. Bush acabou confrontando Putin em Beijing no estádio "Ninho de Pássaro" enquanto aguardavam a cerimônia de abertura naquela noite. Eles se sentaram na mesma fileira de cadeiras VIP e Bush pediu a sua esposa e ao rei da Tailândia para mudarem de lugar para que pudesse se sentar ao lado de Putin e deixar um sério alerta. Com um intérprete se curvando, desajeitado, Putin se levantou de seu assento, assomando acima dele por um instante até que Bush, mais alto, pudesse ficar totalmente de pé e então disse ao americano que Saakashvili era um criminoso de guerra.

"Eu venho lhe alertando que Saakashvili tem sangue quente", disse Bush.

"Eu também tenho", retrucou Putin.

Bush mais tarde escreveu que ele encarou o homem com quem havia se reunido mais vezes do que com qualquer outro líder mundial, exceto Tony Blair. Ele havia esperado forjar uma nova relação com a Rússia, uma relação que superaria as desconfianças mútuas da Guerra Fria, apenas para se dar conta de que havia julgado erroneamente Putin quando se conheceram, na Eslovênia, em 2001.

"Não, Vladimir, você tem sangue frio",[13] disse ele.

Após se reunir com Hu Jintao na manhã seguinte à cerimônia de abertura, Putin deixou Beijing e voltou para a Rússia – não para Moscou, mas para o agitado cenário da força russa de invasão total. Ele chegou na noite de sábado ao quartel-general do 58º Exército, em Vladikavkaz, a capital da Ossétia do Norte, a república russa na encosta norte do Cáucaso que havia sido separada de suas compatriotas no lado georgiano por um decreto de Josef Stalin. Foi Putin quem apareceu na mídia estatal recebendo as atualizações militares dos generais uniformizados *in loco*, enquanto Medvedev emitia ordens pálidas de seu gabinete no Kremlin. Putin disse que a Geórgia, encorajada por seu flerte com os Estados Unidos e a OTAN, procurava devorar a Ossétia do Sul e agora a perderia para sempre. "O que está acontecendo na Geórgia é um genocídio", disse ele, irado, superestimando grosseiramente a realidade.[14] A essa altura, tanques russos tinham chegado a Tskhinvali e seguido adiante para a cidade georgiana de Gori, o local de nascimento de Stálin. Navios de guerra russos bloqueavam o porto de Poti, ao sul da fronteira com a Abkhazia. As forças da Geórgia, apesar de anos sendo equipadas e treinadas pelos americanos, se desfizeram em desordem, incapazes de se comunicar com eficiência porque os russos tinham bloqueado ou comprometido a cobertura de telefonia celular, seu único meio de comunicação. Um Saakashvili humilhado teve que implorar ajuda. Os Estados Unidos transportaram via aérea dois mil soldados que a Geórgia destacara para o Iraque como parte da guerra americana ali, e o presidente Bush posteriormente enviou auxílio e equipamentos adicionais, mas também deixou claro que os Estados Unidos não combateriam militarmente ao lado dele. Mais de cem conselheiros militares americanos que haviam permanecido na Geórgia após o exercício de verão se retiraram para longe da luta, para evitar envolvimento nos conflitos. Com as tropas fragmentadas da Geórgia se retirando diante de uma investida russa na direção da capital, Tbilisi, que estava sob bombardeio, Saakashvili não teve escolha além de tentar a paz.

Ostensivamente, Putin concedia a devida deferência a seu protegido como comandante em chefe, mas o sistema todo – a burocracia, as forças militares, a mídia – haviam se tornado tão habituados a seu papel como líder indispensável que era uma luta preservar sequer a aparência de que Medvedev recebia o devido protocolo presidencial. O próprio Putin era incapaz de recuar para os bastidores, ou relutava em fazer isso, sugerindo instruções em reuniões televisionadas durante a crise que Medvedev obedientemente passava adiante. Em público, Putin procurava enfatizar o posto de destaque de Medvedev; no entanto, em particular, ele atormentava e persuadia seus interlocutores, definitivamente como o homem no comando. Quando Nicolas Sarkozy, o presidente francês, voou para Moscou para mediar um cessar-fogo em 12 de agosto, encontrou Medvedev calmo e animado, disposto a negociar, porém Putin também compareceu à reunião e foi bombástico e rude, fervilhando com uma ferocidade dirigida a Saakashvili que parecia profundamente pessoal.[15] Sarkozy pressionou os russos a cancelar uma invasão que agora parecia resolvida a alcançar a capital e derrubar o presidente georgiano. O ministro do exterior, Sergei Lavrov, disse isso à secretária de Estado de Bush, Condoleezza Rice.[16] Lavrov também menosprezou Medvedev em uma conversa com o embaixador francês enquanto os líderes se reuniam para resolver o conflito.[17] Sarkozy argumentou que o mundo não aceitaria a derrubada de um líder eleito. Isso apenas aumentou a fúria de Putin.

"Saakashvili – eu vou enforcá-lo pelas bolas", rosnou Putin, espantando o líder francês.

"Enforcá-lo?"

"Por que não?", respondeu Putin, soando petulante. "Os americanos enforcaram Saddam Hussein."

A única coisa que pareceu amolecer Putin foi Sarkozy lhe perguntando se ele queria entrar para a história com uma reputação como a de Bush.[18]

Era cedo na manhã seguinte, depois de Sarkozy ir para a capital da Geórgia para selar um acordo com Saakashvili, quando Medvedev anunciou um cessar-fogo no quinto dia do conflito. Ele surgiu sozinho no Kremlin e adotou um tom à *la* Putin para declarar que "o agressor foi punido". Medvedev parecia pálido e cansado. Apesar do cessar-fogo, forças russas consolidaram suas posições no vácuo criado pelos georgianos expulsos, enquanto as milícias da Ossétia do Sul conduziam uma campanha de pilhagem e saques nas casas dos aldeões georgianos da região, amiúde sob as vistas dos russos.[19] Dois dias após o cessar-fogo, ao mesmo tempo em que Condoleezza Rice ia para a Geórgia prometer apoio político e humanitário dos Estados Unidos, uma coluna blindada russa avançou rumo leste para a capital, parando a apenas quarenta quilômetros dos limites da cidade de Tbilisi. As últimas tropas russas só se retirariam do território georgiano dali a dois meses e, mesmo então, deixariam para trás reforços na Ossétia do Sul e na Abkhazia. Em 26 de agosto, enquanto os destroços da guerra ainda estavam sendo retirados, Medvedev anunciou que a Rússia reconheceria os dois enclaves como nações independentes. Ele e outros citaram o precedente aberto por Kosovo, a província da Sérvia que declarou sua independência seis meses antes em um ato que os russos tinham chamado de ilegítimo. A Rússia havia transformado o rancor de Putin – as humilhações que ele sentia ter passado quando o Ocidente desprezou seus pontos de vista – em uma política nacional que simplesmente arrastou Medvedev consigo.

APESAR DE ALGUMAS ÓBVIAS FALHAS cometidas pelas forças russas, a guerra breve e vitoriosa alimentou um fervor nacionalista, amplificado pela mídia estatal glorificando as ações dos libertadores russos e vilipendiando o inimigo com uma intensidade inédita desde a Grande Guerra Patriótica. A glória redundava para Putin tanto quanto para Medvedev, já que estava claro para todos que ele continuava o líder supremo. Medvedev ocupava uma presidência com menos poderes porque Putin efetivamente levou esses poderes consigo – junto com boa parte de sua equipe presidencial – para o gabinete do primeiro-ministro, localizado na Casa Branca na ala defronte ao Novy Arbat, no Kremlin. Medvedev continuava nominalmente como chefe de estado, porém agora era visto como um regente no Kremlin, ocupando a posição no lugar da autoridade real. Seu gerenciamento dos assuntos externos era confuso e atrapalhado, em parte porque ele precisava consultar qualquer decisão fundamental com seu primeiro-ministro. Seus próprios empenhos para ecoar o tom imperioso, agressivo e inflexível que Putin manejava com tanta habilidade provaram-se embaraçosos.

No dia seguinte àquele em que os eleitores dos Estados Unidos escolheram Barack Obama, em novembro de 2008, um momento amplamente celebrado pelo mundo todo como o final da era Bush de agressão americana incontida, Medvedev fez seu primeiro discurso à nação desde sua posse. Depois das relações venenosas no fim da presidência Bush, na qual Putin chegou a sugerir que os Estados Unidos haviam instigado a guerra na Geórgia para aumentar as chances do adversário de Obama, John McCain, este poderia ser um momento para dar as boas-vindas na mudança de presidentes. Enquanto falava no Grande Palácio do Kremlin, contudo, Medvedev nem sequer mencionou Obama. Ele culpou os Estados Unidos pela guerra na Geórgia e ameaçou utilizar mísseis balísticos em Kaliningrado, o enclave russo na Europa Oriental anexado como um tributo após a Grande Guerra Patriótica, se os americanos construíssem seu sistema de defesa antimísseis na Europa. Em vez de soar durão, Medvedev pareceu alheio ao clima geral. Nem mesmo ficou claro se ele próprio acreditava em sua fanfarronice.

A política externa russa era notoriamente opaca e complicada desde a era Yeltsin, mas se tornou ainda pior com dois centros de poder político. Medvedev pediu desculpas por seus comentários durante sua primeira visita a Washington duas semanas depois, onde se encontrou com o presidente Bush e não com Obama. Ele afirmou que foi um mero lapso fazer seu alerta provocatório no dia em que líderes do mundo todo congratulavam Barack Obama. "Com todo meu respeito pelos Estados Unidos, eu me esqueci absolutamente do importante evento político que devia ocorrer naquele dia", disse ele, contrário a todas as probabilidades. "Nada pessoal nisso."[20] Dessa mesma forma, na guerra da Geórgia, Medvedev parecia tropeçar nos próprios pés – ou nos de Putin.

Um segundo golpe debilitante à presidência ainda iniciante de Medvedev veio apenas algumas semanas após o término da guerra na Geórgia. Os lucros do aumento constante das receitas advindas do petróleo e do gás tinham estimulado o crescimento econômico do país, levando à alta nos preços de varejo, desde carros importados até móveis e alimentos. A economia cresceu em média 7% ao ano durante a presidência de Putin; ele pagou a dívida externa do país, acumulou centenas de bilhões de dólares em reserva de divisas e, resistindo à pressão para gastar à vontade, construiu um fundo de estabilização que protegeria o país de qualquer recessão.

Recém-empossado em seu cargo de primeiro-ministro, Putin agia como se seu maior legado fosse irreversível. Coincidindo com a transição política em 2008, a economia russa começou a encolher. Com a inflação aumentando, Putin procurou exercer sua vontade sobre o mercado e a oligarquia. Em julho, incentivado por reclamações dos empresários da área de energia sobre a elevação nos custos do aço para gasodutos, ele convocou uma reunião das metalúrgicas em Nizhny Novgorod, cujo propósito ficou claro quando ele salientou o bilionário proprietário da maior fabricante de aço da Rússia, a Mechel, por vender seu coque no mercado nacional por preços maiores do que vendia no mercado externo, evitando impostos. (Foi Igor Sechin quem o informou sobre isso, supostamente por causa do que a Rosneft estava sofrendo economicamente.) O proprietário da empresa, Igor Zyuzin, que já se encontrava sob pressão de clientes e competidores, cometeu o erro de não comparecer à reunião e dar entrada em um hospital para cardíacos. A reação de Putin foi cortante. Ele sugeriu que talvez as autoridades antimonopólio, e até o procurador-geral, deveriam investigar a empresa. "Claro, doença é doença, mas acho que ele deveria ficar bom o mais rápido possível", disse Putin. "Senão, teremos que enviá-lo ao médico e resolver todos os problemas." No final do dia, as ações da Mechel, vendidas na Bolsa de Valores de Nova York, tinham perdido mais de um terço de seu valor – quase 6 bilhões de dólares –, puxando para baixo o mercado russo já em crise.

Mechel rapidamente anunciou um comunicado arrependido prometendo se posicionar sobre as preocupações do primeiro-ministro; Putin, entretanto, enviara um recado claro. Ele não tinha intenção alguma de tirar as mãos do leme da economia russa, interferindo sempre que sentisse vontade e solapando os esforços iniciais de Medvedev para nutrir um clima mais atraente para os investidores. Medvedev e seus assessores pareceram surpresos pelo ataque de Putin. Um de seus aliados mais veteranos, Arkady Dvorkovich, tentou acalmar as bolsas, porém dias depois Putin reiterou suas acusações de que a Mechel estava sonegando impostos, o que fez suas ações despencarem de novo. Putin agia como se a Rússia fosse invencível, uma ilha de prosperidade impermeável à tempestade financeira que vinha se formando ao longo do verão, desde o momento em que o preço do petróleo atingiu seu pico, custando mais de 140 dólares por barril.

A CRISE ECONÔMICA GLOBAL DISPARADA pela inadimplência das hipotecas nos Estados Unidos em 2008 pareceu, a princípio, não representar uma grande ameaça à economia da Rússia, já que seus bancos não emitiam o tipo de hipoteca de alto risco que havia se tornado tóxica. Entretanto, a falência do banco de investimentos americano Lehman Brothers, em 15 de setembro – o mesmo dia em que o preço do barril de petróleo caiu para menos de 100 dólares –, reverberou pelo mundo todo, e atingiu a Rússia com mais força do que a maioria dos outros países. No final do dia seguinte, o principal índice de ações tinha caído 17%. A venda em pânico forçou a suspensão das transações várias vezes durante as semanas seguintes e, mesmo com a intervenção governamental para apoiar as ações, o mercado perdeu 1 trilhão de dólares em questão de meses. Entre outubro e dezembro, 130 bilhões em capital escoaram para fora do país. Embora menos russos investissem em ações – comparados, por exemplo, aos americanos, muitos dos quais viram as economias de sua vida toda evaporarem –, a crise atingiu russos de todas as camadas, do mais rico ao mais pobre. A renda disponível caiu quase que de imediato, conforme as empresas reduziam custos, o que puxou para baixo os gastos dos consumidores, o que, por sua vez, apenas fez a produção encolher ainda mais. Até os arrogantes oligarcas "estavam penhorando seus iates e vendendo seus jatinhos particulares".[21] A economia em expansão da Rússia faliu tão precocemente que Putin se encontrou presidindo uma derrocada tão grave quanto a crise de 1998. Parecia um final adequado à década de prosperidade que o impelira à presidência.

Em alguns dias, o gabinete de Putin tinha aprovado um crédito de 40 bilhões para apoiar bancos e outros 50 bilhões em empréstimos para 295 empresas que respondiam por 80% da economia do país. O Banco Central lutou para conter o declínio no valor do rublo, sugando quase 200 bilhões das reservas financeiras, um terço do valor máximo de 598 bilhões atingido em agosto. As políticas macroeconômicas conservadoras de Putin – equilibrando orçamentos, acumulando reservas e fundos de emergência, apesar de apelos populistas de algumas pessoas no Kremlin para gastos maiores – provaram-se prescientes. Mesmo agora, Putin sentia a pressão para socorrer os oligarcas mais favorecidos e renacionalizar empresas em apuros, propícias para uma compra barata, mas colocou-se do lado dos conselheiros que instavam cautela, "passando mais poder de decisão àqueles que conheciam o assunto e podiam fazer algo pela economia", conforme escreveu posteriormente Sergei Guriev, um dos conselheiros econômicos do governo.[22] Os liberais aliados a Medvedev, inclusive o ministro das finanças, Andrei Kudrin, pareceram prevalecer a curto prazo, e nenhuma das piores previsões de colapso econômico se concretizaram, mas o esforço saiu caro. A economia russa sofreu uma contração de 8% em 2009, o pior desempenho entre as vinte maiores economias mundiais. Pela primeira vez a popularidade de Putin patinou de forma considerável, arrastada pelo descontentamento popular que às vezes se derramava nas ruas conforme trabalhadores protestavam por salários não pagos.

Em seus oito anos como presidente, Putin sempre foi capaz de desviar as críticas dirigidas ao governo, liderado pelo primeiro-ministro. Agora ele ocupava o posto de maior responsabilidade em relação à economia, e acabou jogando a culpa em outro. Assim como ocorreu com a guerra na Geórgia, ele atacou o que via como a causa externa para os sofrimentos da Rússia: os Estados Unidos. Em outubro, ele deu o passo incomum de visitar a Duma para se encontrar com os comunistas pela primeira vez como um bloco de representantes, refletindo sua apreensão a respeito do impacto da crise sobre os eleitores – pensionistas, trabalhadores e aqueles ainda nostálgicos pela era soviética – que apoiavam o único partido de oposição eleito para ocupar cargos oficiais. O líder comunista, Gennady Zyuganov, denunciou devidamente a "política monetarista" de Kudrin como ineficaz para controlar a circulação de rublos e pediu maiores investimentos em indústrias essenciais como a agricultura, lamentando que a produção de colheitadeiras e tratores da Rússia tivesse ficado abaixo da produção da Bielorrússia. (Ele também aproveitou a oportunidade para pleitear junto a Putin pela redução da perseguição aos candidatos do partido nas eleições regionais.) Putin, contudo, tinha pouco interesse nas propostas comunistas; Zyuganov e seu quadro eram simplesmente coadjuvantes para que Putin entregasse sua mensagem populista. Quando os Estados Unidos mergulharam na Grande Depressão, destacou Zyuganov em um discurso longo e digressivo, Franklin Delano Roosevelt enviou "seus melhores conselheiros econômicos" à União Soviética para aprender uma ou duas coisinhas, porém agora a ganância capitalista americana havia trazido calamidade ao mundo. Putin, com as câmeras rodando, ficou feliz em concordar. "Você levantou um bom argumento quando falou que a fé nos Estados Unidos como líder do mundo livre e da economia de mercado foi abalada, assim como a confiança em Wall Street como centro desse mundo", ele disse a Zyuganov. "E jamais será reconstruída. Eu concordo com você nisso. As coisas nunca mais serão iguais."

A crise destacou os problemas estruturais subjacentes à economia russa, sua dependência de recursos energéticos, a base industrial em ruínas, a corrupção onipresente, a infraestrutura erodida. (O país tinha menos quilômetros de estradas pavimentadas em 2008 do que em 1997.)[23] Economistas como Sergei Guriev argumentavam que a Rússia deveria prestar atenção às lições da crise e implementar mudanças significativas, e conselheiros de Medvedev no Kremlin, como Arkady Dvorkovich, concordavam.[24] A economia da Rússia precisava de regulamentação, da proteção de direitos de propriedade e de contratos, de competição real e de transparência, além de alguns entraves a oficiais corruptos e predatórios que extorquiam as empresas, desviando os lucros delas para seus próprios bolsos, escondendo os rendimentos ilícitos em propriedades e contas secretas no exterior. A equipe de Medvedev no Kremlin tinha traçado propostas para resolver ao menos alguns desses problemas. Em seu primeiro discurso à nação, aquele feito no dia seguinte à eleição de Barack Obama, ele clamou por uma liberalização da economia, libertando-a da burocracia que havia desabrochado sob a liderança de Putin. "A burocracia estatal, assim como há vinte anos, está sendo guiada pela mesma desconfiança antiga no indivíduo livre e no livre empreendimento", disse ele no discurso, que foi adiado duas vezes por causa da crise. "Um Estado forte e uma burocracia onipotente não são a mesma coisa. O primeiro é um instrumento que a sociedade precisa para se desenvolver, para manter a ordem a fortalecer as instituições democráticas. A segunda é extremamente perigosa."[25]

As crises gêmeas do verão e do outono, todavia, esvaziaram as aspirações políticas de Medvedev. Seus assessores mais próximos culparam as crises pelo descarrilamento de sua agenda, mas Putin era o maior obstáculo. Putin havia vetado esboços do primeiro grande discurso de Medvedev, um papel que nenhum primeiro-ministro desempenhou enquanto ele foi presidente. Ele insistiu em uma linguagem agressiva com os Estados Unidos e o Ocidente, de modo geral, que deixava Medvedev desconfortável – daí a ameaça de colocar mísseis em Kaliningrado.[26] Preocupado com as consequências políticas da crise econômica, Putin também insistiu em inserir outra proposta no discurso de seu apadrinhado, algo projetado como uma potencial válvula de segurança caso o caos econômico ameaçasse o sistema político em si. Os primeiros esboços não incluíam essa proposta; Putin a colocou quando se reuniu com Medvedev no dia anterior ao discurso. Quando Medvedev revelou a proposta em suas considerações – quase como um aparte, uma única sentença em um discurso de mais de oito mil palavras –, nem mesmo seus assessores mais próximos sabiam o que viria.[27] Medvedev pediu que a Constituição fosse revisada, algo a que Putin resistiu por anos, insistindo que alterá-la prejudicaria a estabilidade política. A alteração proposta estenderia o mandato do presidente, passando de quatro para seis anos, e o mandato dos membros da Duma de quatro anos para cinco. Medvedev não forneceu nenhuma explicação para a mudança, apenas a justificativa de que muitas democracias, como a França, tinham mandatos presidenciais mais longos. Posteriormente, ele insistiu que essas emendas, as primeiras alterações à Constituição desde que ela fora promulgada, em 1993, eram apenas "ajustes" que não "alteravam a essência política e legal das instituições atuais". Na verdade, elas fortaleciam a presidência e reduziam a frequência dos ciclos eleitorais que Putin temia que se tornassem o foco para as "revoluções coloridas" que varreram algumas das ex-repúblicas soviéticas.

A proposta atordoou a elite política, já que ninguém compreendeu na época o raciocínio por trás dela. Circulou a especulação de que o objetivo final era abrir caminho para o retorno de Putin à presidência após uma renúncia surpresa de Medvedev. A alteração foi realizada como qualquer outra operação especial de Putin: com rapidez. Em nove dias, a proposta passou voando pela Duma, e apenas os comunistas, seus complacentes objetos de cena apenas algumas semanas antes, opuseram-se à emenda. Até o final do ano, a alteração foi aprovada nas duas casas do parlamento com pouco debate, e certamente nenhuma contribuição do público. Os democratas sitiados tentaram esboçar protestos contra a emenda, além de contra o fracasso do governo em recuperar a economia cambaleante, mas enfrentaram a perseguição implacável das autoridades e seus representantes, especialmente dos grupos de jovens que o Kremlin havia nutrido.

Naquele inverno de descontentamento, Garry Kasparov, Boris Nemtsov, Vladimir Milov e outros tentaram formar uma coalisão de oposição, esperando usar a crise econômica para fundir um movimento dissidente. Eles chamaram a coalisão de Solidariedade, como o grupo de oposição da Polônia, formado nos anos mais sinistros do comunismo e da lei marcial, porém a oposição continuou extremamente pulverizada, consumida por rivalidades pessoais e dividida a respeito das táticas a serem adotadas. Alguns dos críticos de Putin ainda esperavam trabalhar dentro do sistema para efetuar alguma mudança, enquanto outros queriam criar uma revolução. Alguns líderes proeminentes da oposição se recusaram a unir-se ao grupo por antipatia a Kasparov. O Solidariedade realizou um congresso constitutivo num final de semana em dezembro, mas teve que aplicar medidas extraordinárias para manter o cronograma e a localização secretos. Esforços anteriores para uma reunião tinham sido desmantelados depois que os locais escolhidos como sede receberam telefonemas do Kremlin. As táticas empregadas contra um movimento de oposição, ainda que marginal, sublinhavam a ansiedade do Kremlin, ao mesmo tempo que demonstravam sua habilidade de sufocar qualquer esforço para organizar o sentimento anti-Putin em uma força política considerável. Quando os líderes do Solidariedade finalmente se reuniram em um centro de conferências no subúrbio de Khimki, um ônibus cheio de ativistas da Jovem Guarda, afiliada ao Rússia Unida, chegou para atormentar os presentes. O ônibus estava carregado de ovelhas vestidas com camisetas e bonés com o emblema do Solidariedade. Outros manifestantes usavam máscaras e jogaram bananas, a primeira de várias alusões racistas ao novo presidente americano. A mensagem era clara: os opositores a Putin eram animais conduzidos pela mão nefasta dos Estados Unidos. Os ativistas empurraram as ovelhas para fora do ônibus, muitas das quais pareciam machucadas ou doentes. As ovelhas claudicaram pelo asfalto, balindo, e várias delas morreram ali mesmo.[28]

No dia 30 de dezembro, Medvedev assinou a legislação alterando a Constituição. A mudança mais importante no sistema político do país desde o cancelamento das eleições a governador efetuado por Putin em 2004 foi de proposta a realidade em menos de dois meses. Antes de um ano de mandato, ficou claro que Medvedev era o sócio minoritário no governo "tandem" do país. Putin podia até se referir exteriormente a ele como o chefe de Estado, contudo, nos momentos de crise, sobrepunha-se ao presidente continuamente. Em dezembro, em vez de dar lugar a seu sucessor, Putin prosseguiu com sua performance anual no programa de final de ano em que respondia a perguntas dos ouvintes, atendendo a setenta questões cuidadosamente filtradas de todo o país. Ele prometeu que os efeitos da crise econômica seriam mínimos, jurando aumentar o valor das pensões e dos benefícios para os desempregados. As performances de Putin solapavam a autoridade política de Medvedev, dificultando para este a movimentação da burocracia que desejava mudar. Medvedev, obedientemente, nunca levou a público suas objeções, mas em particular expressava sua frustração, e os assessores mais próximos se incomodavam profundamente com a interferência. Medvedev lutava para construir uma coalisão de apoio mais ampla na burocracia, mas o pessoal leal a Putin ocupava muitos lugares, inclusive dentro da administração do Kremlin. Após a guerra na Geórgia, pesquisas secretas das forças militares russas mostravam o "nível absolutamente abismal de respeito" que os oficiais no comando tinham pelo novo comandante em chefe. A autoridade final residia na Casa Branca agora, e todos entendiam esse fato. Nas palavras mordazes de um diplomata americano, Medvedev estava "fazendo o papel de Robin, com Putin sendo o Batman".[29]

20
Homem de ação

No dia 15 de maio de 2009, a única usina de energia que aquecia a cidadezinha de Pikalevo desligou suas fornalhas. O dono da usina estava devendo cerca de 4,5 milhões de dólares à Gazprom e, na Rússia de Putin, as contas da Gazprom sempre tinham precedência. Pikalevo, com 22 mil pessoas, era uma "monocidade", estabelecida em 1957 a leste de São Petersburgo, com um único empreendimento que servia à economia planificada soviética: três fábricas interligadas que produziam cimento, potassa e alumina, um composto químico utilizado na fundição de alumínio. O sustento de toda a cidade, tanto na era soviética quanto na atual, dependia das fábricas. Só que agora, elas tinham sido privatizadas em três empresas separadas, que lutavam para sobreviver mesmo antes da crise bater à porta, em setembro, incapacitadas pelo legado do planejamento central e uma disputa complicada a respeito de preços que, na esteira da turbulência global, tornavam a produção em Pikalevo economicamente inviável.[1]

Primeiro foi a fábrica de cimento, fechada em outubro, demitindo centenas de funcionários. A produtora de potassa fechou em fevereiro, seguida em maio pela de alumina, que também era proprietária da usina de energia. Quase todos os 4500 funcionários das três fábricas estavam desempregados ou foram forçados a tirar licença sem pagamento. O governador da região, ainda conhecida como Leningrado, pois não havia mudado de nome junto com a cidade, interveio junto a Dmitri Medvedev para tentar negociar uma solução já em fevereiro, mas nada aconteceu. O fechamento da usina de energia transformou o descontentamento latente em uma revolta.

O governador ignorou os protestos dos moradores, dizendo que os sindicatos da cidade estavam apenas fomentando uma crise. Toda cidade desligava a água quente por alguns períodos para manutenção, explicou ele, como se se tratasse apenas de uma inconveniência temporária. "Quanto ao aquecimento, bem, acho que não precisamos muito dele no verão."[2] Em 20 de maio, centenas de moradores da cidade invadiram uma reunião de emergência no gabinete do prefeito, exigindo não apenas água quente, mas também seus empregos e os salários que lhes deviam. Entretanto, os funcionários da prefeitura detinham tanto poder sobre as fábricas quanto os moradores. Seus proprietários eram magnatas distantes cujas dificuldades financeiras eram muito maiores do que os problemas de uma cidadezinha remota ao norte. Entre eles estava um dos homens mais ricos do país, Oleg Deripaska, um oligarca que sobrevivera ao final da era Yeltsin e agora desfrutava de uma condição privilegiada na era Putin. Quando a invasão ao gabinete do prefeito fracassou em chegar a uma resolução, as centenas de residentes levaram seu protesto à rodovia federal de mão dupla que ia do Vologda a Novaya Ladoga, perto de São Petersburgo. Eles bloquearam a estrada por muitas horas, criando um engarrafamento que, segundo dizem, se estendeu por quatrocentos quilômetros. O protesto foi um entre os vários que varreram o país – de Baikalsk, onde operários fizeram greve de fome por seus salários atrasados em uma fábrica de papel, até Vladivostok, onde protestos irromperam depois que novas tarifas sobre a importação de automóveis dizimaram as vendas de carros usados do Japão. O Kremlin monitorava o descontentamento com atenção. Medvedev e seus funcionários mais destacados instalaram um programa para rastrear a agitação em seus computadores, mostrando regiões afetadas de acordo com uma matriz de medidas que incluía, em um detalhe revelador, a popularidade do novo primeiro-ministro.[3]

Pikalevo não estava pior do que outras cidades com dificuldades, mas os protestos cada vez maiores ali se tornaram tão pronunciados que forçaram Putin a agir. Em 4 de junho, foi a Pikalevo e convocou os proprietários das fábricas fechadas para que se encontrassem com ele ali para uma reprimenda pública que foi impressionantemente abrasiva, mesmo para os padrões dele. "Por que vocês não corrigiram isso antes?", criticou ele quando os encontrou em plena vista do *pool* de câmeras de TV do Kremlin. "Vocês correram de um lado para o outro como baratas quando eu disse que estava vindo para cá." Do lado de fora, centenas cercavam a fábrica onde a reunião acontecia, esperando debaixo de chuva pela notícia do que parecia ser uma intervenção divina. Putin, vestindo uma capa de chuva cinza e uma camisa desabotoada no colarinho, apoiou-se na mesa, fervilhando de desprezo. "Vocês tomaram essas pessoas de reféns com sua ambição, falta de profissionalismo e, talvez, pura ganância – centenas de pessoas. É absolutamente inaceitável."

Ele gesticulou com uma pequena pilha de papéis, o acordo que já havia completado. Todos tinham assinado? Ele encarou Deripaska, que exibia barba por fazer e cuja fortuna tinha levado uma surra da crise econômica. Alguém respondeu que sim, mas Deripaska assentiu de forma confusa. Não havia nenhum documento que precisasse de uma assinatura, mas Putin o convocou à frente da sala para humilhá-lo diante de todos, principalmente dos telespectadores que ligariam nos noticiários daquela noite e se maravilhariam diante da força de sua vontade. Putin jogou sua caneta por cima do acordo. Deripaska fingiu ler rapidamente o texto antes de assinar e virar-se de costas, apenas para Putin interrompê-lo com um golpe ainda mais baixo: "E devolva a minha caneta". Do lado de fora, os operários começaram a receber mensagens de texto de seus bancos, enquanto Putin ainda se encontrava lá dentro repreendendo seus chefes. Os salários que lhes eram devidos – mais de 1 milhão de dólares – seriam depositados no fim do dia.

Por meses antes disso, Putin parecia mais e mais alheio; ele trabalhava mais frequentemente na residência em Novo-Ograyovo do que em seu escritório recém-reformado, delegando o gerenciamento cotidiano do governo para um de seus assessores, Igor Shuvalov. O esboço de um novo orçamento para o Estado se arrastou por meses, enquanto burocratas aguardavam por decisões que ele não sentia pressa alguma de tomar.[4] Com a performance em Pikalevo, ele pareceu acordar para a ameaça política da crise econômica – e para a receita que salvaria a situação. No mesmo dia em que Putin passou por Pikalevo, Medvedev alertou que, embora o pior da crise tivesse ficado para trás, ainda não estava na hora de "abrir o champanhe".

O ESPETÁCULO EM PIKALEVO MOSTROU que Putin não tinha desejo algum de soltar as rédeas do poder. A descompostura dada aos proprietários das fábricas tinha sido dura, mas ele também deixou claro que não permitiria que a plebe estabelecesse um precedente para a discussão de queixas contra um governo que parecia cada vez mais estagnado. Deripaska compreendeu a fantochada e aceitou a humilhação pública porque sabia que era o preço de seu status privilegiado na elite do Kremlin. Ele nem se deu mal no pacto para a retomada das fábricas: o principal fornecedor do material de que a fábrica precisava, a nefelina, foi forçado a vender o material com prejuízo. Putin acertou até os detalhes do fornecimento, entregue pelas Ferrovias Russas, dirigida por Vladimir Yakunin, o velho camarada de Putin da época de São Petersburgo. O fornecedor, a PhosAgro, em breve expandiria seu conglomerado para incluir a fábrica de fertilizantes que Mikhail Khodorkovsky foi acusado de surrupiar, a Apatit. Um de seus mais novos acionistas era o homem que aprovou a contestada tese de Putin em 1997, Vladimir Litvinenko. O acordo para reabrir Pikalevo nada fez para resolver o problema inerente à produção ali, nem a ausência de demanda por alumínio, que era ampliada pela crise econômica, mas essa não era a questão. Deripaska já tinha recebido bilhões em crédito para ajudar a reestruturar suas dívidas paralisantes – e até um empréstimo extra para manter a produção funcionando em Pikalevo. A reprimenda pública, entretanto, alertou outros magnatas que eles deveriam resolver qualquer crise que pudesse fomentar a agitação pública antes que Putin fosse forçado a acrescentar novas paradas em seu itinerário raivoso. Em vez de utilizar a crise econômica como uma oportunidade para resolver pontos fracos escondidos na economia do país – o que Medvedev deixaria claro em um manifesto *on-line* publicado em setembro com um título que lembrava a era soviética – "Adiante, Rússia!" –, Putin intensificou seu papel como o distribuidor-mor dos recursos nacionais, punindo aqueles que resistiam à sua visão de como o dinheiro deveria ser gasto e recompensando os que a seguiam. Quando o governo estabeleceu um mecanismo para distribuir os fundos do pacote de incentivos em 2009, Putin decidiu unilateralmente quais empresas deveriam recebê-los. Era assim que os negócios funcionavam na cabeça de Putin, através de conexões e tratos que às vezes requeriam seu pulso firme, não por meio de uma economia liberalizada na qual o mercado tomava as decisões.

O controle pessoal de Putin sobre a política econômica causava confusões de vez em quando. Enquanto ele se vangloriava em Pikalevo em maio, os conselheiros econômicos no Kremlin davam os últimos retoques no acordo com os Estados Unidos para avançar a empacada proposta russa de se juntar à Organização Mundial do Comércio. O próprio Putin criticara a exclusão da Rússia da OMC, porém, apenas alguns dias depois, anunciou inesperadamente que a Rússia, em vez de entrar para a OMC, iria ressuscitar uma aliança econômica com a Bielorrússia e o Cazaquistão, e só ingressaria na OMC se isso ocorresse junto com os dois, como um bloco. Ligar a proposta russa a um bloco comercial que nem sequer tinha sido estabelecido ainda adiaria indefinidamente sua inclusão. A proposta também revelava os rachas dentro do Kremlin. Aleksei Kudrin, ainda o ministro das finanças no gabinete de Putin, tentou três vezes convencer Putin a não fazer o anúncio naquela semana, mas nem ele nem Medvedev tiveram êxito.

Em vez de abrir a economia russa, Putin cedeu a instintos populistas e autárquicos, aplaudido por radicais que acreditavam que os caprichos do mercado global podiam ser manipulados – e estavam sendo – para punir a Rússia. Ele fez isso porque acreditava ter escolhido a melhor via. A crise econômica fora ruinosa para a Rússia, mas as medidas de emergência do Kremlin conseguiram evitar um colapso econômico. Em meados de 2009, o preço do petróleo voltou a subir, reduzindo algumas das pressões sobre o orçamento; o rublo recuperou um pouco seu valor, e a bolsa de valores começou a recuperar seus prejuízos. Longe de encorajar uma modernização econômica mais completa, a crise apenas convenceu Putin de que a segurança econômica da Rússia jazia no sistema de controle criado por ele. As previsões mais sombrias de que o sistema de Putin e ele próprio não conseguiriam sobreviver ao tumulto econômico e político se mostraram exageradas.

Em 28 de setembro de 2009, o diretor-executivo da Gazprom, Aleksei Miller, juntou-se a autoridades locais e regionais em uma colina com vista para o vale Imereti, ao sul de Sochi, a vasta planície fluvial que Putin aprovou pessoalmente como um dos dois pontos principais para os Jogos de Inverno, então a menos de cinco anos no futuro. Eles se encontravam ali para iniciar as obras de uma nova usina de energia, que, quando terminada, se tornaria a estrutura mais visível na paisagem urbana litorânea, encimada pelo logotipo da companhia. A necessidade de construir uma usina de energia sublinhava o quanto a região era subdesenvolvida. Amados pelos líderes soviéticos, especialmente Stalin, que construiu uma dacha ali, os resorts haviam se deteriorado mesmo antes do desmoronamento da União Soviética. Com a prosperidade chegando a uma classe consumidora que desabrochava, milhões de russos foram atraídos por pacotes turísticos baratos para a Tailândia, Turquia e o Sinai, e Sochi ficou estagnada.

Após conquistar as Olimpíadas, Putin estava determinado a devolver Sochi à sua glória anterior, a Sochi da qual se recordava de suas primeiras visitas quando jovem. A crise econômica não abafou essa ambição. De fato, as ambições eram uma resposta à crise. Com Sochi, ele reviveu o legado do megaprojeto soviético, os empreendimentos gigantescos decididos pelo alto escalão que industrializaram a União Soviética, conquistaram o Ártico e construíram o aparelho bélico que derrotou os nazistas e, por quatro décadas, enfrentou os Estados Unidos e a OTAN. Esses eram os triunfos ideológicos da memória histórica de Putin – da Campanha das Terras Virgens para incentivar a produção agrícola na década de 1950 até a Linha Ferroviária Baikal-Amur, ou BAM, nos anos 1970. Assim como nos tempos soviéticos, o objetivo era tanto ideológico quanto econômico, uma demonstração do progresso e do prestígio do país no mundo. Sochi se tornou o maior projeto único de infraestrutura desde o colapso da União Soviética, porém não foi o único. Putin aprovou 20 bilhões de dólares para desenvolver Vladivostok, no Extremo Oriente – incluindo a construção de uma universidade em uma ilha no porto que havia sido uma zona militar exclusiva e uma ponte suspensa ligando-a à cidade –, tudo em preparação para uma conferência de dois dias em 2012 com as nações da Cooperação Econômica Ásia-Pacífico. Ele gastou 7 bilhões para reconstruir boa parte de Kazan, a antiga cidade no Volga, para sediar a Universiade 2013, algo que definitivamente não se classificava como um grande evento internacional, mas justificava um dispendioso plano de remodelação. Logo após conquistar as Olimpíadas, Putin esboçou uma proposta para sediar a Copa do Mundo de 2018, prometendo construir ou reformar estádios em doze cidades, inclusive o de Kazan, que seria usado para a Universiade, e o de Sochi, que seria o local de realização das cerimônias de abertura e fechamento em 2014.

A atenção de Putin a Sochi se tornou tão obsessiva durante seu mandato como primeiro-ministro que as Olimpíadas eram vistas pela maioria como seu projeto pessoal. Os jogos de Putin não eram apenas a manifestação de seu poder, mas também um instrumento para manutenção desse poder. Ele nomeou um de seus conselheiros mais próximos, Dmitri Kozak, para administrar o projeto, e criou uma nova empresa estatal, a Olympstroi, para construir as instalações de que Sochi precisava. Por decreto, Putin suspendeu a supervisão legal e legislativa da construção, inclusive questões de custo e impacto ambiental em uma área designada pela UNESCO para receber o status de protegida, por ser uma das "únicas grandes áreas montanhosas na Europa que não passaram por um impacto humano considerável".[6]

Putin manteve o controle formal sobre a distribuição dos contratos para a construção dos espaços olímpicos. Ele fazia parte do conselho fiscal da agência estatal de desenvolvimento, a Vnesheconombank, que acabaria fornecendo o crédito para a vasta maioria dos projetos, cujas empresas contratadas também eram decididas por Putin. Na cerimônia de início das obras da Gazprom, pouco se falou sobre as empresas que construiriam a usina ou o duto – e nada foi dito sobre seus proprietários. A empreiteira contratada para construir o duto se chamava Stroygazmontazh e nem mesmo existia até o ano anterior. A empresa emergira da crise econômica em 2008 arrebatando, por 400 milhões, várias subsidiárias e subempreiteiras da Gazprom que tinham construído a vasta rede de gasodutos do país. O homem por trás da Stroygazmontazh era o parceiro de judô da juventude de Putin, Arkady Rotenberg.

A essa altura, Rotenberg havia aproveitado seu papel no monopólio estatal de vodca, a Rospiritprom, para fazer uma fortuna. (Uma de suas fábricas até produziu uma nova marca, a Putinka, um diminutivo brincalhão do nome de Putin, que em breve se tornaria uma das marcas mais populares e lucrativas na Rússia.[7]) A entrada de Rotenberg na seara dos gasodutos levou sua riqueza a outro nível. Em pouco tempo, muitos projetos de expansão da Gazprom foram para a empresa dele – desde a construção do Gasoduto Russo-Alemão, o gasoduto que envolveu Gerhard Schröder em escândalos, até o gasoduto que forneceria aquecimento para o novo complexo insular que Putin estava construindo em Vladivostok. Em 2010, Rotenberg e seu irmão, Boris, ocuparam os últimos dois postos na lista da *Forbes* dos cem russos mais ricos, com patrimônio no valor de 700 milhões de dólares cada um. Arkady Rotenberg era tão recluso que só concedeu entrevista depois que sua aparição entre os mais abastados da Rússia começou a criar especulações sobre a extraordinária fonte de sua riqueza. "Nós não viemos das ruas", disse ele à *Kommersant*.

Os megaprojetos de Putin apenas impulsionaram a ascensão de Rotenberg. Em 2010, junto com seu filho, ele assumiu a empresa que construía a usina acima da futura Vila Olímpica e recebeu contrato após contrato para os Jogos – 21 contratos no total, equivalendo a quase 7 bilhões, um valor comparável ao custo total das Olimpíadas de Inverno de Vancouver, em 2010. Ele não negava que sua amizade com Putin tivesse ajudado em sua ascensão, mas descreveu a relação entre eles como um dever, um fardo, e como disse o treinador de judô de ambos, uma questão de confiança. "Conhecer funcionários do governo de um nível tão elevado não atrapalhava ninguém, mas certamente também não era uma ajuda a todos. Não é uma garantia. Repito, Putin tem muitos outros amigos além desses que hoje são ricos e bem-sucedidos. Além do mais, todos, por algum motivo, se esquecem da imensa responsabilidade que é uma amizade dessas. Para mim, especialmente, é uma responsabilidade. Eu tento me comportar de forma que nunca o desaponte."[8]

Como o governo de Putin distribuiu contratos sem licitação nem escrutínio públicos, a esmagadora maioria foi para aqueles, como Rotenberg, a quem Putin elevara. As Ferrovias Russas, presididas por Vladimir Yakunin, supervisionaram o maior projeto – e em última instância, o mais caro: não o principal estádio ou qualquer outra instalação esportiva, mas a expansão da ferrovia que conectava a costa às montanhas onde os eventos de esqui ocorreriam. O projeto, chamado de "estrada combinada", foi ao mesmo tempo uma maravilha da engenharia que superava imensos desafios geológicos e, para os críticos, um sorvedouro que criou uma calamidade ambiental em um vale previamente intocado. A ferrovia sobe pela margem esquerda do rio Mzymta, ou "selvagem" na linguagem perdida ubykh, falada nas montanhas antes de o Império Russo conquistar a região, no século XIX. A rodovia corria paralela a ela e à antiga rua de mão dupla na margem direita. O desfiladeiro do rio é tão estreito em alguns pontos que quase 38 dos 48 quilômetros da ferrovia tiveram que passar por túneis (um total de doze túneis, incluindo um com quase cinco quilômetros de extensão) ou sobre pontes, cujas centenas de pilares foram cravadas no rio ou em suas margens, alterando de forma irreparável seu estado original. Ambientalistas montaram uma campanha para desafiar o projeto, mas Putin também suspendeu as leis que normalmente teriam bloqueado a obra; os ambientalistas que protestaram foram hostilizados e, no final, detidos. As Ferrovias Russas terceirizaram boa parte do serviço para outras empresas também ligadas a amigos de Putin, entre elas a construtora da ponte, a SK Most. A parte majoritária dessa empresa foi adquirida posteriormente por outro amigo, Gennady Timchenko.

Desde o começo, a construção olímpica foi importunada por atrasos e, em pouco tempo, pela alta nos custos, forçando Putin a intervir, às vezes de forma dura, para manter o projeto avançando. Por três vezes, ele demitiu os diretores da Olympstroi, supostamente porque estava frustrado pela lentidão no progresso e pelos custos excedentes. A prioridade que Putin depositava nos jogos convidava os imensos excessos nos gastos – de fato, isso havia se tornado uma prioridade tão urgente que não se poupou nenhuma despesa, e muito foi desviado. Devido à distribuição dos contratos ter sido tão opaca, havia pouca prestação de contas. Um esforço dos comunistas na Duma em 2009 para impor supervisão sobre os custos que estavam fora de controle foi bloqueado pela Rússia Unida.

Existiam amplas evidências de corrupção, com imensas propinas já inseridas nos contratos; entretanto, apesar de censurar publicamente funcionários sobre os custos e perigos da corrupção, Putin nada fez para puni-la, mesmo quando sua existência era exposta. Em 2009, um empresário de Moscou, Valery Morozov, reclamou publicamente que Vladimir Leshchevsky, um funcionário do Gabinete de Assuntos Presidenciais do Kremlin, havia lhe extorquido 12% de um contrato de 500 milhões para a reforma de um sanatório estatal em Sochi. Ele pagou em dinheiro ou por depósitos em nome de uma empresa com base no exterior, porém, quando sentiu que estava sendo empurrado para fora do contrato, foi até a polícia, que combinou uma cilada em Slivovitsa, uma cervejaria e restaurante não muito distante do Kremlin. Ele até usou uma câmera escondida no cinto para gravar o último pagamento de 5 milhões em dinheiro. Leshchevsky pegou o dinheiro, mas escapou sem ser detido. Frustrado pelo fracasso da emboscada, Morozov foi a público, apelando diretamente ao gabinete de Dmitri Medvedev, além de indiretamente por meio das imprensas britânica e russa. Medvedev anunciou uma investigação, mas ela morreu discretamente dois anos depois.[9] Em vez disso, os procuradores iniciaram uma investigação na empresa de Morozov. Ele fugiu para a Grã-Bretanha e detalhou suas acusações em um extenso pedido de asilo político, que foi aprovado. A lição ficou clara para qualquer um que ousasse desafiar o sistema.

Sergei Magnitsky, um homem que desafiou, morreu em uma cela na penitenciária Matrosskaya Tishina de Moscou, em 16 de novembro de 2009. Ele tinha sido transferido para lá para um tratamento de emergência de pancreatite e colecistite. Magnitsky já estava na cadeia há quase um ano – o período máximo que podia ficar detido sem um julgamento – sob acusações que envolviam a fraude fiscal que ele descobriu e relatou às autoridades. Em vez de levá-lo ao hospital da penitenciária, oito guardas o colocaram em uma solitária, algemaram-no e o espancaram com cassetetes. Ele tinha apenas 37 anos, um auditor tão despretensioso que ninguém o tomaria por um radical contra o sistema de Putin. Ele representava a geração pós-soviética que havia chegado à idade adulta na nova Rússia, muito instruído e profissional, pai de dois filhos, que acreditava na ditadura da lei prometida por Putin – e no final do "niilismo legal" que Medvedev prometeu. Ele tinha certeza de que a lei iria, em última instância, protegê-lo depois de sua prisão; em vez disso, passou semana após semana sendo transferido de uma cela suja para outra e pôde ver sua esposa e sua mãe apenas uma vez enquanto estava detido. Ele manteve um diário meticuloso das indignidades e abusos que sofreu, além do declínio contínuo de sua saúde. Para passar o tempo, ele lia as tragédias de Shakespeare.[10] Seu tratamento na prisão e sua morte poderiam ter sido esquecidos com rapidez, como foram tantos outros no horrendo sistema jurídico da Rússia, no qual 5 mil prisioneiros morreram só naquele ano, mas Magnitsky tinha trabalhado sob as ordens de um padrinho poderoso, William Browder, anteriormente o investidor estrangeiro mais destacado do país. Browder havia sido um apoiador da presidência de Putin, acreditando nas reformas econômicas pregadas por ele, porém a essa altura se tornara um de seus inimigos mais amargos.

Browder acumulara uma fortuna investindo em ações de empresas russas e depois utilizando esse controle acionário para pressionar por boas práticas administrativas e transparência. Ele era rude e agressivo, processando empresas com frequência e, embora quase sempre perdesse nos tribunais, Browder sentia que compartilhava um objetivo comum com Putin: transformar a Rússia em uma economia realmente competitiva após a oligarquia corrupta dos anos 1990. Entretanto, em 2005, ele foi inesperadamente barrado no aeroporto de Moscou, seu visto revogado como questão de segurança nacional. A estratégia agressiva de investimentos de Browder tinha atravessado algum limite – talvez envolvendo a Gazprom ou a Surgutneftegaz, ambas com elos próximos a Putin –, mas ele jamais saberia com certeza qual. Inicialmente, Browder acreditou que sua deportação fosse um erro que logo seria resolvido. Ele apelou aos homens que acreditava serem seus aliados no Kremlin; contudo, em 2007, os procuradores haviam voltado suas atenções para as sedes da empresa dele em Moscou, e Browder começou a se desfazer rapidamente dos bens de seu fundo de investimentos, o Hermitage Capital, e transferi-los para Londres. Naquele mês de junho, duas dúzias de agentes do Ministério do Interior invadiram o esqueleto do escritório do Hermitage em Moscou e tomaram os registros corporativos da empresa: os certificados e carimbos das empresas do conglomerado que compunham seu portfólio.

Até o final do ano, três das empresas haviam sido misteriosamente registradas novamente sob o nome de novos proprietários, todos eles criminosos condenados. Esses proprietários então solicitaram 230 milhões em restituição de impostos, concedidos em um único dia em dezembro. Browder voltou-se para uma firma de advocacia em Moscou, a Firestone Duncan, para descobrir o que havia acontecido. O contador que desemaranhou o esquema convoluto foi Sergei Magnitsky. Ele testemunhou perante o comitê estatal de inquérito e identificou os funcionários do Ministério do Interior, juízes e inspetores fiscais que haviam orquestrado o elaborado roubo dos carimbos da empresa e a fraude fiscal subsequente. O ministério ordenou que fosse feita uma investigação sobre o roubo – e designou como principal investigador o major que Magnitsky acusara de orquestrar a fraude, Artyom Kuznetsov. Magnitsky foi preso dezoito dias depois.

A morte de Magnitsky quase um ano depois chocou profundamente a elite russa. Eles tinham se habituado há muito às medidas duras utilizadas contra ativistas políticos e empresários voluntariosos, porém Magnitsky não era nenhum dos dois. Ainda que Browder representasse uma ameaça aos interesses poderosos de alguém, Magnitsky era claramente uma vítima colateral, e sua morte expôs uma vasta rede de abusos e engodos – sobre os casos que ele investigou, sua prisão e detenção, o fracasso de cuidar de sua saúde degradada, e o espancamento final que o matou. O próprio Dmitri Medvedev pareceu chocado. Ele ordenou que o procurador-geral investigasse e formou um grupo de trabalho para revisar o caso de forma independente, nomeando conhecidos defensores de direitos humanos a quem Putin marginalizou mais e mais quando esteve no Kremlin. Em dezembro, Medvedev demitiu vinte funcionários do serviço prisional, embora a maioria viesse de regiões distantes; apenas um deles tinha alguma conexão com o tratamento recebido por Magnitsky na prisão. Enquanto isso, Browder despejava seus recursos no rastreio dos lucros advindos dos 230 milhões em restituição de impostos. O principal investigador havia adquirido dois apartamentos com valor superior a 2 milhões, registrados nos nomes de seus pais, além de um Mercedes-Benz, um Range Rover e um Land Rover, cada um valendo muito mais do que seu salário anual de 10.200 dólares. A funcionária do departamento fiscal que aprovou as restituições tinha uma propriedade em Moscou, uma *villa* litorânea em Dubai e 11 milhões em dinheiro em contas no exterior no nome de seu marido, segundo os investigadores de Browder. Os burocratas envolvidos viviam tão além de seus ganhos oficiais que ficou evidente que o desfalque do Hermitage tinha sido replicado em centenas, talvez milhares de casos. Magnitsky havia revelado não apenas os atos corruptos de alguns funcionários, mas a corrupção do sistema inteiro.

Para Medvedev, vindo como ele vinha de suas exortações de "Rússia, Adiante!" apenas alguns meses antes, o caso poderia ter sido uma oportunidade exemplar de punir os envolvidos em desfalques e na morte de um contador inocente. Todavia, a investigação oficial se arrastou em silêncio, mesmo enquanto Browder transformava o processo em causa célebre internacional, solicitando que o Congresso dos Estados Unidos e parlamentos da Europa impusessem sanções a sessenta pessoas envolvidas. Na véspera do primeiro aniversário da morte de Magnitsky, o gabinete do procurador finalmente anunciou a conclusão de seu inquérito, e foi tão digno da Kafka quanto qualquer coisa que Medvedev atacara: Magnitsky, anunciaram triunfantes os procuradores, havia planejado o desfalque revelado por ele mesmo.

Foi preciso quase dois anos para que o grupo de trabalho formado por Medvedev apresentasse seu relatório final. Seus principais autores o fizeram em uma reunião com Medvedev no Kremlin, concluindo que sua detenção havia sido ilegal; sua morte, um crime; a investigação, uma farsa; e os tribunais, colaboradores e cúmplices. Medvedev reconheceu na reunião que crimes haviam sido cometidos, mas reconheceu também que era impotente para fazer algo a respeito. No dia seguinte, o Ministério de Assuntos Internos, ostensivamente responsável perante o presidente, descartou o relatório do grupo como sendo irrelevante. Em seguida, o gabinete do procurador anunciou que, após uma investigação minuciosa, reabriria o processo contra Magnitsky acrescentando a acusação de fraude fiscal. Nem mesmo durante os piores julgamentos de fachada do Grande Terror nos anos 1930 as autoridades colocaram um falecido em julgamento. Eles chegaram a convocar a mãe dele para testemunhar no tribunal.

Os Estados Unidos sob o presidente Obama, em particular, investiram uma esperança extraordinária na presidência de Dmitri Medvedev. Vendo sua eleição como uma evolução no desenvolvimento político da Rússia, Obama prometeu um "*reboot*" nas relações após o final desastroso da era Bush. Apesar de realista sobre a contínua dominância política de Putin, Obama e seus assessores se empenharam em tratar diretamente com Medvedev, de acordo com o protocolo, e esperavam que ele acabasse construindo sua própria base de poder. Putin tinha "um pé no modo antigo de fazer negócios", disse Obama, nada diplomático, apenas algumas semanas antes da reunião marcada para conhecer o novo líder e o líder supremo; no entanto, com Medvedev ele esperava passar a uma nova era. Ninguém na Casa Branca ou no Departamento de Estado tinha qualquer ilusão de que Medvedev pudesse agir sem o consentimento de Putin em questões de Estado importantes, mas a aceitação inicial pareceu produzir resultados. Em 2009, os dois líderes negociaram um tratado, o New START, para substituir o acordo que Putin havia feito com George Bush em 2002 e para reduzir ainda mais os arsenais nucleares das duas nações. Medvedev, como Putin antes deles, ajudou os Estados Unidos no Afeganistão, auxiliando o país a retirar material (embora não armas) por meio de ferrovias que cruzavam o território russo.[11] Quando foram apresentadas provas de que o Irã tinha um programa secreto de enriquecimento de urânio, a Rússia se uniu aos Estados Unidos no Conselho de Segurança da ONU para impor novas sanções à economia iraniana.

Fazendo sua própria concessão a uma das maiores implicâncias da Rússia, Obama abandonou os planos de utilizar as defesas antimísseis na República Tcheca e na Polônia – os planos que provocaram a ira de Putin antes de seu discurso em Munique em 2007. A gestão Obama até minimizou os esforços americanos de apoiar mudanças democráticas na Ucrânia e na Geórgia, as quais não foram muito bem-sucedidas de qualquer maneira. A Geórgia continuava sendo um aliado próximo, apesar de fragmentado, após a guerra em 2008. Viktor Yanukovych, cuja vitória fraudulenta na Ucrânia em 2004 foi anulada, conseguiu explorar a luta interna entre seus rivais e derrotou Yulia Tymoshenko em uma eleição honesta em fevereiro de 2010, após a qual ela foi julgada e presa, ironicamente, por ter negociado um acordo com Putin para acabar com uma segunda interrupção do fornecimento de gás natural no inverno de 2009. O "*reboot*" nas relações que Obama procurou com tanto empenho junto a Medvedev parecia estar funcionando, mas a aproximação entre os dois não se estendia a Putin. E em breve outros eventos interromperiam essa aproximação.

Apenas dois meses depois de Medvedev e Obama assinarem o New START em abril de 2010, o FBI descobriu a existência de onze agentes inativos que moraram nos Estados Unidos em segredo durante toda a ascensão de Putin ao poder. Eles eram, na língua da espionagem, "ilegais", posando como americanos comuns de subúrbio, trabalhando e criando os filhos perto de Boston, Nova York e Washington sem a proteção da imunidade diplomática. Até 2009, a FSB relembrava a esses agentes, em uma mensagem cifrada interceptada pelo FBI, para que "procurassem e desenvolvessem ligações nos círculos dos que tomavam as decisões e enviassem informações para C."[12] A inicial se referia ao Centro, para onde eles enviavam relatórios, além de apelos para reembolsos por gastos com educação e moradia que os agentes sentiam ser necessários para viver o Sonho Americano. O FBI informou ao presidente Obama na véspera da segunda visita oficial de Medvedev aos Estados Unidos, durante a qual ele visitou o Vale do Silício e promoveu o investimento e o comércio estrangeiros, mas eles só agiram para efetuar prisões depois das reuniões de Medvedev na Casa Branca e de um amistoso almoço com Obama em uma lanchonete popular em Arlington, Virginia. Assistidos por uma cobertura midiática jocosa do que parecia ser uma rede de espiões incompetentes que desfrutavam as benesses da vida americana, os assessores de Obama descartaram a espionagem como um esforço nada ameaçador de reunir informações que estavam disponíveis com facilidade em fontes públicas, mas o escopo do empenho comprovava a intensidade da persistente desconfiança russa quanto às intenções americanas. Oficiais russos sugeriram que o momento das prisões tinha a intenção de romper as relações entre os dois novos presidentes.

Dez dos agentes se declararam culpados e foram deportados em julho. O décimo-primeiro fugiu para o Chipre e aparentemente voltou para a Rússia. Os outros foram negociados no aeroporto de Viena em um drama digno da Guerra Fria, trocados por quatro russos detidos em sua terra natal por espionarem para o Ocidente. Em seguida ao retorno dos agentes, Putin se reuniu em segredo com os ilegais, honrando aqueles que trabalharam e viveram a vida secreta que ele imaginara para si mesmo.

Juntos eles cantaram músicas, inclusive o tema piegas de *The Shield and the Sword*, o filme que impulsionou Putin em 1968 a procurar a KGB e mesmo agora parecia servir como base para seu ponto de vista progressivamente mais isolado e paranoico. Putin ainda sabia a letra toda e aprendeu a tocar a canção no piano (o que ele faria em um leilão beneficente alguns meses depois).[13]

Onde começa a Pátria Mãe?
Com as imagens em sua cartilha
Com camaradas bons, de confiança
Morando no quintal vizinho

Putin revelou essa reunião durante uma visita oficial a Sevastopol, em julho, o porto na Crimeia que era o quartel-general da Frota do Mar Negro. Ele comparecia a um rali internacional de motocicletas, apresentando os Lobos da Noite, a versão russa dos Hell's Angels, motociclistas que mesclavam patriotismo, ortodoxia russa e reverência por Putin. Ele rodou com eles, embora o fizesse em um triciclo preparado especialmente para ele, o tipo de oportunidade para fotos que se tornou cada vez mais comum durante o verão de cizânia e estagnação de 2010. A traição dos ilegais o deixou enfurecido, e ele jurou que a fonte – a qual, segundo ele, já era conhecida – sofreria por isso. "Traidores sempre encontram um destino ruim", disse ele. "Via de regra, morrem ou por bebida ou por overdose de drogas." Em seguida, aludiu a Sergei Tretyakov, um oficial veterano da inteligência que desertou para os Estados Unidos em 2000. Ele era conhecido junto a seus responsáveis americanos como Camarada J, e entre suas revelações estavam detalhes sobre o próprio chefe de segurança de Putin, Viktor Zolotov. Ele morreu apenas alguns dias antes do grupo de espiões ser desmascarado, mas sua esposa manteve a morte dele longe dos noticiários até que o FBI completasse a autópsia, que revelou não ter havido nada de errado. Diretor de atividades de inteligência nas Nações Unidas antes de sua deserção, ele pode ter tido alguma relação com essa denúncia, embora sua esposa negasse.[14]

"Na verdade", disse Putin, "a vida dele foi um desperdício".

Os contrastes entre Medvedev e Putin incitaram especulações intermináveis sobre rachas na liderança em tandem. Considerando-se a lealdade exigida por Putin, entretanto, provas dessas desavenças raramente emergiam. Ao menos publicamente, os dois e seus assessores retratavam seu relacionamento como sendo de união em uma visão compartilhada do futuro da Rússia. "Por definição, não podem existir quaisquer desacordos no tandem de Medvedev-Putin", declarou Boris Gryzlov, o porta-voz da Duma Federal, em 2010.[15] No início do mandato, os dois chegaram a um acordo do qual poucos sabiam: um trato de respeitar as responsabilidades de seus respectivos cargos.[16] Depois da direção pesada de Putin na guerra da Geórgia, ele deixou a política externa em sua maior parte nas mãos de seu protegido, enquanto sua alçada continuava sendo a economia, o orçamento e os serviços de segurança. Na primeira parte de seu mandato, Medvedev nunca emitiu nenhuma palavra de crítica direta ao próprio Putin ou a suas políticas, enquanto ao mesmo tempo fazia discursos de tom muito mais liberal, que alguns viam como censuras implícitas. Nos bastidores, contudo, os debates aumentavam. Rivalidades se solidificaram entre os dois gabinetes e seus quadros, os dois centros do poder. Medvedev desenvolveu seu próprio campo de conselheiros no Kremlin que, como ele, encrespavam-se diante dos obstáculos que emergiam para as políticas do próprio presidente e a visão de uma sociedade e uma economia mais progressistas. Conforme descobriam que a autoridade de Medvedev só se estendia até onde a indulgência de Putin permitia, esses ressentimentos ficavam cada vez mais pronunciados. "Havia discordâncias – é normal", disse certa vez um dos conselheiros mais próximos de Medvedev, embora até isso ele se recusasse a dizer publicamente.[17]

De fato, nas questões mais relevantes para Putin, ele não apenas retinha o poder de veto final, como também ditava os detalhes. Aos olhos do público, Medvedev se tornou o homem das palavras – "Rússia, Adiante" –, enquanto Putin era o homem da ação, fotografado pilotando o triciclo motorizado, arpoando uma baleia, caçando sem camisa na taiga, pilotando um carro de Fórmula 1. Quando perniciosos incêndios na turfa envolveram Moscou e outras cidades em uma fumaça sufocante no verão de 2010, foi Putin quem foi ao resgate, assim como ocorreu em Pikalevo. Os incêndios, alimentados por uma onda de calor, arderam sem controle por semanas, matando dezenas de pessoas e destruindo vilarejos inteiros. O governo parecia indefeso para controlar o fogo, o que disparou críticas ferozes. Uma diatribe cheia de palavrões de um blogger, publicada no site da Ekho Moskvy, foi tão incendiária que Putin teve que responder; Medvedev estava de férias no Mar Negro e demorou para voltar, mesmo com o desastre piorando.

"Para onde vai nosso dinheiro?", perguntou o blogger. Em seguida, ele destacou uma das propostas mais famosas de Medvedev: a de criar um centro de inovação tecnológica nos moldes do Vale do Silício no subúrbio de Skolkovo, em Moscou. "Por que, a cada ano, nós nos distanciamos ainda mais de um sistema social primitivo? Para que diabos serve o seu centro de inovação em Skolkovo, se não temos nem os caminhões de bombeiros mais básicos?"[18]

O fato de a arenga criticar um projeto muito associado à presidência de Medvedev, e não ao próprio Putin, pode ter sido a única razão para essa crítica ter recebido a atenção que recebeu. Uma diatribe dessas contra Putin, pessoalmente, seria tóxica demais para que qualquer mídia a discutisse. Nove dias depois, Putin apareceu na televisão pilotando uma nave anfíbia para combater pessoalmente os incêndios. Ele aterrissou no rio Oka para carregar o avião com água e a soltou em um pântano fumegante a sudeste de Moscou.

"Deu certo?", perguntou Putin, voltando-se para o piloto.

"Bem no alvo!", respondeu o piloto.

Essas imagens, apesar de obviamente montadas pelos conselheiros de mídia do Kremlin e por canais de TV submissos, provaram-se consideravelmente eficazes. Putin era a maior celebridade do *reality show* do Kremlin, o líder indispensável, até mesmo um "símbolo sexual glamouroso de elite", cujas façanhas pareciam deliberadas para inspirar "reações apaixonadas, até sexuais" nas mulheres.[19] Medvedev jamais desfrutou da mesma adulação, fosse ela espontânea ou fingida. Enquanto anteriormente objetava perante exibições de lealdade, dizendo que manifestações de reverência pelo líder da nação evocavam de forma inapropriada o stalinismo, Putin agora parecia aceitá-las de bom grado. As façanhas de publicidade não serviam apenas às políticas de Putin; elas ajudavam a sustentar sua vaidade. E ele parecia levar isso muito a sério. Apenas algumas semanas após seu aniversário de 58 anos, Putin apareceu em público com o rosto tão pesado de maquiagem que os jornalistas repararam. Ele estava em Kyev, dessa vez para conversas para fundir a fabricante de aviões da Ucrânia com um dos empreendimentos estatais recém-reconstruídos da Rússia, a Corporação Aviações Unidas. Embora os elos com o país tivessem melhorado consideravelmente depois da eleição de Yanukovych em 2010, Putin parecia desconfortável, evitando até olhar para as câmeras de TV. Por baixo da maquiagem, havia hematomas visíveis. "Provavelmente é só um truque da iluminação", disse seu porta-voz, Dmitri Peskov. "O primeiro-ministro está cansado." Os hematomas eram inegáveis, entretanto, e dispararam especulações de que ele tivesse começado uma série de cirurgias plásticas.[20] A especulação – sempre negada, embora nunca inequivocamente – aumentou conforme as mudanças na aparência de Putin ficavam evidentes em fotografias e chamavam a atenção de oficiais estrangeiros que se encontravam com ele, dos quais ao menos um falou, extraoficialmente, das cirurgias estéticas como uma realidade. Os pés de galinha nas têmporas desapareceram, assim como os vincos profundos na testa e as pronunciadas bolsas sob os olhos. A pele de Putin estava mais esticada, as bochechas mais cheias. Com seu cabelo rareando, mas cuidadosamente penteado, seu rosto parecia mais redondo, os olhos, mais estreitos. Um cirurgião plástico de Chelyabinsk, Aleksandr Pukhov, chegou a se pronunciar dizendo que conhecia o médico que havia realizado as intervenções, que incluíam uma blefarosplastia. Ele declarou isso com aprovação. "Você realmente quer ver o presidente velho e pelancudo?"[21]

As tensões no governo tandem ficaram ainda mais pronunciadas no verão de 2010, quando irromperam protestos por causa da construção de uma nova rodovia de Moscou a São Petersburgo. Ninguém questionava a necessidade de estradas melhores, e o projeto, estimado em 8 bilhões de dólares, estava entre os megaprojetos aprovados por Putin para estimular o crescimento econômico, porém um debate vinha ocorrendo por anos a respeito da rota a ser adotada. Em julho de 2010, escavadoras apareceram de súbito e começaram a retirar árvores da floresta Khimki, uma reserva protegida nos limites de Moscou que muitos chamavam de "pulmões" da cidade. A obra, que começou sem nenhuma fanfarra, incitou uma onda de protestos dos vizinhos da floresta, aos quais se juntaram ativistas ambientais locais e estrangeiros. Precavido depois da fúria do público por causa dos incêndios, Medvedev anunciou em agosto que suspenderia a construção enquanto o governo analisava rotas alternativas.

A estrada passando pela floresta Khimki se tornou um inesperado teste da autoridade presidencial de Medvedev, e ele se saiu mal. O prefeito de Moscou, Yuri Luzhkov, criticou a suspensão do projeto no jornal oficial do governo, a *Rossiskaya Gazeta*, uma repreensão pública que ele jamais ousaria fazer contra Putin. Luzhkov, que já havia se oposto à rodovia por seus próprios motivos, subitamente passou a apoiar a ideia. A razão foi, evidentemente, o fato de ele saber que o projeto tinha o aval de Putin, que entregou o contrato para a construção em 2008 e, um ano depois, renunciou ao status de reserva da floresta para permitir que a construção começasse. Luzhkov, que administrava Moscou há dezoito anos, desafiadoramente clamou pela restauração do "verdadeiro significado e autoridade" do governo.[22] Muitos interpretaram isso como um apelo para que Putin voltasse à presidência, e a disputa provocou um confronto incomumente público.

Os assessores de Medvedev no Kremlin soltaram a televisão estatal em cima de Luzhkov, assim como fez Boris Yeltsin mais de uma década antes, quando Luzhkov e Primakov pareciam prestes a emergir como líderes de uma coalisão pós-Yeltsin. Em 17 de setembro, o chefe de gabinete de Medvedev convocou Luzhkov e lhe pediu para renunciar e "ir embora discretamente". Quando ele se recusou, o Kremlin lhe disse para sair de férias por uma semana para pensar no assunto.[23] Todavia, Medvedev, que em conversas privadas denunciava Luzhkov com uma expressão obscena cuja tradução aproximada seria "alguém que ressoa suas bolas", parecia incapaz de agir sem a aprovação de Putin. Líderes da oposição, como Boris Nemtsov, praticamente desafiaram Medvedev a mostrar sua autoridade; entretanto, apenas quando Luzhkov voltou a Moscou e escreveu uma carta a Medvedev zombando de suas pretensões democráticas e exigindo a volta das eleições para prefeitos e governadores (que Putin havia retirado) é que Medvedev finalmente recebeu a aprovação para demiti-lo. Luzhkov, que não abandonara suas próprias ambições políticas, ao menos em Moscou, onde agia como prefeito vitalício, estava se tornando um risco com as eleições de 2011 e 2012 assomando no horizonte – não para Medvedev, mas para Putin. Putin deixou a tarefa impopular de expulsá-lo para Medvedev, enquanto eliminava a última figura pública com algum apelo nacional além de si mesmo.

Duas semanas depois, Putin forçou Medvedev a nomear como prefeito seu chefe de gabinete, Sergei Sobyanin, um ex-governador da Sibéria com pouca experiência ou conhecimento da capital. A construção da rodovia posteriormente prosseguiu, conforme o planejado. A principal empreiteira, e única participante da licitação, era de propriedade de uma cadeia convoluta e sobreposta de empresas registradas no Chipre e nas Ilhas Virgens Britânicas. Uma se chamava Croisette Investimentos, e metade dela era de propriedade de outra empresa chamada Olpon Investimentos. Seu único dono era Arkady Rotenberg. Quando Medvedev foi pressionado quanto ao motivo pelo qual permitira que a obra fosse reiniciada, conseguiu somente resmungar que havia "interesses privados" envolvidos.[24]

A liderança de Medvedev desapontou os críticos de Putin e as restrições à sua autoridade deixaram o próprio Medvedev frustrado. No final de 2010, seus ressentimentos transpareceram pela primeira vez em público, enquanto o destino de Mikhail Khodorkovsky novamente pendia na balança. Com o fim de sua primeira pena de prisão se aproximando, as autoridades haviam lançado contra ele e seu sócio, Platon Lebedev, uma nova investigação, assegurando que eles continuassem na prisão. O segundo julgamento começou em 2009, a respeito das acusações de lucros por peculato que chegavam a um valor maior do que o do petróleo extraído pela Yukos em um período de seis anos.[25] O julgamento já rastejava há dezenove meses. Os advogados de Khodorkovsky procuravam destacar os motivos políticos por trás do caso, convocando como testemunha o próprio Putin, além de Igor Sechin, o ministro das finanças, Aleksei Kudrin, e vinte outros oficiais. O juiz se recusou, mas permitiu que alguns oficiais de destaque testemunhassem, esperando demonstrar alguma adesão a um processo justo. As testemunhas incluíam um dos colegas mais antigos de Putin, German Gref, que pareceu abalado por ser interrogado pelo próprio Khodorkovsky através de um compartimento de vidro. Um momento crucial ocorreu quando Gref admitiu o argumento central na defesa de Khodorkovsky: que teria sido impossível para ele roubar um valor equivalente a um ano da produção total de petróleo sem que alguém no governo notasse na época.

Os tribunais na Rússia haviam se tornado tão politizados a essa altura que Khodorkovsky tinha pouca esperança de sucesso. Em vez disso, sua defesa foi um exercício de deslegitimização do processo judicial, e nisso, foi bem-sucedida. A acusação foi ainda mais enrolada e confusa do que no primeiro julgamento, transformando a promessa de Medvedev de acabar com o "niilismo legal" em uma chacota. O processo foi crivado de irregularidades, acusações misturadas ou contraditórias, e total ausência de qualquer coisa que lembrasse justiça. Por causa da proeminência de Khodorkovsky, o processo foi amplamente condenado no exterior da Rússia como uma indicação do Estado autoritário em que o país havia se tornado.

Na véspera do veredito do juiz, Putin interferiu energicamente com seu próprio veredito. "Tenho convicção de que 'lugar de ladrão é na cadeia'", declarou ele em sua aparição telefônica anual em 16 de dezembro, aludindo a uma fala retirada de uma popular série de TV de 1979, *The Meeting Place Cannot Be Changed* [O ponto de encontro não pode ser mudado]. Ele falou da condenação anterior de Khodorkovsky como se ela já tivesse provado sua culpa nas novas acusações e o comparou ao financista americano Bernard Madoff, que recentemente havia sido condenado a 150 anos de prisão por arquitetar um dos maiores esquemas de pirâmide na história. A reação de Putin soou profundamente emotiva, cheia de raiva pessoal e indignação. Ele foi além das próprias acusações, sugerindo que Khodorkovsky havia ordenado a seu chefe de segurança que assassinasse o prefeito de Nefteyugansk, onde estavam localizados os principais poços de petróleo da Yukos. "Uma mulher em Moscou se recusou a entregar sua pequena propriedade, e eles a mataram também. E aí mataram o assassino que contrataram para realizar esses assassinatos. Tudo o que encontraram foi o cérebro dele, salpicado por toda sua garagem."

Foi nesse ponto que até Medvedev objetou. Pela primeira vez, ele criticou Putin abertamente, dizendo que ninguém, nem o presidente, nem o primeiro-ministro, tinha o direito de se pronunciar antes que a sentença fosse dada pela corte. Sua reprimenda não teve efeito algum. De fato, o veredito já havia sido decidido, e as 878 páginas escritas para que o juiz lesse, segundo revelaria posteriormente seu próprio assessor, descreviam reuniões recorrentes e uma pressão incansável de funcionários de alto escalão. O julgamento fez mais do que expor o vazio das promessas de Medvedev: ele assinalou um racha que emergia entre os dois e que somente pioraria, anunciando o fim do "tandem" e das esperanças que tantos investiram nele. O juiz condenou Khodorkovsky a treze anos de prisão, embora a pena tenha sido levemente reduzida depois. Isso assegurou que, com o tempo de prisão que já havia cumprido, ele continuasse atrás das grades até 2016, muito depois das próximas eleições parlamentares e presidenciais. Khodorkovsky reagiu com uma série de apelações públicas e legais, tudo em vão. Ele provocou Medvedev por sua falta de autoridade e lastimou Putin por seu revanchismo. Em uma carta aberta na *Nezavisimaya Gazeta*, ele escreveu que Putin "era incapaz de se separar do já incontrolável "remo" da monstruosa "galera" que ele mesmo construiu, uma galera que veleja de forma apática sobre os destinos do povo, uma galera acima da qual, cada vez mais, os cidadãos da Rússia parecem enxergar uma bandeira preta de piratas esvoaçando."[26]

21

O retorno

Pelo segundo dia no outono de 2011, os delegados do único partido político realmente relevante na Rússia se reuniram no estádio Luzhniki, a principal arena esportiva do país, construída na década de 1950, no auge do poderio soviético. Ele sediou os únicos Jogos Olímpicos a ocorrerem na União Soviética, em 1980, e em breve seria reformado para servir como locação primordial para a Copa do Mundo de 2018. Em dezembro de 2010, a Rússia ganhou a disputa para sediar o torneio, apesar de uma oferta sem brilho que parecia fadada ao fracasso até que Putin interferiu pessoalmente para supervisionar a proposta e convidou os oligarcas do país para contribuir. A Rússia foi acusada de trocar votos com o Qatar, que também concorreu e conquistou a Copa de 2022, e até de oferecer pinturas dos depósitos do Museu Estatal Hermitage, de São Petersburgo, como presentes para delegados que acabariam votando na escolha da sede da Copa. Dizia-se que uma das pinturas era um Picasso; a outra era uma paisagem descrita pela pessoa que a recebeu como "absolutamente feia".[1]

Naquele dia de setembro, mais de dez mil delegados do Rússia Unida lotavam arquibancadas enfeitadas com banners do partido e bandeirolas vermelhas, azuis e brancas. Faltavam apenas dois meses e meio para a nova rodada das eleições parlamentares, que obviamente o partido iria ganhar. A reunião não lembrava uma convenção partidária ao estilo americano; era mais como uma exibição de lealdade ao partido e ao estado, na qual muitos observadores perceberam um eco dos antigos congressos do Partido Comunista, com fileira após fileira de homens carecas ou grisalhos e generais uniformizados, decorados com medalhas do glorioso passado soviético. Só que agora a produção era muito mais astuta: um produto feito para a TV que sintetizava propaganda semelhante à soviética com técnicas avançadas e tecnologia ocidental.

Por trás do espetáculo orquestrado, nem tudo ia bem. A reputação do partido tinha afundado depois do fracasso da Duma em fazer qualquer coisa que fosse benéfica aos russos comuns durante sua última sessão. O partido se tornara objeto de zombaria, alvo de piadas e escândalos, povoado por deputados nomeados, como a atleta olímpica repetidamente ligada a Putin, Alina Kabayeva. Em fevereiro de 2011, Aleksei Navalny, um advogado que construiu uma base de seguidores ao expor a corrupção galopante em um blog que publicava, havia exigido uma campanha popular para destruir o Rússia Unida para o bem do futuro democrático do país. Em uma entrevista no rádio, ele disse que o partido se tornara uma manifestação de tudo o que havia de errado na Rússia e acrescentou, quase como um aparte, um apelido que podia pegar: ele chamou o Rússia Unida de "o partido dos vigaristas e ladrões".[2]

Navalny era ativo na política democrática desde o final dos anos 1990, quando se filiou ao partido Yabloko, mas ficou cada vez mais frustrado pelo declínio na relevância do partido e pelas suas lutas internas. No final, ele foi expulso depois de participar da Marcha Russa, um protesto anual de nacionalistas que era anátema para os liberais do Yabloko. Ele abriu um escritório de advocacia por algum tempo, porém só conquistou a proeminência quando, como William Browder, começou a investigar as relações das empresas estatais obscuras que dominavam a economia da Rússia. Sua tática era simples: ele comprava ações e investigava a contabilidade das empresas. Como proprietário de apenas duas ações da Transneft, o monopólio de transporte de petróleo, ele exigiu saber por que a empresa havia doado 300 milhões para caridade em 2007, enquanto pagava um valor ridículo de lucro a seus acionistas.[3] Aparentemente, ele tinha descoberto o esquema da empresa para direcionar imensas somas de dinheiro ao Kremlin, especificamente ao Serviço Federal de Proteção, que fornecia segurança a funcionários do Estado e era dirigido pelo guarda-costas de longa data de Putin, Viktor Zolotov.

Navalny não tinha nenhum poder investigativo, mas usou o último espaço disponível para a livre expressão pública na Rússia, a internet, para compilar um catálogo de atos ilícitos, conflitos de interesse e especulação gananciosa com os cofres do Estado. Expandindo-se muito além da Transneft, ele destacou os contratos suspeitos e, de modo geral, inflados loucamente de agências e empresas governamentais; as questionáveis atividades empresariais dos deputados da Duma; além das luxuosas propriedades que eles e funcionários do governo conseguiram adquirir para si mesmos e seus filhos, apesar de seus modestos vencimentos oficiais. Ele fez o que Sergei Magnitsky havia feito, reunindo um rastro de provas de registros públicos que haviam se tornado mais abertos, embora não exatamente transparentes, em parte por causa de iniciativas propostas pelo presidente Medvedev, inclusive uma que exigia que todos os contratos públicos fossem postados *on-line*. Navalny criou um website, o RosPil.ru, que se tornou um fórum para análise desses contratos e conseguiu gerar escândalo público suficiente para forçar o cancelamento de alguns contratos, embora poucos processos legais de peso contra o governo adviessem disso.

Navalny fez contato com um descontentamento que fervilhava dentro do sistema. Isso o deixou famoso, e ele não fazia segredo de sua ambição de liderar um movimento político, com ele mesmo na vanguarda. Alto, loiro e bonito, com um queixo bem definido e uma sensação de ultraje jubiloso, ele foi a primeira figura política a emergir da oposição pulverizada com os atributos para se tornar um desafiante viável ao sistema político erigido por Putin. Isso não podia passar despercebido por muito tempo. Assim como o papel que as reformas liberalizantes de Medvedev haviam desempenhado para possibilitar o perigoso e inesperado desafio ao poder vindo de Navalny.

ATÉ O SEGUNDO JULGAMENTO DE Khodorkovsky, Medvedev jamais contradisse abertamente Putin, nunca o desafiou de maneira alguma; porém, conforme o fim de seu mandato presidencial se aproximava, uma campanha não declarada emergiu entre os campos leais a cada um deles. Em janeiro de 2011, um dos conselheiros de Medvedev, Arkady Dvorkovich, alertou publicamente que o segundo julgamento de Khodorkovsky havia prejudicado o clima para investimentos na Rússia, reforçando a percepção de que a justiça na Rússia era caprichosa e profundamente corrompida. Semanas depois, Medvedev voltou a Davos, onde havia feito sua estreia internacional quatro anos antes, e mais uma vez delineou planos ambiciosos para modernizar a economia russa, assegurando aos investidores que, apesar do processo de Khodorkovsky, o país acolhia bem investidores e capital estrangeiros. Apenas alguns dias antes de sua viagem a Davos, Medvedev havia conseguido aprovar na Duma o acordo New START negociado com Barack Obama; enquanto estava na Suíça, ele prometeu reiniciar as negociações para entrar na Organização Mundial do Comércio, que Putin suspendera em 2009. Com a eleição de um novo parlamento agendada para o final do ano e a eleição presidencial três meses depois, os dois líderes pareciam cada vez mais representar rumos contraditórios para o futuro, e fontes internas no Kremlin e no governo gravitavam para um lado ou para o outro.

A primeira questão que Medvedev enfrentou em Davos foi uma que ele não citou em suas observações – e que se provaria decisiva. Era sobre a Primavera Árabe, que começou na Tunísia em dezembro de 2010 e inspirou protestos que varreram o mundo árabe, derrubando Hosni Mubarak no Egito e ameaçando o coronel Muammar al-Qaddafi na Líbia. Medvedev disse que reconhecia as aspirações democráticas dos milhares que acorreram às ruas da Tunísia para protestar contra a corrupção, a pobreza e a falta de direitos políticos, e sugeriu que os governantes tinham a responsabilidade de responder a essas queixas. Ele prosseguiu, enfatizando a importância da relação entre governados e governantes de uma maneira que poderia ser aplicada igualmente à Rússia, onde o desejo do povo tinha sido gerenciado para fora do processo eleitoral. Entre os que foram presos com frequência por protestos públicos estavam líderes da oposição como Boris Nemtsov, cujas publicações sobre atos ilícitos e corrupção continuavam a surgir, ignoradas pelos que estavam no poder, mas desgastando seu verniz de legitimidade. "Quando governos fracassam em acompanhar as mudanças sociais e realizar as esperanças do povo, infelizmente o caos e a desorganização são o resultado", comentou Medvedev em Davos, aparentemente se animando com o tema. "Este é um problema dos próprios governos e da responsabilidade que eles carregam. Ainda que os governos no poder julguem inaceitáveis muitas das demandas feitas, eles devem continuar dialogando com todos os grupos diferentes, porque, senão, perdem sua base real."

Os protestos no mundo árabe galvanizaram a sitiada oposição da Rússia, ao menos no espaço ainda seguro da internet, e as observações de Medvedev soaram simpáticas às coisas que Putin mais temia. Naquele contexto, embora ele claramente não estivesse aprovando manifestações em seu país, Medvedev soou irresoluto. O vice-presidente americano, Joseph Biden, teve até a audácia de citar Medvedev durante um discurso na Universidade Estatal de Moscou em março de 2011, no qual declarou que os russos queriam os mesmos direitos que todo mundo. "A maioria dos russos quer escolher seus líderes nacionais e locais em eleições competitivas", disse Biden no que equivalia a uma aprovação da campanha não declarada, mas que já tomava forma, pela liderança da Rússia. "Eles querem poder se reunir livremente e querem uma mídia que seja independente do Estado. E querem viver em um país que combata a corrupção. Isso é democracia. Esses são os ingredientes da democracia. Então, eu exorto todos vocês aqui, estudantes:

não cedam quanto aos elementos básicos da democracia. Vocês não precisam fazer esse contrato faustiano."[4]

Nos bastidores, Biden também usou sua visita a Moscou para pressionar Medvedev a apoiar uma resolução do Conselho de Segurança da ONU para autorizar uma intervenção militar na Líbia, onde manifestações pacíficas haviam se transformado em uma insurreição armada contra o ditador do país, Muammar al-Qaddafi. Os Estados Unidos, seus aliados na OTAN e algumas nações árabes queriam estabelecer uma zona aérea proibida sobre o país para evitar a repressão sangrenta aos rebeldes. Medvedev concordou, persuadido pelo caso humanitário da intervenção, a despeito da oposição do ministro de relações exteriores e outros oficiais de segurança que viam a hipótese de uma campanha liderada pela OTAN fora de suas fronteiras como uma extensão da hegemonia americana a outra parte do mundo.

Apenas algumas semanas antes, Putin alertou que os levantes na Líbia e em outros países alimentariam a ascensão de extremistas islâmicos aliados à Al-Qaeda, auxiliados e incentivados por simpatizantes míopes no Ocidente, na tentativa de derrubar líderes autoritários. "Vamos olhar para o passado na história, se não se importam", disse Putin em Bruxelas, em fevereiro. "Onde Khomeini, o arquiteto da revolução iraniana, morava? Morava em Paris. E foi apoiado por boa parte da sociedade ocidental. E agora o Ocidente enfrenta o programa nuclear iraniano. Eu me lembro de nossos parceiros pedindo eleições democráticas e justas nos territórios palestinos. Excelente! Essas eleições foram vencidas pelo Hamas." Ele não estava errado quanto à ascensão do extremismo, que posteriormente consumiria a Líbia e exacerbaria uma longa guerra civil na Síria, um aliado muito mais importante da Rússia no Oriente Médio.

O apoio de Putin aos ditadores da Líbia e da Síria foi visto amplamente sob a ótica dos interesses econômicos e geopolíticos da Rússia, inclusive projetos de energia e um contrato para construir uma ferrovia ligando as cidades costeiras da Líbia (negociado por Vladimir Yakunin, o amigo de Putin), enormes vendas de armamentos e, no caso da Síria, a única base militar da Rússia fora da antiga União Soviética. Na verdade, sua desconfiança era muito mais profunda. Ele claramente articulava em sua mente a associação sombria entre aspirações democráticas e a ascensão do radicalismo, entre eleições e o caos que inevitavelmente resultaria delas. Por reflexo e instinto, ele imaginava o levante na Líbia simplesmente como outro passo na direção de uma revolução sendo orquestrada para Moscou.

Talvez fosse por ele ser mais jovem, por jamais ter servido nos serviços de segurança ou então por causa de sua natureza amistosa, mas Medvedev não compartilhava dessa desconfiança árida do Ocidente, da democracia, da natureza humana. Ele passou os primeiros três anos de sua presidência sendo cortejado pela administração Barack Obama, e agora não apenas os Estados Unidos, mas países com relações muito mais próximas da Rússia, entre eles a França e a Itália, estavam lhe pedindo para trabalhar em conjunto para evitar um massacre de civis na Líbia. Assim, sob instruções dele, a Rússia se absteve quando o Conselho de Segurança votou a Resolução 1973 das Nações Unidas em 17 de março, autorizando o uso de força militar para impedir que as forças de Qaddafi atacassem a fortaleza dos insurgentes no leste da Líbia. A decisão de Medvedev provocou uma revolta aberta entre os diplomatas e oficiais de segurança da Rússia. O embaixador da Rússia na Líbia, Vladimir Chamov, enviou um telegrama ao presidente alertando contra a perda de um importante aliado. Medvedev o demitiu e o embaixador voltou a Moscou, declarando publicamente que Medvedev estava agindo contra os interesses da Rússia. Quando a OTAN lançou seus primeiros ataques aéreos dois dias depois – uma barragem inicial muito mais pesada do que se esperava, para destruir as defesas aéreas do país –, Medvedev pareceu, para muitos na Rússia, cúmplice em outra guerra liderada pelos americanos.

Um dos conselheiros de segurança mais próximos ao primeiro-ministro afirmou mais tarde que Putin não havia lido a resolução do Conselho de Segurança antes do voto, deferindo a decisão ao presidente e se preocupando mais com a "diplomacia econômica" do que com relações exteriores. Assim que o bombardeio começou, contudo, Putin compreendeu sua importância; o objetivo não declarado da guerra aérea da OTAN não era apenas a proteção dos civis pegos no fogo cruzado, mas a derrubada do regime de Qaddafi. Ele acreditava que Medvedev havia sido enganado. "Putin leu todo o texto da resolução e viu que alguns países poderiam utilizar a linguagem elástica para agir da forma como agiram", disse o conselheiro.[5] Enquanto as bombas da OTAN choviam sobre a Líbia, Putin se manifestou. Visitando uma fábrica de armas, ele denunciou a resolução das Nações Unidas como "falha e inadequada". "Quando se lê o texto, imediatamente fica claro que ele autoriza qualquer um a tomar qualquer medida contra um estado soberano. No total, a resolução me lembra uma convocação medieval para uma cruzada, quando alguém convoca outros para ir a algum lugar e libertar terceiros." Ele a comparou às guerras americanas da década anterior, aos bombardeios da Sérvia, do Afeganistão e, sob um pretexto inventado, do Iraque. "Agora é a vez da Líbia."

Seu porta-voz declarou posteriormente que Putin estava apenas expressando uma opinião pessoal; entretanto, com Medvedev já enfrentando críticas pela resolução, foi uma inconfundível reprimenda. Medvedev prontamente reuniu o *pool* de imprensa do Kremlin em sua dacha nos arredores de Moscou para defender sua abstenção e criticar Putin, ao menos de forma oblíqua. Ele apareceu em uma jaqueta de motoqueiro de couro com colarinho de pele, fechada até o alto. Parecendo severo e um tanto desconfortável, talvez até nervoso, ele disse que o ato do Conselho de Segurança tinha sido justificado à luz das ações da Líbia. Ele soou na defensiva. A decisão russa de não vetar a resolução tinha sido "uma decisão qualificada" para ajudar a encontrar uma resolução ao conflito em andamento. "Tudo que está ocorrendo na Líbia é um resultado do comportamento absolutamente intolerável da liderança líbia e dos crimes cometidos por eles contra seu próprio povo." Mesmo enquanto expressava preocupação sobre a extensão da campanha aliada de bombardeios (que continuariam por mais oito meses), Medvedev alertava que a linguagem de Putin não ajudaria a acabar com os combates. "Acho que precisamos ser muito cuidadosos com as palavras que escolhemos usar. É inadmissível dizer algo que poderia levar a um choque de civilizações, falar sobre 'cruzadas' e daí por diante. Isso é inaceitável."

Conforme seu mandato chegava ao fim, Medvedev redobrava seu empenho para fazer reformas liberalizantes na economia, em certa ocasião determinando que ministros do governo não podiam mais servir nas mesas diretoras das corporações estatais que Putin transformou em ponto central de sua política econômica. O próprio Medvedev tinha servido na diretoria da Gazprom enquanto era chefe de gabinete e depois assessor do primeiro-ministro, mas o ato para barrar funcionários públicos de ocupar essas duas cadeiras foi visto amplamente como um esforço para enfraquecer seu principal rival no campo de Putin, Igor Sechin, que tinha servido como assessor do primeiro-ministro e como presidente da Rosneft. (Putin acabou concordando com a medida, mas abriu exceção para a Gazprom, onde Viktor Zubkov, aliado próximo de Putin e seu agente executor, continuou em seu posto.) O desejo de Medvedev de continuar como presidente por mais um mandato era palpável, embora ele não arriscasse declarar isso abertamente. Ele e Putin vinham travando uma campanha não declarada pela presidência, algo como uma prévia eleitoral, na qual o único voto que contava era o de Putin, e Medvedev sabia disso.

Em maio, depois de três anos no cargo, Medvedev deu sua primeira coletiva de imprensa, o evento que Putin usava todo ano com grande efeito para demonstrar sua maestria sobre política e o governo. A entrevista de Medvedev, no entanto, foi uma pálida imitação das performances de Putin. Pareceu um ato de desespero político. Ele a realizou em Skolkovo, o novo centro tecnológico ainda em evolução que ele esperava um dia se tornar o Vale do Silício da Rússia. Apesar de professar sua aliança com Putin e elogiar o compromisso mútuo com os interesses do país, Medvedev disse que não julgava que as relações com a OTAN "fossem tão ruins", a despeito da guerra na Líbia, e declarou que a Ucrânia tinha todo o direito de buscar integração com a Europa, algo que Putin via como uma ameaça cataclísmica. Em resposta a uma questão sobre a substituição dos governadores regionais, ele pareceu aludir à perpetuidade do poder de Putin, dizendo que líderes não deveriam se apegar ao cargo por tempo demais, e sim abrir caminho para uma nova geração, como estava ocorrendo na Tunísia e no Egito. "Acho que isso é importante porque ninguém pode se manter no poder para sempre", disse ele. "As pessoas que alimentam essa ilusão normalmente têm um final ruim, e o mundo nos deu vários exemplos recentemente."

Enquanto a guerra na Líbia se arrastava, o jeito como Medvedev gerenciava as responsabilidades da presidência se tornou um alvo aberto para críticas na mídia, algo sem dúvida assinalado pelos próprios atos de Putin. Em maio, Putin anunciou a criação de uma nova organização, a Frente do Povo de Toda a Rússia, que pretendia expandir a coalizão política no cerne de seu poder e distanciar Putin do "partido dos vigaristas e ladrões". Em questão de dias, centenas de organizações, sindicatos, associações e fábricas correram para se unir a um projeto amorfo, com poucos propósitos claros além de colocar Putin, e não o presidente em exercício do país, como o "líder nacional" que os uniria. Enquanto isso, Medvedev seguiu adiante com suas propostas para reformar a economia, liberando capital e inovação. Ele se reuniu em particular com 27 dos principais empresários do país – os oligarcas que aguardavam a resolução da "prévia eleitoral" presidencial com crescente alarme – para incentivá-los a apoiar suas propostas e, de forma implícita, sua candidatura, ou a aceitar o *status quo*. Alguns dos presentes interpretaram os comentários de Medvedev como um ultimato, mas a mensagem dele foi tão confusa que os participantes não tinham como ter certeza do desejo dele – ou de sua habilidade – de lutar para manter o cargo. Depois, eles brincaram entre si, segundo um dos presentes: "Você já se decidiu?"[6]

Em junho, em uma entrevista ao *The Financial Times*, Medvedev admitiu pela primeira vez que desejava concorrer à reeleição, para em seguida reconhecer que essa decisão não era exclusivamente sua. "Creio que qualquer líder que ocupe um cargo como o de presidente simplesmente tem que desejar concorrer", disse ele. "Outra questão, porém, é se ele vai decidir se concorre ou não à presidência. Assim, sua decisão é um tanto diferente de sua disposição para concorrer. Então, essa é a minha resposta."[7]

Se Medvedev desejava declarar independência política real de seu padrinho, ele não demonstrou. Poderia ter utilizado qualquer uma de suas aparições públicas ou entrevistas para declarar abertamente sua intenção de disputar as eleições, talvez até contra o próprio Putin, apresentando uma escolha real aos eleitores. Em vez disso, ele acabou desajeitadamente não respondendo à pergunta que, no verão de 2011, parecia ter arrastado o país em uma prolongada crise política. Desastres anormais se desenrolaram, como tristes sintomas da paralisia do país, inclusive o naufrágio de uma balsa no rio Volga em julho, afogando mais de 120 pessoas, e a queda de um avião que carregava os jogadores e técnicos de um dos times profissionais de hóquei do país, o Lokomotiv Yaroslavl. Medvedev tinha uma conferência agendada para dali a alguns dias na cidade natal do time, Yaroslavl. A essa altura, até os ministros mais veteranos temiam comparecer a essas conferências, com medo de que isso fosse visto como apoio a Medvedev em vez de Putin. O carisma férreo de Putin, sua determinação absoluta, sua habilidade de permanecer acima das provações da vida russa, o protegiam da culpa quando tragédias desse tipo ocorriam. Medvedev, contudo, parecia sobrecarregado como presidente. Talvez de propósito, a culpa pela tragédia fluiu para ele.

Ao longo de todo o verão, a proeminência de Putin na mídia estatal aumentou de forma notável, uma campanha orquestrada que parecia destacar as diferenças pessoais, até mesmo físicas, entre os dois homens. Putin apareceu no acampamento de verão do grupo de jovens Nashi; rezou em um monastério no lago Ladoga, um dos lugares mais sagrados da Ortodoxia Russa; mergulhou no Mar Negro para ver as ruínas de uma antiga cidade grega e, vejam só, emergiu segurando duas ânforas. O fato de seu porta-voz, Dmitri Peskov, ter admitido mais tarde que a "descoberta" foi armada saiu como uma nota de rodapé para a imagem transmitida pela TV de um homem em uma roupa justa de mergulho, ainda em forma e em seu apogeu.

Quando finalmente os delegados do Rússia Unida se reuniram no Luzhniki em setembro, havia uma incerteza estremecida, até mesmo certa perplexidade, conforme outra transição política se aproximava. Na história da Rússia, elas haviam normalmente trazido uma nova rodada de agitação e expurgos. Mesmo enquanto esboçavam a plataforma do partido para as eleições, dali a apenas dez semanas, ninguém – nem os líderes partidários, nem os assessores mais próximos de Putin ou Medvedev – sabia se havia sido feita uma escolha ou se o limbo excruciante prosseguiria. Dentro do estádio naquela manhã de sábado, os delegados escutaram os discursos louvando a atordoante transformação de um império ideológico que tinha apodrecido e desabado e tornado a se erguer agora, presidido, esclareceu-se, por um homem: Putin. Boris Gryzlov, o porta-voz do parlamento, parecia um *apparatchik* dos velhos tempos, seu rosto tenso e severo enquanto lia a plataforma do partido, arengando sobre promessas de prosperidade e competência.

Em dado momento, as luzes diminuíram e a multidão silenciou. Das laterais do palco, iluminados como astros do rock, entraram Putin e Medvedev, caminhando lado a lado, os ombros oscilando simultaneamente. Putin tinha uma aparência de total segurança, que era algo que seus apoiadores haviam dito que o país sempre ansiava, não a aparência envergonhada de um líder acovardado, com poder reduzido. Putin falou primeiro, aderindo ao protocolo de patente política. Ele começou referindo-se aos "desafios mais prementes enfrentados por nossa nação", e então tocou na questão mais urgente para os delegados com uma provocação elaborada. Putin interrompeu-se quando estava prestes a revelar a resposta – assim como havia feito nos conselhos particulares que tivera com seus vários auxiliares nos dias anteriores. Ninguém no governo tinha sido informado, nem mesmo os assessores mais próximos de Medvedev. "Estou ciente de que membros, apoiadores e os delegados dessa conferência do Rússia Unida estão à espera de que o presidente e o primeiro-ministro russos façam propostas sobre a configuração do poder e a estrutura do governo no país após as eleições", disse ele. "Quero lhes dizer diretamente que alcançamos um acordo há muito tempo sobre o que faremos no futuro. Esse acordo foi feito vários anos atrás. Entretanto, acompanhando esse debate como observadores, tanto eu quanto o sr. Medvedev dissemos que isso não é realmente o mais importante, quem vai fazer qual trabalho e ocupar qual posto. O mais importante é a qualidade do trabalho e como nosso povo percebe nossos esforços, qual sua reação às nossas propostas para o desenvolvimento futuro da nação e se eles nos apoiam."

As palavras de Putin diziam muito sobre sua compreensão da democracia: não cabe à sociedade decidir seus líderes a partir de algum arremedo de campanha eleitoral, e sim ratificar os líderes já escolhidos. Ele anunciou que Medvedev, seguindo uma "tradição" que não tinha nem uma década, lideraria a chapa do partido nas eleições parlamentares em dezembro, assim "garantindo sua vitória honesta e prevista". O aplauso que se seguiu ao anúncio pareceu mecânico; Putin ainda não tinha esclarecido o destino de nenhum dos dois homens do tandem.

Medvedev veio depois dele no palco. "Naturalmente, é um prazer falar aqui", começou ele, sorrindo sem jeito. Mesmo depois de quatro anos de mandato, ele ainda não havia dominado a arte do discurso político. "Há uma energia especial nesse salão. Ele é simplesmente carregado de emoções." Ele elogiou a democracia da Rússia e o "novo nível de cultura política" alcançado, mas prosseguiu alertando que o "excesso de formalismo e de burocracia" representavam um perigo. Os delegados ouviram sem se sensibilizar; a relevância do discurso parecia diminuir a cada palavra. "Eles levam à estagnação e à degradação do sistema político", disse ele. "E, infelizmente, já testemunhamos isso na história do nosso país." Ele esboçou uma agenda política com oito pontos principais, todos tendo sido prometidos por quase quatro anos e não cumpridos até então: modernização da economia e da indústria; garantia de salários, pensões e saúde, todos ainda precários; combate à corrupção; fortalecimento dos sistemas judiciários e de justiça criminal; combate à imigração ilegal ao mesmo tempo em que se protegia a "paz interétnica e inter-religiosa" do país; estabelecimento de "um sistema político moderno"; construção das forças policiais e armadas do país; e a fundação de uma forte "política externa independente e razoável".

Com essas palavras, ele aceitou a nomeação de Putin para liderar a chapa do partido, e finalmente falou sobre o acordo ao qual Putin aludiu terem alcançado anos antes. Medvedev falou como um homem lendo seu próprio obituário político; foi, de fato, um dos discursos de renúncia mais bizarros da história. Ele articulava e defendia sua visão para o país ao mesmo tempo em que abria mão do cargo que poderia tornar tudo isso viável.

"Proponho que decidamos outra questão muito importante, que naturalmente preocupa o partido e todo o nosso povo que acompanha a política, ou seja, o candidato para o cargo de presidente. À luz da proposta de que eu lidere a chapa do partido, realize tarefas do partido e, se nos sairmos bem nas eleições, minha disposição para me engajar no trabalho prático de governar, acho justo que o congresso do partido apoie a nomeação do atual primeiro-ministro, Vladimir Putin, para o cargo de presidente do país."

No final, talvez não tenha sido uma surpresa. A influência política de Medvedev estava em queda, dia a dia, pela maior parte do ano. Entretanto, o choque foi perceptível no estádio cavernoso, um arfar coletivo que em breve se transformou em aplauso ensurdecedor, vindo em ondas. Putin ficou de pé defronte seu assento na audiência, regozijando-se nos holofotes, seus olhos azuis cintilando embora seu sorriso fosse tenso, sarcástico e fugaz. Ele não levantou os braços em triunfo nem agiu como um candidato recebendo a chance de buscar o cargo mais elevado. Putin apenas assentiu de maneira sábia, como se seu retorno à presidência fosse predestinado.

Depois que Medvedev terminou de falar, Putin encaminhou-se ao palanque uma segunda vez e fez um discurso extenso, ricamente detalhado e cheio de políticas que esboçou seus planos para apoiar veteranos e agricultores, médicos, professores, cientistas e soldados. Eram os detalhes cotidianos da governança, o que os russos vieram a esperar após anos observando-o insistir na política certa, nas decisões certas, em nome do povo. Ele prometeu superar as persistentes dificuldades da crise econômica global, cujas raízes, destacou agudamente outra vez, "não jaziam na Rússia". Ele mal mencionou a nomeação de Medvedev para liderar a chapa do partido ou seu próprio retorno à presidência, que em um momento súbito havia se tornado inexorável. "Nós já entramos em um longo ciclo eleitoral. As eleições para a Duma Federal ocorrerão em 4 de dezembro, seguidas pela formação de seus comitês e órgãos governamentais. A eleição presidencial está agendada para a primavera. Eu gostaria de lhes agradecer pela resposta positiva à proposta de minha nomeação para a presidência. É uma grande honra para mim." Ele falava como se não tivesse decidido tudo ele mesmo.

O acordo havia sido feito vários anos antes, explicou Putin. Medvedev sugeriu o mesmo, embora na verdade não parecesse ser bem assim. Medvedev nutrira a esperança de voltar para um segundo mandato ao menos até o começo de setembro, quando seu comportamento público começou a sugerir que talvez isso não fosse acontecer. Todavia, ele só descobriu os detalhes da decisão final de Putin na noite anterior, durante uma reunião tarde da noite em Novo-Ogaryovo. Quando as impressoras prepararam as cédulas para os delegados utilizarem, elevando Medvedev a líder do partido, o espaço para seu nome tinha sido deixado em branco, preenchido apenas depois do anúncio. Segundo um relato, Putin não permitiu sequer que ele contasse à esposa até que a decisão fosse anunciada publicamente.[8] Se Putin tinha conhecimento o tempo todo de que pretendia reclamar a presidência, ninguém mais no governo ou em seu círculo íntimo teve autorização de saber, quanto mais influenciar essa escolha. Ele tomou a decisão mais importante de sua carreira política ouvindo apenas a si mesmo. Um dos homens leais a Medvedev, Arkady Dvorkovich, reagiu com um sarcasmo angustiado enquanto os eventos se desenrolavam no congresso. Em uma entrevista no ano anterior, Dvorkovich havia reconhecido que os planos de Medvedev – e na verdade, toda a sua presidência – tinham enfrentado resistência "daqueles que prosperavam no sistema antigo, baseado na ineficácia do orçamento e em uma economia centrada em recursos".[9] Ele não citou nomes, mas referia-se claramente aos que se encontravam dispostos em torno de Putin. "Agora", tuitou ele da plateia do congresso partidário, "está na hora de mudar para o canal de esportes".

Putin nem se incomodou em explicar seus motivos. Ele podia ter continuado como o líder supremo, mesmo com Medvedev servindo outro mandato na presidência; porém, segundo seus aliados mais ardorosos, ele sentia que seu sucessor não tinha sido um líder forte o bastante. Nos dias e meses que se seguiram ao anúncio, os mesmos aliados se colocaram a aviltar Medvedev, citando suas fraquezas no comando da guerra na Geórgia e no fracasso de impedir a guerra da OTAN na Líbia. Até a história sobre Medvedev não poder contar à esposa os planos de Putin vinha prenhe de insinuações de que ele não era homem suficiente para garantir que sua esposa não insistisse em uma disputa para a reeleição. Essas explicações tentavam justificar o ato de Putin, porém não explicavam suas motivações. Ele jamais sentiu que uma explicação fosse necessária. O cargo era seu caso ele desejasse, o que, aparentemente, era explicação bastante para ele.

De súbito a importância da mudança constitucional para estender o mandato presidencial ficou clara para aqueles menos entusiasmados com uma nova presidência de Putin. Em vez de quatro anos, Putin serviria seis, até 2018. Se ele concorresse a outro mandato depois desse, um quarto, Putin seria o líder da Rússia até 2024. Ele ultrapassaria Brezhnev na longevidade política; apenas Stálin, que ficou no poder por 31 anos, manteve-se no comando por mais tempo. Os críticos de Putin, e sem dúvida alguns aliados, começaram a contar os anos de suas próprias vidas, visualizando as próprias idades quando, sob a "democracia gerenciada" que o Kremlin havia imposto, outro líder poderia emergir na Rússia. Fotografias manipuladas para mostrar o processo de envelhecimento viraram um meme popular na internet. O jornal oposicionista *Novaya Gazeta* publicou caricaturas a lápis de Putin no presumido final de sua carreira política, o rosto vincado pela idade, a calvície mais pronunciada, o terno enfeitado com montes de medalhas e fitas de marechal de campo. Seus auxiliares mais veteranos também apareciam, aqueles que o acompanhavam desde o início, parecendo os veteranos encarquilhados da Grande Guerra Patriótica, ainda reverenciados e homenageados por façanhas de um passado distante.[10]

Medvedev, a esperança dos liberais e reformistas, enfrentou ainda mais chacotas que Putin. A decisão de trocar de cargos prontamente ficou conhecida pelo termo russo para o movimento roque no xadrez, *rokirovka*, no qual o rei troca de posição com a torre, amiúde para solidificar a defesa do rei. Ninguém duvidava agora quem sempre detivera as rédeas do poder, nem mesmo aqueles que esperaram que um dia Medvedev fosse se estabelecer como um líder realmente independente. A raiva deles era amarga, gerada pela decepção. Não importava se a decisão tinha sido tomada em 2008 ou 2011, Medvedev demonstrava não passar de um peão na trama de Putin para contornar a lei. Ignorando os apelos de Medvedev pela modernização, os russos ironicamente reconheceram suas maiores realizações: a redução dos onze fusos horários da Rússia para nove e a mudança permanente para o horário de verão. Um dia depois do anúncio, um suposto aliado, o ministro das finanças Aleksei Kudrin, rompeu publicamente com Medvedev, dizendo que se recusava a permanecer em um gabinete com Medvedev como primeiro-ministro. Medvedev tentou explicar "sua" decisão dizendo que ele e Putin tinham concordado em permitir que as pesquisas de opinião decidissem quem disputaria as eleições – como se essas pesquisas na Rússia fossem reflexos genuínos do sentimento dos eleitores –, mas só piorou as coisas, usando o odiado Estados Unidos como padrão. Era inconcebível, disse ele, imaginar que Barack Obama e Hillary Clinton, sendo do mesmo partido, algum dia competissem entre si. "Ambos são do Partido Democrata, por isso tomaram uma decisão com base em quem era capaz de trazer os melhores resultados", disse ele, menos de uma semana após o congresso. "Nós tomamos o mesmo tipo de decisão." O fato de sua comparação ignorar as disputadas prévias eleitorais dos democratas em 2008 apenas aumentou a zombaria.[11]

PUTIN, TENDO, A SEU VER, observado e respeitado a escrita da Constituição da Rússia, cometeu um erro de cálculo quanto à reação a seu retorno. Ele parecia estar cada vez mais isolado e alheio ao sentimento popular que acreditava compreender intuitivamente. Os êxitos de que se gabava com frequência – estabilidade e, a despeito da crise econômica, uma riqueza crescente – já não bastavam para aplacar uma nova geração que presumia que isso fosse garantido. O caos dos anos 1990 havia recuado para uma memória distante, e agora muitos dos que mais tinham se beneficiado do crescimento com Putin esperavam também uma cultura política mais moderna e aberta. O Kremlin mantinha as garras fechadas sobre a narrativa televisiva, mas a "videocracia" no centro de sua mística havia ficado estagnada, sujeita à sátira característica da literatura russa desde Gógol. A oposição à *rokirovka* fervilhava na arena ainda largamente fora do alcance das manipulações do Kremlin. A frustração com o retorno de Putin ao Kremlin enchia as redes sociais – Twitter, YouTube, Facebook e seu clone russo, o VKontakte – e a animosidade se transformou em um levante, embora, naquele momento, um levante virtual. Os arquitetos da rebelião eram desproporcionalmente da classe mais escolarizada, aqueles com dinheiro e conhecimento técnico, que surfavam com tranquilidade na mídia que obliterava fronteiras. Eles eram chamados às vezes de "hamsters da internet", e produziram um fluxo primevo de denúncias e lamentações, paródias e zombaria que ridicularizavam livremente Putin, suas artimanhas, suas evidentes cirurgias plásticas estéticas e seu aliado humilhado de uma forma que a mídia oficial há muito tinha deixado de ousar fazer.

O descontentamento logo se espalhou. Quando Putin subiu ao ringue logo após uma luta de mma no Estádio Olímpico de Moscou, em novembro, foi saudado com vaias e assovios, embora os sectários do Kremlin tentassem, de maneira não muito convincente, sugerir que a ira da plateia era dirigida ao perdedor da luta, um americano, ou às longas filas para utilizar os banheiros. Um clipe pesadamente editado foi ao ar no noticiário noturno, com as vaias silenciadas, mas o vídeo bruto se espalhou pela internet, chegando ao conhecimento de Aleksei Navalny, entre outros, que alegremente anunciaram a rude recepção de Putin pelos fãs como "o fim de uma era".[12] Putin já havia enfrentado eleitores zangados antes, mas, nesse caso, a vaia veio de uma multidão de fãs de luta que, presumivelmente, estariam entre seus aliados mais ardorosos. Os opositores de Putin se animaram com a amostra indecorosa, que desafiava o mito de que a oposição a Putin existia apenas na alta roda da elite, na *intelligentsia*, como eles já tinham sido chamados, ou a nova geração que preferia um novo termo adaptado do Ocidente, *hipsteri*.

Com a notícia de seu retorno ao Kremlin, a popularidade de Putin caiu a seus níveis mais baixos desde 2000. O partido que seus estrategistas haviam construído caiu ainda mais, rejeitado por sua crescente legião de críticos como um mal reconstituído Partido Comunista da União Soviética – só que mais corrupto. Quando as eleições parlamentares ocorreram, em dezembro, ficou evidente que a fundação do poder de Putin estava fragmentada. A criação pelo Kremlin de um novo partido de "oposição", pró-empresas, chamado de Justa Causa, pretendeu injetar uma imitação de intriga na política nacional, mas acabou se tornando uma farsa quando o líder recrutado para ele, o bilionário Mikhail Prokhorov, descobriu que seus aliados haviam sido habilmente impedidos de comparecer ao congresso partidário organizado para nomeá-lo. Ninguém julgava que o partido tivesse qualquer chance de vitória, mas Medvedev persuadiu Prokhorov a entrar na política, apenas para ver as maquinações do arquiteto político do Kremlin, Vladislav Surkov, empurrarem Prokhorov para escanteio.[13] Empresário e *playboy* que mais tarde comprou o time New Jersey (depois Brooklin) Nets da NBA em 2010, Prokhorov ingenuamente presumiu que poderia exercer independência política. Ele afirmou que o poder de Putin não era monolítico e que ele tinha apoiadores nas fileiras de Putin, mas sua expulsão deixou claro que eles estavam perdendo. "Na Rússia", disse ele, "todas as lutas são internas."[14]

Dessa forma, as eleições parlamentares ocorreram como as que vieram antes, com os mesmos partidos deformados e sancionados pelo Estado que haviam se tornado acessórios acinzentados do *status quo* político. Eles ficaram conhecidos como "oposição de sistema", nominalmente um controle sobre o poder, mas um controle totalmente subserviente a ele: os comunistas de Zyuganov, os liberais-democratas de Zhirinovsky e a versão renovada dos nacionalistas, agora chamados de Apenas Rússia e liderados por Sergei Mironov, o acólito de Putin que o "desafiou" em 2004. Outros partidos menores que poderia ter apresentado um desafio, como o Yabloko ou o partido de Boris Nemtsov, foram sufocados pela burocracia eleitoral ou legal, importunados ou impedidos de se registrar. Mesmo que eles tivessem conseguido chegar às cédulas, os opositores genuínos de Putin eram tão diversificados e difusos, tão à deriva depois de mais de uma década à margem da política, que fracassaram em se unir por trás de um partido ou uma liderança. Alguns tinham se resignado a boicotar, porém ativistas como Navalny os incentivavam a votar de qualquer maneira, em qualquer um, menos no "partido dos vigaristas e ladrões". O objetivo deles jamais foi vencer, e sim expor as eleições na Rússia como a fantochada em que haviam se transformado.

Putin continuou desafiador ao ponto de parecer alheio ao perigoso descontentamento que fervia sob a quimera russa de progresso e prosperidade. "É cedo demais para organizar o meu funeral", disse ele na reunião Valdai a pouco menos de uma semana antes da votação, ignorando até as perguntas obedientes e bajuladoras dos presentes.[15] O destino do Rússia Unida era coisa bem diferente. Sua popularidade havia despencado, e pesquisas sugeriam que ele perderia sua maioria constitucional; talvez não vencesse nem a maioria das vagas. Todos os burocratas e boiardos que dependiam do sistema de Putin eram assombrados pelo espectro da Revolução Laranja, e agora a Primavera Árabe, que derrubaram tirano após tirano como peças de dominó. Mubarak estava na cadeia; Qaddafi, morto; e Assad estava cercado por uma rebelião armada que fragmentou a Síria em rachas sangrentos. Putin não seria o próximo.

De súbito, os exércitos da subversão pareciam estar em todo lugar. A crescente ansiedade do Kremlin se manifestou em esforços pesados para assegurar comparecimento e votos suficientes para o Rússia Unida, enquanto abafava o descontentamento ebuliente que tinha se espalhado. Mesmo antes do dia da eleição, uma organização pelo direito do voto chamada Golos – a palavra russa para voto e também voz – registrou milhares de violações das leis eleitorais do país. Financiada por organizações estrangeiras em apoio à democracia, a Golos anotou as violações em um mapa *on-line* que logo viralizou, sendo descoberto inclusive por jornais e websites relativamente leais. Putin disse a metalúrgicos em São Petersburgo que os observadores das eleições eram os agentes de potências estrangeiras tentando desestabilizar o país. Ele chegou a comparar a Golos a Judas. O grupo foi prontamente multado por violar a lei eleitoral a qual estava determinado a fazer cumprir com a publicação do mapa; sua diretora foi detida por horas em um aeroporto em Moscou na noite anterior à votação e liberada apenas depois de entregar seu laptop. Ato contínuo, o site da organização sofreu um ataque cibernético que o derrubou exatamente quando a votação teve início. A mesma coisa ocorreu com outros sites, inclusive o da popular e influente estação de rádio Ekho Moskvy, que permaneceu off-line até que as urnas fossem fechadas, no que quase certamente não era uma coincidência.[16] O Kremlin, que antigamente agia como se a internet fosse inofensiva, agora avançava para conter decisivamente sua influência.

Não obstante o fato de todas as eleições anteriores na Rússia de Putin terem sido maculadas por abusos e manipulação, a fraude que se desenrolou no dia 4 de dezembro foi muito mais ampla e cínica. Apesar dos esforços das autoridades, a internet agora permitia que as violações se espalhassem pela consciência pública mais do que nunca. Observadores oficiais da eleição não tinham como estar em todo canto, mas vídeos amadores feitos com celulares apareciam *on-line* mostrando *apparatchiks* evidentemente enchendo urnas, pastoreando ônibus cheios de eleitores de um posto de votação para o outro, chegando até a utilizar tinta invisível. Em um vídeo gravado por um ativista voluntário e prontamente disponibilizado no YouTube, o idoso diretor do Posto de Votação Nº 2501, em Moscou, encontrava-se em uma escrivaninha devidamente marcando uma pilha de cédulas. Os observadores internacionais da Organização pela Segurança e Cooperação na Europa concluíram que um em cada três postos eleitorais passou por algum tipo de atividade suspeita – mas isso contava apenas a pequena porcentagem na qual os observadores estavam presentes.[17]

O desrespeito pela decência eleitoral provocou ultraje quando resultados não oficiais mostraram que o Rússia Unida tinha conquistado pouco menos de 50% dos votos – o suficiente, considerando-se os partidos que não tinham alcançado o limite para ganhar vagas, para lhe dar a maioria em uma nova Duma. Ficou claro que mesmo esse resultado diminuído era uma fraude, que requeria a cumplicidade de milhares e milhares de pessoas para sua fruição – desde funcionários eleitorais como Vladimir Churov, um colega de Putin da época da KGB em São Petersburgo, a funcionários públicos como professores, forçados pelo medo ou por favores a trabalhar nos postos eleitorais, até os jornalistas da mídia estatal que lutavam para relatar isso tudo com uma cara séria. Até Putin, aparecendo para declarar vitória com Medvedev no quartel-general de campanha do Rússia Unida, pareceu pouco exultante. Foi o bastante para retirar milhares da apatia política que acompanhou a ascensão do putinismo e a estagnação burocrática estupidificante que ele gerou.

Na noite seguinte à eleição, conforme os resultados finais e oficiais eram anunciados, o pequeno partido de oposição chamado Solidariedade fez um comício em Chistye Prudy, perto do centro de Moscou. Os protestos regulares do Solidariedade tipicamente atraíam algumas centenas de pessoas, cujos números eram sempre menores do que os de policiais que os vigiavam de perto. Dessa vez, a despeito de uma chuva gelada, milhares compareceram, atraídos por convites na internet. Vários oradores agarraram um microfone e fizeram todo tipo de exigências e ultimatos. As pessoas ali presentes eram bastante diferentes e suas ideias, incipientes. Alguns dos antigos líderes da oposição – os veteranos da *glasnost* e os liberais dos anos Yeltsin – estavam lá, mas muitos outros nunca tinham comparecido a uma manifestação antes. O orador que recebeu mais atenção foi Aleksei Navalny, cuja campanha contra a corrupção foi, discutivelmente, a maior responsável pela explosão de ativismo anti-Putin. A essa altura ele tinha muitos seguidores *on-line*, mas ali estava, em carne e osso, gritando no microfone. "Eles nos chamam de microbloggers ou de hamsters da internet", gritou ele para uma multidão que agitava bandeiras e cartazes feitos em casa com frases como "Putin – Ladrão" e a quase inimaginável "Rússia sem Putin". "Eu sou um hamster da internet", prosseguiu ele, desafiador, "e vou atacar a jugular dessas feras!"[18]

Navalny e dezenas de outros manifestantes e organizadores foram presos quando deixavam o parque para marchar até o quartel-general da comissão eleitoral. Ele foi detido por quinze dias, acusado de resistir à prisão, e mesmo assim os protestos continuaram. Eles começaram inclusive a se avolumar. No sábado seguinte, dezenas de milhares de pessoas se reuniram na praça Bolotnaya, na margem do rio oposta ao Kremlin. Elas se mostraram destemidas ante a prisão de Navalny e outros; destemidas perante as manifestações contrárias que tinham sido organizadas pelo virulento grupo de jovens Nashi, criado depois da Revolução Laranja na Ucrânia expressamente para este fim; destemidas frente às ameaças veladas das autoridades, inclusive um alerta de que jovens com idade para o alistamento militar seriam apanhados e integrados ao exército. Duas semanas depois, no dia 24 de dezembro, quase cem mil pessoas se reuniram, dessa vez na avenida batizada em homenagem a Andrei Sakharov, o físico nuclear e dissidente soviético cujo legado de defesa de uma sociedade democrática havia, a essa altura, sido consideravelmente diminuído. Dessa vez, Navalny estava lá; após seus quinze dias na cadeia, ele emergiu para encontrar um mar de aliados cantando seu nome em uma noite escura e coberta de neve. Ele disse que tinha ido para a prisão em um país e saído em outro, novo. Voltou sua atenção da fraude nas eleições parlamentares para a fraude na eleição presidencial, agendada para 4 de março. "O que vai acontecer no dia 4 de março", ele lhes disse, "se ocorrer, será uma sucessão ilegal ao trono".[19]

Os protestos foram os maiores da era Putin – maiores, de fato, desde os que resistiram ao golpe de agosto em 1991. Eles se espalharam por outras cidades, atraindo um amplo espectro da sociedade: funcionários públicos, operários, pensionistas, estudantes, os trabalhadores que enchiam os escritórios dos novos negócios trazidos pelo capitalismo. Que os protestos fossem pacíficos era algo que os deixava ainda mais apavorantes para o Kremlin. Putin disse pouco a princípio, ignorando as alegações de fraude, mas saudou a hipótese de um levante popular com um desprezo gélido e sarcástico. Três dias depois da votação, falando com organizadores de sua campanha presidencial próxima, ele culpou a Secretária de Estado Hillary Rodham Clinton pelos protestos em marcha, por ela ter criticado o modo como a eleição foi conduzida. "Ela impôs o tom para alguns atores em nosso país e lhes deu um sinal", disse ele. "Eles ouviram o sinal e, com o apoio do Departamento de Estado, começaram o trabalho ativo." Até seu uso da expressão "trabalho ativo" – um termo que aprendera na KGB – sublinhava sua crença de que os protestos não eram de origem nativa nem espontâneos, e sim uma operação de inteligência. Em seu programa anual televisado respondendo a telefonemas em dezembro, ele foi além. Putin zombou das fitas brancas que os manifestantes haviam adotado como símbolo de sua causa, dizendo que aquilo lhe lembrava camisinhas presas a seus casacos. Ele comparou os manifestantes aos Bandar-log, os macacos selvagens de *O livro da selva* de Rudyard Kipling, que havia sido adaptado para uma série de TV soviética quando Putin era adolescente. Era impossível argumentar com eles, com os macacos, mas eles tinham medo da serpente Kaa, que acabou dominando-os com seu poder hipnótico. "Eu adoro Kipling desde que era pequeno", disse Putin com um sorriso travesso.

Apesar de seu pretenso descaso, a imensa burocracia sob ele parecia profundamente abalada, e o escárnio de Putin pareceu aumentar a ousadia dos manifestantes e atrair muitos mais. Os manifestantes agora compareciam aos comícios com camisinhas infladas como balões, bichos de pelúcia e cartazes retratando todo tipo de macacos e símios – e Putin como Kaa, estrangulando a nação. A unidade aparente do governo começou a exibir sinais de divisões internas. Primeiro, Medvedev declarou que os vídeos virais de "enchimento" de urnas eram falsificados, mas depois prometeu que as autoridades investigariam qualquer alegação de fraude. O porta-voz da Duma, Boris Gryzlov, prometeu permitir que membros dos partidos de oposição servissem como presidentes de comitês, esperando que isso esfriasse a raiva causada pela dominância do Rússia Unida. Em seguida, pressionado, ele renunciou. O Kremlin rebaixou seu "cardeal cinza", Vladislav Surkov, o estrategista que era creditado – e detestado – por erigir a "democracia gerenciada" que era o foco dos protestos. Apenas alguns dias antes, Surkov dissera que os manifestantes representavam "a melhor parte de nossa sociedade, ou, mais precisamente, a parte mais produtiva". Jornalistas da NTV, de propriedade da Gazprom, recusaram-se a ir ao ar caso o canal não cobrisse o protesto do dia 10 de dezembro e, pela primeira vez, os mestres da mídia no Kremlin cederam, permitindo que a exibição pública de discórdia aparecesse em canais de televisão que transmitiam para todo o país (embora sem jamais mencionar a raiva dirigida a Putin).[20] Membros da elite de Putin – os eruditos, estrategistas políticos, burocratas, até mesmo o clero da Igreja Ortodoxa, que sempre permaneceu leal – começaram a levantar questões sobre a fraude, inclusive Aleksei Kudrin, que falou no comício de 24 de dezembro e apelou a seus ex-chefes para que deixassem o sistema mais imputável.

Poucos, nem mesmo os manifestantes que enfrentavam o frio, acreditavam que os protestos teriam êxito em forçar uma nova eleição ou sequer uma investigação séria sobre a fraude, e menos gente ainda duvidava que Putin seria reeleito em março; entretanto, pela primeira vez, a incerteza rondava o governo de Putin. A bolsa de valores russa caiu após a eleição e, assim como em toda crise, a fuga de capitais se acelerou. Um medo começou a tomar conta da elite, acima de tudo daqueles mais envolvidos na liderança de Putin. Vladimir Litvinenko, o reitor do Instituto de Mineração em Petersburgo onde Putin escrevera sua tese, expressou os sentimentos de muitos deles. Ele tinha continuado próximo de seu ex-aluno, e se tornou um homem rico, sendo compensado pelo trabalho de consultoria feito para o governo, segundo ele, com ações da PhosAgro, uma empresa cujo maior bem tinha sido confiscado do império financeiro de Mikhail Khodorkovsky após sua condenação. Somente alguns meses antes, a empresa tinha passado a negociar ações na Bolsa de Valores de Londres. Seu medo agora ecoava o temor que Putin sentia no passado: o medo da multidão, das hordas desordeiras nas ruas exigindo respeito e justiça, a plebe derrubando quem estava no poder e lavando as ruas com sangue. "Eu não apenas temo as ruas. Eu temo terrivelmente as ruas", disse ele, conforme os protestos se avolumavam. "Eu já vivi muito, mas esse período é assustador para mim. Eu tenho medo das ruas. Isso é um levante. Isso é revolução, não evolução, com todas as consequências negativas das desordens nas ruas. Isso é o caminho para lugar nenhum, tenho certeza. Isso é uma catástrofe. Nós faremos de tudo para evitar isso no meu país."[21]

PARTE CINCO

22
A Restauração

Numa manhã cinzenta e fria de fevereiro de 2012, menos de duas semanas antes da reeleição de Putin, cinco moças surgiram na ornada e reconstruída igreja de Moscou que é, para os fiéis, um marco da ressurreição da fé ortodoxa após a repressão que sofreu pelo Estado soviético, a Catedral de Cristo Salvador. Elas subiram no púlpito elevado defronte à iconóstase da igreja e despiram os casacos de inverno, revelando vestidos de cores vivas, sem mangas, e leggings contrastando. Elas puxaram balaclavas coloridas sobre seus rostos e começaram a dançar e gritar, os braços socando o ar, suas vozes um eco dissonante reverberando na igreja em boa parte vazia. Uma delas, Yekaterina Samutsevich, não conseguiu nem passar a correia da guitarra por cima do ombro antes que um guarda a expulsasse dali. As outras quatro prosseguiram, suas palavras às vezes difíceis de compreender, embora algumas ficassem bem claras.

Virgem Maria, Mãe de Deus, expulse Putin! Expulse Putin!

O estranho episódio durou menos de um minuto. As mulheres, acompanhadas por dois homens, fugiram apressadamente da igreja depois de serem paradas pelos guardas. Até o final da noite, apareceu um vídeo da música na internet, intercalado com material filmado anteriormente em outra igreja de Moscou, dessa vez com iluminação, som e um pano de fundo que, em cortes rápidos, podia passar como o Cristo Salvador. O vídeo abria com um canto melódico de hinário, cortando abruptamente para os acordes afiados do punk mais extremo, pontuado por palavras como merda e cadela. A letra zombava da igreja e de seus padres como colaboradores da KGB, mercenários e corruptos, repressores das mulheres, preconceituosos contra gays e lésbicas. A música se chamava "Punk Prayer" [Prece Punk], utilizando a palavra litúrgica para um culto especial em momentos de crise nacional, *moleben*.[1] Era o mais recente protesto de um novo coletivo amorfo de arte de guerrilha que, inspirado na terceira onda do feminismo, o movimento musical Riot Grrrl nos Estados Unidos, e no retorno de Putin à presidência, chamava-se Pussy Riot.

As mulheres do grupo Pussy Riot, cerca de uma dúzia, embora sua afiliação e identidades fossem mantidas em segredo, haviam criado o grupo na esteira do anúncio de Putin, unindo-se à onda de dissidência difusa e sem lideranças que invadiu as ruas depois das eleições parlamentares. O grupo incluía membros do Voina, ou Guerra, um coletivo de arte especializado em performances artísticas provocantes, com temas políticos. Em uma delas, elas filmaram casais fazendo sexo no museu de biologia de Moscou na véspera da eleição de Medvedev em 2008, troçando dos apelos governamentais para aumentar a taxa de natalidade para evitar um colapso demográfico. Em outra, elas pintaram um pênis branco gigantesco em uma ponte levadiça em São Petersburgo que, quando erguida, ficava diante do Casarão na praça Liteiny, onde Putin já havia trabalhado. O retorno iminente de Putin ao Kremlin agora focava a atenção do grupo totalmente nele.

A primeira performance pública furtiva do Pussy Riot ocorreu em outubro de 2011, um mês depois da *rokirovka*. Elas se filmaram em diversos locais dentro do metrô de Moscou, em dado momento até em cima de um andaime de operários. Com os rostos cobertos pelas balaclavas coloridas, elas grunhiram e gritaram uma canção aludindo aos protestos na principal praça do Cairo que derrubaram Mubarak e clamaram para que o mesmo ocorresse na Praça Vermelha. Em janeiro, elas se apresentaram na própria Praça Vermelha, em cima do Lobnoye Mesto, uma plataforma de pedra construída no século XVI e usada para ler em voz alta os decretos do czar. Dessa vez, oito membros do grupo cantaram uma música chamada "Putin Pissed Himself" [Putin Se Mijou]. As cantoras foram inspiradas, nessa ocasião, pelo medo e confusão palpáveis do governo ante os protestos. A música repetia a exortação de Aleksei Navalny, dita na noite do primeiro protesto: "Riot in Russia", diziam elas, "we exist" [Motim na Rússia, nós existimos].

De início, as autoridades não pareciam estar prestando muita atenção ao grupo. As artistas com frequência eram detidas e interrogadas, mas tinham o cuidado de dar nomes falsos e normalmente eram soltas após algumas horas. Seus vídeos, entretanto, dispararam pelo mundo virtual, onde o movimento de protesto da Rússia tinha seu ímpeto. Os protestos do grupo, e até mesmo seu nome – apresentado em inglês, porque a expressão equivalente em russo era muito mais vulgar – combinavam perfeitamente com o clima insurrecional que de algum modo sobreviveu ao inverno, adentrando o ano novo e a época da eleição presidencial. As fundações do Kremlin pareceram estremecer e, a despeito de toda a expectativa, surgiu uma centelha de esperança de que, de alguma forma, o movimento de protesto poderia impedir a reeleição certa de Putin em março.

"Ele está um pouco menos animado agora", disse Henry Kissinger, não muito depois de se encontrar com Putin em Moscou em janeiro de 2012, enquanto os protestos continuavam.[2] O idoso estadista da *realpolitik* se reunia com Putin regularmente desde que o russo chegara ao poder. Putin se recordava do primeiro encontro entre ambos com admiração, quando foi buscar Kissinger no aeroporto em São Petersburgo nos anos 1990 e o outro o lisonjeou, dizendo que "todas as pessoas decentes começam no serviço de inteligência". Putin considerava Kissinger um conselheiro de confiança, alguém que respeitava os interesses nacionais da Rússia e Putin, fosse qual fosse a situação inconstante das relações com os Estados Unidos. Kissinger, o velho participante da Guerra Fria que há muito defendia uma cooperação maior com a Rússia, reciprocava a admiração. "Putin não é um Stalin, que se sente obrigado a destruir qualquer um que possa, em algum momento do futuro, discordar dele", disse em certa ocasião. "Putin é alguém que quer acumular o poder necessário para realizar a tarefa à mão."[3] Conforme a campanha de reeleição começava, a tarefa imediata era tentar conter os protestos de rua.

O Kremlin, nominalmente ainda capitaneado por Dmitri Medvedev, de início ofereceu concessões para neutralizar a raiva dos manifestantes. Elas incluíam a restauração das eleições regionais que Putin tinha abolido em 2004 e uma redução nas restrições para a fundação de novos partidos políticos, além de assegurar um lugar na cédula presidencial. Até a Igreja Ortodoxa pediu ao governo que atendesse às queixas das pessoas nas ruas. Em uma entrevista à TV estatal no Natal ortodoxo, comemorado dia 7 de janeiro, o líder da igreja, Patriarca Kirill, disse que a repressão dos manifestantes seria tão equivocada quanto as repressões na era soviética. Foi uma declaração espantosa vindo de uma instituição que se aliara de forma tão próxima às autoridades.[4] Outros líderes religiosos começaram a ecoar simpatias similares, oferecendo-se como mediadores entre o governo e os manifestantes.

E então, de forma abrupta, o tom da igreja mudou. Menos de um mês depois, Putin reuniu os líderes de todas as fés do país – das igrejas ortodoxa, judaica, budista, muçulmana, católica romana, católica armênia, e até mesmo os adventistas do sétimo dia, uma fé evangélica que se esforçava, sem reconhecimento nem apoio oficiais – no Monastério Danilov, em Moscou. Kirill, que agia como anfitrião, agora elogiava copiosamente Putin, no que foi acompanhado por outros clérigos, rabinos, lamas e muftis. Kirill relembrou as dificuldades da década de 1990, antes de Putin entrar em cena, comparando aquela era ao Tempo das Dificuldades na virada do século XVII e à invasão napoleônica em 1812 e de Hitler em 1941. "O que foram os anos 2000, então?", perguntou ele. "Por um milagre de Deus, com a participação ativa da liderança do país, nós conseguimos sair dessa horrenda crise sistêmica." Em seguida, ele dirigiu-se diretamente a Putin, agradecendo-o pelo "enorme papel" desempenhado por ele em corrigir "essa reviravolta torta de nossa história".[5]

O apoio da igreja a Putin, um fiel ostentoso, se não devoto, não era surpreendente; no entanto, em uma nação laica, com uma constituição que separava formalmente Estado e igreja, a exibição coreografada de fidelidade a Putin no auge da turbulenta época eleitoral provocou ultraje, que incluiu o protesto do Pussy Riot na Cristo Salvador. Circulavam rumores de que o Kremlin havia pressionado o patriarca e os outros a aparecerem com Putin. Em breve surgiram artigos na imprensa russa reciclando os antigos rumores da afiliação de Kirill à KGB, seus empreendimentos comerciais que importaram tabaco nos anos 1990 e seu gosto por requintados artigos de luxo, incluindo uma grande dacha, um iate particular e relógios caros. (Ele negou a posse desses relógios, até que uma manipulação malfeita em uma foto oficial deixou o reflexo de um relógio sofisticado sobre a mesa brilhante.) A igreja, que foi pesadamente reprimida durante a era soviética, emergiu do colapso soviético como uma das instituições mais respeitadas do país, vista por muitos de seus seguidores como uma organização acima da política do país. Agora Kirill liderava os fiéis diretamente a uma aliança com o Estado; apenas um mês depois de expressar simpatia pelos manifestantes, ele agora reclamava que suas queixas eram os "berros ensurdecedores" daqueles que valorizavam uma cultura consumista ocidental incompatível com as tradições da Rússia.

A mudança de Kirill foi impressionante, mas refletia a emergência de uma narrativa central para o retorno de Putin, cujas consequências se provariam profundas. Era uma narrativa enraizada não na nostalgia pela era soviética, mas no passado esmaecido da era czarista, articulada nas obras de Ivan Ilyin, o filósofo político que Putin vinha citando em seus discursos desde 2005. Havia algo de messiânico nos alertas de Putin agora, nos apelos de sua campanha aos eleitores, amplificados pela televisão estatal. Putin se retratava não apenas como garantidor dos ganhos alcançados desde a era soviética, mas também como o líder da nação em um sentido mais profundo, o protetor de seus valores sociais e culturais. Em uma série de sete declarações de campanha, que foram reimpressas nos principais jornais, ele esboçou uma nova visão rigidamente conservadora do país que se referia ao "modelo civilizatório" da Rússia, diametralmente oposto aos valores decadentes do Ocidente, representados em grande parte por aqueles que agora contestavam seu governo.

No auge dos protestos em dezembro e janeiro, pesquisas de opinião sugeriram que ele poderia não conquistar metade dos votos, o que forçaria a realização de um segundo turno; todavia, em fevereiro sua taxa de aprovação voltou a subir. O aparato de mídia do Kremlin continuou a serviço dele, pintando-o como o mestre firme de um Estado sitiado. Seus adversários eram frágeis ou extremos demais, auxiliados por sabotadores dentro do país e seus mestres no exterior, resolutos na destruição do país. A chegada de um novo embaixador americano, Michael McFaul, e sua reunião inoportuna com líderes da oposição em seu segundo dia na embaixada tornaram-se material para a televisão estatal, que retratou os protestos como uma incursão vinda de fora. A oposição queria um confronto, diria Putin no final do mês, chegando até ao ponto de cometer assassinato. "Eu sei disso", afirmou ele, aludindo à defesa que circulara logo após as mortes de Anna Politkovskaya e Aleksandr Litvinenko, e utilizando a linguagem que usara antigamente contra os rebeldes da Chechênia. "Eles estão até procurando por uma vítima sagrada, alguém famoso. Eles vão acabar com ele, se me perdoam o modo de falar, e depois culpar o governo."[6] No dia anterior, a rede estatal de televisão Canal Um revelou a prisão, ocorrida algumas semanas antes na Ucrânia, de dois suspeitos de um complô para assassinar Putin, ou talvez outros funcionários de alto escalão, por meio de um bombardeio a seus comboios em Moscou. Conforme a eleição se aproximava, a escolha que os russos enfrentavam parecia cruel e existencial, como pretendiam apresentá-la: era Putin ou o abismo.

Assim como ocorreu em suas eleições anteriores, ele não fez campanha diretamente, prosseguindo com seus deveres oficiais – que exibiam um tema cada vez mais escancaradamente militar. Em janeiro, no aniversário do término do cerco de Leningrado, ele visitou o cemitério onde uma organização de pesquisa havia concluído que seu irmão, Viktor, foi enterrado durante a guerra. Dias depois, Putin visitou os cientistas do centro Sarov (onde é feito todo o polônio-120 do mundo) e jurou equipar dez novos regimentos com novos mísseis capazes de atingir profundamente a Europa. Ele fez seu único comício público em Luzhniki, no antigo feriado do Exército Vermelho, agora rebatizado como o Dia dos Defensores da Pátria. Os canais estatais de TV noticiaram que 130 mil pessoas compareceram, embora a capacidade do estádio fosse de apenas 80 mil pessoas, e muitos dos presentes eram funcionários do governo, alguns trazidos de ônibus de cidades distantes. Lá dentro, Putin caminhou para a plataforma recoberta com um tapete azul no meio do campo do Luzhniki, vestindo uma parca preta para se proteger da leve neve que caía e segurando um microfone. Sozinho no centro de um mar de bandeiras e cartazes, ele começou meio desajeitadamente. "Nós amamos a Rússia?", gritou ele. Enquanto se movia pelo palco, uma fúria pareceu emergir de dentro dele. Putin implorou à audiência para não "procurar lá fora, não correr para a esquerda ou para escanteio, e para não trair sua terra natal, mas para que fique conosco, trabalhe pela Rússia e a ame como nós amamos – de todo nosso coração." Assim como Kirill fizera na reunião deles, Putin invocou a Batalha de Borodino nos arredores de Moscou, o combate que derrotou Napoleão. Ele estava apelando à sagrada tradição do país de resistência a invasões estrangeiras. Putin chegou a citar o famoso poema de Mikhail Lermontov publicado no 25º aniversário da Batalha de Borodino, no qual um coronel convoca seus homens ao sacrifício final para defender a Pátria.

> "Rapazes, Moscou não é para nós?
> Então devemos morrer perto de Moscou
> Como morreram nossos irmãos"
> E nós juramos morrer
> E cumprimos o juramento de aliança
> Nós, da batalha de Borodino.

A batalha pela Rússia prosseguia, trovejou Putin em sua conclusão, o rosto tenso e retorcido em um esgar, mas a vitória está "em nossos *genes*".

Quando chegou a noite de 4 de março, a vitória de Putin tinha sido garantida, como quase todos esperavam. Ele conquistou 63% dos votos no primeiro turno, menos do que nas eleições anteriores (dele mesmo ou de Medvedev), mas ainda assim, uma sólida maioria. Zyuganov, em sua quarta disputa, terminou em um distante segundo lugar, como sempre, com 17%. Para refutar as acusações que macularam as eleições parlamentares, Putin mandou instalar câmeras em quase todos os pontos eleitorais do país; entretanto, evidências de fraude, inclusive votos repetidos e falsificados, ainda lançaram dúvidas sobre a contagem final dos votos. Segundo algumas estimativas, milhões de votos inflaram o total de Putin, apesar de até seus críticos mais ferrenhos precisarem admitir que ele tinha o apoio da maioria dos russos. Putin ganhou em todas as regiões do país, exceto por Moscou, o epicentro da elite insatisfeita, onde ele ainda conquistou 47%. Em sua São Petersburgo nativa, onde uma explosão de ativismo político também se espalhou após a votação de dezembro, ele conseguiu 59%. Putin declarou vitória em um discurso breve na praça Manezh, com as torres do Kremlin como pano de fundo perfeito para a televisão. Uma imensa multidão se reuniu diante de uma plataforma pequena. Muitos vinham de fora de Moscou, assim como ocorrera em seu único comício, trazidos de ônibus para a área pesadamente protegida onde Putin apareceria. Essa era a gente de Putin, não os *hipsteri* da moda, os intelectuais e radicais, os "cosmopolitas sem raízes" que desejavam arrastar a Rússia para longe de suas raízes e tradições históricas. "Nós demonstramos que nossa gente é capaz de diferenciar uma coisa da outra", disse Putin naquela noite depois que Medvedev o apresentou, "o desejo genuíno de alcançar a modernidade das provocações políticas que têm somente um objetivo: destruir a Rússia como nação e usurpar o poder". Enquanto ele falava, lágrimas escorriam por seu rosto, as primeiras que ele derramava em público desde o funeral de Anatoly Sobchak, doze anos antes. Parecia ser uma exibição genuína de emoção, mas o Kremlin insistiu posteriormente que foi só o vento.

A eleição deixou os opositores de Putin desanimados e desorientados. O clima festivo dos primeiros grandes protestos desapareceu no desespero. Os manifestantes haviam se unido por uma causa, ou várias delas, mas não por uma solução. Ficou claro que nada tinha mudado e talvez nada jamais fosse mudar. Exceto nas noções mais abstratas de uma sociedade pluralista e democrática, quem ou o que ocuparia o vácuo criado por uma "Rússia sem Putin"? Um protesto foi planejado para a praça Pushkin na noite seguinte, a menos de um quilômetro e meio do Kremlin; no entanto, qual era o sentido disso agora? Em vez das massas que brotaram nos protestos anteriores, dessa vez talvez 20 mil compareceram.

"Nós superestimamos nossa força", disse Navalny naquela noite. No final das duas horas estimadas para o protesto, o suficiente, na visão das autoridades, para liberar um pouco da raiva, menos de duas mil pessoas continuavam ali. Elas pareciam incertas se davam ouvidos ao chamado de Navalny e um líder oposicionista muito mais agressivo, Sergei Udaltsov, para permanecer nas ruas, até mesmo montar um acampamento como os ucranianos fizeram em Kiev em 2004, como os manifestantes fizeram no Cairo no ano anterior. Em vez disso, a tropa de choque caiu sobre os retardatários, e dessa vez usou seus cassetetes. Mais de 250 pessoas foram detidas, dezenas ficaram feridas e as ruas de Moscou ficaram limpas. Os protestos continuaram nas semanas e meses que se seguiram, mas a cada um, o ímpeto se reduzia. Muitos russos queriam acabar com um sistema que se tornara tão profundamente cínico e corrupto, porém pouquíssimos, mesmo entre os críticos mais contumazes de Putin, desejavam uma revolução, que era o que seria necessário para forçar uma mudança. No ápice desses protestos, um dos estrategistas políticos do Kremlin, Sergei Markov, comparou os manifestantes a crianças mimadas exigindo um brinquedo, com o Kremlin no papel de um pai frustrado, mas firme. "Não é correto sair e comprar um brinquedo para a criança", disse ele, "e sim distraí-la com alguma outra coisa".[7]

Em fevereiro, quando chegou à Catedral de Cristo Salvador para a performance do Pussy Riot, a guitarrista Yekaterina Samutsevich sentiu que algo tinha dado errado com os planos clandestinos do grupo. Homens com câmeras já estavam na igreja. Os guardas reagiram tão depressa que pareciam já estar à espera delas. Yekaterina – Katya para os amigos – suspeitou que um dos câmeras que elas tinham trazido para gravar o vídeo havia vazado a informação. Ou talvez a FSB tivesse começado a monitorá-las quando os vídeos se espalharam pelo movimento de protesto. Ela nunca teve certeza do que ocorreu; porém, quando elas deixaram a igreja, também havia jornalistas aguardando por elas lá fora.[8] Talvez fosse uma armadilha desde o começo. De qualquer forma, ficou claro que as autoridades tinham ficado interessadas nas encenações delas e queriam acabar com aquilo.

No dia seguinte ao início da circulação do vídeo, o porta-voz da igreja, arcipreste Vsevelod Chaplin, o denunciou como pecado mortal contra Deus. Em breve, procuradores anunciaram que tinham aberto uma investigação. Um dia antes da reeleição de Putin, a polícia prendeu três mulheres e um homem; no dia seguinte, mais duas mulheres foram detidas. A polícia, ainda incerta sobre a identidade dos membros do grupo, liberou quatro dos detidos, mas descobriu duas integrantes que tinham estado na catedral naquele dia de fevereiro: Nadezhda Tolokonnikova e Maria Alyokhina. Katya foi presa duas semanas depois, em 16 de março. Elas não foram acusadas de vandalismo, uma infração menor que normalmente não recebia nada além de uma multa; foram acusadas de vandalismo executado por um grupo organizado, motivado por ódio religioso, um sinal muito mais sinistro da intenção do governo de fazer delas um exemplo. O indiciamento que se seguiu as acusou de solapar "as bases espirituais" não apenas da Igreja, mas também "do Estado" – um crime cuja condenação podia significar até sete anos em uma colônia penal. As integrantes do Pussy Riot queriam chamar a atenção para a fusão entre Estado e Igreja, e estavam prestes a descobrir o quanto estavam corretas. Todas as três foram detidas sem direito a fiança, a despeito do fato de que tanto Nadezhda quanto Maria eram mães de filhos pequenos.

As prisões e a gravidade das acusações provocaram um novo escândalo, injetado de desgosto pela incapacidade dos protestos de fazer algo além de manchar a vitória eleitoral fácil de Putin. As três mulheres se tornaram celebridades internacionais, admiradas por sua corajosa afronta a um regime autoritário. A Anistia Internacional as declarou presas políticas, enquanto músicos de destaque – de Faith No More a Madonna, Pete Townshend a Paul McCartney – defenderam a causa delas. Na Rússia, entretanto, o destino das detidas se mostrou muito mais complicado: o protesto delas dividiu a oposição, já fragmentada, e teve um grande papel para desacreditar o movimento, com a alegre assistência do Kremlin. Aleksei Navalny, visto com desconfiança pelos liberais por algumas de suas posições nacionalistas, denunciou a prisão das mulheres, mas chamou o protesto de idiota. "Eu não gostaria, sendo educado, que no momento em que eu estivesse na igreja umas malucas entrassem aceleradas e começassem a correr de um lado para o outro no altar", escreveu ele em seu blog.[9] Em vez de provocar um debate político, como elas pretendiam, o processo contra as mulheres alimentou a guerra cultural dentro da sociedade de uma forma que, no final, favorecia Putin. Apesar de escândalos sobre suas atividades mercenárias e sua corrupção, a igreja continuava sendo uma das instituições mais respeitadas na Rússia, no mesmo nível da própria presidência. Mais de 70% dos russos se identificavam como ortodoxos, porém, em um legado persistente do ateísmo oficial soviético, muita gente não levava sua fé a sério, raramente praticando a religião ou frequentando uma igreja.

Portanto, a "Prece Punk" saiu pela culatra. Ela uniu os fiéis na defesa da Igreja. Em abril, no domingo anterior à Páscoa, dezenas de milhares atenderam ao chamado do patriarca para uma manifestação especial na Cristo Salvador. A multidão inchou até chegar a 65 mil, segundo as estimativas oficiais. Ainda que esse número seja exagerado, a manifestação, senão maior, foi tão grande quanto os protestos periódicos que continuavam a pipocar após a vitória de Putin na eleição. Kirill emergiu da igreja naquele dia em uma procissão de bispos e padres carregando ícones que haviam sido profanados nos tempos soviéticos, inclusive um com buracos de balas datando dos anos 1920. O "ataque de perseguidores" contra a fé hoje, disse ele, não podia ser comparado à repressão soviética. Não obstante, ele alertou que o liberalismo do Ocidente era uma ameaça porque considerava "o próprio fato da blasfêmia e do sacrilégio, da zombaria aos santuários" como "manifestação legal da liberdade humana, como algo que deveria ser defendido na sociedade moderna". Ele jamais mencionou nominalmente o Pussy Riot, mas elas se tornaram ali o símbolo de uma decadência que se infiltrava pelas fronteiras da Rússia. Quanto aos padres que pediram pelo perdão para as três mulheres que se encontravam na prisão, e foram muitos deles, citando os ensinamentos de Jesus, Kirill os chamou de "traidores de batinas".[10]

NA VÉSPERA DA POSSE DE Putin, no dia 7 de maio, os líderes dos protestos planejaram mais um comício, esse autorizado para acontecer na praça Bolotnaya, na margem oposta ao Kremlin, onde Medvedev formalmente passaria as rédeas do poder. O clima estava quente com o início da primavera, o que certamente inflou a multidão, assim como o processo contra as integrantes do Pussy Riot. Tanta gente se agrupou na praça que as falanges policiais abruptamente bloquearam a entrada, criando uma confusão de manifestantes encalacrados nas ruas. Os que estavam fora do perímetro bloqueado se manifestaram sentando no chão; alguém chegou a armar uma barraca, um mau sinal para a polícia, que tinha ordens de não permitir o tipo de acampamento visto na Revolução Laranja de Kiev. Por algum tempo, o protesto continuou pacífico; no entanto, quando a polícia começou a apanhar manifestantes para serem detidos, o ato virou um entrevero. Quando a turba começou a se mover em defesa dos detidos, a polícia reagiu a golpes de cassetetes; alguns na multidão responderam lançando pedaços de asfalto. Boris Nemtsov gritava "A Rússia vai ser livre" de cima de uma plataforma quando policiais o levaram embora. Quando Navalny foi preso perto do palco, deu uma bronca no policial, suas palavras foram gravadas por um microfone que ele estava usando para gravar um documentário. "Eu vou te prender depois", disse ele, cuspindo os nomes de Putin e de seus sócios-lacaios, Arkady Rotenberg e Gennady Timchenko, que Navalny jurou que estariam em sua lista de procurados quando ele chegasse ao poder.[11] Até o fim da noite, a confusão havia gerado mais de quatrocentas prisões. Dezenas de pessoas ficaram feridas, entre elas 29 agentes da polícia, devidamente entrevistados pela televisão estatal deitados em macas hospitalares, em cenas que muitos acreditavam terem sido armadas. O geralmente afável secretário de imprensa de Putin, Dmitri Peskov, um homem conhecido por canalizar os sentimentos de seu chefe, expressou decepção pela polícia ter agido de forma tão controlada. "Eu apreciaria se eles tivessem sido mais duros", disse ele.[12]

A repressão continuou no dia seguinte, uma segunda-feira, apesar de as ruas centrais de Moscou terem sido desobstruídas de tráfego para a cerimônia de posse. A polícia que perambulava pela capital prendeu dúzias de outras pessoas, muitas das quais por nenhuma razão aparente além de estarem usando uma fita branca. Um esquadrão de tropas internas chegou a invadir o que ficou conhecido como o quartel-general não oficial do movimento oposicionista. Era um restaurante francês chamado Jean-Jacques, o tipo de lugar que brotara em Moscou durante os anos de *boom* econômico, deixando o local mais parecido a uma capital europeia vibrante e moderna, cheia de moscovitas jovens e criativos pedindo cervejas e vinhos importados de cardápios anotados em lousas. No final do dia, mais de 700 pessoas tinham sido presas nos arredores da capital. Muitos dos jovens que rondavam lugares como o Jean-Jacques foram levados a agências de alistamento para serem introduzidos no exército, exatamente como haviam sido alertados que ocorreria quando os protestos começaram. "As pessoas estão sendo detidas por nenhum motivo, apenas por ficarem de pé nas calçadas", disse Oleg Orlov, da Memorial, a organização pelos direitos humanos. "Eles começaram até a prender gente sentada, tomando cerveja. Acho que isso é para demonstrar quem é o chefe. Um novo czar chegou, e ele quer mostrar sua cara."[13]

A cerimônia de posse de Putin teve início ao meio-dia com a mesma pompa das anteriores, transmitida à nação com solenidade e formalidade, exatamente como antes. Só que, dessa vez, as câmeras encontraram Putin no gabinete do primeiro-ministro na Casa Branca, o seguiram pelas escadarias acarpetadas da entrada principal até um Mercedes-Benz à sua espera, acompanhando então o comboio até a praça central no Kremlin, onde

Medvedev já tinha sido mostrado saudando a guarda de honra. Por seis minutos, uma câmera aérea seguiu a pequena procissão de motocicletas policiais escoltando o carro de Putin e dois outros veículos. O comboio passou por ruas esvaziadas não apenas de tráfego como também, de uma forma inquietante, de pessoas. Ninguém assistiu. Ninguém acenou ou aplaudiu naquela manhã ensolarada. Ninguém ousou ficar lá fora. Em 2000, Putin fez seu juramento de posse pela primeira vez contra um pano de fundo de incerteza política e econômica e guerra na Chechênia. Sua segunda posse, tão grandiosa quanto a primeira, mas um tanto mais discreta, ocorreu à sombra daquela guerra, em meio à contenção de liberdades políticas e o desmanche da Yukos, mas também em meio a um ressurgimento econômico que havia se distribuído para mais russos do que já acontecera antes na história do país. Medvedev tomou posse em 2008, em um momento de esperança de que a Rússia tivesse superado sua história turbulenta, de que o poder passaria a uma nova geração de líderes, em breve talvez a líderes que conhecessem apenas a Rússia moderna, não a União Soviética. Agora Putin retornava para tomar posse uma terceira vez, dessa feita jurando liderar e proteger o país por mais seis anos. Entretanto, ele retornou ao poder dividindo a nação, fomentando o medo dos inimigos internos que queria tomar o poder e reverter tudo o que tinha sido conquistado desde sua primeira cerimônia de posse. Ele retornava ao poder porque tinha feito de si mesmo a única escolha real na cédula eleitoral. Ele já não era mais o presidente para toda a Rússia; era o presidente para a maioria favorável a Putin, e, para a oposição, esse era um remédio amargo e difícil de engolir.

Ele refez a longa caminhada pelo Grande Palácio do Kremlin de doze anos antes. Os candidatos derrotados se encontravam lá, embora não na frente, como estavam Mikhail Gorbachev e líderes estrangeiros, como Silvio Berlusconi, um amigo próximo agora, cujos três mandatos como primeiro-ministro da Itália quase se equiparavam à longevidade de Putin, porém cuja vida política tinha chegado ao fim em meio a um turbilhão de inquéritos sobre suas finanças e vida sexual. Medvedev falou primeiro, brevemente, dizendo que a continuidade era essencial para o futuro da Rússia e, caracteristicamente – como Yeltsin fizera e Putin, não –, reconhecendo as falhas de sua presidência. "Nós não fomos bem-sucedidos em realizar tudo o que esperávamos e não conseguimos completar tudo o que nos propusemos a fazer", disse ele. Putin parecia sério, mas sereno. Ele estava mais velho, seu rosto esticado pela cirurgia plástica, mas, aos 59 anos, continuava em forma e ágil. "Eu vejo todo o sentido e propósito da minha vida como sendo o de servir ao nosso país e servir ao nosso povo, cujo apoio me dá a inspiração e a ajuda de que preciso", começou ele. Putin disse que os anos vindouros seriam cruciais em moldar o país que a Rússia se tornaria, uma Rússia que havia, nas palavras dele, sido restaurada à sua "dignidade como grande nação" e que seria o centro gravitacional de toda a Eurásia. "O mundo viu uma Rússia reerguida."

Após sua breve fala, ele deixou o palanque sozinho, passando diretamente por Lyudmila, que se encontrava ao lado da esposa de Medvedev e do Patriarca Kirill durante a cerimônia, parecendo aflita em alguns momentos. O desaparecimento dela da vida pública tinha se tornado fonte de especulações, simpatia e zombaria. Putin parou dois passos depois de Lyudmila, então deu meia-volta e regressou até ela. Ele se inclinou por cima do cordão vermelho e roçou o rosto dela com um beijo, partindo em seguida.

Se havia qualquer expectativa de que o terceiro mandato de Putin anunciaria uma abordagem mais suave e menos autoritária, isso se dissipou quase imediatamente. As autoridades iniciaram um amplo inquérito sobre o tumulto em Bolotnaya, que os oficiais descreviam agora como uma rebelião em massa e até mesmo uma tentativa de golpe. Foram propostas acusações criminais contra 27 pessoas – não os líderes do movimento de protesto, não os radicais, mas pessoas comuns que tinham se juntado ao protesto com o desejo inebriante de que suas vozes fossem ouvidas. Entre eles incluíam-se estudantes, um jornalista *freelancer*, um gerente de vendas, um artista, um metroviário e o assessor de imprensa de um dos poucos legisladores de oposição na Duma. Um ativista procurado, Leonid Razvozzhayev, fugiu para a Ucrânia, sendo preso lá por agentes mascarados e devolvido a Moscou, onde afirmou ter sido sequestrado e torturado.[14] Os réus enfrentaram anos na prisão, com frequência baseados em provas muito inconsistentes retiradas de vídeos e do testemunho de policiais de choque feridos e descontentes. A investigação continuou por um ano, com novas incursões e prisões que ocorreram meses depois. Não houve prisões em massa após a posse de Putin, nenhum Grande Terror contra dissidentes; em vez disso, o que houve foi um aumento cumulativo e seletivo de pressão legal contra aqueles que se levantavam contra ele. As autoridades usaram a investigação da Bolotnaya como um pretexto para realizar investigações no país todo pelos anos seguintes, mesmo em casos que tinham pouca conexão com o tumulto daquele dia, inclusive um em 2013 contra dois ativistas pelos direitos humanos em Orel, a centenas de quilômetros de Moscou.[15]

Quando líderes oposicionistas planejaram um novo comício para 12 de junho, o feriado que marca a declaração russa de independência da União Soviética em 1990, equipes de investigadores varreram Moscou, vasculhando os apartamentos dos líderes mais proeminentes da oposição, inclusive Aleksei Navalny, Boris Nemtsov, Ilya Yasin e Ksenia Sobchak, a estrela televisiva, socialite e filha do mentor político de Putin, um homem anteriormente saudado como um símbolo da nascente democracia da Rússia. O papel dela nos protestos – que foram vistos com ceticismo por alguns devido à sua popularidade, seu patrimônio e as conexões de sua família com o homem no topo – sublinhava a profundidade da oposição que Putin enfrentava em certas áreas após seu retorno ao Kremlin. "Nunca pensei que eu diria isso", disse Ksenia Sobchak, abalada, a um canal de TV após a invasão a seu apartamento, "mas que bom que meu pai não está aqui para ver isso".[16]

Todos os líderes do protesto foram intimados para interrogatório no dia seguinte, apesar do feriado, para impedi-los de comparecer ao comício. Navalny incentivou o protesto virtualmente, postando mensagens sarcásticas no Twitter mesmo enquanto aguardava o interrogatório. Mais de cinquenta mil pessoas compareceram, encorajadas pelas buscas e prisões. Os oradores prometeram manter a força do movimento, porém a pressão apenas se intensificou. O assédio às figuras mais destacadas do movimento, especialmente uma celebridade como Sobchak, enviou a mensagem de que nem mesmo conexões pessoais com Putin ofereceriam proteção a qualquer um que se levantasse contra ele.

Foi como se um sinal tivesse se filtrado pelas fileiras da burocracia. A polícia, os promotores e os novos deputados da Duma e do Conselho da Federação, todos tinham agora licença para deter o contágio dos desafios a Putin por qualquer meio. Algumas semanas após a posse, a Duma rapidamente aprovou uma lei aumentando as multas por comparecer a protestos não autorizados, que passaram de 5 mil rublos para 300 mil, quase 10 mil dólares na época, e muitas vezes o valor médio do salário mensal. A cidade de Moscou proibiu a exibição de fitas brancas em carros. A Duma aprovou uma lei dando às autoridades o poder de derrubar sites, ostensivamente por publicar informações inadequadas a crianças, e outra lei proibindo a disseminação de "propaganda homossexual". Em julho, uma nova lei exigia que organizações que recebessem recursos do exterior fossem registradas como "agentes estrangeiros" – uma expressão com ecos assombrosos das perseguições da era soviética – e outra, permitindo a sentença máxima de vinte anos de prisão para qualquer um "que fornecesse assistência e consultoria para uma organização estrangeira" que se considerasse estar agindo contra o Estado. Questionado por sua própria comissão para os direitos humanos sobre a severidade e o escopo amplo da legislação, Putin disse que a revisaria pessoalmente. Em seguida, assinou-a, integrando-a à lei no mesmo dia. Essa lei visava não apenas grupos abertamente políticos, como o Golos, mas também outros como a Vigilância Ambiental do Cáucaso do Norte, que tentava monitorar o dano ambiental causado pela construção olímpica em Sochi. Em outubro, a Duma expandiu a definição de traição para algo tão amplo que alguém que passasse adiante "segredos de Estado", mesmo sem querer, para um Estado estrangeiro ou uma organização internacional, ainda que essa informação estivesse disponível para o grande público, podia ser julgado como traidor.

Já não havia mais a ilusão cuidadosamente coreografada de um debate ponderado, conforme a Duma e o Conselho da Federação cuspiam novas leis uma após a outra. Difamação, que Medvedev havia descriminalizado, tornou-se um crime novamente, enquanto as penas para ela e para calúnia, especialmente contra funcionários do governo, aumentaram. Também foram criminalizados os atos de blasfêmia e "ofensa a sentimentos religiosos", inspirados pelas mulheres do Pussy Riot. Aqueles que discordavam enfrentavam represálias. Um deputado da Duma que ousou se unir aos manifestantes foi despido de sua imunidade e seu mandato. A mãe de Ksenia Sobchak, Lyudmila Narusova, foi expulsa da vaga que ocupara por uma década no Conselho da Federação, apesar de sua relação com Putin.

A enxurrada de legislação misturou as medidas duras de uma repressão autoritária com apelos patrióticos e religiosos. O resultado foi uma poção potente, uma guerra cultural nascida no coração da nova presidência de Putin. O julgamento das integrantes do Pussy Riot foi a primeira grande batalha. Ele começou em 30 de julho, o dia em que Putin assinou a lei sobre libelo e restrições à internet. Em suas declarações iniciais, feitas sob um isolamento de vidro cercado por guardas e um cão rosnando, as três jovens pediram desculpas pela ofensa, mas insistiram que o que tinham feito não era uma expressão de hostilidade religiosa. Era, sim, um protesto político, protegido pela liberdade de expressão. Este era o cerne de uma defesa que ninguém esperava que fosse ganhar. O julgamento foi maculado por irregularidades jurídicas e pelos esforços árduos dos promotores para demonstrar o "dano moral" infligido pela breve apresentação, mesmo sobre testemunhas que não tinham estado lá, assistindo apenas ao vídeo. Uma advogada de defesa, Violetta Volkova, reclamou que as rés não tinham recebido autorização para ver as provas contra elas, já que essas provas incluíam centenas de horas de vídeos que elas não podiam assistir no centro de detenção. Ela acrescentou que os documentos da promotoria tinham sido forjados; que ela e seus colegas não haviam podido se reunir confidencialmente com suas clientes nem uma vez; que as testemunhas especialistas da defesa tinham sido impedidas de testemunhar; que o tribunal havia simplesmente ignorado as objeções da defesa. "Há uma sensação neste momento de que não estamos na Rússia do século XXI, mas sim em algum universo alternativo, em um conto de fadas, como *Alice no País das Maravilhas*, como *Alice Através do Espelho*", disse Volkova, menosprezando a afirmação da promotoria de que alguns poucos segundos de protestos podiam despedaçar as fundações de uma igreja com um milênio de história, "e neste momento, toda essa realidade ridícula vai desaparecer e ruir como um castelo de cartas".[17]

Este foi um julgamento de fachada que ecoou os da era de Stalin ou de Brezhnev, dessa vez com cada reviravolta e declaração relatadas ao vivo ou impressas na internet. Embora os promotores se esforçassem ao máximo para retratar as três mulheres como pervertidas sem instrução, elas pareciam imperturbáveis e corajosas, conhecedoras de história e pensamento religioso. Em suas declarações finais, elas citaram as rebeliões morais e intelectuais de pensadores desde Sócrates até Jesus, de Dostoiévski (que certa feita enfrentou uma falsa execução) até Solzhenitsyn. Em sua declaração final, Maria Alyokhina comparou a prisão a uma "Rússia em miniatura", onde as pessoas haviam perdido o sentido de si mesmas como qualquer outra coisa além de vítimas indefesas, à mercê dos diretores da prisão.

O julgamento intensificou o ultraje internacional sobre a guinada autoritária mais ampla que Putin havia dado e isso o perseguia sempre que ele viajava ao exterior. Ele fez seus primeiros comentários sobre o caso do Pussy Riot quando visitou Londres durante as Olimpíadas de Verão de 2012, a última antes da que ocorreria em Sochi. Putin declarou não ter tocado no assunto com o primeiro-ministro britânico, David Cameron, apesar de os assessores do primeiro-ministro terem dito que eles discutiram a questão. As declarações falsas de Putin, sua indiferença para com os fatos, estavam ficando mais difíceis de ignorar.

"Sabe, não tem nada de bom nisso", disse ele, quando questionado sobre o julgamento. "Eu realmente não quero comentar. Mas acho que se essas jovens fossem a, digamos, Israel e profanassem algo lá (muitos de vocês provavelmente sabem que há alguns jovens muito fortes por lá), dificilmente elas conseguiriam se livrar com tanta facilidade." Se elas tivessem feito a apresentação em uma mesquita no Norte do Cáucaso, disse ele, a polícia não as teria prendido a tempo de salvá-las de um destino mais cruel. Magnanimamente, ele expressou esperança de que elas não fossem julgadas "com severidade excessiva", embora a questão da sentença nunca estivesse realmente em dúvida.

Em 17 de agosto, para surpresa de ninguém, as três foram condenadas, com o juiz desconsiderando a defesa de que o protesto delas tinha sido político contra os líderes do Estado. Os promotores pediram por três anos, mas é quase certo de que os comentários de Putin influenciaram a decisão do juiz a sentenciá-las a apenas dois anos. Centenas de fãs do grupo tinham se reunido do lado de fora do tribunal, enquanto outros passaram por toda Moscou colocando balaclavas coloridas em estátuas. A polícia estava preparada e foi implacável. Mesmo antes que o veredito fosse lido, Garry Kasparov foi retirado de uma coletiva de imprensa improvisada nos degraus da corte e espancado enquanto a polícia o forçava a entrar em uma perua. Quando a notícia da sentença se espalhou, conflitos irromperam ao redor do tribunal, com a polícia prendendo dezenas de pessoas. Tudo foi exibido na televisão estatal, alimentando o sentimento antiocidental que se tornara item básico do contra-ataque do Kremlin. Em sua declaração final à corte, Nadezhda bravamente citou o hino de Soljenitsyn ao poder das palavras em seu romance *O Primeiro Círculo*.[1] "Assim como Soljenitsyn, acredito que as palavras romperão o cimento", disse ela. O processo contra as integrantes do Pussy Riot conseguiu, em vez disso, dividir e esvaziar a oposição. O excitante entusiasmo dos protestos havia agora sido completamente asfixiado, mandado de volta à clandestinidade ou ao exterior. As integrantes se tornaram estrelas internacionais, mas o movimento que as gerou sofreu. As duas outras artistas que tinham estado na catedral, identificadas apenas como Balaclava e Serafima, fugiram do país após o veredito.

---

1 N.T.: Publicado em português pela Bruguera.

Em outubro, as três mulheres apelaram de suas sentenças. Até Dmitri Medvedev, agora instalado como primeiro-ministro, disse que, embora se sentisse enojado pelo protesto delas, acreditava que o encarceramento era improdutivo e desnecessário. A essa altura, elas já tinham ficado detidas por sete meses, de qualquer maneira. Katya tinha contratado um novo advogado e, em vez de tentar justificar o protesto, argumentou que sua condenação deveria ser revertida porque ela não tinha tido tempo para sequer tocar a guitarra antes de ser arrastada para longe do púlpito. Advogados das outras duas argumentaram que comentários feitos por Putin e Medvedev haviam prejudicado o julgamento, justificando assim um indeferimento ou um segundo julgamento. O juiz aceitou o argumento de Katya, libertando-a sob suspensão de sentença, mas indeferiu os apelos de Nadezhda e Maria. Alguns desconfiaram que Katya tivesse feito um acordo em separado, ou talvez que o Kremlin quisesse demonstrar que o judiciário era, de fato, livre para deliberar com justiça. Pouquíssimos acreditaram que o apelo de Katya tinha sido ganho por méritos próprios.

Após sua soltura, Katya retirou-se das vistas do público. Ela ainda se encontrava com as integrantes remanescentes do Pussy Riot em Moscou, mas não se apresentou mais. Ela tinha certeza de que todas continuavam sob vigilância. Em um café vegetariano em Moscou após sua soltura, ela explicou que o significado das apresentações delas havia sido terrivelmente distorcido para beneficiar os fins políticos do Kremlin, porém também reconheceu que o público mais amplo não tinha sido receptivo à mensagem.[18] O povo russo não estava preparado para desafiar o sistema que lentamente tomou conta da sociedade. O próprio Putin não era o vilão na perseguição contra elas, Katya acreditava. Ele simplesmente representava a face de uma sociedade conservadora e profundamente patriarcal. O vilão era a conformidade entorpecente de um sistema, na cultura e na política, que tornava qualquer desvio de pensamento algo arriscado demais para se contemplar. "O problema não era que todos achassem que nós éramos inocentes, que as acusações contra nós eram ilegais, que apenas Putin fosse ruim, fazendo telefonemas e exigências no processo", explicou Katya. "O problema era que *todo mundo* achava que nós éramos culpadas."

23

Sozinho no Olimpo

Putin completou sessenta anos em outubro de 2012, atingindo a idade oficial para aposentadoria para os homens russos. O limite não tinha influência alguma sobre o presidente ou outros que ocupavam altos cargos; no entanto, como presidente, Dmitri Medvedev fez questão de reduzir a idade de aposentadoria dos 65 anos necessários anteriormente. A ideia era "rejuvenescer" as fileiras da inchada burocracia, abrindo espaço para pessoas mais jovens subirem. Com seu aniversário chegando – e alguns de seus aliados mais próximos no governo já tendo passado por esse marco –, Putin agora elevava a idade da aposentadoria para setenta anos. Parecia um ajuste pequeno, entretanto, era parte de um padrão para reverter, passo a passo, qualquer legado que a presidência de Medvedev tivesse deixado. Além da alteração na idade de aposentadoria e a descriminalização da calúnia, Putin restaurou os dois fusos horários que Medvedev havia eliminado e reverteu sua decisão impopular de parar de mudar os relógios duas vezes por ano. As reformas políticas de Medvedev, anunciadas como uma concessão em meio aos protestos de 2011-2012 e passadas para forma de lei como um de seus últimos atos como presidente, foram agora tão diluídas que as eleições para líderes regionais envolveriam apenas candidatos selecionados pelo Kremlin.

Embora Medvedev continuasse primeiro-ministro e líder do Rússia Unida, o Kremlin parecia determinado a apagá-lo do panteão dos líderes nacionais, como se a presidência de Putin jamais tivesse sido interrompida. O Kremlin chegou ao ponto de menosprezar as conquistas de Medvedev, revisando a história ao estilo soviético para enfatizar que a responsabilidade final por elas era de Putin. Em agosto, no quarto aniversário da guerra na Geórgia, um misterioso documentário de 47 minutos apareceu no YouTube e começou a circular amplamente. Ele se chamava "Lost Day" e, citando comandantes militares seniores, afirmava que a indecisão de Medvedev nas primeiras horas da guerra tinha resultado em mais baixas entre as forças da

Ossétia e da Rússia. Isso era RP negativa, uma técnica sorrateira que estrategistas de mídia russos tinham brandido com efeitos devastadores contra adversários políticos e rivais nos negócios; agora, voltavam essa tática contra o apadrinhado de longa data de Putin. Os detalhes do material eram contraditórios, descaradamente falsificados em certos pontos, simplesmente confusos em outros. A afirmação central do vídeo, feita sobre uma música sinistra, era de que Medvedev causara a morte de mil pessoas, apesar de a contagem total de mortos de todos os envolvidos na guerra ter sido 884 vítimas. A crítica mais dura veio do general Yuri Baluyevsky que, embora tivesse renunciado dois meses antes de a guerra começar, afirmava que os georgianos haviam lançado seu ataque sobre a Ossétia do Sul horas antes do que tinha ocorrido de fato, e que Medvedev só reagiu quando Putin interveio pessoalmente de onde se encontrava, nas Olimpíadas de Verão em Beijing. "Até que ele levasse um chute no traseiro – primeiro de Beijing, depois um chute pessoalmente e, como se diria, diretamente, de Vladimir Vladimirovich –, todos, para usar um eufemismo, estavam com medo de alguma coisa", disse o general.

A fonte do filme jamais ficou clara e ninguém assumiu os créditos; na RP negativa, reina o anonimato. Ele foi postado em uma conta no YouTube de alguém chamado Aslan Gudiev, e creditado a uma produtora chamada Alfa, embora não existisse nenhum estúdio com esse nome na Rússia. A edição russa da *Forbes* ligou o filme a um canal de TV pertencente ao National Media Group, de propriedade e controle parcial do Banco Rossiya e seu principal acionista, Yuri Kovalchuk, o velho amigo de Putin.[1] Quando o vídeo começou a circular, um repórter do *pool* de imprensa do Kremlin entrevistou Putin, que abraçou muito do que o filme declarava, inclusive a afirmação de que ele havia ligado para Medvedev duas vezes de Beijing, contradizendo, assim, a narrativa que seu apadrinhado havia publicado. Considerando-se o controle estrito que o Kremlin tinha sobre questões do *pool* de imprensa, o fato de que essa pergunta viesse a ser feita, por um repórter da agência estatal de notícias RIA Novosti, sugere que Putin queria atrair atenção para o filme. Ele podia facilmente ter repudiado a pior insinuação feita contra seu antigo assessor, amigo e apadrinhado, mas não o fez.

A DISPUTA INTERNA ENTRE OS cortesãos que precedeu o retorno de Putin à presidência se intensificou quando Medvedev seguiu adiante com os planos para privatizar as participações públicas em centenas de empresas, mas descobriu que não tinha mais poder independente para agir do que dispusera nos quatro anos anteriores. Seus rivais na corte de Putin continuavam sendo Sergei Ivanov, que era agora o chefe de gabinete do Kremlin, e Igor Sechin e os outros *siloviki*, cujos interesses financeiros nos empreendimentos estatais tinham se tornado ainda mais pronunciados. Medvedev já tinha declarado que não descartava disputar a presidência novamente em 2018, uma posição que se dizia ter enfurecido outros no Kremlin, muitos dos quais o culpavam pelos protestos que macularam o retorno de Putin. Com apenas meses ocupando o cargo de primeiro-ministro, o filme e o recuo de várias de suas iniciativas erodiram a pouca base política que Medvedev possuía. Seu precioso projeto de construir um Vale do Silício nos arredores de Moscou subitamente encarava investigações criminais sob alegações de que seus executivos tinham colocado dinheiro no movimento de protesto. As críticas ao trabalho de Medvedev como primeiro-ministro começaram a se infiltrar até na mídia amistosa ao Kremlin, enquanto o próprio Putin criticava duramente o orçamento governamental e seu ritmo lento para instituir os objetivos ambiciosos e minuciosamente detalhados – e, segundo alguns, grandemente simbólicos – que ele decretara no começo de seu novo mandato para melhorar a habitação, a educação na primeira infância, a pesquisa científica e a expectativa de vida.

A depreciação do legado de Medvedev se estendeu também às relações externas. Apenas alguns dias após sua posse, Putin sinalizou que o *reset* defendido pela administração Obama tinha acabado. Ele informou bruscamente à Casa Branca que não compareceria à conferência do G8 que ocorreria perto de Washington naquele mesmo mês, uma rejeição não apenas aos Estados Unidos, mas também aos líderes das outras nações que ele anteriormente cortejara. Em vez disso, ele enviou Medvedev em seu lugar, sob o pretexto de que estaria ocupado demais montando o novo governo. Ninguém na Casa Branca recebeu bem o regresso de Putin ao Kremlin, mas Obama havia enviado a Moscou seu conselheiro para segurança nacional, Thomas Donilon, após a eleição na esperança de garantir o apoio da Rússia para reduções contínuas nas armas nucleares e para resolver a horrenda guerra civil que consumia a Síria. Em março, Obama, enfrentando sua própria campanha de reeleição, tentou assegurar a Medvedev que ele e Putin podiam fazer progressos para superar a oposição da Rússia às defesas antimísseis na Europa, mas que ele precisava esperar até depois da eleição. Essa conversa, ocorrida em uma reunião de líderes mundiais para falar sobre segurança nuclear, foi inadvertidamente captada por um microfone ligado:

– Todas essas questões, mas particularmente a defesa antimísseis, isso pode ser resolvido, mas é importante que ele me dê espaço – Obama disse a Medvedev.[2]

– É, eu entendo – retrucou Medvedev. – Entendo a sua mensagem sobre espaço. Espaço para você...

– Esta é a minha última eleição – explicou Obama. – Depois da minha eleição, tenho mais flexibilidade.

– Compreendo. Vou transmitir essa informação a Vladimir.

A gafe de Obama estimulou seu desafiante republicano, Mitt Romney, a declarar que a Rússia era "nosso inimigo geopolítico nº 1" – pior do que uma Coreia do Norte na posse de armas nucleares ou um Irã como aspirante a potência nuclear, por causa da proteção que a Rússia oferecia aos "piores meliantes do mundo" por meio de seu veto no Conselho de Segurança da ONU. Obama também não levou em consideração que, enquanto ele podia ter mais flexibilidade após sua reeleição, Putin poderia ser mais inflexível do que nunca. Em junho, quando o presidente americano se reuniu com Putin na costa da Baixa Califórnia para a cúpula do G20, nenhum dos dois fez muito esforço para esconder o desdém que sentiam um pelo outro. Putin fez Obama esperar mais de meia hora e, quando os dois emergiram de sua reunião, não sorriram nem falaram um com o outro; ambos olhavam para o chão enquanto respondiam às perguntas dos jornalistas. Eles também não fizeram qualquer progresso em nenhuma das difíceis questões que os dividiam, especialmente a piora do conflito na Síria. Os assessores de Obama haviam esboçado um plano para negociar o exílio do presidente da Síria, Bashar al-Assad, mas ele se baseava na presunção de que Assad renunciaria – e de que Putin o persuadiria a fazer isso. Ciente da "capitulação" de Medvedev sobre a Líbia nas Nações Unidas em 2011, Putin deixou claro que não permitiria que os Estados Unidos liderassem outra intervenção estrangeira para derrubar um líder soberano, a despeito de quantas vidas se perderiam em um conflito gradativamente mais brutal. O governo de Assad continuava sendo um dos últimos aliados russos no Oriente Médio, um grande comprador de armamentos e hospedeiro de uma base naval russa no Mediterrâneo, em Tartus, mas a preocupação principal de Putin era impedir os Estados Unidos de, na visão dele, libertar mais uma vez as forças do radicalismo. Alguns funcionários em Washington e outras capitais menosprezavam o antiamericanismo da campanha política de Putin como um apelo cínico à resistência patriótica contra os inimigos externos da Rússia, mas eles julgaram mal a que ponto isso moldava o pensamento dele. A decepção internacional palpável que saudou seu retorno à presidência, a consternação devido à repressão severa dos protestos, as denúncias dos julgamentos das integrantes do Pussy Riot e dos manifestantes de Bolotnaya – tudo serviu para endurecer a perspectiva de Putin de que o Ocidente era hostilmente contrário a ele e seus interesses e, portanto, hostilmente contrário à própria Rússia.

A linguagem de Putin agora ecoava os piores períodos da Guerra Fria, endossada e amplificada pelo círculo de homens fortes que dominavam seu gabinete, empurrando para as margens as vozes mais moderadas que haviam se reunido em torno de Medvedev. A restauração dos "agentes estrangeiros" como titulação sugeria que o Kremlin agora via a defesa dos direitos humanos ou esforços como os de Navalny para impor transparência governamental como crimes contra a soberania do Estado. Afinal, Navalny tinha participado, como bolsista, de uma graduação em liderança na Universidade de Yale. Isso por si só era base para suspeita agora.

No verão de 2012, promotores reabriram um inquérito criminal contra Navalny, acusando-o de "desviar" o equivalente a 500 mil dólares em madeira da região de Kirov enquanto trabalhava como consultor não remunerado para o governo da região. Isso veio uma semana depois de ele ter publicado evidências sugerindo que o diretor do comitê investigativo, Aleksandr Bastrykin, era dono de uma empresa e um apartamento na República Tcheca. Em breve as investigações se expandiram para outros contratos com os quais Navalny estava envolvido, forçando-o a gastar cada vez mais tempo e energia se defendendo nos tribunais.

A oposição ao putinismo que emergiu no inverno de 2011-2012 lentamente se retirou das ruas, e os comícios encolheram em tamanho e fervor conforme o Kremlin pressionava cada vez mais contra seus críticos. Os vários adversários de Putin – os hamsters e os hipsters, as "classes criativas" que haviam se unido sob Navalny – recolheram-se de volta à internet, onde, impotentes, seguiam esbravejando.

Em setembro, em outro sinal da deterioração nas relações entre Rússia e Estados Unidos em particular, o Kremlin abruptamente encerrou os trabalhos da Agência Norte-Americana para o Desenvolvimento Internacional (USAID) na Rússia. A USAID tinha apoiado a Golos e outras organizações cívicas envolvidas na política, mas também muitos outros programas politicamente benignos, inclusive para o desenvolvimento de hipotecas habitacionais e o combate à AIDS. Em outubro, uma nova lei expandiu a definição de traição para incluir o repasse de "assistência financeira, material e técnica, consultiva ou de outro tipo" para um estado estrangeiro ou organização internacional. A escrita era tão ampla que qualquer crítico do governo que tivesse agora contato com uma ONG estrangeira podia ser acusado de traidor. Duas organizações americanas de destaque que apoiaram campanhas eleitorais, o Instituto Democrata Nacional e o Instituto Republicano Nacional, foram forçadas a deixar o país, assim como grupos similares da Europa, para que seus funcionários ou contatos não enfrentassem acusações que podiam resultar em até vinte anos de prisão.

Isso se transformou em um ciclo de toma la da cá, cada ação tomada por um país era respondida pelo outro. Em 2012, o Congresso dos Estados Unidos, com a oposição da Casa Branca, que ainda esperava manter uma aparência de cooperação com Putin, adotou uma nova lei batizada em homenagem a Sergei Magnitsky impondo restrições e sanções a viagens sobre oficiais russos envolvidos em sua perseguição e morte. Promotores americanos acabaram rastreando uma parte dos 230 milhões de dólares da renda ilícita que Magnitsky havia descoberto até quatro condomínios de luxo e outras propriedades comerciais em Manhattan – e fizeram com que um tribunal os confiscasse. Eles tinham sido adquiridos por uma imobiliária do Chipre, usando dinheiro lavado em empresas laranja na antiga república soviética da Moldávia.[3] O Ato Magnitsky enfureceu Putin que, enquanto negava, contrariando todas as possibilidades, possuir qualquer conhecimento sobre os detalhes do caso Magnitsky, disse que os Estados Unidos teriam tentado punir a Rússia independentemente da morte do contador na prisão. "Se Magnitsky não existisse", disse ele, "eles teriam encontrado outro pretexto".

Os russos retaliaram inicialmente impondo sanções sobre dezoito oficiais americanos envolvidos na detenção e tortura de prisioneiros na prisão da Baía de Guantánamo e em outros locais. Como os propagandistas soviéticos do passado, Putin usou esses paralelos – por mais deslocados que fossem, às vezes – para desviar críticas à Rússia, porém agora ele foi além. Ele propôs uma legislação que colocaria sanções aos juízes e oficiais americanos envolvidos em casos de abuso contra crianças adotadas da Rússia, um assunto de tensões periódicas com os Estados Unidos que parecia ter sido resolvido por um acordo bilateral para permitir maior fiscalização do processo. Em meio ao furor criado pelas sanções Magnitsky, contudo, a Duma foi ainda mais além, aprovando uma legislação que impediria *todas* as adoções de crianças russas por americanos. A votação final foi quase unânime, apesar de a legislação ser tão cínica e cruel que até membros do governo de Putin objetassem. Os orfanatos da Rússia estavam cheios de crianças necessitando desesperadamente de famílias – segundo algumas estimativas, existiam até 800 mil crianças em um país onde a adoção ainda era estigmatizada e, portanto, rara. Os americanos tinham adotado quase 50 mil crianças desde 1999; a proibição congelaria algumas adoções já em progresso. A retaliação da Rússia não era simétrica e, sim, assimétrica e autoinfligida. Os americanos tinham visado burocratas corruptos para sanções; a Rússia agora visava seus próprios órfãos. No dia anterior à votação final da lei na Duma, Putin enfrentou perguntas incomumente ásperas durante sua conferência anual com a imprensa. Perguntaram-lhe oito vezes por que ele prejudicaria os interesses das crianças em uma disputa política com os Estados Unidos. Putin perdeu a compostura sob a inesperada hostilidade das questões, respondendo raivosamente em certo ponto que eram os Estados Unidos que tinham sido indiferentes ao abuso de adotados russos. Ele afirmou que os oficiais americanos haviam repudiado perguntas dos diplomatas russos investigando ocasiões em que crianças russas tinham sido abusadas nos Estados Unidos.

"Você acha que isso é normal?", esbravejou ele para um repórter. "Como pode ser normal quando você é humilhado? Você gosta? Você é um masoquista?"

Uma semana depois, apesar da onda de protestos nacionais, Putin assinou a proibição às adoções, oficializando a lei.

O SEXAGÉSIMO ANIVERSÁRIO DE PUTIN, em 7 de outubro de 2012, foi celebrado por toda a nação de maneira condizente a um culto à personalidade, algo que ele sempre declarou achar desagradável. Não mais, pelo visto. Nos dias anteriores à data, foi realizada em Moscou uma exibição de pinturas intitulada, sem ironia: *Putin: O Homem Mais Bondoso do Mundo*. Um grupo de jovens afiliado ao Rússia Unida produziu um vídeo altamente sexualizado de quatro minutos com lindas mulheres revivendo suas façanhas mais famosas: desde cavalgar um cavalo nas montanhas até pilotar um caça, passando por dirigir um Lada amarelo na Sibéria. Houve declamações de poemas e concursos de ensaios para crianças em idade escolar. O marco tinha uma ressonância política especial na história soviética, onde o destino do líder e o do país pareciam inexoravelmente interligados. O sexagésimo aniversário de Stalin em 1939 havia sido tratado como um feriado nacional, ofuscando até a Guerra de Inverno com a Finlândia. Ele recebeu a medalha da Ordem de Lenin. Adolf Hitler até enviou um telegrama com seus melhores votos "pelo futuro próspero dos povos da amistosa União Soviética". Nikita Khrushchev recebeu o mesmo prêmio em seu sexagésimo aniversário em 1954, enquanto Leonid Brezhnev foi homenageado com a honraria de Herói da União Soviética no dele.

O sexagésimo de Putin veio sem medalhas e havia algo de oco na fanfarra. A despeito da adulação oficial, havia um senso intangível de nervosismo, tanto entre seus apoiadores quanto seus críticos, uma compreensão de sua idade e mortalidade, uma sensação de que ele tinha se tornado indispensável, mas que ninguém podia viver para sempre. Em setembro, ele compareceu à cúpula da Cooperação Econômica para Ásia e Pacífico com um coxear visível que o Kremlin não pareceu disposto a explicar claramente. (Ele havia distendido um músculo nas costas enquanto jogava hóquei no gelo, que começara a praticar naquela época, explicou um assessor sênior.) Depois de um ano tumultuado, Putin sobreviveu à onda de protestos que manchou sua reeleição, porém a incerteza envolvendo sua saúde revelou uma inquietação que corria pelo sistema. O líder parecia estar lutando para reconquistar o entusiasmo de seu primeiro mandato; era como se ele tivesse voltado ao poder sem objetivo definido, como se sua eleição não tivesse sido um meio para um fim, mas um fim em si mesma.

A caminho para a cúpula, ele voou em um planador motorizado como parte de um programa de preservação para devolver grous siberianos em risco de extinção de volta à natureza. Putin encantou seus apoiadores com vários encontros com animais selvagens (alguns deles sedados), mas suas façanhas coreografadas já não pareciam mais convincentes. Ele tinha parado durante a turbulência em torno de sua eleição, talvez embaraçado por sua "descoberta" das ânforas plantadas no Mar Negro, mas agora elas retornavam, seus estrategistas voltando às táticas que tinham funcionado por tanto tempo. Putin se vestiu com um esguio macacão branco e se juntou ao piloto do planador para liderar grous criados em cativeiro perto do rio Ob, na Sibéria ocidental, rumo ao seu local de repouso mais ao sul. A aeronave, equipada com câmeras, precisou fazer duas tentativas até que as aves a seguissem. Putin divulgou ter pago pelo planador e passado horas treinando para o voo, mas o evento foi ridicularizado como uma forma de hagiografia soviética no século XXI. Gleb Pavlovsky, o estrategista que havia caído em desgraça, descreveu as façanhas mais recentes de Putin como reflexivas e pouco convincentes, como se o Kremlin tivesse ficado sem ideias novas. Pavlovsky havia feito tanto quanto qualquer outro para moldar a imagem política de Putin a partir das façanhas televisivas que fizeram dele o líder político que ele se tornou; entretanto, tendo voltado ao cargo, Putin parecia não conhecer outra forma de liderança. Em vez de chamar a atenção para a questão da preservação, os grous eram agora simplesmente outra moldura para a vaidade de Putin. "O líder foi ao cinema e nunca mais voltou", disse Pavlovsky. Ele soou pesaroso.[4]

A hagiografia continuou no aniversário propriamente dito. Enquanto Putin celebrava em privado com amigos próximos e família na residência oficial, em São Petersburgo, todos os canais estatais de televisão organizaram uma programação especial. No noticiário semanal do Rossiya, Dmitri Kiselyov o comparou a Stalin com a intenção de um elogio. "Em termos de escopo de suas atividades, Putin, como político, entre seus predecessores no século XX, é comparável apenas a Stalin", disse ele em um encômio de treze minutos que conseguiu mencionar aumento nos salários e nas pensões, o ressurgimento das forças armadas e a restauração da paridade nuclear com os Estados Unidos.[5] A NTV exibiu um documentário de cinquenta minutos que tentou reapresentar um homem que havia estado no centro da atenção pública quase sozinho por doze anos. Chamado *Visitando Putin*, ele declarava ansiosamente mostrar Putin como apenas "seu círculo mais próximo" o conhecia, embora oferecesse pouquíssimas novidades. O apresentador, Vadim Takmenev, seguiu o presidente por uma semana no trabalho, de seu gabinete na Novo-Ogaryovo para o Kremlin, até uma visita oficial ao Tajiquistão. Em uma série de entrevistas conduzidas ao longo da semana, Putin simplesmente reiterou seus pontos de vista sobre sua eleição, seus críticos, corrupção e política externa, descartando as críticas como meros aborrecimentos.[6] Os líderes do movimento de protesto – gente como Navalny, cujo nome Putin parecia jamais conseguir pronunciar – eram o "joio" que seria afastado, disse ele, e abriria espaço para "gente realmente carismática e interessante" emergir na vida pública e na política. A corrupção era superestimada e, de qualquer forma, a renda média anual dos russos tinha subido de menos de mil dólares por ano, quando ele assumiu a presidência, para os quase 10 mil dólares atuais. "É extremamente importante para a autopercepção de qualquer pessoa que more neste território ter a consciência de que não está apenas morando neste território, mas que é um cidadão de um Estado forte e poderoso que desfruta do respeito do mundo." O mais importante, ele disse também, era que apenas a Rússia tinha paridade nuclear estratégica com os Estados Unidos.

A resposta de Putin ignorou a humilhação diária e a raiva dos russos forçados a pagar propinas por virtualmente qualquer serviço público, a alta taxa de subornos que Navalny se especializou em expor, a posição abismal da Rússia nos resultados da Transparência Internacional, que a colocou em 133º lugar entre 176 países. Apenas dois dias antes, a NTV levou ao ar um documentário acusando os manifestantes que tomaram as ruas de conspirarem para derrubar o governo, dessa vez com a assistência dos oligarcas da Geórgia e seus padrinhos no Ocidente. Os documentários combinados retratavam Putin como um patriota simples e honesto trabalhando de modo incansável, exclusivamente devotado às questões de Estado, enquanto seus críticos eram estrangeiros que desejavam a anarquia. Em meio ao acúmulo de provas de corrupção e clientelismo que haviam enriquecido seus amigos e aliados, Putin era mostrado levando uma vida modesta, quase asceta, em uma residência que, apesar de todos os seus confortos e amenidades, era simples, com poucas exibições ostensivas de riqueza. O mais recente relatório de Boris Nemtsov e seus aliados sobre a corrupção e riqueza do círculo interno de Putin detalhara as vinte residências de que Putin dispunha no interior, nove delas construídas durante sua época no poder, assim como dezenas de iates e aeronaves. Entretanto, mesmo esses críticos reconheciam que Putin se importava menos com as armadilhas da riqueza do que com as do poder.

Apesar de reverente, *Visitando Putin* ofereceu um esboço da rotina presidencial oficial que havia, nos doze anos desde a renúncia de Yeltsin, permanecido propositalmente como um mistério para os russos comuns. Os dias de Putin eram roteirizados no que aparentava ser uma série desapaixonada de reuniões e cerimônias. Ele começava sua manhã tarde – acordando às oito e meia no segundo dia do projeto de Takmenev – com seus arquivos de informações, as compilações diárias feitas pela FSB e o serviço de inteligência estrangeira, o SVR. Em seguida, como fazia na maioria dos dias, ele tinha uma sessão prolongada de exercícios: primeiro nas máquinas de musculação da academia em sua casa, assistindo noticiários televisivos, e então um percurso de um quilômetro nadando em sua piscina interna. Já passava do meio-dia quando Putin tomava café da manhã, uma refeição simples com mingau, ovos de codorna crus e queijo cottage, enviados a ele, conforme fez questão de destacar, pelo Patriarca Kirill, vindo das fazendas de propriedade da igreja, e um suco de beterraba e raiz-forte. Seu dia de trabalho, portanto, começava tarde e ia até tarde da noite. Suas reuniões com ministros frequentemente ocorriam quando a maioria das pessoas já estava se preparando para a cama. Era quase meia-noite certa vez quando ele dispensou Takmenev para poder se reunir com seu chefe antidrogas, Viktor Ivanov, e o ministro da defesa, Anatoly Serdyukov que, assim como Takmenev, teve que esperar na antecâmara. Putin disse que seus ministros estavam sempre à disposição, mas que ele somente os perturbava quando era necessário. Quando perguntado, falou que desconfiava da mídia de massa como sendo tendenciosa, uma admissão curiosa considerando-se o controle obsessivo do Kremlin sobre virtualmente todos os canais. Ele afirmou preferir a informação que recebia de suas reuniões com seus homens, como Serdyukov e Ivanov, que ele considerava "muito mais completa e muito mais precisa". A escrivaninha em seu escritório não tinha um computador que o conectasse à internet onde, caso sentisse a vontade, poderia encontrar informação que desafiaria o que havia se tornado uma perspectiva limitada, reforçada pelos cortesãos que raramente ousavam desafiá-lo.

Apesar do tom adulatório, o documentário, assim como outro em alemão cronometrado para coincidir com sua posse, cinco meses antes, conseguiu mesmo assim ser revelador. Ambos o mostravam constantemente cercado por seus assessores e guardas, mas mais ninguém. Ele se exercitava sozinho. Ele nadava sozinho. Tomava o café da manhã sozinho. Ninguém de sua família apareceu em nenhum dos filmes – nem sua esposa nem as filhas, Maria, que contava então 27 anos, e Kátia, com 26 –, assim como nenhum de seus amigos. Seu companheiro mais próximo parecia ser seu labrador preto, Koni, que aguardava ao lado da piscina enquanto ele completava suas voltas. No filme da NTV, o único sinal de Medvedev, antigamente seu assessor mais chegado e ainda seu primeiro-ministro, veio quando Putin apontou para uma bicicleta tandem vermelha estacionada desamparadamente do lado de fora da academia. Tinha sido um presente de Medvedev, explicou Putin enquanto levantava os pesos, "obviamente como piada". Não parecia ter sido usada. Um crítico de televisão achou que a solidão do líder era uma invenção improvável, com a intenção de convencer os telespectadores de que ele não era a figura corrupta e insensível que os manifestantes retratavam, mas sim um dedicado funcionário público sacrificando-se pela nação.

A VIDA PESSOAL DE PUTIN continuou um segredo bem guardado para todos exceto os que o conheciam melhor, um círculo pequeno e discreto, que havia sido consideravelmente consistente ao longo dos anos, mas também gradativamente insular. Tudo o que os russos descobriam sobre a vida de Putin era aprendido assim, em vislumbres curtos e sob medida que o Kremlin arranjava ou permitia que aparecessem, sempre circunscritos, de vez em quando perspicazes. A tendência de Putin para trabalhar tarde da noite e manter os visitantes à espera por horas tinha se tornado famosa. Até seus amigos esperavam para vê-lo nas primeiras horas da madrugada. Igor Shadkhan, o cineasta que o entrevistou duas décadas antes, relembrava ter se encontrado com Putin pela última vez, à uma da manhã, depois de esperar por horas enquanto uma fila de funcionários e executivos compareciam, um por um, ao gabinete dele.[7] Putin já não exibia os gracejos tranquilos que conquistaram Shadkhan em 1991. Ele tentou contar uma piada, mas Putin não riu. "Aliás", disse ele em uma entrevista em 2013, "Stalin também era uma pessoa de hábitos noturnos." Ecoando a dramatização dos monólogos interiores de Stalin feita por Soljenitsyn em *O Primeiro Círculo*, Shadkhan agora descrevia Putin como "terrivelmente cansado" e solitário, rígido em seu dogma, desconfiado e temeroso mesmo daqueles em sua comitiva que "desejariam vingança assim que ele saísse do poder, porque muitos deles são humilhantemente dependentes dele".

Aqueles que haviam em algum ponto ocupado as órbitas mais distantes da vida de Putin – ministros, empresários, conhecidos –, agora o encontravam com menos frequência. Ele parecia ter mudado. German Gref, um dos conselheiros liberais desde seus dias trabalhando juntos em Petersburgo, observara seu velho colega por muito tempo, mas ainda assim tinha dificuldades para explicar a evolução de seu caráter. Perguntado uma vez se Putin havia mudado, ele fez uma pausa desconfortável, procurando uma resposta que não fosse ofender. Tudo o que pôde dizer foi "O poder muda as pessoas".[8] Outros que tinham sido próximos viram-se excluídos. A viúva de Anatoly Sobchak, Lyudmila Narusova, descreveu Putin como um homem que mudara desde a época em que seu marido podia chamá-lo jocosamente de Stirlitz, o agente duplo na série de espionagem *Dezessete Momentos de Primavera*. "Ele tem um bom senso de humor – ao menos, tinha", ela disse a um jornal depois de ser expulsa do Conselho da Federação no outono de 2012. Seu exílio político foi o preço que ela teve de pagar por ser uma rara voz de oposição à enxurrada de leis que reprimiam os manifestantes, sua filha Ksenia entre eles.[9] "A destruição das ilusões que eu tenho não envolve Vladimir Vladimirovich, que eu sei ser uma pessoa absolutamente honesta, decente e devotada, mas sim sua comitiva", disse Narusova. "Tenho um sentimento de asco em relação àqueles de quem ele se cerca." Ele tinha ficado cego aos "baixíssimos padrões morais" dos líderes políticos de quem dependia. "Será possível que eles não compreendam – pequenos, mesquinhos e gananciosos como são – que, assim que eles mentem, jamais podem restaurar a confiança? Eles mentem uns para os outros, mentem para ele, e ainda assim, ele confia neles." Ela disse que no poder "ocorre certa *bronzoveniye*", usando a expressão para "recobrir de bronze" que sugere um senso exagerado de autoimportância, endurecido como um monumento em algo menos do que humano. Ela relembrou da última reunião de Sobchak com Putin, quando ele se dirigia a Kaliningrado para fazer campanha por sua eleição em 2000. "Volodya", ele alertou Putin, "não se recubra de bronze". Entretanto, era isso o que ele parecia ter feito.

Como primeiro-ministro, Putin continuara morando em sua residência oficial em Novo-Ogaryovo, mas na época em que regressou à presidência, ele morava sozinho. A filha mais velha, Maria, havia se casado com um holandês, Jorrit Faassen, que se juntou ao escalão executivo da Gazprom. Sua conexão com a família Putin só penetrou a consciência pública depois que ele teve um acesso de raiva em novembro de 2010, enquanto dirigia seu BMW na estrada engarrafada que passava por Rublyovka, o subúrbio cheio de bilionários da elite de Moscou. Após uma quase colisão com uma Mercedes que levava um jovem banqueiro, Matvei Urin, vários guarda-costas saíram de uma perua Volkswagen que acompanhava o veículo e espancaram gravemente Faassen. O ataque foi investigado não pela polícia de trânsito, mas pelo Serviço de Segurança Presidencial; em semanas, não apenas os guarda-costas tinham sido presos, mas também Urin. Ele foi condenado por lesão corporal e condenado a quatro anos e meio de prisão, agravados por condenações subsequentes por desvio de dinheiro e por fraude que desmontaram seu império financeiro. Jorrit e Maria se casaram em segredo – nunca foi esclarecido exatamente onde ou quando, embora houvesse rumores de uma cerimônia em uma ilha grega – e em 2012, não muito antes do sexagésimo aniversário de Putin, eles tiveram um filho. Putin se tornou avô, um fato que nunca foi relatado na imprensa russa.[10]

Menos ainda era sabido sobre a filha caçula de Putin, Katya, que dizia-se ter se formado em Estudos Asiáticos na universidade. Há muito corria o boato de que ela estava namorando o filho de um almirante sul-coreano – talvez até tivesse se casado com ele, embora isso tenha acabado se revelando falso. Ela começou a participar de competições de dança, tornando-se vice-presidente da Confederação Mundial de Rock'n'Roll sob o nome Katerina Vladimirovna Tikhonova, o sobrenome evidentemente tirado do patronímico da mãe de Lyudmila. No final de 2012, aos 26 anos, ela se tornou diretora do Fundo Nacional pelo Desenvolvimento Intelectual, uma organização que estava construindo um centro de pesquisa de alta tecnologia no valor de 1,6 bilhão no terreno da Universidade Estatal de Moscou.[11] Os gestores dessa verba incluíam diversos dos aliados mais próximos de Putin, todos agora executivos ricos de empreendimentos públicos, inclusive Igor Sechin e Sergei Chemezov. Dizia-se que ela havia casado com Kirill Shamalov, o filho de Nikolai Shamalov, que havia sido um membro da cooperativa de dachas Ozero de Putin. Kirill também se uniu aos executivos da Gazprom depois de se formar na mesma universidade que Katerina. Ele então se tornou um executivo e, no final, um acionista na Sibur, a maior petroquímica do país, na época pertencente em parte a Gennady Timchenko. Os laços entrecruzados e nepotistas do círculo de amigos e aliados de Putin parecia estar gotejando para uma nova geração.

Na ausência de informações oficiais ou mesmo confiáveis sobre a vida privada dos Putin, os rumores abundavam, a maioria nos cantos mais fofoqueiros ou conspiratórios da internet. Havia especulação sobre a saúde de Lyudmila, inclusive ciclos de depressão ou vício; uma das histórias preferidas dizia que ela morava em um monastério perto de Pskov, banida como as esposas dos czares tinham sido ao longo da história. A verdade era mais prosaica. Sergei Roldugin, um dos amigos mais antigos de Putin, disse que os Putin haviam permanecido cordiais, mas cada vez mais distante um do outro. Putin passava exponencialmente mais tempo com o mesmo círculo de amigos que mantinha desde a infância, da KGB e dos negócios que criaram raízes nos anos 1990. Era entre esses amigos que Putin relaxava, dando festas tarde da noite em sua residência em Moscou ou nos retiros oficiais que Boris Nemtsov detalhara em seu relatório sobre os bens presidenciais. Nessas reuniões, disse Roldugin, ele nunca discutia negócios abertamente – essas conversas ocorriam pessoalmente e em particular – e política, raramente. As discussões variavam entre história e literatura. O interesse de

Putin podia se dispersar. Ele tinha pouca paciência para assuntos desgastados, mas uma sede por novas informações. Roldugin revelou como, depois de ler a tradução de *Rei Lear* feita por Pasternak, Putin perguntou a seus amigos se eles sabiam, como Pasternak escreveu em seus comentários sobre a tradução, que a inspiração histórica para o texto vinha do século IX. Ele convidava cantores, preferindo os mais românticos, como Grigory Leps e Philippe Kirkorov, para concertos particulares; os convidados, e até o anfitrião, chegavam a qualquer hora do dia ou da noite, de carro ou helicóptero. Certa feita ele pediu a Roldugin para trazer músicos da Casa da Música em São Petersburgo, onde seu velho amigo servia agora como diretor artístico. Os três músicos – um violinista, um pianista e um clarinetista – tocaram Mozart, Weber e Tchaikóvski. Putin ficou emocionado e, com a graça de um czar, convidou-os para tocar novamente na noite seguinte para o mesmo grupo de amigos. Essas reuniões incluíam tipos como Yuri Kovalchuk e Gennady Timchenko, mas cada vez menos a esposa de Putin.

As obsessões de Putin continuavam sendo trabalho e esporte. Hóquei no gelo se tornou um novo hobby em 2011, depois que ele compareceu a um torneio juvenil. Era um esporte que também ocupava seus amigos Timchenko e os irmãos Rotenberg, Boris e Arkady, donos de equipes profissionais na Kontinental Hockey League da Rússia. Putin passou horas aprendendo a patinar e segurar um taco, uma indicação do mesmo zelo que ele demonstrara ao aprender artes marciais quando era adolescente, e em breve estava disputando partidas em arenas vazias, exceto por convidados especiais. Seus companheiros de time e tutores eram algumas das lendas do hóquei, como Slava Fetisov e Pavel Bure, além de amigos como os Rotenberg, os ministros de seu governo e até o presidente bielorrusso, Aleksandr Lukashenko. Os guarda-costas de sua equipe de segurança e a de Medvedev – embora não o próprio Medvedev – completavam os times. No período anterior às Olimpíadas, Putin decretou a criação de uma liga amadora noturna para homens acima dos quarenta anos, que se expandiu para incluir jogadores de todas as idades. Ele via isso como parte da revitalização de um país por meio do esporte e da boa forma. Os jogos amadores logo foram abertos para o público e apresentados em noticiários que acompanhavam sem fôlego a crescente destreza do presidente no gelo. Vestindo o número 11, ele marcava com facilidade impressionante – seis gols em um jogo só! Ele estava jogando hóquei, disse com arrogância, na noite dos primeiros protestos massivos em dezembro de 2011. No dia em que tomou posse, em 2012, ele deixou o

Kremlin como o novo presidente para jogar em um amistoso contra lendas aposentadas do hóquei, com dois políticos aposentados, Silvio Berlusconi e Gerhard Schröder, entre os espectadores. Putin marcou dois gols, inclusive o que decidiu a partida, em uma cobrança de falta durante a prorrogação.[12]

Foi no dia da posse de Putin, naquele mês de maio, que Lyudmila foi vista em público com ele pela última vez. Antes disso, eles tinham aparecido juntos no dia da eleição em um posto de votação, onde Putin fez piadas despudoradamente às custas dela. Enquanto um funcionário apontava para as informações sobre os candidatos afixadas à parede, Putin respondeu que não precisava disso, mas que talvez ela fosse precisar. "Ela não está atualizada", disse ele.[13] A ausência dela na nova presidência de Putin se tornou marcante, alimentando novos rumores da separação dos dois. Na missa de Páscoa daquele ano, Putin compareceu com Medvedev e a esposa dele, acompanhado apenas pelo prefeito de Moscou, Sergei Sobyanin. A ausência de Lyudmila foi claramente sentida. Putin também evitou o aniversário de 55 anos dela na véspera do Natal Ortodoxo, em 6 de janeiro de 2013; ele estava em Sochi, concedendo um passaporte a Gérard Depardieu (para que o ator pudesse evitar pagar impostos na França) e esquiando nas pistas recém-preparadas para as Olimpíadas.[14]

Eles só apareceram juntos de novo em público no mês de junho seguinte, quando emergiram depois do primeiro dos três atos de um balé que era apresentado no Kremlin, *La Esmeralda*, para responder a uma pergunta de um jornalista tão impertinente que isso só podia ter sido tão orquestrado quanto a apresentação a que assistiam. "E o que vocês acharam de *Esmeralda*?", começou o correspondente do canal exclusivo de notícias, Rossiya 24. Depois de Putin e a esposa fazerem algumas observações banais sobre a "linda" música e movimentos "irreais" dos bailarinos, o correspondente então gentilmente tocou em um assunto que, sob qualquer outra circunstância, provocaria a ira de Putin: "Vocês aparecem juntos tão raramente, e há rumores de que não moram juntos. É verdade?"

Putin respirou fundo, olhou para Lyudmila e, depois de um instante, respondeu: "É verdade. Todas as minhas atividades, meu trabalho, é público, absolutamente público. Alguns gostam disso. Outros não. Alguns são absolutamente incompatíveis com isso." Ele se dirigiu a ela formalmente como Lyudmila Aleksandrovna, do jeito que se falaria com uma desconhecida ou uma idosa. Ela tinha "cansado de ficar de vigília", disse ele. "Faz oito anos, ou nove, sim, nove. Então, para resumir, foi uma decisão mútua." Lyudmila parecia magoada; Putin, inflexível. "Nosso casamento acabou porque mal nos vemos", ela completou. "Vladimir Vladimirovich está absorvido em seu trabalho. Nossas filhas cresceram. Elas têm suas próprias vidas. Todos nós temos." Ela expressou gratidão por ele ainda estar "sustentando a mim e a nossas filhas" e disse que eles continuariam amigos. Em uma época na qual muitos políticos e funcionários russos estavam desmentindo revelações sobre seus filhos morarem ou estudarem no exterior, Putin aproveitou a oportunidade para enfatizar que suas filhas tinham permanecido na Rússia.

O correspondente pareceu confuso. Isso significava que eles estavam realmente se divorciando?

"Pode chamar isso de divórcio civilizado", disse Lyudmila.

A decisão de Putin de erguer o véu sobre sua vida pessoal coincidiu com a virada socialmente conservadora em sua política, trombeteando a fé e a moralidade russa na luta para definir e defender a ideia do Estado. Em sua maior parte, os russos reagiram com indiferença, até mesmo com simpatia. A única surpresa foi o momento. O divórcio não seria oficializado até o ano seguinte. A separação deles, entretanto, gerou uma tempestade de especulações de que Putin estava se preparando para um novo casamento – talvez com Alina Kabayeva, sobre quem corria o boato de que havia dado a Putin um filho em 2010 (e uma filha em 2012). Kabayeva, que apareceu na capa da edição russa da *Vogue* em janeiro de 2011, exibindo um vestido Balmain deslumbrante, negou repetidamente que tivesse filhos. (Um menino que havia surgido em sua vida, disse ela, era seu sobrinho.) Rumores de outros casos emergiram, envolvendo a agente dormente Anna Chapman e a fotógrafa oficial de Putin, Yana Lapikova, uma ex-modelo e participante do concurso Miss Moscou. Sempre havia algo de vão nos rumores, os quais sempre eram negados pelo porta-voz de Putin, Dmitri Peskov. Stanislav Belkovsky, o estrategista político e ocasional colunista, afirmou que os rumores de uma vida amorosa eram, em si, invenções da máquina de relações públicas do Kremlin, lançados para melhorar a imagem de Putin. Belkovsky lançou um livro na Alemanha que o retratava como um líder desconfiado e solitário, mais chegado a seus cães do que a qualquer pessoa, mesmo entre seus amigos. O livro, chamado simplesmente *Putin*, misturava especulações, boatos e fatos – inclusive detalhes precisos, por exemplo, sobre as vidas das filhas – de modo tão impecável que era impossível distinguir a verdade sobre a vida privada de Putin. Até Belkovsky, contudo, não tinha certeza, distanciando-

-se do retrato psicológico que havia traçado.[15] Putin não parecia mais genuíno do que qualquer uma das proezas políticas que ele havia aperfeiçoado. Depois de mais de doze anos sob os holofotes públicos, ele tinha se tornado uma figura mais distante, tão remota para o povo quanto os secretários gerais ou os czares antes dele, tão poderoso e incognoscível quanto a elusiva autoridade Klamm de *O Castelo*, de Kafka. "Sabe, não é mais sobre Putin", disse Gleb Pavlovsky. "Nós falamos demais sobre Putin. Putin é o nosso zero, um vazio, uma tela onde projetamos nossos desejos, nosso amor, nosso ódio."[16]

24
Putingrado

Em fevereiro de 2013, Putin levou uma grande comitiva de oficiais russos e membros do Comitê Olímpico Internacional a Sochi por dois dias para reuniões exatamente um dia antes da data planejada para a Cerimônia de Abertura. Ele não parecia contente.

Cinco anos de construção haviam transformado o sonolento *resort* litorâneo – os assessores de Putin afirmavam que para melhor, seus críticos diziam que a mudança tinha sido desastrosa. O local circular das principais arenas olímpicas no vale Imeretinskaya havia sido drenado, escalonado e desobstruído das centenas de casas e dachas modestas aninhadas entre estuários que serviam de abrigo a pássaros migratórios. As arenas se erguiam da planície como objetos alienígenas – esguias e modernas comparadas aos resquícios neoclássicos do glorioso passado soviético de Sochi. Não obstante, o vale mantinha uma paisagem desfigurada e lodosa, com entulhos de obras espalhados, cravejada com gruas de construção que giravam dia e noite. O trabalho era igualmente intenso nas montanhas de Krasnaya Polyana, onde o rio Mzymta agitava-se sombriamente para além da ferrovia e da rodovia ainda incompletas. A escala das obras nas montanhas e ao longo da estreita linha costeira de Sochi era estarrecedora: mais de trezentos quilômetros de novas estradas; dezenas de túneis e pontes; oito novas estações ferroviárias e 31 paradas menores; a nova usina que a Gazprom construíra e uma rede de subestações menores; um novo aeroporto e um novo porto marítimo, construídos por Oleg Deripaska, o magnata que Putin recriminou em Pikalevo em 2009; dezenas de novos hotéis, escolas, clínicas. Era, na época, o maior projeto de construção no planeta, um esforço que, na Rússia, foi comparado à reconstrução das cidades devastadas após a Grande Guerra Patriótica. Anatoly Pakhomov, o prefeito de Sochi, disse que um dos imensos projetos, a construção de um túnel para um segundo anel viário para aliviar o tráfego congestionado da cidade, era algo que Stalin tinha proposto mais de meio século antes, mas que só agora, sob o governo de Putin, estava sendo realizado. Vladimir Yakunin, o velho amigo de Putin, comparou a ferrovia, construída a um custo de quase 10 bilhões de dólares, a um projeto ainda mais antigo para unificar a nação: a Ferrovia Transiberiana, construída no crepúsculo do Império Russo pelo czar Alexandre III e seu filho, Nicolau II.[1]

Desde o começo, Putin esteve íntima e obsessivamente envolvido no planejamento olímpico, distribuindo contratos (amiúde sem licitação), aprovando projetos e patrulhando o cronograma de construção. Ele visitava Sochi repetidamente, em visitas oficiais e particulares a sua dacha em Bocharov Ruchei, ou a uma nova, construída pela Gazprom nas montanhas. Mais do que qualquer outro megaprojeto, Sochi viria a simbolizar a crescente prosperidade da nação, seu prestígio internacional, o triunfo sobre o terrorismo e o separatismo no turbulento Norte do Cáucaso, que ficava logo depois da cordilheira de onde os jogos ocorreriam. Para Putin, as Olimpíadas tinham um propósito maior do que o meramente político. Ele acreditava que elas fossem um paliativo para um país que sofrera tanto ao longo das décadas anteriores. "Depois do colapso da União Soviética, depois dos eventos sombrios e, sejamos honestos, sangrentos no Cáucaso, a atitude pública na Rússia se tornou muito negativa e pessimista", Putin disse certa vez a um grupo de jornalistas estrangeiros. "Temos que reagrupar e perceber que podemos entregar projetos de larga escala no prazo e com alto padrão e, por projetos, quero dizer não apenas um potencial maior de defesa, mas também progressos na esfera humanitária, inclusive com altas conquistas no esporte." As Olimpíadas, disse ele, reforçariam "o moral da nação".

Até os críticos de Putin reconheceram a escala do empreendimento, embora nem sempre de forma favorável. Konstantin Remchukov, o editor e chefe da redação do jornal independente *Nezavisimaya Gazeta*, comparou a reconstrução de Sochi à criação de uma nova São Petersburgo czarista por Pedro, o Grande, no século XVIII, não apenas para substituir Moscou como a capital da nação, mas para arrastar o país para fora do atraso. "Aprendemos na escola como ela foi construída sobre ossos, quantos resmungaram baixinho, quantos tiveram que raspar suas barbas, como Moscou ficou descontente por São Petersburgo ter sido criada em um lugar pútrido e pantanoso", disse ele. "Aqui, para Putin, está sua São Petersburgo. Veja como ele construiu Sochi, em Krasnodar! Cinquenta, sessenta anos – eu não sei quantos – se passarão e os que moram ali vão chamá-la de Putingrado."[2]

Assim como ocorrera com as indústrias estratégicas do país, Putin havia direcionado os maiores projetos para pessoas em quem confiava ou a quem controlava, enriquecendo-as ainda mais. Ele não aceitava nenhuma divergência, nenhum atraso. "Depois que os jornalistas forem embora", ele repreendeu seus subordinados reunidos durante uma infeliz turnê para fotografar inspeções em 2012, "eu vou dizer quais serão as consequências do fracasso no cumprimento dos prazos. Não quero assustar ninguém, mas vou falar com vocês como gente a quem conheço há muitos anos."

E ainda assim a construção sofreu com atrasos, desastres e escândalos: despesas excedentes, acidentes, roubo, corrupção, abuso. Em 2009, uma potente tempestade de inverno destruiu o porto de carga construído para receber materiais de construção, junto com milhares de metros de barreiras que cercariam o local. Putin teve que demitir sucessivamente três diretores da principal empreiteira, a Olympstroi, antes que o quarto durasse no cargo. Dezenas de milhares de trabalhadores convidados mal remunerados desembocaram ali – vindos da Moldávia, da Ucrânia e da Ásia Central, alimentando o ressentimento entre os russos da região – e muitos foram terrivelmente maltratados, mal pagos, ficaram sem pagamento ou foram deportados para casa. Dezenas morreram em acidentes.[3]

Putin queria que as Olimpíadas fossem um símbolo da Rússia, e foram. A corrupção assolou todos os projetos, elevando tanto os custos que eles se tornaram difíceis de ignorar ou esconder. No início de 2013, Dmitri Kozak, seu assessor próximo e, agora, o vice-primeiro-ministro colocado no comando de Sochi, deixou escapar em falas públicas que o custo da preparação de Sochi tinha inchado dos 12 bilhões de dólares que Putin prometera ao Comitê Olímpico Internacional para vertiginosos 51 bilhões. Eram as Olimpíadas mais caras até então – mais de sete vezes o custo que Vancouver pagou para sediar os Jogos de Inverno em 2010, mais do que Beijing gastou para sediar os Jogos de Verão, muito maiores, em 2008. Em um país com uma economia ainda em recuperação, o número era tão delicado politicamente que Kozak e outros ministros receberam a ordem de nunca mais mencioná-lo. A extravagância foi ridicularizada. A edição russa da *Esquire* estimou que, pelo valor gasto na ferrovia e rodovia combinadas nas montanhas, os engenheiros podiam ter pavimentado a rota com um centímetro de caviar negro, seis centímetros de trufa negra e 22 centímetros de *foie gras*, entre outros luxos.[4] Os oficiais envolvidos culparam as condições geológicas difíceis ou as demandas do COI pelas despesas altíssimas, mas virtualmente cada projeto custou mais do que projetos da mesma envergadura construídos em outros locais. Existiam relatórios muito difundidos afirmando que as empreiteiras inflavam seus preços em todos os níveis, de modo a poder pagar porcentagens aos funcionários, como Valery Morozov havia declarado em 2010. O oleoduto que a empresa de Arkady Rotenberg construiu sob o Mar Negro para dar energia aos jogos custou mais de 5 milhões por quilômetro, comparados aos 4 milhões que o oleoduto da Nord Stream custou no Mar Báltico (que era, em si, várias vezes mais caro do que a média europeia).[5] Boris Nemtsov chamou Sochi de "um festival de corrupção", estimando em junho de 2013 em seu mais recente relatório sobre a corrupção na era Putin que cerca de metade do total de 51 bilhões foi desviado ou roubado. Até as autoridades russas reconheceram que vastas somas de dinheiro se perderam. A Câmara de Fiscalização estimou ao menos 500 milhões de dólares em despesas sem justificativas – e então prontamente classificou seus relatórios trimestrais como segredos de Estado. Entretanto, acusações criminais jamais se materializaram, certamente não contra nenhum dos aliados de Putin, a quem as Olimpíadas deixaram muito, muito ricos.

Os gastos e a presunção de que boa parte desse dinheiro tinha sido roubada fez com que muitas pessoas questionassem a sabedoria de sediar as Olimpíadas. Foi uma reação adversa que muitas cidades-sede experimentavam, mas na Rússia esse custo estava vindo em um momento desfavorável. A economia do país ainda dependia pesadamente dos recursos naturais e, depois de se recuperar do ápice da crise econômica, ela voltou a encalhar. O crescimento recuou dos 3% em 2012 para pouco acima de 1% em 2013. O *boom* do consumo gerado pelos preços do petróleo não havia se traduzido em melhores serviços públicos. As taxas de aprovação de Putin – um parâmetro imperfeito, considerando-se o controle do Estado sobre a mídia – desabou em 2013 ao nível mais baixo registrado desde que ele se tornou presidente em 2000. Segundo uma agência, a aprovação ao governo de Putin havia atingido seu pico no mês posterior à guerra na Geórgia, em 88%, mas agora seguia pouco acima de 60%.[6] E um número ainda menor dos pesquisados tinha fé na direção do país ou nas políticas do presidente, e definitivamente nenhuma crença na burocracia rapace e incompetente, que parecia resistir até aos decretos de Putin.

Nas pistas de Krasnaya Polyana naquele dia em fevereiro, a frustração de Putin ferveu conforme ele conduzia sua mais recente turnê de inspeção pessoal das instalações ainda correndo para estarem prontas no prazo. Nessas turnês, disse o prefeito Pakhomov, Putin raramente expressava apreciação por um trabalho bem-feito; ele era um capataz que impunha expectativas e ficava furioso quando elas não eram cumpridas. Pakhomov falava desses encontros deslumbrado pelo poder da vontade de Putin. Putin estava agora determinado a fazer de seu desagrado um espetáculo público. Vestido em um sobretudo preto, ele ficou de pé em meio a um bando de assessores seniores no recém-completado centro de bobsled. O diretor do comitê organizador de Sochi, Dmitri Chernyshenko, explicava a distribuição dos assentos quando Putin inesperadamente voltou a conversa para outra instalação, a de salto de esqui, que, de todos os exemplos de desperdício e atraso, estava prestes a se tornar o mais notório.

O projeto, chamado Gornaya Karusel, ou Carrossel da Montanha, era supervisionado por Akhmed Bilalov, um vice-presidente do Comitê Olímpico Russo que também era, por acaso, o proprietário do terreno abaixo daquela instalação e, até recentemente, acionista da empresa contratada para fazer a construção. Ele vendeu as ações para seu irmão. Bilalov, um empresário do Daguestão que já havia servido na Duma, era próximo de Dmitri Medvedev e sua equipe de conselheiros. Ele tinha sido nomeado para o comitê olímpico durante o mandato de Medvedev, assim como para um projeto que Medvedev esperava que fosse reestruturar o Norte do Cáucaso, construindo uma série de resorts de esqui, inclusive um na Chechênia, como forma de subjugar os últimos resquícios da insurgência na região ao criar oportunidades econômicas. O salto de esqui tinha sido atrapalhado por uma localização ruim, projeto negligente e técnicas de construção que, segundo os ambientalistas, haviam provavelmente causado um deslizamento de terra em 2012 que quase soterrou o local. Novos e caros muros de contenção tiveram que ser construídos, além de uma estrada até o local que não constava no contrato original. O orçamento para o projeto, que começara em 40 milhões de dólares, havia inchado para mais de 260 milhões e, mesmo assim, apenas um ano antes dos jogos, continuava sob construção, lamacento e inacabado, repleto de material e entulhos.

Os homens na comitiva de Putin pareciam desconfortáveis. Chernyshenko não parecia saber como responder às questões de Putin sobre os atrasos. Putin analisou os homens até Dmitri Kozak finalmente se adiantar para explicar, sob interrogatório de Putin, que estavam atrasados dois anos em relação ao cronograma. Agora Putin queria saber quem era o responsável.

"Camarada Bilalov", respondeu Kozak, enquanto a comitiva se remexia nervosamente ao redor dele.

"E o que ele anda fazendo ultimamente?"

Kozak gaguejou que não sabia. Putin se voltou e encarou os outros, carrancudo. Alguém disse que ele agora administrava a Northern Caucasus Resorts Company e também estava no Comitê Olímpico Russo, cujo diretor, Aleksandr Zhukov, também se encontrava entre eles.

"Então ele é o seu vice-presidente, certo?", perguntou. Zhukov conseguiu apenas assentir, enquanto Putin pressionava, incansável. "E o vice-presidente do comitê olímpico do país está envolvido nesse tipo de construção?"

"Ele é proprietário de uma construtora de algum tipo", alguém interveio lá do fundo. Putin mais uma vez se voltou para Kozak, guiando-o como um promotor faria com uma testemunha relutante.

"Houve algum aumento no custo da construção dessa unidade?", indagou Putin. Kozak, agora olhando para o chão, aparentemente despreparado para esse interrogatório ou, talvez, apenas nervoso, detalhou os custos de modo geral e as fontes dos recursos. Putin pressionou por números precisos, contudo, e quando Kozak os forneceu, ele repetiu a informação com repulsa.

"Muito bem, rapazes!", disse ele, com sarcasmo gelado que iria, é claro, aparecer com destaque nas TVs públicas. "Vamos em frente." Ele então se virou e saiu.

Bilalov, sob ordens de Putin, foi demitido de todos os seus cargos no dia seguinte. Um enxame de inquéritos sobre seu trabalho no Northern Caucasus Resorts teve início, incluindo as pródigas despesas para que ele viajasse às Olimpíadas de Verão em Londres, em 2012. Bilalov, junto com seu irmão, Magomed, prontamente fugiu do país, reaparecendo brevemente em abril em uma clínica de Baden-Baden, na Alemanha, onde disse que estava com níveis elevados de mercúrio no sangue e suspeitava ter sido envenenado propositalmente. Os médicos afirmaram posteriormente que os venenos no corpo dele eram arsênico e molibdênio.[7] Os irmãos Bilalov se mudaram para Londres, enquanto Putin entregava a tarefa de completar o salto de esqui para a Sberbank, presidida por German Gref. Putin conhecia Gref desde os anos 1990 e, apesar das oblíquas e intermitentes críticas deste às políticas de Putin (testemunhando no julgamento de Khodorkovsky, por exemplo), confiou nele para terminar a obra.

O salto de esqui não era o único projeto com atraso no cronograma e ultrapassando o orçamento, e alguns desconfiaram que Putin escolheu destacá-lo porque seus donos eram ligados à equipe de Medvedev e, portanto, descartáveis.[8] Outras pessoas, entretanto, viram a performance como evidência de que Putin estava, finalmente, reprimindo a corrupção que corroía a Rússia, ou ao menos fazendo uma exibição para desviar as críticas cada vez maiores ao projeto olímpico. A justiça, todavia, continuou seletiva, e não houve nenhuma condenação de peso, nem mesmo no caso de Bilalov. A corrupção havia se tornado tão ubíqua que foi institucionalizada. Isso fez dela uma ferramenta de cooptação e coerção. Qualquer um podia ser processado, quando necessário, porque quase todo mundo era cúmplice – e mesmo que a pessoa não fosse, seria acusada de qualquer jeito. A ameaça da corrupção pairava sobre qualquer um e, assim, domava a todos. No caso de Bilalov, a preocupação de Putin era menos sobre enfrentar a corrupção do que enviar um alerta bastante público àqueles envolvidos em seu sonho olímpico de que era melhor para eles terminarem tudo no prazo. Quando ele tornou a visitar o salto de esqui em dezembro, dessa vez com Gref a acompanhá-lo, a unidade estava completa – embora, no cômputo geral, a um enorme prejuízo para o resultado final de Sberbank.[9]

Em 23 de junho de 2013, um voo da Aeroflot vindo de Hong Kong pousou em Moscou com o que Putin chamaria sardonicamente de "um belo presente de Natal para nós". A bordo estava Edward Snowden, o jovem e profundamente desiludido funcionário terceirizado da Agência Nacional de Segurança (a NSA) que entregou ao *The Guardian* e ao *The Washington Post* dezenas de milhares de documentos altamente secretos detalhando a pervasiva vigilância americana a redes telefônicas e de computador, com frequência em colaboração com seus aliados: Canadá, Grã-Bretanha, Austrália e Nova Zelândia. Procurado pelos Estados Unidos e acusado de espionagem após suas revelações, Snowden saiu escondido de Hong Kong após se reunir com oficiais no consulado russo de lá, acompanhado por um advogado da WikiLeaks. Snowden esperava apenas trocar de avião em Moscou para um voo até Cuba, mas o Departamento de Estado revogou seu passaporte em um esforço para interromper sua fuga. O ato saiu pela culatra quando os chineses permitiram que ele partisse para Moscou mesmo assim. Quando ele chegou ao aeroporto Sheremetyevo, estava efetivamente encalhado sem seus documentos. Como resultado, ele passou as cinco semanas seguintes em um limbo diplomático e, presumivelmente, sob a vigilância estrita da FSB.

Em Washington, as autoridades estavam em pânico. Elas apelaram à Rússia para que o colocasse num avião de volta para os Estados Unidos, enquanto em particular se afligiam pelo grave risco de que Snowden pudesse compartilhar ainda mais das coisas que sabia com os russos. Putin pareceu se deleitar com a oportunidade inesperada de censurar os americanos. Snowden não havia cometido crime algum em solo russo, disse ele durante uma visita à Finlândia dois dias depois, reconhecendo a presença do americano no saguão do aeroporto. Snowden era um defensor dos direitos humanos que "lutava pela liberdade da informação", disse Putin. "Perguntem a vocês mesmos, vocês precisam colocar pessoas assim na cadeia ou não?" Ele disse que não queria se incomodar demais com os detalhes do processo de Snowden, deixando isso para o diretor da FSB, Aleksandr Bortnikov, um velho colega que se juntara à KGB em Leningrado em 1975, o mesmo ano que Putin. "De qualquer forma, eu pessoalmente preferiria não me envolver nessas questões, porque é como tosar um leitão: muitos guinchos, mas pouquíssima lã."

Após anos enfrentando críticas dos Estados Unidos sobre seu histórico com direitos humanos, a ironia era doce. A mídia russa acolheu Snowden como um herói, comparando-o a Andrei Sakharov, considerando suas revelações contra os Estados Unidos tão relevantes quanto as de Sakharov contra a União Soviética. Depois de três semanas nesse limbo na área de tráfego restrito, o Kremlin permitiu a Snowden acesso a uma plataforma para se reunir com advogados e líderes de organizações pelos direitos humanos, entre elas três – Human Rights Watch, Anistia Internacional e Transparência Internacional – cujos escritórios tinham sido invadidos por investigadores russos como parte da caçada por "agentes estrangeiros". Snowden leu uma declaração escrita dizendo que buscaria asilo político em vez de regressar a um país que havia violado as próprias leis. "Há pouco mais de um mês", disse ele, "eu tinha uma família, um lar no paraíso, e morava com grande conforto. Também tinha a capacidade de, sem nenhum mandato, vasculhar, confiscar e ler todas as suas comunicações – as de qualquer um, a qualquer momento. Isto é poder para mudar o destino das pessoas."[10]

A odisseia de Snowden foi um golpe de inteligência e diplomacia para Putin. Embora a extensão da cooperação com as agências russas de inteligência continue desconhecida – e seja ferozmente contestada por seus apoiadores –, a FSB monitorava de perto seu "presente" inesperado. "Ele está na verdade cercado por essas pessoas", disse Andrei Soldatov, um jornalista que escreveu longamente sobre as agências de inteligência russas e reclamou posteriormente que Snowden não podia ou não aceitava se encontrar com jornalistas russos independentes, como ele.[11] O caso Snowden deu a Putin as provas que confirmavam suas reclamações sobre a perfídia e a hegemonia americanas, a hipocrisia dos três presidentes americanos com que ele já havia lidado até então. As denúncias de Snowden mancharam a reputação de Obama e prejudicaram sua política externa, azedando as relações até com aliados como a Alemanha, cuja chanceler, Angela Merkel, descobriu que mesmo as suas conversas telefônicas tinham sido grampeadas. Elas também atenuaram as revelações que jornalistas como Soldatov e sua esposa, Irina Borogan, vinham fazendo sobre a extensa vigilância da própria Rússia a seus cidadãos por meio de um programa chamado SORM, ou Sistema de Medidas Operacionais-Investigativas. Eles descreveram o SORM como "uma rede orwelliana que compromete a privacidade e a habilidade de usar telecomunicações para fazer oposição ao governo."[12] O esforço expandia ainda mais o alcance dos serviços de inteligência, cada vez mais profundamente na internet e em sites de redes sociais que haviam, até então, parecido livres de interferência do governo. O número de interceptações havia dobrado desde 2007, apanhando conversas de líderes da oposição como Boris Nemtsov e Aleksei Navalny, e vazando essas comunicações para organizações da mídia simpática ao Kremlin. Dadas as revelações de Snowden, como os Estados Unidos podiam se opor ao assustador estado de vigilância da Rússia?

Quase certamente com a aprovação de Putin, o serviço de imigração da Rússia concedeu a Snowden asilo temporário em 1º de agosto, dando-lhe permissão para morar e até trabalhar no país; Snowden saiu do terminal de tráfego e começou uma nova vida nas sombras de Moscou. A decisão, da qual a Casa Branca ficou sabendo pelos noticiários, foi o último prego no caixão do "*reset*" nas relações que Obama tinha tentado com Medvedev, algo que minguava desde o retorno de Putin à presidência. Uma semana depois, Obama cancelou seus planos para uma reunião à parte com Putin antes da cúpula do G20 que tinha sido agendada para setembro, em São Petersburgo. A frustração de Obama com Putin transbordou. Em uma coletiva de imprensa, ele disse que parecia não fazer muito sentido se reunir com Putin agora, considerando-se as divergências deles sobre políticas e perspectivas – as disputas sobre a defesa antimísseis, sobre a agitação no Oriente Médio, sobre a repressão da oposição na Rússia, a proibição de adoções por americanos, a aprovação de uma nova lei barrando a distribuição de "propaganda homossexual" a crianças –, sem mencionar a crescente onda de antiamericanismo surgindo nas redes estatais de televisão e em declarações oficiais. Obama descreveu Putin como rabugento e insolente, uma provocação que enfureceu Putin, segundo um assessor. "Ele tem aquela postura meio desleixada", disse Obama, "parecendo aqueles adolescentes entediados no fundo da sala de aula". Os assessores de Obama haviam se convencido que Putin ansiava pelo respeito que uma reunião desse tipo entre os dois líderes mundiais traria, mas Putin agiu como se não se importasse nem um pouco. "Não se pode dançar tango sozinho", declarou Dmitri Peskov, o porta-voz de Putin.[13]

Dentro de algumas semanas, os eventos na Síria provaram que Peskov estava correto. Em agosto, uma barragem de mísseis carregando agentes neurotóxicos atingiu um subúrbio da capital da Síria, Damasco, matando 1400 pessoas. Obama havia alertado dois anos antes que o uso de armas químicas pelo governo sírio cruzaria uma "linha vermelha" que incitaria uma reação militar pelos americanos e, em uma semana, o Pentágono tinha traçado planos para um ataque de retaliação com mísseis contra o exército da Síria. Putin não disse nada em público, mas oficiais russos correram para turvar o debate, lançando dúvidas sobre as provas de que as forças do presidente Bashar al-Assad tinham sido as responsáveis. Putin disse ao primeiro-ministro da Grã-Bretanha, David Cameron, que não havia provas de que "um ataque químico tenha ocorrido" e que, caso tivesse, de quem o efetuou. Ele tinha pouca simpatia pessoal por Assad, mas se opunha veementemente a outro ataque liderado pelos americanos no Oriente Médio. Putin estava convencido de que, desde o começo, os Estados Unidos estavam esperando por qualquer pretexto para atacar e depor Assad, e ele estava muito mais resoluto nessa convicção do que Obama estava em sua determinação para punir a Síria pelo uso mais fatal de armas químicas desde a guerra entre Irã e Iraque nos anos 1980.

E então, com os ataques aéreos americanos programados para dali a apenas algumas horas, Obama abruptamente reverteu seu curso, dizendo que procuraria a autorização do Congresso antes de montar uma ofensiva. A coalizão que ele esperara construir havia fracassado em se materializar, com até aliados próximos como a Grã-Bretanha e a Alemanha recusando-se a endossar um ataque. Quando os líderes das nações do G20 se encontraram em setembro em São Petersburgo, a posição internacional de Obama era tão incerta quanto a "linha vermelha" que ele desenhara contra o uso de armas químicas. Putin antes estava isolado em sua defesa da repressão brutal de

Assad, porém agora outros líderes se uniam a ele, insistindo que qualquer intervenção requeria a autorização do Conselho de Segurança da ONU, em que Putin detinha a vantagem do veto da Rússia. Até o Papa Francisco enviou a Putin uma carta instando os líderes a "deixar de lado a busca fútil por uma solução militar".[14]

Um mês depois de ostensivamente cancelar seus planos para uma reunião particular com Putin, Obama agora o puxava de lado no Palácio Constantino durante o G20 e os dois se sentavam em poltronas, acompanhados apenas por seus intérpretes. Ali Putin expôs uma proposta para forçar a Síria a descartar seus estoques de armas químicas sob inspeção internacional e Obama concordou. Quando a ideia veio a público, o pouco apoio que existira para outra intervenção militar liderada pelos americanos evaporou.

Putin, que tinha sido vilipendiado por sua mão pesada em casa depois de sua reeleição, agora era saudado como um herói que evitara uma potencialmente desastrosa escalada na guerra. Mesmo enquanto Obama continuava buscando aprovação no Congresso para uma potencial ação militar – em parte para manter a pressão sobre o governo de Assad para consentir com as inspeções –, Putin esboçou um artigo que a firma de relações públicas americana do Kremlin, a Ketchum, conseguiu colocar no *The New York Times* em 12 de setembro. Nele, Putin argumentava que eram os Estados Unidos que ameaçavam a ordem mundial estabelecida após a Grande Guerra Patriótica. Suas intervenções no Afeganistão, no Iraque e na Líbia haviam se provado "ineficazes e sem sentido". A lei internacional, argumentava ele, permitia o uso de força apenas em defesa própria ou quando autorizado pelo Conselho de Segurança da ONU. "Não estamos protegendo o governo sírio, mas a lei internacional. Precisamos usar o Conselho de Segurança das Nações Unidas e acreditar que preservar a lei e a ordem no mundo complexo e turbulento de hoje é uma das poucas maneiras de impedir que as relações internacionais escorreguem de volta ao caos. A lei ainda é a lei, e devemos segui-la, gostemos ou não disso." Ele encerrou contestando a declaração do "excepcionalismo americano" feita por Obama em um discurso transmitido em rede nacional explicando sua decisão de não bombardear a Síria. "É extremamente perigoso encorajar as pessoas a se verem como excepcionais, seja qual for a motivação. Existem países grandes e países pequenos, ricos e pobres, aqueles com longa tradição democrática e aqueles que ainda estão procurando seu caminho para a democracia. As políticas entre eles também diferem. Todos somos diferentes, mas, quando pedimos pela bênção de Nosso Senhor, não devemos nos esquecer que Deus nos criou iguais."[15] O artigo – com seu tom de palestra e inconfundível alusão à Declaração de Independência – enfureceu as autoridades em Washington. Muitos apontaram a hipocrisia da Rússia por não ter buscado autorização para sua intervenção na Geórgia em 2008 e por continuar a fornecer armamentos que permitiam às forças militares de Assad esmagar os rebeldes. O artigo de Putin também incluía a afirmação infundada de que os próprios rebeldes sírios provavelmente também usavam armas químicas e que as usariam a seguir em Israel.

Entretanto, a artimanha de Putin havia oferecido uma desculpa para os Estados Unidos, cansados de guerras, e Obama, enfrentando oposição no Congresso, agarrou-se a ela. A NTV iniciou uma transmissão afirmando que Putin deveria ganhar o Nobel da Paz por evitar um ataque aéreo americano. No discurso controlado da Rússia, isso não era de se surpreender, mas a postura de Putin recebeu aplausos também nos Estados Unidos – ainda que a maioria deles tenha vindo de conservadores felizes em ver Obama na posição de líder irresponsável, habilmente superado no palco mundial. Um mês depois a revista *Forbes* colocou Putin como a pessoa mais poderosa do mundo, ultrapassando Obama pela primeira vez; esses rankings não tinham importância nenhuma, mas a mídia da Rússia repercutiu o fato várias vezes. "Qualquer um assistindo à partida de xadrez desse ano envolvendo a Síria e os vazamentos da NSA tem uma ideia clara da mudança na dinâmica individual do poder", escreveram os editores da *Forbes*.[16] O blogger americano Matt Drudge chamou Putin de "o líder do mundo livre".

Seguiu-se um triunfo diplomático ainda maior para Putin, dessa vez na Ucrânia. Depois de anos de negociações que culminaram no outono de 2013, a Ucrânia se aproximava de um acordo de associação com a União Europeia, um tratado que aprofundaria os elos comerciais e políticos entre os dois. Desde sua eleição em 2010, o presidente da Ucrânia, Viktor Yanukovych, vinha cultivando relações mais próximas com a Rússia, mantendo seu país na órbita dos russos. Contudo, com sua popularidade esmaecendo antes da eleição seguinte, em 2015, ele reavivou a possibilidade de fortalecer as relações com a Europa, algo apoiado fortemente pela oposição do país, e impôs reformas políticas que os europeus exigiam como condição para assinar o acordo. Os europeus estavam negociando acordos similares com a Moldávia, a Geórgia e a Armênia na esperança de conceder a todos eles acesso ao mercado único da Europa. Para diplomatas nas capitais da Europa, a integração dessas economias, com o prospecto de afiliação total no futuro, expandiria consistentemente o espaço europeu pacífico e seguro, uma ideia antiga que tinha se tornado um artigo de fé no século XXI.

Para Putin, entretanto, a expansão da Europa para incluir a Ucrânia equivalia a uma intromissão na Rússia pela União Europeia que iria, em sua mente, inevitavelmente ser seguida por uma intromissão ainda maior da OTAN. As relações da própria Rússia com o bloco tinham empacado, atrapalhadas pelas suspeitas de vários Estados europeus, especialmente os que já tinham feito parte da esfera soviética, sobre as políticas de energia e os direitos humanos; uma conferência em Yekaterinburg em maio havia fracassado em garantir um acordo que permitisse viagens sem visto para funcionários do governo russo em meio a um debate sobre a possibilidade de as "sanções Magnitsky" americanas serem adotadas no continente. Os esforços do próprio Putin para trazer a Ucrânia mais para perto da Rússia, que ele propusera pela primeira vez a Leonid Kuchma na véspera da Revolução Laranja em 2004, tinham feito poucos progressos, bloqueados pelas divisões políticas internas da Ucrânia. Dez anos depois, a visão de Putin de um bloco comercial e econômico com Moscou no centro dele tinha evoluído para além dos acordos alfandegários técnicos negociados com a Bielorrússia e o Cazaquistão. Uma das primeiras declarações políticas que ele fez em 2011, após anunciar seu retorno ao Kremlin, foi o estabelecimento de uma união eurasiática mais ampla para reunificar as economias que haviam vagado à deriva, se afastando umas das outras após o colapso soviético. Excluindo as três nações do Báltico, agora acomodadas na EU e na OTAN, Putin imaginou o bloco não apenas como um contrapeso à União Europeia, mas também como um novo império em si, abarcando a Rússia europeia e a vasta estepe que se estendia do Mar Negro à Ásia Central e à Sibéria. E ele considerava a Ucrânia um componente crucial desse bloco.

Mais do que um mero bloco comercial, a união eurasiática era a manifestação de uma ideologia que tinha lançado raízes entre Putin e seu círculo interno, uma ideologia que estava ausente do pragmatismo que caracterizara o governo de Putin até ali. O eurasianismo na Rússia era uma filosofia profundamente conservadora lançada à clandestinidade (ou ao exterior) pela ideologia internacionalista da União Soviética. Ela havia reemergido nos anos 1990, misturando as ideias religiosas e monarquistas de exilados como Ivan Ilyin, o filósofo que Putin começara a citar, com as teorias geopolíticas de gente como Halford Mackinder, cuja "Teoria do Heartland" fazia da Eurásia a "área pivô" na batalha pelo controle da "Ilha Mundo", o território europeu, asiático e africano. Essas ideias, defendidas em artigos e livros por estrategistas conservadores como Aleksandr Dugin, espalharam-se das franjas do debate acadêmico e se tornavam cada vez mais proeminentes. Elas circulavam entre os amigos mais íntimos de Putin e eram discutidas em suas reuniões tarde da noite; gradativamente elas salpicavam as falas públicas não apenas de Putin, mas de seus conselheiros mais poderosos.

A geopolítica coincidia com o conservadorismo emergente em políticas nacionais que defendiam – e protegiam – os valores da Igreja Ortodoxa, além do Islã, e resultou em novas leis que faziam da blasfêmia um crime e baniam a disseminação de "propaganda homossexual" para crianças. Vladimir Yakunin, outro confidente de Putin, via os esforços para impor os valores culturais do Ocidente como um novo front em uma disputa geopolítica histórica entre potências de mar e terra, com a Rússia (uma vasta potência de terra) defendendo sua própria existência contra os Estados Unidos (a nova potência de mar), bem como Mackinder havia teorizado. Ele descrevia a dominância americana da geopolítica e das finanças mundiais como uma conspiração para suprimir qualquer potencial competidor, que era o que tornava a União Eurasiática, acreditava ele, tão ameaçadora para o Ocidente. "A Rússia era, é, e será algum tipo de competidor geopolítico contra os interesses da civilização anglo-saxã", disse ele.[17] A ironia da nova ideologia era que a nova elite russa, especialmente aqueles que podiam bancar isso, tinha se ocidentalizado por completo, tirando férias e comprando propriedades nas nações cujos valores eles insultavam. Até o filho de Yakunin morava em Londres, o que incitou uma postagem satírica no blog de Aleksei Navalny. "Vladimir Ivanovich Yakunin lançou garganta abaixo do detestável Ocidente, isento de valores espirituais, sua posse mais querida – tirando seu amor por Vladimir Putin –, sua família."[18]

Em setembro, recém-saído do triunfo diplomático das armas químicas da Síria, Putin descreveu os "países euro-atlânticos" como perigosamente à deriva de suas raízes cristãs. "Eles estão renegando princípios morais e todas as identidades tradicionais: nacionais, culturais, religiosas e até sexuais. Estão implementando políticas que igualam famílias numerosas com parcerias do mesmo sexo, crença em Deus com crença em Satã. Os excessos do politicamente correto chegaram ao ponto em que as pessoas estão falando seriamente sobre registrar partidos políticos cujo objetivo é promover a pedofilia." Pior, disse ele, essas nações queriam exportar essas ideias perigosas.

Era "uma rota direta para a degradação e o primitivismo, resultando em uma profunda crise demográfica e moral".

De todos os países que Putin esperava agregar na União Eurasiática, nenhum era mais importante que a Ucrânia e seus profundos elos históricos, sociais e religiosos com a Rússia. Muitos ucranianos eram de etnia russa, separados de sua terra natal, na visão de Putin, pela "maior catástrofe geopolítica" do século XX. E agora a Ucrânia estava se voltando para o enlace da União Europeia, encorajada pelos europeus e os americanos, às custas de sua União Eurasiática. Era prova suficiente para Putin o alerta de Hillary Rodham Clinton em dezembro de 2012 de que a União Eurasiática era meramente uma tentativa de subjugar seus vizinhos em uma nova aliança semelhante à soviética – e "nós estamos tentando descobrir modos eficazes de retardar ou evitar isso".[19]

A União Europeia impôs um prazo para a Ucrânia adotar o acordo comercial antes de sua conferência com a Lituânia em novembro e, nos meses anteriores a essa reunião, Putin desempenhou um esforço imenso para persuadir a Ucrânia a resistir. Como tinha feito antes da Revolução Laranja em 2004, ele visitou repetidas vezes o país. Em julho de 2013, para destacar os elos religiosos que ligavam a Ucrânia à Rússia, ele compareceu a uma cerimônia em Kiev para comemorar o aniversário do batismo do príncipe Vladimir, em 988. "Todos nós somos herdeiros espirituais do que aconteceu aqui 1025 anos atrás", disse Putin, comparecendo com Yanukovych no Monastério das Grutas, um dos locais mais sagrados da Ortodoxia. Ele também utilizou mecanismos econômicos. Nas semanas próximas ao aniversário, a Rússia proibiu a importação de vagões ucranianos e doces produzidos pela Roshen, uma doçaria de propriedade de um oligarca e ex-ministro, Petro Poroshenko, que era a favor de uma integração mais próxima com a Europa. Em agosto, a Rússia virtualmente travou todo o tráfego comercial em sua fronteira com a Ucrânia ao aplicar com extremo zelo as regras alfandegárias da união da Rússia com a Bielorrússia e o Cazaquistão. Era um modo muito público de salientar que o futuro econômico da Ucrânia seria muito mais fácil se ela se juntasse à união da Rússia, não a da Europa. O emissário especial de Putin à Ucrânia, o ex-"desafiante" presidencial Sergei Glazyev, viajou a Ialta em setembro e alertou em uma conferência que a aproximação da Ucrânia com a Europa equivaleria ao suicídio. "A assinatura desse tratado", disse ele, ameaçadoramente, "levará à agitação política e social".[20] Mais tarde, ele forneceu a Yanukovych uma tradução para o russo das mil páginas do acordo com a

União Europeia (uma tradução que, evidentemente, os ucranianos não tinham produzido) e o alertou que a adoção desse acordo significaria que a Rússia teria de fechar suas fronteiras para evitar o influxo de bens europeus.

Dizia-se que Putin não gostava de Yanukovych, um líder fisicamente imponente, porém sem princípios, que ele sentia o estar traindo ao flertar com os europeus. Putin se reuniu com ele no final de outubro e novamente no começo de novembro, explicando com frieza que um acordo com a União Europeia custaria caro à Ucrânia. As perdas que o país já estava sentindo por causa da aplicação das leis alfandegárias empalideceriam em comparação aos bilhões de dólares em sofrimento econômico que o país enfrentaria devido às novas barreiras ao mercado russo e aos preços mais elevados pelo gás natural.

Depois da última dessas reuniões, os parceiros de negociação de Yanukovych na Europa notaram uma mudança em seu comportamento. Eles desconfiaram que Putin tivesse feito alguma ameaça além dos males econômicos, apresentando-lhe um *kompromat* que ele não desejaria que viesse a público. A venalidade de Yanukovych – os contratos privilegiados que enriqueceram não apenas ele mesmo, mas sua família e seus sócios mais próximos – certamente o deixava vulnerável. Não era chantagem, insistiu posteriormente um conselheiro sênior do Kremlin, e sim uma análise sóbria do quanto as economias dos dois países eram entrelaçadas. Em suas reuniões com os europeus, Yanukovych insistia agora que a Ucrânia se arriscava a perder 160 bilhões de dólares no comércio com a Rússia e em preços mais elevados para sua energia, um número improvável, quase igual ao produto interno bruto do país.[21] Era uma última manobra desesperada de Yanukovych para persuadir os europeus a melhorarem sua oferta, mas os europeus recuaram. Putin havia triunfado.

Em 21 de novembro, uma semana antes da cúpula na Lituânia, o governo de Yanukovych chocou seus interlocutores europeus e muita gente na Ucrânia anunciando que o país suspenderia o acordo, um retrocesso que destruiu meses de negociações intensivas. O anúncio de Yanukovych provocou escândalo entre os ucranianos que idealizavam laços mais próximos com a Europa como uma evolução inevitável do passado soviético de seu país. Naquela noite, mil manifestantes se reuniram na praça principal de Kiev, Maidan Nezalezhnosti. Yulia Tymoshenko emitiu uma declaração da cadeia exortando as pessoas a reagir "como fariam em um golpe de estado" e a tomar as ruas. No dia seguinte, mais alguns milhares se uniram ao protesto.[22] Quando chegou o final de semana, a multidão havia aumentado, e barracas foram armadas, como havia ocorrido após a eleição fraudulenta de 2004 – só que, dessa vez, as bandeiras que esvoaçavam nas ruas não eram laranjas, e sim azuis com um círculo de estrelas amarelas, o estandarte da União Europeia. Eles chamaram o protesto de "EuroMaidan", e ele refletia o conflito de ideais entre os 46 milhões de pessoas do país. Os manifestantes em breve voltaram sua fúria contra a estátua de Lenin que ainda se erguia em uma das extremidades da avenida principal de Kiev. Lenin não era simplesmente um anacronismo; era uma manifestação da persistente dominação de Moscou.

Yanukovych não fez muita coisa para diluir os protestos a princípio, contente em esperar que eles se dissipassem com o início do inverno. No começo de dezembro, conforme as manifestações se intensificavam, ele voou para a China, promovendo acordos comerciais que esperava que fossem amainar a raiva pela rejeição de uma parceria econômica com os europeus. Ele parou em Sochi para se reunir com Putin na volta, e lá, assegurou um acordo secreto que só seria anunciado em 17 de dezembro, quando eles apareceram juntos mais uma vez no Kremlin. Putin anunciou que a Rússia daria uma injeção de verbas no valor de 15 bilhões de dólares, utilizando o Fundo Nacional de Investimento russo para adquirir títulos ucranianos. A Gazprom cortaria o preço do gás natural de 400 dólares por metro cúbico para 268. Putin enfatizou, dissimuladamente, que não havia imposto a condição de que a Ucrânia se juntasse à União Eurasiática para isso, embora muitos suspeitassem que ele e Yanukovych tivessem concordado que isso ocorreria numa data posterior, assim que a fúria popular houvesse se reduzido. Putin então deu destaque especial a seus planos de celebrar o septuagésimo aniversário da liberação de Sebastopol, a cidade portuária na Crimeia, das mãos dos nazistas em 1944. Essas comemorações ocorreriam em 9 de maio de 2014, embora não em circunstâncias que qualquer um pudesse prever naquele dia de inverno em Moscou. Putin, mais uma vez, parecia ter superado seus rivais, assegurando uma vitória diplomática sobre os europeus.

No período imediatamente anterior às Olimpíadas, Putin procurou ser magnânimo em casa. Depois de um ano de medidas duras e novas leis repressivas, o Kremlin sinalizou uma suavização no verão de 2013. Em julho, o tribunal de Kirov condenadou Navalny pela acusação de desvio de verbas, porém, após uma noite confusa que incluiu protestos e consultas frenéticas entre o Kremlin e a corte, ele foi liberado com sua pena suspensa. O Kremlin então permitiu que Navalny fizesse campanha – primeiro de modo furtivo, depois, abertamente – como candidato na eleição a prefeito de Moscou em agosto contra o prefeito em exercício, Sergei Sobyanin. Era a primeira campanha pelo cargo desde que Putin abolira eleições para líderes regionais depois de Beslan, em 2004. Sobyanin, após a demissão de Yuri Luzhkov, em 2010, esperava estabelecer sua própria legitimidade política e renunciou cedo de modo a vencer o mandato no que ele jurava que seria uma eleição livre e justa. A despeito da, a essa altura, familiar perseguição aos desafiantes e do uso dos recursos governamentais a favor do candidato incumbente, a eleição que se desenrolou foi certamente mais justa do que a maioria das que ocorreram na Rússia por mais de uma década, como apontaram inclusive os críticos de Putin. Navalny moldou sua campanha em uma que ele viu na série americana de TV *The Wire*, lutando por votos em discursos em locais públicos em torno da cidade de uma forma que poucos candidatos já haviam feito na Rússia.

Dois anos de protestos públicos cada vez mais reduzidos não tinham feito nada para enfraquecer o controle de Putin sobre o poder. Agora ele parecia confiante o suficiente para relaxar um pouco da pressão que exercera para sufocar a oposição. Quando as cédulas na disputa pela prefeitura foram contadas, Sobyanin venceu, mas Navalny atraiu 27% dos votos, um número respeitável, muito mais alto do que as pesquisas previam. Assim, ele se estabeleceu como o líder de oposição mais proeminente do país – e entretanto, um que não oferecia uma ameaça formidável ou iminente ao controle político de Putin.

A suavização continuou em dezembro quando, sob incentivo de Putin, a Duma adotou uma lei concedendo anistia a milhares de prisioneiros. Muitos entre eles tinham sido condenados por "crimes" econômicos impostos para arrancar deles suas propriedades ou empresas, mas a lista dos habilitados a essa anistia incluía também prisioneiros políticos mais proeminentes. As duas integrantes do Pussy Riot, Nadezhda Tolokonnikova e Maria Alyokhina, foram libertadas poucos meses antes do fim de suas sentenças, assim como alguns dos condenados nos protestos da praça Bolotnaya. Os tribunais anistiaram em seguida trinta ativistas do Greenpeace International que tinham sido presos em setembro de 2013 depois que seu navio, o *Arctic Sunrise*, montou um protesto em alto-mar contra a primeira plataforma petrolífera no Mar Kara.

A maior surpresa de todas, contudo, foi a soltura de Mikhail Khodorkovsky em outubro. Ele estava em seu décimo ano na prisão, e os promotores russos haviam anunciado recentemente que montavam outro processo criminal contra ele, sugerindo que talvez ele jamais fosse libertado. Entretanto, dois anos de negociações secretas, intermediadas pela Alemanha, abriram caminho para a liberdade. Como parte do acordo, Khodorkovsky apelou a Putin em duas cartas que havia escrito em novembro. Elas jamais foram publicadas. Embora Putin a princípio tivesse exigido que Khodorkovsky admitisse sua culpa, ele concordou em aceitar seu apelo por clemência com base humanitária, citando a saúde em declínio de sua mãe. "Ele já passou mais de dez anos confinado – isso é uma punição séria", disse Putin em sua conferência anual com a imprensa, em dezembro. A anistia mais ampla parecia agora, olhando para trás, ter sido arquitetada para realizar a soltura do homem cuja prisão, em 2003, havia indicado uma reviravolta sombria na história moderna do país.

Algumas horas depois da fala de Putin em Moscou, Khodorkovsky foi despertado às duas da manhã na Karelia, onde havia passado os últimos anos de sua detenção. Ele foi posto em um avião e levado primeiro a São Petersburgo e depois a Berlim, outro exílio da nova Rússia. No dia seguinte, ele apareceu no Checkpoint Charlie Museum, ou Museu do Muro, devotado aos heróis dissidentes da Guerra Fria e às vítimas das divisões representadas pelo Muro de Berlim. Mais grisalho, o cabelo tosquiado, Khodorkovsky parecia alguém que tinha "saído do frio e do escuro e entrado em uma sala altamente iluminada e superaquecida", escreveu um jornalista que se encontrava lá, Arkady Ostrovsky. Khodorkovsky, que passara tanto de seu tempo na prisão lendo e escrevendo, não soou alquebrado nem amargo.[23] "Em todos esses anos, todas as decisões a meu respeito foram tomadas por um homem: Vladimir Vladimirovich Putin. Então hoje é duro dizer que estou agradecido. Eu pensei bastante sobre que palavras poderiam expressar o que eu penso. Estou feliz com essa decisão dele – acho que é isso." Como condição para sua soltura, ele havia concordado em não se envolver em política por um ano, embora jurasse continuar ativo para forjar uma sociedade civil na Rússia – de longe. "O problema russo não é somente o presidente como pessoa", disse ele. "O problema é que nossos cidadãos precisam ser responsáveis por seu próprio destino. Eles ficam tão felizes em delegar isso para, digamos, Vladimir Vladimirovich Putin, e depois vão transferir a outra pessoa, e acho que isso, para um país tão grande quanto a Rússia, é o caminho que leva a um beco sem saída."

A soltura de Khodorkovsky pretendia parecer menos uma expulsão de um dissidente e mais um ato de misericórdia, a benevolência de um czar.

Muitos, entre eles Khodorkovsky e as mulheres do Pussy Riot, viram as anistias como parte dos esforços do Kremlin para amenizar a crescente crítica internacional antes das Olimpíadas em Sochi, cuja realização seria dali a menos de dois meses. A pressão de Putin sobre a Ucrânia, o reforço de leis contra opositores políticos, a legislação homofóbica e as declarações de alguns legisladores e funcionários nesse sentido, os preparativos escandalosamente caros das instalações em Sochi e as punitivas operações antiterrorismo no Cáucaso imediatamente anteriores – tudo estava sob ataque fulminante. Os líderes mundiais, incluindo Barack Obama, Angela Merkel e David Cameron, deixaram claro que não compareceriam aos jogos para que sua presença não fosse vista como uma aprovação ao governo de Putin. Lapidar a imagem da Rússia certamente era um dos motivos por trás dos atos de Putin. Eles também demonstravam seu poder singular para dobrar os ramos do poder segundo sua vontade. Até outros países sucumbiam. Putin concedeu as anistias do mesmo jeito que distribuiu os contratos para a construção de Sochi aos magnatas em quem confiava, do jeito que podia, sem nenhum debate, gastar 15 bilhões do fundo emergencial do país para manter o governo de Yanukovych sob sua influência. Khodorkovsky estava correto. Putin fazia o que fazia, por conta própria, porque o povo havia "confiado" nele para governar, para ser o líder supremo, o czar de um simulacro de democracia. Não havia agora ninguém – desde o russo comum até os *apparatchiks* cúmplices no sistema econômico e político que ele tinha construído – que pudesse ou quisesse assumir a responsabilidade para mudar as coisas.

Na noite de 7 de fevereiro de 2014, Putin, em uma curta frase recomendada pela Carta Olímpica, abriu os Jogos de Inverno em Sochi. Nem tudo tinha sido completado a tempo, a despeito de um esforço insano que continuava mesmo enquanto os eventos tinham início: as calçadas inacabadas foram cobertas às pressas; campos de entulhos das construções foram escondidos atrás de painéis azuis fresquinhos. O fracasso em completar muitos hotéis, especialmente aqueles que hospedaram jornalistas estrangeiros, ameaçou transformar o evento em um fiasco de relações públicas. Uma campanha para captura de cães de rua, presumivelmente para eutanásia, tornou-se o meme mais proeminente da cobertura pré-abertura na mídia, depois da despesa colossal da reconstrução de Sochi e a ameaça de terrorismo, pontuada no final de dezembro por dois homens-bomba em Volgogrado, com saldo de 34 mortos. Havia um elemento de *Schadenfreude* em alguns dos preparativos inflados e brutais da Rússia; também havia uma preocupação internacional genuína com as novas leis reacionárias da Rússia – especialmente as que diziam respeito à blasfêmia e à "propaganda homossexual" – e o sufocamento de protestos que continuaram ocorrendo durante e após a cerimônia de abertura.

Dois dias antes de os jogos começarem, mais de duzentos escritores de trinta países publicaram uma carta aberta no *The Guardian* pedindo pela revogação de leis abafando a liberdade de expressão que vinham sendo aprovadas desde que Putin retornara à presidência. Quatro vencedores do Prêmio Nobel – Günter Grass, Wole Soyinka, Elfriede Jelinek e Orhan Pamuk – estavam entre os signatários. Publicamente, Putin fingiu indiferença às críticas, grandes e pequenas, mas dizia-se que isso o havia enfurecido. Em uma entrevista à *Kommersant*, Dmitri Peskov, seu porta-voz, descartou as queixas de corrupção e desperdício como exageros.[24] Venham a Sochi, disse ele, e vejam o que foi construído. Era prova suficiente de que "no mínimo, nem todo o dinheiro foi roubado". Ele contou sobre uma conversa com "uma pessoa muito sábia", claramente mencionando Putin.

"Essa pessoa sábia disse: 'Você sabe quando todos vão nos amar e deixar de nos criticar, e assim por diante, inclusive as críticas sem motivo nenhum?'

"E eu perguntei: 'Quando?'

"E ele disse: 'Quando dissolvermos nosso exército, quando cedermos todos os nossos recursos naturais a eles como concessão, e quando vendermos toda a nossa terra para investidores ocidentais – só aí eles deixarão de nos criticar.'"

De fato, a crítica esmaeceu quando os jogos tiveram início. A cerimônia de abertura foi uma expressão suntuosa e deslumbrante do ideal russo de Putin, coreografada pelo diretor do Canal Um, Konstantin Ernst, que também dirigia os desfiles anuais do Dia da Vitória na Praça Vermelha e as conferências anuais de imprensa de Putin. O espetáculo, chamado "Sonhos da Rússia" e com duração de quase três horas, começou com uma menina chamada Lyubov, ou Amor, recitando o alfabeto cirílico. Com cada letra vinha uma projeção representando artistas, inventores e lugares famosos: **Б** de Baikal, **C** de Sputnik, **П** da Tabela Periódica de Mendeleyev e assim por diante. Alguns eram emigrantes cujas obras tinham sido consideradas aberrantes ou traidoras, entre eles Chagall, Kandinsky e Nabokov, mas que agora tinham sido reinstauradas no panteão de uma gloriosa história russa. Lyubov foi então levada pela vasta história e geografia do país, desde o império de Pedro, o Grande (a letra **И**, de *Imperiya*) até *Guerra e Paz*, representado por um balé ofuscante, desde os domos abobadados da Catedral de São Basílio até uma troika luminosa que Gogol usou como metáfora da Rússia em *Almas Mortas*: "Rússia, para onde estás correndo? Responde! Ela não dá resposta alguma." A cerimônia não ignorou completamente os bolcheviques, o Terror ou o Gulag, mas não se estendeu a respeito. Ela foi a manifestação da "ideia nacional" no centro da construção política de Putin, uma ideia que de alguma forma adaptava o melhor do passado turbulento do país e transformava o arco da história em algo de que o povo podia se orgulhar, não se envergonhar. A única falha na cerimônia veio quando cinco flocos de neve iluminados se desdobraram nos anéis do símbolo olímpico. Um floco falhou, mas astutos produtores de TV rapidamente substituíram a imagem com uma do ensaio; ninguém assistindo à TV russa soube do que tinha acontecido. A jornada final da tocha olímpica, que, em harmonia com a narrativa superlativa desses jogos, havia atravessado o país, do fundo do Lago Baikal até o espaço sideral, incluiu alguns dos mais famosos atletas olímpicos da Rússia. A mais destacada entre eles era a medalhista de ouro de Atenas em 2004, Alina Kabayeva.

As Olimpíadas serviram ao propósito político que Putin pretendera. Até Aleksei Navalny, cuja organização anticorrupção tinha publicado um site interativo a respeito do desperdício titânico envolvido, viu-se emocionado pela cerimônia de abertura. "É tão meiga e tão unificadora." Conforme as atenções se voltavam para os esportes, como Putin e seus assessores sempre insistiram que deveria ocorrer, as Olimpíadas pareceram até atenuar algumas das críticas mais duras a ele e a seu governo. O próprio Putin correu de uma competição para a outra, refestelando-se nos esportes e na atenção. Ele posou para sessões de fotos com os atletas, bebeu cerveja na casa holandesa com o rei Willem-Alexander dos Países Baixos e até fez uma visita à equipe norte-americana, deixando claro que, a despeito de suas diferenças políticas com os Estados Unidos, ele era receptivo à participação deles – e que era superior a Obama, que havia declinado de comparecer. Putin havia alcançado seu sonho: a Rússia estava no centro gravitacional global, uma nação rica, indispensável e unida, bancando a anfitriã para o mundo. A Rússia, em sua mente, tinha alcançado a glória e o respeito de que a União Soviética desfrutava quando ele era um menino, quando Gagarin estava no espaço, quando o Exército Vermelho era formidável e temido.

TODAVIA, DEBAIXO DO ESPETÁCULO E OS esportes, havia uma corrente subterrânea de inquietação e medo. A unidade nacional em exibição em Sochi, por mais que fosse genuína, não tinha efeito algum em impedir que a mão firme e estável do Estado sufocasse qualquer sinal de dissidência. Os protestos na Ucrânia, que não haviam se dissipado ao longo do inverno, reverberavam em Moscou como um terremoto distante, abalando o solo de modo tênue, mas sinistro. Nas semanas anteriores aos jogos, Putin agiu antecipadamente para isolar qualquer novo foco de contágio dos protestos dentro da Rússia. Em dezembro ele decretou uma reforma da RIA Novosti, a organização pública de notícias que, sob o governo Medvedev, conquistou respeito por seu equilíbrio e diversidade de pontos de vista. Em janeiro, uma estação de TV liberal chamada Dozhd, ou Chuva, foi abandonada pelas empresas que forneciam os canais a cabo do país depois de perguntar em uma pesquisa *on-line* se mais vidas podiam ter sido salvas em Leningrado caso o Exército Vermelho tivesse entregado a cidade e se retirado, em vez de suportar 872 dias de cerco ao custo de um milhão de mortos. Tendo reconstruído o ideal olímpico de história russa, o Kremlin parecia determinado a silenciar qualquer um que pudesse contradizê-lo.

Em desafio à promoção da liberdade de expressão contida na Carta Olímpica, a polícia de São Petersburgo até o Cáucaso prendeu dezenas de pessoas que haviam tentado protestar por um motivo ou outro no dia da cerimônia de abertura. No meio dos jogos, um tribunal em Krasnodar condenou um ativista da Environmental Watch no Norte do Cáucaso a três anos de prisão, enquanto outros membros do grupo eram detidos para impedi-los de apresentar um relatório compilado por eles sobre os danos ecológicos causados pela construção em Sochi. As mulheres do Pussy Riot se reuniram em Sochi com uma nova canção de protesto, "Putin Will Teach You to Love the Motherland" [*Putin vai te ensinar a amar a Mãe Pátria*], e foram imediatamente atacadas por cossacos montados, sendo detidas em seguida pela polícia, que declarou estar investigando um roubo no hotel delas. Um documentário, *The Biochemistry of Betrayal* [A Bioquímica da Traição], apareceu na Rossiya no auge dos jogos, em 18 de fevereiro, comparando a oposição na Rússia ao tenente-general Andrei Vlasov, o comandante soviético que colaborou com os nazistas depois de sua captura, em 1942. Quando o julgamento de oito pessoas presas no protesto da Bolotnaya em 2012 acabou com condenações no auge dos jogos, 212 pessoas foram presas nas ruas ao redor do tribunal; quando a sentença desses detidos foi anunciada, três dias depois, houve mais protestos e outras 232 detenções, inclusive, mais uma vez, Aleksei Navalny e as integrantes do Pussy Riot.

Putin havia investido tanto nas Olimpíadas que qualquer crítica aos jogos – qualquer protesto que pretendesse questionar seus benefícios – era tratada como blasfêmia, um ato de traição contra um país emergente. Em uma coluna no site do *Yezhednevny Zhurnal*, o humorista Viktor Shenderovich, cujo retrato de Putin havia tirado do ar seu show de marionetes *Kukli* em 2000, refletia sobre o orgulho que sentiu da Rússia durante as Olimpíadas, preocupado de que impulsos desse tipo apenas aumentariam e até encorajariam o poder de Putin. Ele se perguntou se um crítico, como ele mesmo, podia torcer sem culpa pela equipe russa, cuja primeira medalha de ouro da patinação artística veio após uma apresentação estonteante (e uma votação questionável pelos juízes) executada por uma atleta de quinze anos, Yulia Lipnitskaya. A coluna de Shenderovich explicava que ele também tinha gostado "da garota dos patins", mas relembrava os leitores do entusiasmo da Alemanha por Hans Wölke, um astro nas Olimpíadas de 1936 em Berlim: "Um cara sorridente, um homem bonito, simbolizando a juventude da nova Alemanha! Algo, entretanto, nos impede de desfrutar a vitória dele hoje em dia."[25]

Ele não descreveu explicitamente o destino de Wölke, mas mencionou Dachau e o bombardeio de Coventry, o cerco de Leningrado e um massacre menos famoso em Khatyn, perto de Minsk, a capital do que hoje é a Bielorrússia. O vilarejo todo foi brutalmente executado em 1943 em retaliação a um ataque partisan a um comboio do 118º Batalhão da Polícia Auxiliar dos nazistas. Wölke, um dos oficiais do batalhão, foi morto no ataque. O massacre nazista foi um infame crime de guerra que a União Soviética difundiu e do qual os leitores de Shenderovich certamente se lembrariam. "Não por culpa de Hans, é claro", escreveu ele, "mas no fim ele contribuiu para isso". Shenderovich pretendia ser provocador – talvez excessivamente –, mas sua alusão aos nazistas gerou uma repercussão negativa furiosa em um momento em que a Rússia retratava os protestos de rua na Ucrânia como nada menos do que um levante de neonazistas. A reação foi rápida e selvagem. Shenderovich foi denunciado na imprensa escrita e televisiva; no dia seguinte àquele em que sua coluna apareceu, o canal Rossiya exibiu trechos de um vídeo dele se masturbando na cama com uma mulher que não era sua esposa.[26] Poucas semanas depois, o site do jornal foi derrubado, junto com os portais oposicionistas Grani.ru e Kasparov.ru. O Kremlin, que antigamente havia ignorado em grande parte o *ethos* permissivo da internet, compreendeu a ameaça representada por ela; tendo apertado o cerco com regulamentos contra a promoção de "extremismo", ele agora os evocava mais vigorosamente do que em qualquer outro momento da era Putin. A repressão contra dissidência – a campanha de denúncias tão plena que só podia ter sido orquestrada pelos controladores da mídia do Kremlin – dava a sensação de que o país estava, mais uma vez, se mobilizando para a guerra.

25
Nossa Rússia

PUTIN NÃO ESPERAVA A CRISE que explodiu antes que as Olimpíadas em Sochi terminassem. Apesar de provavelmente tê-la previsto seis anos antes, quando alertou o presidente George Bush de que a OTAN não deveria cogitar conceder afiliação à Ucrânia, ainda que tenha ordenado uma reorganização das forças convencionais da Rússia para resolver as deficiências expostas pela guerra na Geórgia em 2008 e apesar de ele e seus conselheiros terem monitorado as convulsões políticas em Kiev causadas pela recusa à inclusão na União Europeia, Putin não havia planejado levar seu país à guerra. Nem havia preparado o país para isso. Ele não consultou os diplomatas russos nem seus comandantes militares, e tampouco seus legisladores eleitos, que já não tinham mais qualquer influência sobre o modo como ele governava.

Na noite de 18 de fevereiro, as manifestações de rua em Kiev, que haviam esmorecido depois do resgate financeiro de 15 bilhões efetuado por Putin à economia debilitada de Yanukovych, mas nunca se dissiparam totalmente, irromperam em uma orgia de fogo e violência enquanto a polícia de choque tentava esvaziar as ruas em torno da Praça da Independência. Até o final da noite, mais de duas dezenas de pessoas tinham morrido, a maioria delas manifestantes, mas alguns eram oficiais da polícia. No alvorecer do dia seguinte, o centro da cidade estava em guerra aberta, com polícia e manifestantes trocando tiros. A contagem de corpos em breve subiu para mais de uma centena, a pior violência na cidade desde a Grande Guerra Patriótica. Embora a maioria dos mortos fosse manifestantes, os relatórios que chegavam a Putin no Kremlin – e, portanto, para as redes televisivas da Rússia – retratavam os conflitos como uma insurreição armada, instigada por diplomatas americanos e europeus que tinham não apenas encorajado os manifestantes, mas até entregado comida e biscoitos.

O que havia começado como manifestações em grande parte pacíficas a favor do acordo com a União Europeia evoluíra desde novembro para um movimento mais amplo com o objetivo de derrubar o regime corrupto de Yanukovych. O fato de existirem grupos radicais na praça – atiradores mascarados de dois grupos ferozmente nacionalistas, o Svoboda e o Pravy Sektor – convenceu Putin de que Yanukovych havia perdido o controle sobre as forças da anarquia e do fascismo. Putin jamais compreendeu as queixas cruciais que mantinham a maioria dos manifestantes nas ruas durante aqueles meses de inverno, o desejo de romper as tenazes corruptas de um líder ganancioso, a radicalização que inevitavelmente surgiu quando até as demandas mais básicas continuaram a ser ignoradas. Putin achou que podia comprar o presidente e, dessa forma, o povo, como tinha conseguido fazer na Rússia por catorze anos com generosidade econômica dispensada em momentos críticos. Conforme o escritor James Meek relatou quando os protestos em Kiev descambaram para a violência naquele dia em fevereiro: "É o ideal de um cínico total, Vladimir Putin, o único ideal que um cínico total pode ter – de que as pessoas não têm ideais".[1]

Uma troika de diplomatas europeus – os ministros de relações exteriores da França, Alemanha e Polônia – correu a Kiev em 20 de fevereiro para tentar mediar um fim da violência em torno de Maidan. Ainda concentrado nas Olimpíadas em Sochi, Putin não disse nada a princípio, o que deixou a reação da Rússia confusa e contraditória. O ministro das relações exteriores da Rússia, Sergei Lavrov, denunciou os esforços dos europeus como uma "missão intrometida", mesmo enquanto Yanukovych recebia pessoalmente os ministros. Enquanto eles esboçavam um meio-termo político que esperavam que pudesse acabar com o tiroteio lá fora – realizar eleições presidenciais antecipadas em 2014, além de garantir anistia para os manifestantes –, Yanukovych interrompeu as negociações para telefonar a Putin, que estava então em Moscou. Não obstante todos os seus esforços para fingir independência, ele não podia fazer acordo algum sem a aprovação de Putin. Ele disse a Putin que concordaria em renunciar para a realização de novas eleições e que ordenaria a retirada da polícia de choque das barricadas em chamas não muito distantes do gabinete presidencial. Na mente de Putin, isso equivalia a uma abdicação humilhante, um sinal perigoso de fraqueza diante da turba.

"Você vai gerar anarquia", Putin declarou ter dito a Yanukovych. "Vai haver caos na capital."

Yanukovych aceitou o meio-termo europeu de qualquer forma, e ele foi anunciado às duas da tarde de 21 de fevereiro. Naquela noite, os aliados políticos de Yanukovych tinham começado a abandoná-lo e sua autoridade sobre as tropas da polícia e do interior se dissiparam em meio a relatórios dignos de crédito de que uma provisão de armas saqueadas de postos policiais na Ucrânia ocidental estava a caminho da capital.[2] Depois de emitir um comunicado parabenizando a equipe feminina de revezamento no biatlo por conquistar sua primeira medalha de ouro em Sochi, Yanukovych fugiu da capital. Ele voou primeiro para a Ucrânia oriental e dali para a Crimeia, antes de finalmente ser levado em segredo para se refugiar no sul da Rússia, em uma operação especial que Putin ordenou em 23 de fevereiro, depois de se reunir a noite toda com seus conselheiros.[3] Na esteira de Yanukovych, o acordo que havia sido feito para acabar com os conflitos se desfez antes de poder entrar em efeito. O parlamento da Ucrânia, com os membros leais a Yanukovych rompidos com o presidente, prontamente votaram a favor de um *impeachment*, num procedimento legalmente dúbio. Os deputados então elegeram uma nova liderança parlamentar e nomearam um presidente interino até que as eleições pudessem se realizar. Um dos primeiros atos do parlamento recém-reconfigurado foi fazer do ucraniano o idioma oficial do país, revertendo uma lei anterior aprovada pelo governo de Yanukovych que também reconhecia o russo. O novo presidente interino, Oleksandr Turchynov, bloqueou a proposta, mas não antes que ela inflamasse a divisão étnica na Ucrânia, algo que nunca tinha sido eliminado por completo em quase um quarto de século de independência. Em Moscou, os eventos em Kiev confirmaram os piores medos de Putin: o que estava acontecendo não era um levante popular contra um líder fraco e desacreditado, mas uma revolução sequestrada por nacionalistas ucranianos e radicais que ele comparava ao nazista chefe das tropas SA, Ernst Röhm, e apoiada pelos inimigos da Rússia, os europeus e os americanos.[4]

Putin presidiu a cerimônia de encerramento em Sochi na noite de 23 de fevereiro, após depositar uma coroa de flores na Tumba do Soldado Desconhecido em Moscou naquela manhã. As Olimpíadas não apenas desafiaram as previsões mais graves de desastre, como terminaram com os atletas russos vencendo a maioria das medalhas de ouro – treze – e a maior quantidade de medalhas no total, 33. Agora, no momento de glória da Rússia, na forja há anos, as convulsões na Ucrânia ofuscavam tudo. Que um evento esportivo de dezesseis dias tivesse assumido uma importância simbólica e ideológica para Putin e para a Rússia apenas fazia com que a inquietação na

Ucrânia parecesse ainda mais humilhante; alguns dos apoiadores de Putin achavam que aquilo tinha realmente sido incitado para manchar o momento. Putin passou as horas anteriores à cerimônia de encerramento – outra ode majestosa à Rússia, que teve até uma piscadela autodepreciativa à gafe do floco de neve na cerimônia de abertura – reclamando ao telefone com Angela Merkel que os europeus não tinham imposto o acordo que Yanukovych assinou, como se eles pudessem tê-lo forçado a permanecer em Kiev.

Putin não disse nada publicamente sobre a Ucrânia em Sochi naquele dia, nem no seguinte, quando ofereceu um café da manhã para o comitê organizador, condecorou os medalhistas russos e plantou 33 árvores, uma para cada medalha. Ele não diria nada, de fato, por mais nove dias, mesmo enquanto colocava em movimento uma operação secreta naquela manhã de 23 de fevereiro, algo que nem seus próprios ministros sabiam que ocorreria. Em 25 de fevereiro, ele se reuniu com seu Conselho de Segurança nacional pela segunda vez desde que a violência irrompera em Kiev. Os doze membros do conselho incluíam Medvedev, os ministros da defesa, das relações exteriores e do interior, os líderes das duas casas do parlamento e os diretores de inteligência estrangeira e da FSB. Um deles, Valentina Matviyenko, a presidente do Conselho da Federação, emergiu da reunião e declarou que era impossível que a Rússia fosse intervir militarmente na Ucrânia para conter o caos.

Nem ela nem muitos dos outros no Kremlin sabiam então que a Rússia já havia feito isso. Putin puniria a Ucrânia desmembrando-a. No dia seguinte, ele anunciou um exercício militar rápido que mobilizou dezenas de milhares de soldados na Rússia ocidental, além dos quartéis-generais da força aérea e dos comandos de defesa aérea. O exercício vinha sendo planejado há meses, mas o momento permitiu que o Kremlin disfarçasse a súbita movimentação de milhares de tropas das forças de elite de operações especiais da Rússia. O segredo era essencial, assim como a possibilidade de uma negação plausível. Putin não podia ter certeza da potencial reação internacional – principalmente da OTAN –, e queria testar a determinação dos líderes mundiais antes de admitir a extensão de seu plano.

Antes do amanhecer de 27 de fevereiro, comandos da Rússia e tropas dos quartéis-generais da Frota do Mar Negro e de outras bases na Crimeia tomaram o parlamento regional da Crimeia e outros edifícios importantes na península, além de dois campos de aviação. As tropas estavam bem equipadas e pesadamente armadas, mas seus uniformes não exibiam nenhuma insígnia; os soldados tinham recebido ordens para retirá-las. Dentro das 24 horas seguintes, outros milhares de soldados aterrissaram nos campos de aviação e se espalharam, ocupando a península sem nenhuma violência maior, apesar de vários confrontos tensos com os surpresos soldados ucranianos que, em meio ao caos político em Kiev, estavam sob ordens para não resistir. Os comandos russos ficaram conhecidos como "homenzinhos verdes" ou "gente educada", preservando as negativas cada vez menos convincentes da Rússia de qualquer envolvimento. Uma sessão do parlamento regional organizada às pressas, realizada a portas fechadas, elegeu um novo governo e declarou, em violação direta à lei ucraniana, que faria um referendo em 25 de maio sobre a questão de dar maior autonomia à Crimeia.

Até os partidários de Putin foram surpreendidos. Putin havia agido após consultar apenas um pequeno círculo de assessores que incluía os homens nos quais ele sempre confiava, aqueles que mantivera a seu lado desde que todos se juntaram à KGB: Sergei Ivanov, Nikolai Patrushev e Aleksandr Bortnikov. Eles compartilhavam dos pensamentos mais profundos de Putin, sua suspeita a respeito das ambições da OTAN e sua fúria pela culpa das nações ocidentais ao correr para aceitar o novo governo que estava tomando forma após a retirada de Yanukovych. Percebiam-se ecos extraordinários da decisão em 1979 de invadir o Afeganistão, que também foi tomada por um quadro fechado e enclausurado da liderança soviética, com base em pretextos falsos. O resultado desse segredo foi uma confusão em meio ao *establishment* político do país, sublinhando o quanto as tomadas de decisão repousavam agora exclusivamente nas mãos de Putin.

Desde seu retorno em 2012, Putin havia estreitado o funil de informações que o alcançavam e excluído dele os diplomatas, ministros econômicos ou qualquer outro que pudesse ter oferecido conselhos sobre as possíveis consequências do que estava se desenrolando. Os atos de Putin agora deixavam seu porta-voz e até seu ministro de relações exteriores, Sergei Lavrov, repetindo falsidades, negando haver russos na Crimeia, ao mesmo tempo que eles tomavam seus pontos estratégicos um por um. Quando o Conselho de Segurança das Nações Unidas se reuniu em uma sessão de emergência em Nova York em 27 de fevereiro, o dia seguinte à aparição dos "homenzinhos verdes", o embaixador da Rússia, Vitaly Churkin, encontrava-se despreparado para explicar sequer os fatos básicos do que estava acontecendo porque, ao que parecia, ele realmente não os conhecia. Naquele mesmo dia, Yanukovych finalmente ressurgiu na Rússia, uma semana depois de fugir de Kiev. Ele realizou uma coletiva de imprensa surreal em um shopping center em Rostov-on-Don, no sul da Rússia, não muito distante da fronteira ucraniana, em que declarou que continuava sendo o presidente legítimo da Ucrânia, mesmo enquanto manifestantes e jornalistas vasculhavam sua propriedade presidencial nos arredores de Kiev, esmiuçando evidências de sua extravagância pessoal e sua corrupção profissional. Yanukovych disse que apoiava a integridade territorial do país e se opunha a qualquer intervenção militar da Rússia; ele também não estava ciente de que Putin já havia iniciado uma ofensiva.

Um dia após o ressurgimento de Yanukovych, Putin submeteu ao Conselho da Federação uma proposta que autorizava o uso de força militar na Ucrânia. A porta-voz do conselho, Valentina Matviyenko, que, apenas três dias antes havia excluído qualquer possibilidade de intervenção, prontamente convocou uma rara sessão no sábado que, com grande rapidez, aprovou a solicitação de Putin. Após um "debate" cáustico no qual orador após orador estrilou contra os males da Ucrânia e dos Estados Unidos, os 90 (de 166) membros presentes votaram de forma unânime para dar a Putin rédeas livres para invadir seu vizinho – depois de ele já o ter invadido. Foi só depois disso, em 2 de março, que Putin convocou Yanukovych à sua residência nos arredores de Moscou e o forçou a escrever e assinar uma carta, datada do dia anterior – ou seja, antes do voto de autorização do Conselho da Federação –, pedindo à Rússia para interferir. "A Ucrânia está à beira de uma guerra civil. Há caos e anarquia no país", dizia a carta, misturando fatos indiscutíveis com a paranoia que impregnava o círculo mais próximo de conselheiros de Putin. "Sob a influência dos países ocidentais ocorrem atos abertos de terror e violência. As pessoas estão sendo perseguidas por motivos políticos e de idioma. Então, nesse sentido, eu pediria ao presidente da Rússia, sr. Putin, para que usasse as forças armadas da Federação Russa para restabelecer a legitimidade, a paz, a lei e a ordem, a estabilidade, e para defender o povo da Ucrânia."[5]

No dia em que pressionou Yanukovych a assinar a carta, Putin fez uma série de telefonemas a líderes mundiais que se esforçavam para entender o que, exatamente, estava acontecendo. A ligação mais crucial foi com Angela Merkel. Apenas dois dias antes, ele havia dito a ela que não havia soldados russos na Crimeia, mas agora admitia que havia – algo que nenhum oficial russo reconheceria publicamente até que Putin o fizesse em abril, seis semanas após o fato.[6] Putin repetiu seus alertas de que os russos étnicos enfrentavam violência na Ucrânia, o que o forçava a agir. Merkel, a líder que continuava sendo a melhor interlocutora de Putin no continente, agora se voltava agudamente contra ele. Ela ligou para Barack Obama logo em seguida, enquanto este ainda se encontrava ao telefone com Putin, e quando eles se falaram, ela abandonou sua abordagem cautelosa da crise e assumiu uma posição muito mais dura. Os Estados Unidos, seguidos de perto pela União Europeia e os outros membros do G8, avisaram que a Rússia arriscava sua boa posição internacional e sanções fulminantes caso pressionasse uma reivindicação territorial sobre a Crimeia.

A estratégia de Putin neste ponto se desenrolou de maneira irregular, pegando até seus subordinados desprevenidos. Ele estava tomando decisões sozinho e de improviso. Depois de comparecer conspicuamente aos exercícios militares na cadeia montanhosa Kirillovsky, ao norte de Moscou, Putin regressou a Moscou em 4 de março e, pela primeira vez, falou publicamente sobre a crise que havia envolvido a Ucrânia – e o mundo – nas duas semanas anteriores. Ele se reuniu com um pequeno grupo de jornalistas do *pool* do Kremlin em Novo-Ogaryovo. Ao contrário de sua conferência de imprensa anual, cuidadosamente orquestrada, essa foi organizada às pressas, e até ele parecia despreparado. Suas respostas foram confusas e, às vezes, contraditórias. Ele parecia desconfortável, alternadamente se encolhendo e se remexendo em sua cadeira. Putin declarou que Yanukovych era o único presidente legítimo da Ucrânia, mas disse que não existia nenhum líder legítimo na Ucrânia com quem conversar. ("Eu acho que ele não tem nenhum futuro político", acrescentou sobre Yanukovych, de forma condescendente, "e eu falei isso a ele.") Uma mudança no poder na Ucrânia era "provavelmente necessária", mas o que tinha acontecido em Kiev era uma "tomada armada do poder" que havia, "como o gênio libertado da garrafa de súbito", inundado a capital com nacionalistas, "semifascistas" exibindo a suástica e antissemitas – entretanto, ele adicionou: "Não temos inimigo algum na Ucrânia".

E novamente ele levantou a questão das guerras dos Estados Unidos no Afeganistão, no Iraque e na Líbia, que estavam, em sua mente, inextricavelmente envolvidas nesta crise. Obama havia, de fato, reagido com lentidão aos eventos na Ucrânia, distraído pelas crises no Oriente Médio, porém Putin estava convencido de que os americanos, ainda mais do que os europeus, tinham instigado a rebelião. "Às vezes eu tenho a impressão de que, em algum lugar do outro lado daquela imensa poça, nos Estados Unidos, as pessoas se sentam em laboratórios e conduzem experimentos, como se fosse com ratos, sem realmente compreender as consequências do que estão fazendo." Ele reconheceu obliquamente que a Rússia tinha reforçado suas tropas nos quartéis-generais da Frota do Mar Negro em Sebastopol; porém, quando pressionado sobre os soldados em uniformes russos, embora sem insígnia, que ocupavam edifícios cruciais, ele desconversou, chamando-os de "unidades locais de autodefesa". "Você pode ir para uma loja e comprar qualquer tipo de uniforme", disse ele.

Putin expressou apoio ao direito das pessoas na Crimeia realizarem um referendo, mas enfatizou que ele não estava cogitando a possibilidade de a Crimeia de juntar à Rússia. Entretanto, dois dias depois, com a oposição internacional crescendo, o novo parlamento da Crimeia anunciou abruptamente que havia acelerado seus planos e executaria o referendo sobre o destino da península dali a meros dez dias, em 16 de março. A despeito da oposição de ucranianos étnicos e dos tártaros da Crimeia, antes terrivelmente oprimidos sob o governo Stalin e libertados para regressar abertamente apenas depois do colapso da União Soviética, os resultados do referendo eram, agora, mera formalidade. No dia seguinte, apesar do repúdio de Putin apenas alguns dias antes, o Kremlin deixou claro que a Crimeia estava retornando à Pátria Mãe, enquanto líderes da Duma e da Federação se reuniam com uma delegação da Crimeia e um comício massivo sancionado oficialmente era realizado na Praça Vermelha, agitando bandeiras russas e faixas. "Crimeia é Terra Russa", diziam muitas placas. Os slogans, como a nova missão de Vladimir Putin, em breve foram condensados em um encantamento que expressava simultaneamente orgulho e ressentimento, a refutação de Putin ao que ele considerava anos de um desrespeito crescente à Rússia. Este se tornaria um grito de guerra que reverberaria de forma surpreendentemente profunda, embora fosse uma frase que Putin, forçado por uma sequência inesperada de eventos, não tinha previsto que definiria seu legado e o da Rússia pelos anos vindouros: *Krim nash! A Crimeia é nossa!*

E em 18 de março, dois dias após um referendo realizado sob as miras dos rifles russos e amplamente denunciado como farsa, ela era. Putin apareceu no Grande Palácio do Kremlin diante da elite política do país – até o último, ao menos publicamente, apoiando Putin por completo – e declarou que a Crimeia e, separadamente, Sebastopol eram novas partes constitutivas da Federação Russa. "Tudo na Crimeia fala da nossa história compartilhada e nosso orgulho", disse ele, invocando o local lendário onde o príncipe Vladimir tinha sido batizado, gerando assim a própria Rus, e as batalhas, de Balaklava a Sebastopol, que simbolizavam a "glória militar russa e sua coragem extraordinária". A audiência aplaudiu e ovacionou, interrompendo o discurso várias vezes. Alguns tinham lágrimas nos olhos. Putin apareceu mais tarde naquela noite em um concerto e comício na Praça Vermelha, organizado como uma celebração nacional que se tornaria um feriado sagrado. "Depois de uma jornada longa, dura e exaustiva no mar, a Crimeia e Sebastopol estão regressando a seu ancoradouro natal, a suas praias nativas, ao seu porto seguro, à Rússia!", disse ele à multidão pulsante. Entre as músicas tocadas naquela noite estava uma canção soviética piegas chamada "Sebastopol Waltz". Ela tinha sido composta depois da Grande Guerra Patriótica, em 1953, um ano após o nascimento de Putin. A maioria dos russos de uma certa idade e temperamento sabia cantar junto.

> Nós voltamos para casa
> Na fronteira da terra soviética
> De novo, como antes, os castanheiros estavam em flor
> E de novo, eu esperava por você...
> Ao longo dos bulevares nós caminharemos
> E, como na juventude, cantaremos.

A ÚLTIMA NAÇÃO A ANEXAR o território de outra tinha sido o Iraque em 1990, quando os exércitos de Saddam Hussein varreram o Kuwait. A invasão, ocupação e anexação executadas pelo Iraque incitaram condenação universal e, em última instância, a formação de uma coalizão militar liderada pelos americanos que, sob os auspícios da ONU e sem objeção por parte da União Soviética, expeliu os iraquianos meros sete meses depois. Putin compreendia isso; ele sabia os riscos que tinha assumido ao tomar território estrangeiro. Mesmo em 2008, quando a Rússia arremeteu contra a Geórgia, a Ossétia do Sul e a Abkazia eram territórios em disputa, policiados por tropas de paz russas e sob ataque das forças militares georgianas. A Crimeia, contudo, era parte indisputável da Ucrânia e não enfrentava nenhuma ameaça militar nem de segurança. Putin, em uma questão de dias, havia não apenas violado a soberania de uma nação vizinha, como também rompeu o que muitos presumiam ser a ordem imutável pós-Guerra Fria que lançara raízes após a violenta separação da Iugoslávia nos anos 1990, uma ordem que muitos na Europa esperavam que fosse anunciar uma era de cooperação e integração pacífica após a carnificina do século XX. O próprio Putin havia repetidamente defendido isso, denunciando o uso unilateral de força pelos Estados Unidos e seus aliados como uma ameaça ao sistema internacional que protegia os direitos das nações soberanas contra ataques. Ele havia usado exatamente esse argumento apenas alguns meses antes, quando Barack Obama debateu fazer um ataque militar contra a Síria por seu uso de armas químicas.

Putin compreendia qual seria a reação à anexação, mas também calculava que o mundo não ousaria agir como havia feito no caso de Saddam Hussein em 1990. O Iraque era uma nação fraca, enquanto a Rússia era uma superpotência renascida. O Ocidente não agiria contra a Rússia – certamente não em nome da Ucrânia –, exatamente como não havia agido em 2008 para preservar a integridade territorial da Geórgia. A Rússia não era mais uma União Soviética debilitada em seu crepúsculo, e Putin estava agora preparado para agir em nome do que ele, e apenas ele, considerava ser o interesse nacional. Ele tomou a Crimeia da Ucrânia porque podia, porque acreditava que uma superpotência tinha a autoridade legal e moral para fazê-lo, exatamente como os Estados Unidos vinham fazendo desde o final da Guerra Fria.

A operação que Putin ordenou na Crimeia refletiu as lições que os militares haviam aprendido da guerra na Geórgia, assim como os benefícios da modernização militar que ele havia conduzido desde que fora primeiro-ministro. O orçamento militar russo havia quase dobrado desde 2005, alcançando estimados 84 bilhões em 2014. Ele ficava atrás apenas dos Estados Unidos e China, mas gastava mais em porcentagem de seu PIB do que qualquer das maiores economias.[7] Os efeitos da modernização se manifestavam em novos armamentos, inclusive navios e caças que cada vez mais desafiavam as defesas aéreas americanas e da OTAN, mas também no treinamento e equipamento de suas forças de elite, como as que foram enviadas à Ucrânia. A tomada da Crimeia demonstrou uma máquina militar mais capacitada – e para outros vizinhos na Europa, mais ameaçadora – do que qualquer outra desde que o Exército Vermelho se desintegrou. Ela misturava poder duro e poder suave, rapidez e dissimulação, ofuscação e propaganda incansável com a intenção de desviar culpabilidade até que fosse tarde demais para fazer qualquer coisa a respeito. Quando Putin reconheceu que forças russas tinham, de fato, tomado o controle de toda a península antes do referendo a respeito, a anexação já era um *fait accompli*. E a despeito do opróbrio internacional, ela não seria revertida de imediato.

Putin correu para justificar a anexação e suas explicações volúveis ecoaram pelas hierarquias diplomáticas e militares e, portanto, na mídia que o Kremlin controlava. Ele argumentou que a Crimeia havia, antigamente, sido parte do histórico império russo, que ela tinha sido administrada por Moscou na época soviética até Nikita Khrushchev entregá-la como legado à República Socialista Ucraniana em 1954, que ela continuava a ser o lar da nova Frota do Mar Báltico russa, que o novo governo da Ucrânia era ilegítimo, que o povo da Crimeia tinha votado pela independência da Ucrânia, que eles enfrentavam perigo iminente de fascistas devastadores. Às vezes, ele simplesmente declarava uma equivalência moral: os Estados Unidos tinham invadido outros países, então por que a Rússia não podia? O raciocínio mais nefasto para muitos era o de que ele havia interferido para proteger seus "compatriotas" russos na Crimeia – ou seja, não os cidadãos da Rússia, mas aqueles russos que, como ele mesmo apontava amiúde, encontravam-se à deriva em "países estrangeiros" quando a União Soviética se despedaçou em 1991 em nações sucessoras separadas. Por anos ele havia exaltado o *Russki mir*, ou mundo russo, a comunidade unida através das fronteiras por linguagem, cultura e fé, mas nunca antes usara essa noção como um motivo para ação militar. Era um argumento que possuía paralelos desconfortáveis aos que Adolf Hitler utilizara em 1938 para reivindicar a Áustria e, posteriormente, os Sudetos, na Tchecoslováquia, para o *Volksgenossen*. A questão agora era: onde a política de Putin iria parar? Outras partes da Ucrânia incluíam populações consideráveis de russos étnicos, assim como o Cazaquistão e as três ex-repúblicas soviéticas agora membros da OTAN e protegidas por um pacto de defesa mútua contido no Artigo 5 da carta da aliança: Lituânia, Letônia e Estônia. Poucas pessoas julgavam que Putin fosse arriscar um confronto militar com a OTAN atacando um de seus países-membros, mas ninguém parecia ter certeza de que os cálculos de Putin ainda eram racionais.

Dias após a anexação da Crimeia, manifestantes na Ucrânia oriental, incitados ou infiltrados por agentes de inteligência russos e combatentes voluntários começaram a invadir prédios administrativos em diversas cidades. Em duas capitais da província, Donetsk e Luhansk, eles denunciaram as novas autoridades centrais em Kiev e declararam a criação da "República Popular", agendando seus próprios referendos para maio. Os eventos se desenrolaram exatamente como oficiais nessas regiões alertaram que ocorreriam após a agitação política de 2004, apoiados por compatriotas do outro lado da fronteira, na Rússia. Ambas as regiões incluíam grandes populações de russos étnicos, embora não fossem maiorias, cujas simpatias políticas eram muito mais próximas da Rússia de Putin do que de Kiev, especialmente após as convulsões do inverno de 2013-2014. Eles estavam muito mais suscetíveis à propaganda da mídia controlada pelo Kremlin, amplamente disponível na Ucrânia ocidental e retratando aqueles que agora detinham o poder como nacionalistas raivosos que negariam direitos básicos aos russos, que os oprimiriam, até torturariam e matariam. Embora se contivesse para não expressar apoio explícito aos protestos, Putin denunciou repetidamente as autoridades ucranianas e reafirmou o direito da Rússia de proteger os interesses do mundo russo. Em semanas, ele usou o termo *Novorossiya*, ou Nova Rússia, para evocar uma reivindicação histórica sobre a parcela de território ucraniano que ia de Odessa até a fronteira russa que a Rússia imperial tomara no século XVIII do Império Otomano em declínio. As linhas de clivagem étnicas que destroçavam a Ucrânia – como outras deixadas para trás pela complicada separação da União Soviética – agora se rompiam, talvez de forma irrevogável.

Os americanos e europeus foram pegos de surpresa pelo avanço sobre a Crimeia, assim como tinha ocorrido com o derramamento de sangue em Kiev e a fuga abrupta de Yanukovych em 22 de fevereiro. A reação internacional à anexação – e à agitação na Ucrânia oriental – foi confusa e hesitante, estorvada pelos subterfúgios de Putin e pela alarmante facilidade com que milhares de comandos russos conseguiram tomar mais de 25 mil quilômetros quadrados de território, povoado por quase dois milhões de pessoas. Nos dias anteriores ao referendo da Crimeia, líderes da Europa e dos Estados Unidos torceram para que a pressão diplomática funcionasse; quando o referendo prosseguiu mesmo assim, eles calcularam que a ameaça de punição econômica – e censura internacional – ainda fosse dissuasão suficiente.

Em 17 de março, o dia após o referendo, os Estados Unidos e a União Europeia anunciaram sanções contra quase uma dúzia de oficiais na Rússia e na Crimeia, mas incluíram apenas aqueles que, como Valentina Matviyenko, do Conselho da Federação, e o ex-estrategista político do Kremlin, Vladislav Surkov, apesar de proeminentes, não detinham influência alguma sobre as decisões que Putin estava tomando agora. Putin não deu atenção qualquer à reação inicial. Ele desconsiderou os alertas gradativamente mais severos não apenas de Barack Obama, cujas relações com ele após a proibição à adoção, Edward Snowden e a Síria estavam além de qualquer conserto, mas também de líderes como Angela Merkel, que continuava sendo no continente sua contraparte mais propensa a manter relações próximas com a Rússia. Ele forçou a credulidade em suas conversas com Merkel a tal ponto, denunciando os atos nefandos europeus contra a Rússia, que ela confidenciou a Obama sua crença de que Putin agora vivia "em outro mundo".[8]

A intransigência de Putin se provou unificadora, alicerçando a oposição internacional. A Rússia foi expulsa do G8, cuja conferência anual seria realizada no verão de 2014 na recém-reconstruída Sochi. Dois dias após a anexação, os Estados Unidos ampliaram as sanções, sendo seguidos pela União Europeia. Dessa vez, elas eram dirigidas àqueles mais próximos de Putin, pretendendo alterar o comportamento dele ao infligir punição sobre os amigos que haviam acumulado fortunas durante sua presidência. Eles incluíam seus antigos parceiros de judô, Arkady e Boris Rotenberg; Vladimir Yakunin, Yuri Kovalchuk e Andrei Fursenko, da cooperativa de dachas Ozero, e Gennady Timchenko. Repercutindo as declarações feitas pelos críticos de Putin durante anos, o Departamento do Tesouro em Washington afirmou que o próprio Putin tinha investimentos na empresa de Timchenko, a Gunvor, e "pode ter acesso aos fundos da Gunvor". Os americanos acusaram o Banco Rossiya, de Kovalchuk, de agir como "banqueiro pessoal" de autoridades importantes do Kremlin, inclusive Putin.[9] As sanções impediam os afetados por elas de viajar aos Estados Unidos, congelavam seus bens e proibiam empresas americanas de fazer negócios com eles, efetivamente restringindo suas atividades que envolvessem dólares em quase todos os lugares. As sanções americanas e europeias continuariam se expandindo, destacando cada vez mais oficiais e empresas, incluindo o banco dos Rotenberg, a SMP, a abreviação russa para Rota Marítima Norte, que atravessava o Ártico, e, em última instância, setores inteiros da economia, entre eles a Rosneft e seus ambiciosos planos para extrair petróleo do Ártico.

E mesmo assim, essas novas medidas não tiveram nenhum outro efeito mais óbvio do que as sanções contra os assessores e acólitos das órbitas mais externas do poder de Putin; de fato, nenhum efeito visível. A determinação de Putin não podia ser desafiada, nem mesmo por aqueles mais próximos a ele. Todos os que foram afetados pelas sanções – os elevados e os humildes, os amigos próximos e os conhecidos, os agentes de influência e os meros agregados – deviam a ele seus lugares dentro do sistema. Eles eram a nova elite da era Putin, acima da lei e, portanto, protegidos pela justiça de um homem. Seu poder e suas fortunas dependiam da soberania de Putin e da lealdade deles ao presidente russo. Vladimir Yakunin, para quem as sanções pareceram uma afronta pessoal, disse que seu velho amigo jamais permitiria que ninguém tentasse dissuadi-lo de qualquer decisão tomada segundo o que eram, para ele, os melhores interesses da Rússia. Ele consideraria o mero esforço de fazê-lo como uma traição. "Ele não se esquece de algo assim – nem perdoa algo assim", disse Yakunin.[10]

E ninguém ousou. Um após o outro, aqueles que enfrentavam as sanções expressaram lealdade e solidariedade ao líder, proclamando sua disposição para fazer qualquer sacrifício necessário. "Você precisa pagar por tudo nessa vida", disse Gennady Timchenko, um tanto ironicamente, já que tinha conseguido vender suas ações na Gunvor para o sócio no dia *anterior* ao anúncio das sanções, o que sugere que tinha informações privilegiadas sobre a ameaça iminente e se movimentou com rapidez para proteger seu patrimônio do confisco. Timchenko reconheceu que seu jato Gulfstream estava retido porque ele não podia mais comprar as peças para sua manutenção, que os cartões de crédito de sua esposa tinham sido suspensos e que ele já não podia mais tirar férias pela Europa com a família e o cachorro, Romi, cria da amada cachorra de Putin, Koni. "Mas é possível suportar os custos dos negócios e as inconveniências pessoais quando os interesses do Estado estão em jogo. Isso são bagatelas no pano de fundo dos problemas globais."[11]

Protestos como os que se materializaram em Simferopol e outras cidades da Crimeia em fevereiro se espalharam por toda a Ucrânia. Em Odessa, um confronto violento em maio entre manifestantes pró-Rússia e defensores do governo no centro da cidade terminou em um incêndio no velho prédio dos sindicatos que matou 48 pessoas. Os referendos realizados naquele mês pelas repúblicas populares de Donetsk e Luhansk foram tão apressadamente organizados e legalmente duvidosos quanto o ocorrido na Crimeia. O serviço de segurança da Ucrânia afirmava ter capturado uma gravação de um líder rebelde, Dmitri Boitsov, do Exército Ortodoxo Russo, reclamando que não podia supervisionar uma votação porque uma grande força de tropas ucranianas continuava na região. "Não podemos conduzir [o referendo] de forma legal enquanto esses filhos da puta estiverem aqui", disse ele. O homem que supostamente estava do outro lado da linha era Aleksandr Barkashov, um notório neonazista na Rússia que, em 1993, havia se juntado aos que defendiam a Casa Branca em Moscou em desacato aos decretos de Boris Yeltsin. Ele lhe disse para seguir adiante mesmo assim, armando um resultado de, digamos, 89%. "Você vai andar por aí juntando papéis?", Barkashov ladrou para ele. "Está maluco, porra?"[12]

Quando os votos foram contados, o total espelhava a recomendação dele – com 89% a favor –, enquanto em Luhansk a contagem excedeu improváveis 96%. Os referendos foram seguidos por uma escalada nos conflitos violentos. O país descambou para a guerra aberta, um confronto que o chefe do Estado Maior Conjunto da Rússia, Valery Gerasimov, aparentemente previu um ano antes, quando esboçou uma nova doutrina militar traçada antes do retorno de Putin à presidência em reação aos levantes no mundo árabe. "No século XXI, temos visto uma tendência à distorção nas fronteiras entre os estados de guerra e paz", escreveu o general Gerasimov.[13] "Guerras já não são mais declaradas e, depois de começadas, procedem seguindo um padrão não familiar. A experiência dos conflitos militares – inclusive aqueles conectados às assim chamadas revoluções coloridas no Norte da África e no Oriente Médio – confirmam que um país perfeitamente pujante pode, em questão de meses e até dias, ser transformado na arena de ferozes conflitos armados, tornar-se uma vítima de intervenção estrangeira e afundar em uma rede de caos, catástrofe humanitária e guerra civil." E assim seria.

A anexação da Crimeia havia se provado quase fácil, mas a situação na Ucrânia oriental se revelou muito mais complicada, e a incerteza sobre as intenções de Putin atrapalhou os esforços feitos pelos insurgentes. O presidente recém-eleito que substituiu o autoexilado Yanukovych, o magnata do chocolate Petro Poroshenko, também agiu com muito mais determinação ao se agarrar às regiões rebeldes no oriente do que o governo provisório tinha sido capaz de fazer no caso da Crimeia em março. As forças armadas ucranianas, junto a milícias irregulares que haviam se formado durante os eventos no Maidan, contra-atacaram e avançaram para retomar territórios que já não eram mais controlados pelo governo, e a cada dia que se passava a luta se transformava em uma guerra civil. Oficialmente, ao menos, Putin manteve uma distância constante daqueles que pediam pela independência em Donetsk e Luhansk; com as sanções se apertando muito mais do que provavelmente imaginara, ele até clamou por um adiamento nas votações pela independência. Os americanos e europeus esperavam que o isolamento diplomático que a Rússia enfrentava e as sanções cada vez mais intensas estivessem, finalmente, alterando as escolhas de Putin, forçando-o, assim como a outros oficiais, a emitir negativas progressivamente mais improváveis do envolvimento russo.

Não obstante, os insurgentes tinham amplo apoio da Rússia, oficial e não oficialmente. Seus líderes eram, no início, russos étnicos, entre eles um ex ou talvez atual oficial de inteligência militar, Igor Girkin, que atendia pelo codinome Igor Strelkov. As milícias que se formaram – e existiam muitas, com cadeias nebulosas de comando – incluíam combatentes locais e "voluntários" da Rússia que se juntaram aos levantes puramente por um desejo fraternal de defender o *Russki mir*, como insistia o Kremlin, sem convencer ninguém. Alguns desses haviam lutado nos conflitos anteriores ao longo das fronteiras esgarçadas do império soviético no início dos anos 1990, como a Abkhazia e a Ossétia do Sul, na Geórgia, e a fatia de território na Moldávia conhecida como Transnistria. Eles eram reforçados por comandos russos e oficiais de inteligência; posteriormente, também por soldados regulares, despachados como "voluntários" por seus comandantes com a promessa de soldos extra e dos quais se exigia, sob ordens do Kremlin, que se demitissem do exército e não usassem nenhuma insígnia russa. Putin não queria arriscar uma intervenção russa abertamente, e a dissimulação mascarou a extensão das atividades da Rússia o bastante para gerar confusão e, como ele esperava, divisão e debate dentro da Europa sobre com quanta força responder. Conforme Gerasimov previra, o conflito na Ucrânia oriental distorceu as fronteiras entre guerra e paz, entre instigador e defensor. O Kremlin continuou negando a existência de combatentes e armamentos russos na Ucrânia até muito depois de os primeiros caixões de soldados voltarem à Rússia, sendo enterrados em segredo, exatamente como os corpos daqueles que haviam morrido pela União Soviética no Afeganistão. O Kremlin negaria mesmo depois de soldados russos serem capturados dentro da Ucrânia e forçados pelas autoridades de lá a desfilar.

Em 6 de junho, Putin viajou à França para comparecer a cerimônias comemorando o septuagésimo aniversário do desembarque dos aliados na Normandia, no Dia D. Seu ostracismo era palpável. O G7, tendo expulsado a Rússia, se reuniu naquela semana em Bruxelas em vez de em Sochi. Incluí-lo nas cerimônias memoriais foi uma homenagem à contribuição da União Soviética na derrota dos nazistas, mas a intervenção da Rússia em uma nova guerra tornou tensa até mesmo essa cortesia. Os líderes europeus ficaram cada vez mais frustrados com as negativas de culpa de Putin e sua insistência de que apenas uma resolução política era possível, enquanto ele estava igualmente frustrado pelos esforços ucranianos para reconquistar o controle sobre as regiões a leste. Angela Merkel e François Hollande testaram seu desejo declarado por uma solução política pacífica na Ucrânia ao se oferecerem para mediar negociações de paz. Pela primeira vez desde que a crise começou, Putin se reuniu com Petro Poroshenko na Normandia, agindo como representante das regiões rebeladas às quais jurava não fornecer apoio. O conflito, entretanto, se intensificou mesmo assim, com as forças do governo e os insurgentes trocando tiros com armas mais pesadas, inclusive morteiros e artilharia.

Um mês depois, Putin novamente se reuniu com Merkel no Brasil, pouco antes de uma final da Copa do Mundo entre a Alemanha e a Argentina. Ele comparecia como o líder da nação-sede para o torneio em 2018, um evento altamente ansiado para o qual ele já havia lançado um megaprojeto de construção de estádios, mas um evento que já era perseguido por questionamentos sobre impropriedades em torno da oferta vencedora da Rússia.[14] Ao mesmo tempo em que eles voltavam a se reunir, comprometendo-se a negociar um novo cessar-fogo, surgiam novos relatórios de equipamentos russos cruzando a fronteira. Um dia depois, um jato cargueiro militar ucraniano AN-26 que voava a uma altitude de mais de 6 mil metros foi abatido ao longo da fronteira russa, perto de Luhansk; sua derrubada, vindo em seguida à destruição, em junho, de outro jato de transporte militar enquanto pousava, era um sinal prodigioso do aumento no poder de fogo dos insurgentes. Dois dias depois disso, um caça Sukhoi foi abatido, atingido por um sofisticado míssil terra-ar de um tipo que não se sabia que os combatentes irregulares possuíam.

Na tarde de 17 de julho, o website usado por Igor Strelkov postou uma nota anunciando a derrubada de outro AN-26, este perto do vilarejo de Torez, localizado entre Donetsk e a fronteira russa. "Nós os avisamos – não voem 'no nosso céu'", declarava triunfantemente o comunicado, atribuído a Strelkov.[15] Os ucranianos posteriormente afirmaram ter interceptado ligações telefônicas entre um combatente e um oficial de inteligência russo confirmando a queda. Entretanto, não era um jato ucraniano. Os destroços que vinham do céu pertenciam a um Boeing 777, carregando 283 passageiros e 15 membros da tripulação no Voo 17 da Malaysia Airways, indo de Amsterdã para Kuala Lumpur. Os corpos deles caíam em meio a escombros por vários quilômetros quadrados de terra cultivável, plantada com trigo.

Segundo todos os relatos, exceto o dos russos, um míssil terra-ar de uma estação móvel conhecida como 9K37 Buk atingiu a aeronave quando ela passava sobre a região de Donetsk. Testemunhas, entre elas repórteres da

Associated Press, relataram ter visto a estação se movimentando pelos vilarejos vizinhos, enquanto relatos subsequentes traçaram a unidade até as forças militares russas, especificamente a 53ª Brigada de Mísseis Antiaéreos com base na cidade de Kursk. Dizia-se que a unidade havia atravessado a fronteira da Rússia na noite anterior e regressado outra vez, carregando apenas três de seus quatro mísseis. Uma investigação preliminar feita pelo governo da Holanda também concluiu que o avião explodiu em pleno ar, e o dano à sua fuselagem era consistente com a explosão de um míssil semelhante ao Buk, não um míssil disparado de um caça, como o Ministro da Defesa da Rússia rapidamente afirmou.[16]

Putin, que estava voltando de sua viagem ao Brasil quando a tragédia ocorreu, falou por telefone com Merkel e Obama naquele dia; em público, porém, fez apenas comunicados sucintos. Ele não disse nada sobre a evidente fonte do míssil – nem para confirmar, nem para negar –, mas culpou a retomada das lutas na Ucrânia oriental pela tragédia, sugerindo que a culpa era do governo da Ucrânia por tentar recuperar território que estava sendo mantido por insurgentes armados. "Ninguém deveria, e ninguém tem o direito, de usar essa tragédia para perseguir seus próprios objetivos políticos", disse ele em um discurso televisivo incomum, feito nas primeiras horas da manhã do dia 21 de julho. Ele parecia cansado e esgotado, de pé e trêmulo em sua mesa de escritório, os olhos avermelhados. "Em vez de nos dividir, tragédias desse tipo deveriam unir as pessoas. Todos os responsáveis pela situação nessa região deveriam assumir uma responsabilidade maior perante seu próprio povo e perante os povos dos países cujos cidadãos foram mortos nesse desastre." Entretanto, ele mesmo não assumiu responsabilidade qualquer por algum papel na tragédia, ou em um conflito cada vez mais mortal que ainda mataria milhares de pessoas, deixando outras centenas de milhares sem lar em um continente que sonhara deixar sua história sangrenta para trás.

O mundo – ao menos a maioria do Ocidente – voltou-se definitivamente contra Putin depois do Voo 17. "O míssil de Putin", declarou o tabloide *The Sun*, e até organizações de notícia mais sóbrias traçaram uma linha clara da responsabilidade. Sem Putin, não haveria a anexação da Crimeia, nenhuma guerra na Ucrânia oriental, nenhum destroço espalhado pelos campos de trigo. Esta era a guerra de Putin, e os melhores esforços dos propagandistas do Kremlin para obnubilar as águas – exibindo afirmações falsas e teorias da conspiração – nada fizeram para aliviar a culpa. Ainda que ele não pudesse entender, outros a seu redor entendiam. Ele podia ter controlado os líderes rebeldes, retirado as forças russas e seus equipamentos, facilitado a investigação internacional da queda do avião, e encontrado e entregado à justiça os responsáveis pelo assassinato de 298 pessoas. E no entanto, ele não podia fazer isso mais do que poderia reconhecer os outros fracassos de sua presidência, os outros crimes sensacionais, a corrupção que erigiu o sistema de lealdade que ele havia criado. Putin havia feito de si mesmo o símbolo da Rússia renascida, e a ideia tinha que ser mantida sem reconhecer nenhuma falha. Apenas em um culto do poder o líder pode ser inseparável do Estado. "Existe Putin, e existe a Rússia", disse em 2014 Vyacheslav Volodin, o homem que substituiu Vladislav Surkov em 2011 como o estrategista político do Kremlin. "Sem Putin – sem Rússia."[17]

A FISSURA ENTRE A RÚSSIA e o Ocidente parecia agora irrevogável e isso era deliberado. Os Estados Unidos já tinham expandido suas sanções no dia anterior à queda do Voo 17 e, na esteira do incidente, a oposição na Europa à intensificação das sanções feitas também evaporou. Setores econômicos inteiros, entre eles os setores bancário e energético, agora enfrentavam sanções, não apenas os oficiais e amigos próximos de Putin. Em meados de 2014, a fuga de capitais tinha chegado a 75 bilhões de dólares por ano conforme aqueles com dinheiro buscavam portos seguros no exterior; até o final do ano, 150 bilhões haviam fugido do país. A economia, já em desaceleração, entrou em declínio acentuado enquanto os investimentos secavam. O valor do rublo despencou, apesar dos esforços do Banco Central para sustentá-lo. O preço do petróleo caiu – pelo que Putin responsabilizou uma conspiração entre Estados Unidos e Arábia Saudita – e isso espremeu o orçamento, esgotando as reservas que Putin havia acumulado constantemente ao longo de seus anos no poder. A Rússia mergulhou em uma crise econômica tão ruim quanto as de 1998 e 2009. As táticas de Putin tinham saído pela culatra. Muitos no Ocidente comemoraram, vendo a crise econômica como evidência da dor autoinfligida dos atos do líder russo, mas o isolamento também alimentou a perspectiva de Putin de que as crises que a Rússia enfrentava econômica e diplomaticamente eram parte de um vasto esforço conspiratório para debilitar o país – para enfraquecer seu governo.

No dia depois da derrubada do Voo 17, a corte de arbitragem internacional de Haia finalmente emitiu seus vereditos nos casos levados até ali pelos acionistas da Yukos pela desapropriação da empresa, ordenando à Rússia que pagasse mais de 50 bilhões de dólares em compensações, citando a própria defesa de Putin do leilão da joia da coroa da empresa uma década antes como prova de conluio do governo.[18] Cada passo contra a Rússia ele agora pensava ser um ataque cínico e calculado contra ele. Suas ações ocultavam um profundo senso de mágoa e traição, afiado pela crise que se desenrolava no próprio momento em que a Rússia tinha alcançado seu sonho olímpico. Ele era impenetrável às ameaças de sanções ou ao isolamento internacional porque agora acreditava que as visões da Rússia e seus interesses jamais seriam respeitados, assim como sentia que ele mesmo jamais tinha recebido o devido respeito, mais ainda desde que retornara ao Kremlin em 2012, depois do intervalo de quatro anos como primeiro-ministro.

Putin não havia errado em seus cálculos nos atos contra a Crimeia e, posteriormente, na Ucrânia oriental. Ele simplesmente não se importava mais com como o Ocidente reagiria. A mudança no comportamento de Putin se tornou aguda depois da derrubada do Voo 17, segundo seu velho amigo, Sergei Roldugin. "Eu notei que quanto mais ele é provocado, mais duro ele se torna", disse Roldugin. Era como se a agitação política na Ucrânia afetasse Putin pessoal e profundamente, como uma zombaria no pátio da escola que o forçava a atacar. Merkel, segundo Roldugin, o enfurecia ao ignorar as preocupações que ele levantou sobre os radicais nas fileiras do novo governo da Ucrânia, sobre as ameaças à minoria russa do país, sobre as atrocidades que eram cometidas pelas tropas ucranianas contra civis. Todos queriam culpá-lo pelo míssil que destruiu o avião comercial, mas e as atrocidades cometidas pelo governo ucraniano contra as pessoas no leste? Enquanto antes ele tinha sido paciente com Merkel e outros líderes, agora estava irritado; enquanto antes se encontrava disposto a negociar um meio-termo, agora era inflexível. "Tudo isso o tem irritado e ele se tornou mais... eu não quero dizer agressivo... mas mais indiferente", explicou Roldugin. "Ele sabe que nós devemos resolver de um jeito ou de outro, mas ele não quer mais fazer concessões."

Para Putin, o pessoal havia se tornado política. O pragmatismo de seus dois primeiros mandatos como presidente já havia terminado há muito, mas agora a inquietação na Ucrânia assinalava um rompimento fundamental na trajetória que ele tinha seguido desde que Yeltsin inesperadamente lhe entregara a presidência na aurora do novo milênio. Durante catorze anos no poder, ele havia focado em levar a Rússia de volta a seu lugar entre as potências mundiais integrando-a a uma economia globalizada, lucrando e explorando as instituições financeiras do livre mercado – bancos, bolsas de valores, instituições de comércio – para benefício dos magnatas mais chegados a ele, é claro, mas também dos russos em geral. Agora ele reafirmaria o poder da Rússia com ou sem o reconhecimento do Ocidente, rejeitando seus valores "universais", sua democracia e seu estado de direito, como algo alheio à Rússia, algo que pretendia não incluir a Rússia, mas sim subjugá-la. A nação se tornou "refém dos caprichos psicossomáticos de seu líder", escreveu o novelista Vladimir Sorokin após a anexação. "Todos os seus medos, paixões, fraquezas e complexos se tornam política do estado. Se ele é paranoico, o país todo deve temer inimigos e espiões; se ele tem insônia, todos os ministros devem trabalhar à noite; se ele é abstêmio, todos devem parar de beber; se ele é um bêbado, todos devem encher a cara; se ele não gosta da América, contra a qual sua amada KGB lutou, toda a população deve detestar os Estados Unidos."[19]

A oposição a Putin – ao putinismo – continuava existindo, mas os eventos de 2014 a jogaram ainda mais para as margens da sociedade. Os líderes que representavam uma ameaça, ou talvez tivessem representado algum dia, estavam sitiados, mais do que nunca. Alguns partiram antes dos eventos na Ucrânia, entre eles Garry Kasparov, que temia sua prisão iminente após o comitê de inquérito de Aleksandr Bastrykin telefonar e conversar com sua mãe enquanto ele estava viajando. Um telefonema do comitê era agora um alerta tão sinistro quanto a batida na porta da KGB fora um dia.[20] Kasparov foi seguido por outros, expulsos da Rússia por investigadores: o economista Sergei Guriev, que havia sido conselheiro de Medvedev; um ex-banqueiro central, Sergei Aleksashenko; e um dos representantes de Aleksei Navalny que trabalhara em sua campanha anticorrupção, Vladimir Askurov, que recebeu asilo político na Grã-Bretanha. Pavel Durov, o criador da versão russa do Facebook, chamada VKontakte, e um exemplo de uma nova geração dinâmica de russos, vendeu sua participação restante na empresa e deixou o país, dizendo depois: "Já que eu obviamente sou um adepto do livre mercado, é difícil para mim compreender a direção atual do país".[21]

Boris Berezovsky, o homem que afirmava ser o progenitor de Putin e se tornou sua maior nêmesis, morreu nos arredores de Londres em 2013, ostensivamente por suicídio, pendurado em uma corda em seu banheiro. Como sempre, quando Berezovsky estava envolvido, a suspeita de um final mais nefário à sua vida nunca desapareceu por completo. Mikhail Khodorkovsky, anistiado por Putin no inverno de 2013, mudou-se para a Suíça e reabriu seu Open

Russia novamente para promover a democracia na Rússia. Ele se ofereceu como líder potencial para um governo provisório que talvez um dia viesse a servir como transição para uma nova Rússia, mas não ousou voltar ao país.

Em casa, aqueles que desafiavam a narrativa do Kremlin na Ucrânia foram rejeitados. Um historiador proeminente, Andrei Zubov, foi demitido de seu cargo no Instituto Estatal de Relações Internacionais de Moscou por ter comparado a anexação da Crimeia ao Anschluss de Hitler na Áustria em 1938, um evento, destacou ele, que foi seguido por uma guerra e finalmente pela queda do Terceiro Reich. "Amigos", implorou ele no *Vedomosti*, "a história se repete."[22] Seu ostracismo foi tão veloz e severo quanto o do lamento do humorista Viktor Shenderovich pelo ouro da patinadora nas Olimpíadas. O editor e fundador do *Vedomosti*, Leonid Bershidsky, anunciou o próprio exílio em uma coluna do jornal não muito tempo depois, falando por uma geração da *intelligentsia* que via a Rússia de Putin como algo já incompatível com as relativas liberdades com as quais eles haviam se acostumado. Ele escreveu no *The Moscow Times* que não era um rato em pânico, abandonando o navio russo que afundava. "Sou mais um marinheiro que, vendo que o capitão mudou o curso para um porto de má reputação – e com autofalantes divulgando sua intenção –, discretamente, e sem pânico, abaixou o bote salva-vidas e começou a remar na direção do porto para o qual todos nós tínhamos partido originalmente."[23]

Outros permaneceram no país, lutando uma batalha cada vez mais solitária contra Putin e as forças do nacionalismo que ele havia libertado. Aleksei Navalny, depois de ser preso enquanto protestava contra os vereditos dos processos de Bolotnaya no encerramento das Olimpíadas de Sochi, passou a maior parte de 2014 em prisão domiciliar, confinado a seu pequeno apartamento em um bloco da era soviética no sul de Moscou. O único líder da oposição a ter emergido dos movimentos populares da sociedade – um líder que não devia nada ao Kremlin e era carismático o suficiente para conquistar seguidores independentemente dessa influência – foi proibido por meses de se reunir com alguém, exceto por seus parentes, e de usar a internet, a mídia que ele havia utilizado com tanta eficácia para se tornar uma ameaça ao sistema de Putin. Com equipamentos de vigilância instalados descaradamente por seu apartamento, ele passava seus dias jogando Grand Theft Auto, saindo apenas para comparecer a audiências no tribunal, acompanhado por escolta policial. Com promotores abrindo novos processos – inclusive um envolvendo um cartaz de rua "roubado" como presente e outro que enviaria o irmão dele, Oleg, para a prisão –, suas audiências se tornaram mais e mais regulares. A sombra do Kremlin assomava sobre ele como havia feito com os dissidentes no passado.

"O que você ganhou?", disse ele dentro de seu apartamento no final de 2014, quando os termos de sua prisão foram um pouco atenuados, refletindo sobre a anexação da Crimeia por Putin e a demonização internacional que se seguiu ao ato. "Agora literalmente ninguém gosta da gente", disse ele. Até a Ucrânia, uma aliada natural, agora odiava a Rússia, se não os russos. A guerra ofuscou a obra da campanha anticorrupção de Navalny, que continuava a expor os elos neofeudais entre o poder e o dinheiro. Aquilo virou uma guerra contra tudo que fosse ocidental, inclusive aqueles que advogavam por maior abertura e transparência políticas. Permeou a sociedade, até mesmo os noticiários meteorológicos que Navalny assistia pela TV, que começaram a alertar que a situação na Ucrânia oriental estava "esquentando". Putin havia mergulhado o país em "uma guerra perpétua" e, portanto, em "uma mobilização perpétua", disse Navalny. Ele uniu o país no apoio a um destino manifesto que a nação perdera, sem considerar o custo a sua imagem internacional. Entretanto, quanto mais desastrosas eram as decisões de Putin, mais invulnerável ele se tornava. Era uma contradição que Navalny, como outros no país e no exterior, lutavam para compreender. "Em termos de fortalecer seu regime, Putin venceu", disse ele, com ar resignado. "Em termos dos interesses estratégicos da Rússia, nós perdemos."[24]

Boris Nemtsov, que conseguiu se eleger para a assembleia regional de Yaroslavl, também continuou a fazer campanha contra Putin, confiando na imunidade legal que sua vaga legislativa fornecia como certa medida de proteção. Ele vituperou contra a guerra em postagens no Facebook e no Twitter, descrevendo Putin como um *ghoul* que precisava de sangue para sobreviver. Mesmo assim, ele também reconhecia que Putin parecia resistir à crescente coleção de provas de que russos estavam lutando e morrendo na Ucrânia. Ele reclamava que as sanções internacionais e o isolamento diplomático continuavam hesitantes. Ele queria esforços internacionais mais intensos para acabar com o regime de Putin, não para negociar com ele. "Ele não está em isolamento", disse Nemtsov. "Ele conversa com Merkel. Ele conversa com todo mundo." Nemtsov seguiu adiante, imperturbável, compilando evidências para outros de seus panfletos, como aqueles sobre a Gazprom, sobre a corrupção, sobre Sochi. Dessa vez, ele iria documentar o envolvimento russo – sob as ordens de Putin – no conflito na Ucrânia oriental e tentaria despertar a consciência política do povo russo para os crimes que estavam sendo cometidos. Ele pretendia chamar esse simplesmente de: "Putin. Guerra". No entanto, ele não o terminaria.[25] Uma noite de fevereiro de 2015, ele foi morto a tiros enquanto caminhava pela ponte saindo da Praça Vermelha. Ele morreu à vista do Kremlin; sua morte, como a de Politkovskaya em 2006, uma baixa em uma guerra maior. Não foi um ato aleatório de violência, e sim um assassinato altamente organizado e levado a cabo no meio de um dos lugares mais ostensivamente policiados do planeta. Seu assassinato foi ligado a assassinos da Chechênia, alguns supostamente próximos de Ramzan Kadyrov, o homem em quem Putin confiou para restabelecer o controle sobre uma região anteriormente sob ameaça de se libertar da Rússia, mas cujo governo brutal agora operava sem qualquer restrição. O incansável porta-voz de Putin, Dmitri Peskov, divulgou que Putin estava chocado com a tragédia, mas também disse que a influência de Nemtsov não tinha sido muito boa. Assim como ocorreu no assassinato de Politkovskaya – e no de Aleksandr Litvinenko e no de Sergei Magnitsky –, Putin pode não ter estado pessoalmente envolvido ou ciente, como insistem seus defensores. A essa altura, contudo, era difícil argumentar de que sua época não estava encharcada no sangue de seus críticos mais duros.

Em 31 de julho de 2014, alguns dos homens mais ricos da Rússia se reuniram em Moscou, no quartel-general da federação russa de futebol para lidar com uma consequência inesperada da anexação da Crimeia por Putin. Eles incluíam os executivos da federação, além dos proprietários das equipes profissionais de mais destaque: Sergei Galitsky, o dono de uma cadeia de supermercados e do Krasnodar Football Club; Suleiman Kerimov, o magnata dono da Anzhi Makhachkala, no Daguestão; e Vladimir Yakunin, cujas Ferrovias Russas patrocinavam o Lokomotiv Moskva. Na agenda estava uma votação pelo comitê executivo da fundação para absorver os três clubes da Crimeia na liga russa, e aqueles que se reuniam ali tinham suas reservas sobre o risco das sanções que podiam se estender a eles e a seus clubes. Eles podiam ser barrados de viajar para o Ocidente, expulsos de competições na Europa. "Eu não tenho nenhuma dúvida de que vamos todos cair sob sanções", reclamou Galitsky, segundo uma transcrição da conversa impaciente, que foi furtivamente gravada e vazada para o jornal *Novaya Gazeta*.[26] Ele expressou frustração porque tudo o que ele tinha construído ao longo de um quarto de século – uma cadeia de lojas chamada Magnit, que empregava 250 mil pessoas e valia 30 bilhões de dólares – podia se perder. Outros na sala de conferência do comitê partilhavam dessa preocupação – além de seu temor de desagradar o "presidente executivo". Galitsky e os outros claramente esperavam evitar a necessidade de uma votação, debatendo de maneira tortuosa se eles precisavam mesmo fazer isso e se um comunicado do ministro dos esportes, Vitaly Mutko, podia ser tão bom quanto a palavra do próprio Putin. Ninguém queria ser registrado com um voto, como o presidente da união insistia; eles também não queriam arriscar desobedecer Putin ao não votar.

"Está óbvio que estou preparado para sofrer", disse ele, mas só faria se "o presidente executivo" deixasse clara sua escolha sobre essa questão. "Só depois disso eu estaria preparado para arruinar o que construí ao longo de 25 anos", declarou Galitski.

Quando o presidente e coproprietário do CSKA Moscow, Yevgeny Giner, ecoou essa relutância, o diretor da união e Yakunin voltaram-se contra ele duramente, chamando seus pontos de vista de "indecentes". "Nosso país está sob sanção", Yakunin lhe disse. "Nosso presidente está de pé, sozinho, no parapeito. E você falando em ferrar com o país ao ponto de eles colocarem mais sanções? Eles vão fazer isso. Não importa o que você faça, ainda que você rasteje diante deles sobre sua barriga – eles vão fazer isso! Entendeu? Então, ou você dá o fora desse país ou se comporta da maneira adequada, como um cidadão desse país."

Nove dias depois, com Putin deixando claros seus desejos, o comitê executivo da união aceitou os três novos times na liga profissional da Rússia. Sergei Stepashin, o predecessor de Putin como primeiro-ministro e agora um membro do comitê executivo da união, os alertara. "Nem são necessárias as diretivas. A Crimeia é, *a priori*, um território da Rússia!"

A Crimeia se tornou o novo grito de guerra ao redor do qual a nação se uniria em apoio a Putin, o argumento para terminar qualquer debate. A anexação levou a taxa de aprovação do presidente acima de 85%, e o estado de cerco que se seguiu – amplificado por uma propaganda de agitação orwelliana na televisão pública – sustentou o apoio popular a Putin no país pelos meses vindouros. Após um quarto de século de abertura desde o colapso soviético, de troca econômica e cultural, a maioria dos russos novamente olhava para o mundo exterior como se fosse o inimigo nos portões, algo a ser temido e a resistir. A mentalidade de cerco justificava qualquer sacrifício. "Quando um russo sente alguma pressão estrangeira, ele jamais abre mão de seu líder", disse um dos vice-primeiros-ministros de Putin, Igor Shuvalov, considerado um dos liberais em seu gabinete.[27] "Nós sobreviveremos a qualquer dificuldade no país – comeremos menos, usaremos menos eletricidade."

O medo da censura, ou coisa pior, certamente silenciou vozes dissidentes, mas Putin havia reafirmado seu lugar no pináculo do poder, o líder incontestável de um país que já não era mais uma democracia, exceto em periódicas simulações eleitorais. Depois de retornar ao poder em 2012 sem nenhum propósito claro, a não ser o exercício do poder pelo poder, Putin agora encontrava o fator unificador para uma nação grande e diversa que ainda procurava por isso. Ele encontrou um propósito milenar para o poder que detinha, um objetivo que moldava seu país, maior do que qualquer outro líder até então no século XXI. Ele não havia restaurado a União Soviética ou o império czarista, e sim uma nova Rússia com as características e os instintos de ambos, com ele mesmo como secretário-geral e soberano, tão indispensável quanto o país em si era excepcional. *Sem Putin, sem Rússia.* Ele tinha unificado o país atrás do único líder que qualquer um poderia agora imaginar porque estava, como estivera em 2008 e 2012, relutante em permitir que qualquer alternativa emergisse.

Quando ele "desapareceu" do olhar público por dez dias em março de 2015, a elite política pareceu tomada pela paralisia, a mídia lotada de especulações febris. Estaria Putin doente? Teria havido um golpe? Será que ele estava lidando com uma disputa interna pelo poder gerada pelo assassinato de Nemtsov, cujos assassinos foram rastreados até a Chechênia que ele tinha mantido na órbita da Rússia, sob o governo de Ramzam Kadyrov? Havia alguns rumores de que ele havia tido outro filho com Alina Kabayeva, que a essa altura havia renunciado a sua vaga na Duma e se unido ao National Media Group, controlado pelo Banco Rossiya e o velho amigo de Putin, Yuri Kovalchuk. Outros sustentavam que ele simplesmente havia passado por uma nova rodada de tratamento médico para um problema nas costas – ou por cirurgia plástica. Fosse qual fosse a explicação, sua ausência breve e, em última instância, sem importância do olhar público provou que apenas ele fornecia a estabilidade que mantinha o sistema rígido e cleptocrático no lugar, com as facções da elite de Putin em equilíbrio estável.

O governo de Putin era agora tão estável quanto tinha sido inevitável. Parecia, no entanto, inexorável. Ele não enfrentava nenhum desafio evidente a seu poder antes da eleição presidencial agendada para 2018. Podia, por lei, servir mais seis anos depois disso. Quando – se – ele se retirasse em 2024, ainda não estaria com 72 anos. Brezhnev morreu na presidência aos 75; Stálin, aos 74. Ele poderia então entregar o poder a um novo líder, talvez Medvedev novamente ou outro membro do círculo interno. Em última análise, estava por conta dele. A sorte da Rússia estava agora entrelaçada à sua, correndo adiante como a troika nas *Almas Mortas* de Gogol para um destino desconhecido. Putin provavelmente não sabia também para onde ia – exceto para a frente, impetuoso, impenitente, imperturbável. "O ar ronca, estilhaçado em cacos, e vira vento", escreveu Gogol sobre a troika.[28] "Tudo na terra passa voando e, olhando de esguelha, outras nações e estados ficam de lado para abrir caminho."

Agradecimentos

DURANTE A ESCRITA DESTE LIVRO, fiquei em dívida profunda com muitas, muitas pessoas e duas grandes instituições.

Este livro simplesmente não existiria sem o *The New York Times,* onde eu tive o privilégio de trabalhar desde 1989. Estou agradecido aos editores que me despacharam como correspondente para Moscou em 2002 e novamente em 2013, e que me deixaram sair em licença para escrever o livro. Entre eles estão os editores executivos Joe Lelyveld, Howell Raines, Bill Keller, Jill Abramson e Dean Baquet e os editores internacionais Roger Cohen, Susan Chira e Joe Kahn. Os ossos deste livro foram estruturados pelas minhas reportagens para o *Times,* mas também pelo trabalho de meus colegas, antigos e atuais, na Agência de Moscou: Steven Erlanger (que primeiro entrevistou Putin para o jornal, em abril de 1992), Frank Clines, Serge Shmemann, Felicity Barranger, Celestine Bohlen, Michael Specter, Alessandra Stanley, Michael Gordon, Michael Wines, Sabrina Tavernise, Sonia Kishkovsky, Seth Mydans, Erin Arvedlund, Rachel Thorner, Chris Chivers, Andrew Kramer, Michael Schwirtz, Cliff Levy, Ellen Berry, Andrew Roth, David Herszenhorn, Patrick Reevell e, finalmente, James Hill, cujas fotografias estão entre as que foram incluídas nas páginas anteriores. Nosso trabalho não teria sido possível sem a equipe da agência, em particular Natasha Bubenova, Oleg Shevchenko, Pavel Chervyakov, Alexandra Ordynova e especialmente os maravilhosos tradutores, consertadores, companheiros de viagem e amigos: Nikolay Khalip e Viktor Klimenko. Também agradeço a Maria Goncharova por sua assistência em uma série de artigos em 2014 sobre os pilares econômicos do governo de Putin, escritos com meus colegas Jo Becker e Jim Yardley.

A outra instituição é o Woodrow Wilson International Center for Scholars em Washington, D.C., que me forneceu um lugar para estudar e escrever em seu Kennan Institute, onde a atmosfera era séria, não partidária e absolutamente jovial. Agradeço à diretora do centro, Jane Harman, assim como a Blair Ruble, Robert Litwak e Will Pomeranz; minha assistente de pesquisas lá, Grace Kenneally; e à equipe da biblioteca do centro – Janet Spikes, Dagne Gizaw e Michelle Kamalich –, que me guiou não apenas ao longo da coleção de George Kennan, mas também na Biblioteca do Congresso, que oferece acesso especial aos acadêmicos do centro.

Eu contei com pesquisas feitas por Almut Schoenfeld em Berlim e Dresden e por Noah Sneider em Moscou. Bryon MacWilliams, meu velho amigo, autor, tradutor e compatriota *banya,* também obteve algumas fontes obscuras, enquanto atuava como especialista nas nuances da língua e da cultura russas. Outros leram trechos ou o texto todo do livro e compartilharam suas percepções, conselhos e encorajamento, entre eles Nina Khrushcheva, Geraldine Fagan, Frank Brown, Nathan Hodge, Max Trudolyubov e Rory MacFarquhar. Também consultei muitos outros especialistas em Rússia, a maioria dos quais publicaram seus próprios livros a respeito de assuntos abordados aqui, entre eles Anders Aslund, Harley Balzer, Karen Dawisha, Clifford Gaddy, Mark Galleotti, Thane Gustafson, Fiona Hill, Oleg Kalugin, David Kramer, Andrew Kuchins, Cliff Kupchan, Andrei Miroshnichenko, Robert Orttung, Peter Reddaway, Andrei Soldatov e Dmitri Trenin.

Houve diversos funcionários na Rússia e nos Estados Unidos que forneceram informações sob a condição de que eu não os identificasse; eu agradeço a confiança deles. Outra fonte ao longo dos anos – e um personagem neste livro – foi Boris Nemtsov, que foi assassinado perto do Kremlin em fevereiro de 2015, quando eu estava terminando de escrever o livro. Ele era um patriota russo. Que a justiça prevaleça.

Tenho uma dívida ímpar com Larry Weissman, o agente literário que entrou em contato comigo há mais de uma década e plantou a semente que gerou este livro. Eu também gostaria de agradecer ao pessoal da Alfred A. Knopf que concordaram em publicar este livro e que ajudaram a organizá-lo, especialmente o ótimo editor, Andrew Miller.

Muitos outros me apoiaram de formas grandes e pequenas. Eu hesito em nomeá-los por medo de deixar alguém de fora, mas incluem Boris Shekhtman, que primeiro me ensinou russo, e Sveta Prudnikova, cujo espírito irrefreável nunca desanimou enquanto ela tentava aprimorar meu russo; e meus colegas do *Times* e de outros lugares: Catherine Belton, Alan Cowell, Alan Cullison, Peter Finn, Nicole Gaouette, Isabel Gorst, Nick Kulish, Albina Kovalyova, Mark Mazzetti, Anna Nemtsova, Arkady Ostrovsky e Sharon

Weinberger. Finalmente, agradeço à minha esposa, Margaret Xavier Myers, e às nossas filhas, Emma e Madeline, que toleraram as inúmeras inconveniências envolvidas nesse esforço e a quem eu dediquei este livro.

Notas

CAPÍTULO 1: *HOMO SOVIETICUS*

1. A data de seu ferimento e os detalhes de sua unidade foram relatados pela Agência Russa de Informação oficial, agora extinta, durante uma visita memorial ao campo de batalha feita por Putin em 2004. Ver http://en.rian.ru/onlinenews/20040127/39906137.html.
2. Michael Jones, *Leningrad: State of Siege* (Nova York: Basic Books, 2008), p. 139.
3. Gevorkyan, Nataliya, Natalya Timakova e Andrei Kolesnikov, *First Person: An Astonishingly Frank Self-Portrait by Russia's President Vladimir Putin* (Nova York: Public Affairs, 2000), p. 7. Putin relembra que "nossos rapazes" mantiveram a cabeça de ponte ao longo da guerra, o que não é verdade.
4. Testemunho nos julgamentos de Nuremberg, http://avalon.law.yale.edu/imt/02–22–46.asp. Anna Reid, *Leningrad: The Epic Siege of World War II, 1941-1944* (Nova York: Walker, 2011), também cita a ordem, p. 135. Somando-se aos relatos do cerco feitos por Reid e Jones, ver também Harrison E. Salisbury, *The 900 Days: The Siege of Leningrad* (Nova York: Harper & Row, 1969), e Alexander Werth, *Russia at War, 1941-1945* (Nova York: E. P. Dutton, 1964), parte 3.
5. Reid, p. 114.
6. Gevorkyan et al., p. 3.
7. Christopher Andrew e Vasili Mitrokhin, *The Sword and the Shield: The Mitrokhin Archive and the Secret History of the KGB* (Nova York: Basic Books, 1999), p. 99.
8. Gevorkyan et al., p. 6.
9. Oleg M. Blotsky, *Vladmir Putin: Istoriya Zhizni* [Vladmir Putin: A História de uma Vida] (Moscou: Mezhdunarodniye Otnosheniya, 2004), p. 83.
10. Werth, p. 308.

11. Max Hastings, *Inferno: The World at War, 1939-1945* (Nova York: Alfred A. Knopf, 2011 [publicado no Brasil como *Inferno: O Mundo em Guerra (1939-1945),* Intrínseca, 2012]), p. 169. Hastings destaca que os privilegiados "escaparam da maior parte do sofrimento".
12. Gevorkyan et al., p. 5. A tradução em inglês refere-se erroneamente ao irmão de Maria como Peter, quando na verdade Putin não menciona o irmão. O capitão era Ivan Ivanovich Shelomov. Maria tinha um irmão, Pyotr, que morreu no front nos primeiros dias da guerra.
13. Gevorkyan et al., p. 6. O próprio Putin contou essa história várias vezes, embora com diversos detalhes impossíveis de verificar. Em 2012, ele disse a Hillary Rodham Clinton que seu pai tinha encontrado Maria em uma pilha de cadáveres, reconhecendo-a pelos sapatos. Ele exigiu receber o cadáver dela e descobriu que ela ainda estava viva. Clinton conta essa história em seu livro *Hard Choices* (Nova York: Simon & Schuster, 2014), p. 243.
14. Gevorkyan et al., p. 8-9.
15. Jones, p. 249. Ver também Werth, p. 309, e *Nezivisimoye Voyennoye Obozreniye* [Revisão Militar Independente], 14 de março, 2003.
16. Jones, p. 141.
17. Gevorkyan et al., p. 8-9.
18. O livro *Leningrad,* de Reid, oferece uma história dolorosa do sofrimento durante o cerco, assim como o *Inferno* de Hastings, p. 164-171. Ver também Salisbury e Jones.
19. Nikolai Zenkovich, *Putinskaya Entsiklopediya* (Moscou: Olma-Press, 2006), p. 363.
20. Em 2012, um grupo em São Petersburgo encontrou um registro da morte e sepultamento do irmão dele no cemitério, informações que Putin disse não ter recebido anteriormente, embora mencione o fato em Gevorkyan et al., *First Person. New York Times,* 28 de janeiro, 2012.
21. Os nomes dos tios de Putin que morreram durante a Guerra podem ser encontrados em um catálogo de baixas da guerra disponível on-line: www.obd-memorial.ru. Richard Sakwa, em *Putin: Russia's Choice* (Londres: Routledge, 2004), descreve as perdas na família da mãe de Putin.
22. Os russos usam o patronímico do primeiro nome de seus pais: Vladimir Spiridonovich é o filho de Spiridon; Vladimir Vladimirovich, o filho de Vladimir etc. O uso do primeiro nome e do patronímico quando se dirige a palavra à pessoa é um sinal de respeito.

23. Reid, p. 402.
24. Gevorkyan et al., p. 3.
25. Ibid., p. 17.
26. Circulou por anos um boato de que Putin era, na verdade, filho de outra mulher, dado para adoção a parentes distantes, Vladimir e Maria Putin. O rumor ressurgiu em 2008 quando uma mulher da Geórgia afirmou ser sua mãe, mas não emergiu nenhuma evidência que cedesse credibilidade a essa afirmação.
27. Putin contou essa história em várias ocasiões, com detalhes diferentes. É claro que ele mesmo não se lembrava e, por isso, confiava na história que sua mãe lhe contara. Ele relatou sua versão em comentários a jornalistas na frente da catedral no Natal de 2000. Ver http://www.youtube.com/watch?feature=player_detailpage&v=u3d_yxJhmjk.
28. Sakwa, p. 3.
29. Gevorkyan et al., p. 11. Na lembrança de Putin a respeito, ele não pareceu impressionado pela fé do vizinho, recordando-se dele "arengando" em hebraico. "Uma vez, eu não consegui mais me conter e perguntei o que ele estava cantando. Ele explicou sobre o Talmude, e eu imediatamente perdi o interesse."
30. Ibid., p. 10.
31. Ibid., p. 18.
32. Ibid., p. 16.
33. Ibid., p. 11.
34. Viktor Borisenko, citado em *Moskovsky Komsomolets,* 1º de agosto, 2003; também Allen C. Lynch, *Vladimir Putin and Russian Statecraft* (Washington, DC: Potomac Books, 2011), p. 14.
35. Gevorkyan et al., p. 18.
36. Ibid., p. 18.
37. Ibid., p. 19.
38. *Moskovsky Komsomolets,* 1º de agosto, 2003.
39. Entrevistado em 2012 para um documentário alemão, *Eu, Putin,* que posteriormente apareceu na NTV para a posse de seu terceiro mandato em 7 de maio, 2012.
40. *Moskovsky Komsomolets,* 1º de agosto, 2003.
41. Vera Gurevich, *Bspominaniya o Budushchem Prezidente* [Recordações do Futuro Presidente] (Moscou: Mezhdunarodniye Otnosheniya, 2001), p. 31.
42. Vadim Kozhevnikov, *Shield and Sword* (Londres: MacGibbon & Kee, 1970).

43. *Kommersant*, 25 de julho, 2010.
44. Gevorkyan et al., p. 22.
45. Chris Hutchins com Alexander Korobko, *Putin* (Leicester, Reino Unido: Matador, 2012), p. 26.
46. Gevorkyan et al., p. 23.
47. Ver http://www.scotsman.com/news/international/mccartney-rocking-back-in-the-ussr-1–1385940.
48. *Moskovsky Komsomolets*, 1º de agosto, 2003.
49. Blotsky, *Vladimir Putin: Istoriya Zhizni*, p. 180.
50. Gevorkyan et al., p. 21.
51. *Komsomolskaya Pravda*, 4 de outubro, 2007. Em uma entrevista, Mina Yuditskaya revelou que Putin lhe deu um apartamento durante uma visita de estado a Israel, para onde ela emigrou pouco tempo depois que ele terminou seus estudos. Ver www.kp.ru/daily/23979.3/74288.
52. *New York Times*, 20 de fevereiro, 2000.
53. Gevorkyan et al., p. 22. Em uma entrevista, Vera Gurevich disse: "Volodya não estava especialmente interessado em garotas, mas elas certamente estavam interessadas nele".
54. Ver http://english.pravda.ru/society/stories/04–03–2006/76878-putin-0/. Ver também Hutchins e Korobko.
55. Gevorkyan et al., p. 22.
56. Lynch, p. 23; Masha Gessen, *The Man Without a Face: The Unlikely Rise of Vladimir Putin* (Nova York: Riverhead Books, 2012), p. 55. [Publicado no Brasil como *Putin: A Face Oculta do Novo Czar*. São Paulo: HarperCollins Brasil, 2012]
57. Putin conta a história novamente em uma entrevista com jornalistas na Abkhazia em Kremlin.ru archive, 12 de agosto, 2009. A partir daqui, a menos que declarado o contrário, os comentários oficiais de Putin estão disponíveis nesse website do Kremlin.
58. Gevorkyan et al., p. 32.
59. Ibid., p. 36.
60. Ibid., p. 41.
61. Blotsky, *Vladimir Putin: Istoriya Zhizni*, p. 266.
62. Gevorkyan et al., p. 40.
63. Ibid., p. 42.

CAPÍTULO 2: CORAÇÃO QUENTE, CABEÇA FRIA E MÃOS LIMPAS

1. Gevorkyan et al., p. 42.
2. Blotsky, *Vladimir Putin: Istoriya Zhizni*, p. 288-289.
3. J. Michael Waller, *Secret Empire: The KGB in Russia Today* (Boulder, CO: Westview Press, 1994), p. 14-17.
4. Yuri C. Bortsov, *Vladmir Putin* Moscou: Fenix, 2001, p. 74.
5. Blotsky, *Vladimir Putin: Istoriya Zhizni*, p. 105.
6. A. A. Mukhin, *Kto Ect' Mister Putin i Kto c Nim Prishol* (Moscou: Gnom i D, 2002), p. 27.
7. Andrew e Mıtrokhin, p. 5.
8. Vladimir Usoltsev, *Sosluzhivets: Neizvestniye Stranitsi Zhizni Prezidenta* [Camarada: As Páginas Desconhecidas da Vida do Presidente] (Moscou: Eksmo, 2004), p. 186. Usoltsev, escrevendo sob pseudônimo, refere-se ao trabalho de Putin no Quinto Diretorado de forma rápida e não se estende no assunto em uma memória que, tirando isso, é laudatória da época que passaram juntos em Dresden. Putin negou ter trabalhado contra dissidentes, mas os detalhes das lembranças de Usoltsev nunca foram especificamente refutados.
9. Koenraad De Wolf, *Dissident for Life: Alexander Ogorodnikov and the Struggle for Religious Freedom in Russia*, traduzido por Nancy Forest-Flier (Grand Rapids, MI: William B. Eerdmans, 2013), p. 116-117.
10. Gevorkyan et al., p. 40. Os editores notam que a descrição dos informantes feita por Putin não apareceu nos artigos de jornais russos baseados nas entrevistas.
11. Oleg Blotsky, *Vladimir Putin: Doroga k Vlasti* [Vladimir Putin: O Caminho para o Poder] (Moscou: Osmos Press, 2002), p. 95.
12. Ibid., p. 113.
13. Yuri B. Shvets, *Washington Station: My Life as a KGB Spy in America* (Nova York: Simon & Schuster, 1994), p. 84.
14. Blotsky, *Vladimir Putin: Doroga k Vlasti*, p. 121.
15. Gevorkyan et al., p. 52.
16. Ibid., p. 44.
17. Andrew e Mitrokhin, p. 5
18. Bortsov, p. 77; ver também Kalugin, citado em Lynch, p. 18.
19. Andrew e Mitrokhin, p. 214.
20. Christopher Andrew e Oleg Gordievsky, *KGB: The Inside Story of its Foreign Operations from Lenin to Gorbachev* (Nova York: HarperCollins, 1990), p. 615.

21. Gevorkyan et al., p. 39.
22. Ibid., p. 56. O nome de sua primeira noiva, Lyudmila Khmarina, foi relatado por Vladimir Pribylovsky em seu website, *Antikomprimat,* http://www.anticompromat.org/putin/hmarina.html, e citado em Karen Dawisha, *Putin's Kleptocracy: Who Owns Russia* (Nova York: Simon & Schuster, 2014), p. 142.
23. Gevorkyan et al., p. 57.
24. Blotsky, *Vladimir Putin: Doroga k Vlasti,* p. 15.
25. Bortsov, p. 80.
26. Lyudmila Putina fornece relatos extensos de suas experiências em Blotsky, *Vladimir Putin: Doroga k Vlasti,* p. 35.
27. Gevorkyan et al., p. 58.
28. Blotsky, p. 57.
29. Ibid., p. 57-58.
30. Ibid., p. 58-60.
31. Ibid., p. 59-60.
32. Ibid., p. 43-44.
33. Gevorkyan et al., p. 59-60.
34. Blotsky, *Vladimir Putin: Doroga k Vlasti,* p. 53.
35. *New York Times,* 20 de fevereiro, 2000.
36. Andrew e Gordievsky, p. 612.
37. Gevorkyan et al., p. 68.
38. Andrew e Gordievsky, p. 613.
39. Gevorkyan et al., p. 53.
40. Andrew e Mitrokhin, p. 416.
41. Gevorkyan et al., p. 63.
42. Andrew e Gordievsky, p. 614.
43. Entrevista do autor com Sergei Roldugin, setembro de 2014.
44. Gevorkyan et al., p. 55.

CAPÍTULO 3: UM ESPIÃO MEDIANO EM UM IMPÉRIO MORIBUNDO

1. Gary Bruce, *The Firm: The Inside Story of the Stasi* (Oxford: Oxford University Press, 2010), p. 12.
2. Gevorkyan et al., p. 73.
3. Andrew e Mitrokhin, *The Sword and the Shield,* p. 271-272.
4. Entrevista do autor com Herbert Wagner, ex-prefeito de Dresden e diretor do museu da Stasi, dezembro de 2012.

5. Usoltsev, p. 50. "Por que vocês são tentados pelo Ocidente?", Usoltsev relembrou ter dito aos alemães. "Vocês já têm um paraíso inteiro aqui."
6. Ibid., p. 123.
7. Ibid., p. 105; Andrew e Gordievsky dizem que a pressão do quartel-general da KGB era tão grande que "em relatórios sobre alguns assuntos específicos eles comumente atribuíam a agentes anônimos informações obtidas pela mídia ou até mesmo inventavam detalhes que julgavam que fossem agradar o Centro". (p. 618).
8. Usoltsev, p. 68.
9. Ibid., p. 49.
10. Blotsky, *Vladimir Putin: Doroga k Vlasti*, p. 234, 238.
11. Gevorkyan et al., p. 75.
12. Usoltsev, p. 64.
13. Entrevista do autor com Horst Jehmlich, Dresden, janeiro de 2013.
14. Usoltsev, p. 124, 228.
15. Blotsky, *Vladimir Putin: Doroga k Vlasti*, p. 49, 251.
16. Ibid., p. 86, 256.
17. O relatório sobre a espiã SACADA foi publicado por Erich Schmidt-Eenboom, uma jornalista que escreveu longamente sobre a BND e a Stasi no *Berliner Zeitung* em 31 de outubro de 2011, já alguns anos após a posse de Putin. Um relato mais extenso sobre as atividades de Putin na Alemanha está disponível em alemão em http://www.geheimdienste.info/texte/beutezug.pdf. A autenticidade do relato, baseado em acesso a relatórios altamente secretos, nunca foi comprovada.
18. Usoltsev, p. 110.
19. Correspondência com Uwe Müller, um ex-oficial da Stasi que virou analista.
20. Entrevista do autor com Siegfried Dannath, Dresden, novembro de 2012.
21. A obra *Doroga k Vlasti*, de Blotsky, inclui uma fotografia em grupo de oficiais de inteligência alemães e russos em Dresden. Matveyev encontra-se no centro e Putin, na extrema direita da imagem.
22. Usoltsev fez esse comentário em uma entrevista para a *Der Spiegel* em 20 de outubro de 2003, antes da publicação de suas memórias.
23. Usoltsev, p. 130.
24. Ibid., p. 211.
25. Ibid., p. 185.
26. Bortsov, p. 83.

27. Andrew e Gordievsky, p. 535.
28. Blotsky, *Vladimir Putin: Doroga k Vlasti,* p. 251.
29. *New York Times,* 7 de outubro, 1989.
30. Gevorkyan et al., p. 77, 85.
31. Blotsky, *Vladimir Putin: Doroga k Vlasti,* p. 260-261.
32. Ibid., p. 260; Gevorkyan et al., p. 79.
33. Gevorkyan et al., p. 79, embora a tradução esteja um pouco imprecisa.
34. Blotsky, *Vladimir Putin: Doroga k Vlasti,* p. 261-263.
35. Entrevista do autor com Siegfried Dannath.

CAPÍTULO 4: A DEMOCRACIA ENFRENTA UM INVERNO VORAZ

1. Gevorkyan et al., p. 80.
2. Ibid., p. 79.
3. Markus Wolf e Anne McElvoy, *The Man Without a Face: The Autobiography of Communism's Greatest Spy Master* (Nova York: Times Books, 1997), p. 5, 224.
4. John O. Koehler, *Stasi: The Untold Story of the East German Secret Police* (Boulder, CO: Westview Press, 1999), p. 23. Ele localiza a morte de Böhm em seu escritório, enquanto os relatos dos noticiários afirmam que ela ocorreu no apartamento dele.
5. Entrevista do autor com Horst Jehmlich, Dresden, janeiro de 2013.
6. Entrevistado para o *Voyenno-Promishlenny Kuryur,* 14 de fevereiro, 2005, vpk-news.ru/articles/3728. Putin, em suas próprias lembranças da destruição dos arquivos, refere-se à explosão da fornalha; não fica claro se ele está se lembrando do mesmo incidente ou meramente ecoando os relatos – talvez exagerados – que tinha ouvido.
7. Zuchold, entrevistado por Mark Franchetti para o *The Sunday Times,* 19 de março, 2000. Alguns aspectos dos relatos sobre os últimos esforços de recrutamento de Putin em Dresden foram contestados, enquanto outros misturam mito e fatos, mas a narrativa de Zuchold nunca foi refutada.
8. Adam Tanner, Reuters, 26 de maio, 2000, http://www.russialist.org/archives/4327.html#2.
9. Entrevista do autor com Sergei Roldugin, setembro de 2014.
10. Entrevista do autor com Jörg Hoffman em Dresden, novembro de 2012
11. Gevorkyan et al., p. 87.
12. Blotsky, *Vladimir Putin: Doroga k Vlasti,* p. 271.
13. Gevorkyan et al., p. 86.

14. Fiona Hill e Clifford G. Gaddy, *Mr. Putin: Operative in the Kremlin* (Washington, DC: Brookings Institution Press, 2013), p. 123-127. Os autores argumentam que o serviço de Putin na Alemanha Oriental fez dele um forasteiro, que não absorveu as mudanças na sociedade em seu DNA durante aqueles anos cruciais. Ao mesmo tempo, exageram seu isolamento intelectual em Dresden, e muitos russos que passaram por essas mudanças pessoalmente acabaram com pontos de vista muito semelhantes ao dele.
15. Gevorkyan et al., p. 89.
16. Blotsky, *Vladimir Putin: Doroga k Vlasti*, p. 281-286.
17. Oleg Kalugin, *Spymaster: My Thirty-Two Years in Intelligence and Espionage Against the West* (Nova York: Basic Books, 2009), p. 336.
18. Olga B. Bain, *University Autonomy in the Russian Federation Since Perestroika* (Nova York: Routledge Falmer, 2003), p. 139, 40.
19. Gevorkyan et al., p. 85.
20. *New York Times*, 30 de março, 1989.
21. Anatoly Sobchak, *For a New Russia: The Mayor of St. Petersburg's Own Story of the Struggle for Justice and Democracy* (Nova York: Free Press, 1992), p. 10.
22. Ibid., p. 13.
23. Ibid., capítulo 5, "The Tbilisi Syndrome."
24. Robert W. Orttung, *From Leningrad to St. Petersburg* (Nova York: St. Martin's Press, 1995), p. 130. Orttung oferece uma história abrangente da transição política na cidade, antes e depois de 1991; Putin, apesar de ser um assessor de Sobchak, não aparece no livro, uma indicação de seu papel nos bastidores logo de início.
25. Entrevista do autor com Oleg Kalugin, outubro de 2012.
26. Gevorkyan et al., p. 88-89. A tradução se refere incorretamente a Merkuriev como presidente, em vez de reitor, como era no texto original, e torna a obscenidade apropriada para uma audiência mais gentil.
27. Entrevista do autor com Carl M. Kuttler Jr., janeiro de 2013.
28. Sobchak, p. 10.
29. Entrevista de Kuttler.
30. Sobchak, p. 158-159.
31. Leshchev citado em Blotsky, *Vladimir Putin: Doroga k Vlasti*, p. 310-311.
32. Associated Press, 13 de novembro, 1990; também *Chicago Tribune*, 23 de novembro, 1990.

33. Lisa A. Kirschenbaum, *The Legacy of the Siege of Leningrad, 1941-1995: Myth, Memories, and Monuments* (Nova York: Cambridge University Press, 2006), p. 268-269.
34. Orttung, p. 137.
35. Andrei Piontovsky, "Stasi for President", *Russian Journal*, 17-23 de janeiro, 2000, citando uma entrevista televisiva com Sergei Stepashin, um general no Ministério do Interior, em Leningrado, e futuro primeiro-ministro da Rússia.
36. Gevorkyan et al., p. 91.
37. Blotsky, *Vladimir Putin: Doroga k Vlasti*, p. 319.
38. Sobchak, p. 178. David Remnick, *Lenin's Tomb: The Last Days of the Soviet Empire* (Nova York: Random House, 1993 [publicado no Brasil como *O Túmulo de Lênin*, São Paulo: Companhia das Letras, 2017]), conta o golpe como uma farsa e inclui detalhes do papel desempenhado por Sobchak, p. 462-463 e 468-469.
39. Orttung, p. 143.
40. *New York Times*, 10 de setembro, 1991.
41. *St. Petersburg Times*, 17 de agosto, 1991.
42. Sobchak, p. 180.
43. Relato de Lyudmila em Blotsky, *Vladimir Putin: Doroga k Vlasti*, p. 319.
44. Gevorkyan et al., p. 93-94.
45. Remnick, p. 482.
46. *New York Times*, 10 de setembro, 1991.
47. Foreign Broadcast Information Service (FBIS), citando relatos publicados no jornal *Smena*, 25 de outubro, 1991.
48. Gevorkyan et al., p. 91.
49. Gevorkyan et al., p. 94.
50. Blotsky, *Vladimir Putin: Doroga k Vlasti*, p. 310-311.
51. Ibid., p. 337.

CAPÍTULO 5: O ESPIÃO VEM DO FRIO

1. Shadkhan foi entrevistado no nº 21 da *Mishpokha*, uma revista bielo-russa dedicada a temas judaicos, www.mishpoha.org.
2. Orttung, p. 200.
3. Gevorkyan et al., p. 96.
4. Shadkhan em "Vecherny Razgovor [Conversa Noturna]", exibido em 7 de outubro de 2002. O filme incluía clipes da entrevista de Putin de 1991.

5. *Mishpokha,* nº 21.
6. Uma tradução da obra *Seventeen Moments of Spring* [*Dezessete momentos de primavera*], de Yulian Semyonov, foi publicada pela Fredonia Books, Amsterdã, 2001.
7. Shadkhan, em entrevista à *Moscow News,* 9 de fevereiro, 2000.
8. "Vercheny Razgovor", 7 de outubro, 2002.
9. *Chas Pik* [*Hora do Rush*], 25 de novembro, 1991.
10. "Vercheny Razgovor", 7 de outubro, 2002.
11. Interfax, 4 de outubro, 1991, também Orttung, p. 145.
12. Gevorkyan et al., p. 81. Kissinger se referia a seu serviço como soldado na inteligência militar durante a Segunda Guerra Mundial, o que era bem diferente, mas Putin contava essa história com frequência.
13. "The Rebirth of St. Petersburg" [O renascimento de São Petersburgo], *Time,* 14 de outubro, 1991.
14. Michael McFaul, *Russia's Unfinished Revolution* (Ithaca, NY: Cornell University Press, 2001), p. 182-183.
15. Orttung, p. 202.
16. Yegor Gaidar, *The Collapse of an Empire: Lessons for Modern Russia* (Washington, DC: Brookings Institution Press, 2007), p. 239.
17. Yuri Felshtinsky e Vladimir Pribylovsky, *The Corporation: Russia and the KGB in the Age of President Putin* (Encounter Books, Nova York, 2008), p. 83. Os autores republicaram o decreto de Sobchak, datado de 24 de dezembro, 1991.
18. Gevorkyan et al., p. 101.
19. Karen Dawisha, em *Putin's Kleptocracy,* p. 126-132, detalha muitos dos relacionamentos entre o crime organizado e os cassinos, embora a extensão da cumplicidade de Putin continue imprecisa.
20. Gevorkyan et al., p. 102.
21. Felshtinsky e Pribylovsky, p. 72.
22. "Vercherny Razgovor", 7 de outubro, 2002.
23. Smena, 1º de abril, 1992.
24. Dmitri Vasilievich Kandoba, "Sankt-Peterburg v 1990-1996", www.gramota.net/materials/3/2011/6–3/21.html.
25. *New York Times,* 27 de abril, 1992.
26. Felshtinsky e Pribylovsky, p. 78. Yakunin, em uma entrevista em janeiro de 2014, disse que conheceu Putin quando ele começou a negociar no Centro Internacional de Negócios que Sobchak havia criado.

27. Gevorkyan et al., p. 99.
28. O relato de Salye e Gladkov foi reproduzido em um site anti-Putin, http://anticompromat.org/putin/salye92.html.
29. *Sankt Peterburgskiye Vedomosti,* 14 de maio de 1992, reimpresso pelo Foreign Broadcast Information Service.
30. Kristie Macrakis, *Seduced by Secrets: Inside the Stasi's Spy-Tech World* (Nova York: Cambridge University Press, 2008), p. 49.
31. A fotografia foi incluída em arquivos fornecidos a pedido pela agência alemã que cuida dos arquivos da Stasi, a Bundesbeauftragten, ou BStU. A foto foi incluída no arquivo, MfS BV Dresden, AKG Nº 10852. Karen Dawisha também incluiu a fotografia na p. 54 de *Putin's Kleptocracy.*
32. New York Times, 5 de abril, 1992.
33. Entrevista do autor com Kaj Hober.
34. Gevorkyan et al., p. 100.
35. Blotsky, *Vladimir Putin: Doroga k Vlasti,* p. 357.
36. Gevorkyan et al., p. 97.
37. Joyce Lasky Reed, Blair A. Ruble e William Craft Brumfield, eds., *St. Petersburg, 1993-2003: The Dynamic Decade* (Washington, DC: St. Petersburg Conservancy, 2010), p. 8.
38. Hill e Gaddy, p. 165.
39. *Financial Times,* 14 de maio, 2008.
40. Muita coisa foi escrita sobre a conexão de Putin com a SPAG. Apesar das negativas oficiais, Putin permaneceu na diretoria da empresa até sua posse como presidente. Ver http://www.newsweek.com/stain-mr-clean-152259, além de Dawisha, *Putin's Kleptocracy,* p. 132-141.
41. Thane Gustafson, *Wheel of Fortune: The Battle for Oil and Power in Russia* (Cambridge, MA: Belknap Press of Harvard University Press, 2012), p. 127. Ver também Dawisha e Richard Sakwa, *The Crisis of Russian Democracy: The Dual State, Factionalism and the Medvedev Succession* (Nova York: Cambridge University Press, 2011), p. 174.
42. Timothy J. Colton, *Yeltsin: A Life* (Nova York: Basic Books, 2008), p. 277.
43. *Obshchaya Gazeta,* "'A Plague on Both Your Houses' Overtook Petersburg Last Week", 1º de outubro, 1993.
44. Colton, p. 278. As ordens escritas do comandante em chefe se provaram cruciais para estabelecer autoridade legal para que os militares agissem. Mikhail Gorbachev não emitiu ordens escritas quando autorizou o uso da força na Geórgia, na Lituânia e no Azerbaijão nos anos 1980. Ver Ro-

bert V. Barylski, *The Soldier in Russian Politics: Duty, Dictatorship and Democracy under Gorbachev and Yeltsin* (New Brunswick, NJ: Transaction Publishers, 1998).
45. "A Tried and True Official", *Vremya,* 10 de agosto, 1999.
46. Gevorkyan et al., p. 96.
47. A última entrevista de Sobchak, concedida a Arkady Sonov, aparece em "He Knew How to Make Himself Irreplaceable", *Russian Social Science Review* 41, nº 2 (março-abril 2001): 91.
48. Roy Medvedev, *Vladimir Putin: Chetyre Goda v Kremle* [Quatro Anos no Kremlin] (Moscou: Vremya, 2004), p. 32.

CAPÍTULO 6: DEMOCRACIA MAL ADMINISTRADA

1. *Kommersant,* 8 de julho, 1995.
2. Entrevista de Sobchak à *Russian Social Science Review,* p. 90.
3. Blotsky, em *Vladimir Putin: Doroga k Vlasti,* descreveu a data do acidente, que Putin mais tarde declarou erroneamente como tendo ocorrido em 1994.
4. Lyudmila conta sobre o acidente e suas consequências em Gevorkyan et al., p. 104-110, e também no livro de Blotsky, *Vladimir Putin: Doroga k Vlasti.*
5. Gevorkyan et al., p. 108.
6. *The Wall Street Journal* revelou o passado de Warnig na Stasi e seus acordos com Putin em São Petersburgo, inclusive o tratamento médico de Lyudmila após o acidente automobilístico, 23 de fevereiro, 2005; ver também *Moscow Times,* 25 de fevereiro, 2005.
7. Orttung, p. 210-212.
8. *Los Angeles Times,* 17 de agosto, 1994.
9. *New York Times,* 25 de julho, 1994.
10. Anatoly Sobchak, *Duzhina Nozhei v Spinu* [Uma dúzia de facas nas costas] (Moscou: Vagrius, 1999), p. 88.
11. Gevorkyan et al., p. 111.
12. Sobchak, p. 88.
13. Ibid., p. 76. Também no *Los Angeles Times* de 16 de maio, 1996, Sobchak culpa figurões do crime organizado ligados a seus opositores.
14. Gevorkyan et al., p. 11.
15. Amy Knight, *Spies Without Cloaks: The KGB's Successors* (Princeton: NJ: Princeton University Press, 1996), p. 54.

16. Sobchak, p. 78; também *Nezavisimaya Gazeta,* 7 de fevereiro, 1996.
17. Boris Vishnevski, um jornalista e político do partido Yabloko, conta detalhes da coação de Putin em http://www.yabloko.ru/Publ/2006/2006_03/060321_kasp_vishn.html. Ver também Timothy J. Colton e Michael McFaul, *Popular Choice and Managed Democracy: The Russian Elections of 1999 and 2000* (Washington, DC: Brookings Institution Press, 2003), p. 172.
18. Sobchak, p. 79.
19. Robert W. Orttung, ed., com Danielle N. Lussier e Anna Paretskaya, *The Republics and Regions of the Russian Federation: A Guide to Politics, Policies, and Leaders,* (Armonk, NY: M. E. Sharpe, 2000), p. 467.
20. Gevorkyan et al., p. 112.
21. Zenkovich, p. 556.
22. Strobe Talbott, *The Russia Hand: A Memoir of Presidential Diplomacy* (Nova York: Random House, 2002), p. 200-201.
23. Rosemary Mellor, "Through a Glass Darkly: Investigating the St. Petersburg Administration", *International Journal of Urban and Regional Research* 1, nº 3 (Set. 1997): 482.
24. Colton e McFaul, p. 172.
25. Ibid.
26. Hill e Gaddy, p. 178-179, além de Felshtinsky e Pribylovsky, p. 60-61.
27. Sobchak, p. 19.
28. Gazeta.ru, 8 de setembro, 1999: http://gazeta.lenta.ru/daynews/09-08-1999/30bio.htm. Também *Moskovskiye Novosti,* 26 de maio-2 de junho, 1996.
29. Hill e Gaddy, citando Alexander Rahr, p. 178, e Gevorkyan et al., p. 113.
30. Sobchak, p. 92.
31. *Moscow News,* 6 de junho, 1996.
32. Ibid., p. 92.
33. Ibid., p. 88.
34. *New York Times,* 4 de junho, 1996.
35. Sobchak, p. 92-93.
36. Gevorkyan et al., p. 113.
37. Felshtinsky e Pribylovsky, p. 61.
38. Dawisha, p. 95.
39. Blotsky, *Vladimir Putin: Doroga k Vlasti,* p. 377.
40. Ibid., p. 365.

41. Gevorkyan et al., p. 122; Felshtinsky e Pribylovsky destacam a data do incêndio na p. 106.
42. Ibid., p. 121.
43. Blotsky, *Vladimir Putin: Doroga k Vlasti*, p. 380.
44. Putin contou a história a Larry King na CNN em 8 de setembro de 2000 (transcrição: cnn.com/transcripts/0009/08/lkl.00.html) e ao presidente George W. Bush in 2001. Bush escreveu: "Ele recriou dramaticamente o momento em que um operário abriu a mão e revelou a cruz. Foi, segundo ele, 'como se estivesse predestinado'". George W. Bush, *Decision Points* (Nova York: Crown, 2010), p. 196.

CAPÍTULO 7: UMA VIA INESPERADA PARA O PODER

1. Boris Yeltsin, *Midnight Diaries* (Nova York: Public Affairs, 2000), p. 16-17.
2. Ibid., p. 21.
3. David M. Katz e Fred Weir, *Russia's Path from Gorbachev to Putin: The Demise of the Soviet System and the New Russia* (New York: Routledge, 2007), p. 260-261, e Paul Klebnikov, *Godfather of the Kremlin: The Decline of Russia in the Age of Gangster Capitalism* (Orlando, FL: Harcourt, 2000), capítulo 8.
4. Klebnikov, capítulo 8. Para as despesas totais da campanha, ele cita um relatório feito pelo Centro de Estudos Estratégicos Internacionais, em Washington: *Russian Organized Crime: Global Organized Crime Project*, 1997.
5. Yeltsin., p. 70.
6. *New York Times*, 28 de junho, 1996.
7. Yeltsin, p. 61-62, 70.
8. Ibid., p. 32.
9. *The New York Times* conduziu uma pesquisa de boca de urna durante a eleição. 4 de julho, 1996.
10. Tim McDaniel, *The Agony of the Russian Idea* (Princeton, NJ: Princeton University Press, 1996), p. 163.
11. Hill e Gaddy, p. 204-205.
12. Gevorkyan et al., p. 192-194. Em sua entrevista, Putin discutiu Chubais em profundidade. Ele reconheceu as habilidades administrativas deste, mas criticou seu programa de privatização e sua decisão de recuar da primeira nomeação de Putin em Moscou. "É claro, não posso dizer que fiquei muito contente na época", disse ele, acrescentando de forma magnânima: "mas não fiquei com raiva dele". Ele destacou que Chubais ti-

nha "pouco crédito. Digo, seu crédito junto ao público – a confiança que o público depositava nele – era baixa".

13. Ibid., p. 127.
14. *St. Petersburg Times,* 12 de abril, 2002.
15. Gevorkyan et al., p. 128.
16. Entrevista do autor com Dmitri S. Peskov, março de 2014.
17. Gevorkyan et al., p. 127-128.
18. Coletiva de imprensa de Borodin, 11 de março, 1997, transcrita pela Official Kremlin International Broadcast News; também Felshtinsky e Pribylovsky, p. 111-115.
19. Colton, p. 327.
20. Ibid., p. 255.
21. Peter Baker e Susan Glasser, *Kremlin Rising: Vladimir Putin's Russia and the End of Revolution* (Nova York: Scribner, 2005), p. 48; além de entrevista do autor com John Evans, o cônsul-geral americano em São Petersburgo. Borodin posteriormente enfatizou seus elos próximos com Putin e afirmou, talvez por esperanças de autopreservação, que havia sido ele quem trouxera Putin a Moscou.
22. Alena V. Ledeneva, *Can Russia Modernise? Sistema, Power Networks, and Informal Governance* (Cambridge: Cambridge University Press, 2013), p. 7-9.
23. Putin foi entrevistado literalmente quando deixava São Petersburgo em 1996, no Aeroporto de Pulkova, enquanto embarcava em um avião para Moscou. Uma gravação da entrevista foi exibida em dezembro de 2012 no canal de televisão Kalamari (Polvo). www.iarex.ru/news/32524.html.
24. Felshstinsky e Pribylovsky, p. 113.
25. Entrevista na Kalamari.
26. Blotsky, *Vladimir Putin: Doroga k Vlasti,* p. 369-370.
27. Ibid., p. 397.
28. Gevorkyan et al., p. 128, e Blotsky, *Vladimir Putin: Doroga k Vlasti,* p. 368.
29. Felshtinsky e Pribylovsky, p. 112.
30. Entrevista à *Novaya Gazeta,* 27 de dezembro, 1999.
31. *Moskovskiye Novosti,* 11 de agosto, 1998.
32. Felshtinsky e Pribylovsky, p. 115.
33. *Kommersant,* 15 de abril, 1997.
34. Interfax, 14 de abril, 1997.

35. Interfax, 24 de abril, 1997; Rossiya TV, 24 de maio, 1997, conforme monitorado pela BBC; e Radio Rossiya, 17 de setembro, 1997, segundo monitorado pela BBC.
36. Hill e Gaddy, p. 204-209.
37. A história contada por Boris Nemtsov apareceu postumamente, quatro dias após seu assassinato em Moscou, em 27 de fevereiro de 2015, em um artigo sem data: http://glavpost.com/post/3mar2015/History/18080-boris-nemcov-kak-putin-stal-preemnikom.html.
38. O governo dos Estados Unidos reparou nesse aspecto do caráter de Putin quando o comparou a Dmitri Medvedev, que tinha uma carreira acadêmica mais estabelecida e brilhante. A análise estava em um dos telegramas do Departamento de Estado liberado pelo WikiLeaks in 2010: http://cablegatesearch.net/cable.php?id=07Moscow5800.
39. Gustafson, p. 247.
40. Vladimir Litvinenko descreveu as raízes da dissertação de Putin com o colega do autor, Andrew E. Kramer, que compartilhou a transcrição. Ver também Harley Balzer, "Vladimir Putin's Academic Writings and Russian Natural Resource Policy", *Problems of Post-Communism* 52, nº 1 (janeiro-fevereiro de 2006): 48.
41. O original da tese de Putin provou-se de difícil rastreio para os pesquisadores, por anos. Uma tradução em inglês da dissertação de Putin apareceu em *The Uppsala Yearbook of Eastern European Law* (Londres: Wildy, Simmonds & Hill Publishing, 2006). Ela foi traduzida por Kaj Hober, um advogado sueco e especialista em conciliação que negociou com Putin em São Petersburgo nos anos 1990, quando este era vice-prefeito. Em 2005, Hober solicitou e recebeu permissão de Putin para publicar o trabalho. Essa tradução foi reproduzida no *The Journal of Eurasian Law* 2, nº 1 (2008). Em uma entrevista, Hober descreveu o texto como entediante. "Não foi um deleite traduzi-lo", disse ele.
42. A filha de Litvinenko, Olga, brigada com o pai, se envolveu em uma disputa de custódia com o pai por causa de sua filha. Ver http://ester-maria.com/olga. Harley Balzer, em "The Putin Thesis and Russian Energy Policy", *Post-Soviet Affairs* 21, nº 3 (2005): 215, sugeriu que Aleksei Kudrin também pode ter auxiliado na escrita.
43. Hill e Gaddy, p. 22, e *New York Times,* 1º de março, 2012.
44. O plágio só foi descoberto em 2006. Dois pesquisadores do Instituto Brookings, em Washington, Igor Danchenko e Clifford Gaddy, por meio

de uma incrível e exaustiva investigação, descobriram e escanearam um original em uma biblioteca em Moscou e compararam o texto com a versão russa do livro didático de King e Cleland citado na bibliografia. Nem eles nem outros eruditos determinaram com certeza quem escreveu a tese, mas o consenso é de que ela teve um *ghostwriter,* embora com palpites e aprovação final de Putin. Ver a apresentação de Brookings em http://www.brookings.edu/events/2006/03/30putin-dissertation. Gaddy compartilhou uma cópia com o autor.

45. Lynch, p. 36.
46. Harley Balzer, "Vladimir Putin on Russian Energy Policy", *The National Interest,* 1º de dezembro, 2005.
47. John Helmer, "US Law Firm Mines Legal Prospects in Russia Gold Project", *Journal of Commerce,* 18 de novembro, 1997.
48. "Zapiski – Gorny Institut [Notas do Instituto de Mineração]", janeiro de 1999, reproduzido e traduzido por Harley Balzer em "Vladimir Putin's Academic Writings and Russian Natural Resource Policy", *Problems of Post-Communism* 52, nº 1 (janeiro-fevereiro, 2006): 52. Este ensaio foi amplamente confundido com a tese de Putin. Seus temas são muito mais amplos do que o foco estreito da tese e mais representativos das políticas buscadas por ele.
49. *Literaturnaya Gazeta,* 26 de novembro, 1997.
50. *Rossiyskaya Gazeta,* 21 de maio, 1997.
51. Sobchak entrevistado por Interfax, 18 de janeiro, 1997.
52. *Moscow Times,* 3 de outubro, 1997.
53. Itar-Tass, 4 de outubro, 1997.
54. Yeltsin, p. 234.
55. Felshtinsky e Pribylovsky, p. 232.
56. Gevorkyan et al., 118-19.
57. Yeltsin, p. 234, 329.

CAPÍTULO 8: NADANDO DUAS VEZES NO MESMO RIO

1. Gevorkyan et al., p. 128.
2. Roy Medvedev, *Post-Soviet Russia: A Journey Through the Yeltsin Era,* traduzido por George Shriver (Nova York: Columbia University Press, 2000), p. 288.
3. Yeltsin, *Midnight Diaries,* p. 88.
4. Medvedev, p. 285.

5. Yeltsin, p. 110.
6. Ibid, p. 113.
7. Klebnikov, p. 242.
8. Ibid., p. 278.
9. Gevorkyan et al., p. 129.
10. Interfax, 4 de junho, 1998.
11. Medvedev, p. 294.
12. Andrei Soldatov e Irina Borogan, *The New Nobility: The Restoration of Russia's Security State and the Enduring Legacy of the KGB* (Nova York: PublicAffairs, 2010), p. 12-13.
13. Yeltsin, p. 327.
14. Soldatov e Borogan, p. 25.
15. Alex Goldfarb com Marina Litvinenko, *Death of a Dissident: The Poisoning of Alexander Litvinenko and the Return of the KGB* (Nova York: Free Press, 2007), p. 135-136.
16. Berezovsky entrevistado em Gessen, *Man Without a Face*, p. 15.
17. Yeltsin, p. 326.
18. Gevorkyan et al., p. 130.
19. NTV, 3 de setembro, 1997, segundo transcrição e tradução da BBC. O porta-voz da FSB chamou os rumores de "um boato" cuja intenção era "instilar insegurança e criar um elemento de instabilidade". Seis semanas após a nomeação de Putin como diretor da FSB, ele precisou negar rumores de que Putin estava prestes a ser demitido.
20. Gevorkyan et al., p. 130.
21. Lyudmila contou a conversa em Gevorkyan et al., p. 132.
22. Itar-Tass, 27 de julho, 1998.
23. Gevorkyan et al., p. 132.
24. *Kommersant,* 30 de julho, 1998.
25. Yeltsin, p. 328. Putin, em sua entrevista à *Kommersant* três dias antes, ofereceu um relato levemente diferente da questão da hierarquia, dizendo que ficava a cargo de Yeltsin decidir. Contudo, ele acrescentou: "Honestamente, a hierarquia não me incomoda. O presidente demonstrou confiança em mim; isso é óbvio. Depois de me formar, 23 anos atrás, eu me juntei à KGB em 1975 como agente júnior. E agora cheguei ao topo do sistema todo. Se o presidente me disser para ser o primeiro civil a dirigir o serviço de segurança, vou aceitar a oferta".

26. Até a conclusão desta obra, apenas dois homens ocuparam o posto após Putin: Nikolai Patrushev e Aleksander Bortnikov, ambos amigos de Putin e detentores da patente militar de general do exército.
27. Goldfarb e Litvinenko, p. 163.
28. Yeltsin, p. 329.
29. Gevorkyan et al., p. 131.
30. Yelena Tregubova, *Baiky Kremlovskovo Diggera* [Histórias de uma Escavadora do Kremlin] (Moscou: Marginem, 2003), p. 161.
31. *Segodnya,* 26 de agosto, 1998, e *Moscow Times,* 28 de agosto, 1998.
32. O processo foi discutido em uma conferência da UNESCO realizada em 3 de maio de 1999 em Bogotá, na Colômbia, na ocasião do Dia Mundial da Liberdade de Imprensa. Ver archives-trim.un.org/webdrawer/rec/504045/view/item-in-KAA Pressmatters – General 1999.pdf.
33. Colton, p. 416.
34. Interfax, 1º de setembro, 1998.
35. Associated Press, 13 de novembro, 1998.
36. Yeltsin, p. 328.
37. Medvedev fornece um retrato biográfico nas p. 323-335.
38. Andrew e Mitrokhin, *The Sword and the Shield,* p. 13.
39. Gevorkyan et al., p. 133.
40. Colton, p. 419.
41. *Kommersant,* 13 de novembro, 1998.
42. Soldatov e Borogan, p. 17.
43. Transcrição da coletiva de imprensa feita pela Official Kremlin International News Broadcast, 17 de novembro, 1998.
44. *Kommersant,* 17 de novembro, 1998.
45. Escritos de Litvinenko em *Mail on Sunday,* 25 de novembro, 2006.
46. Goldfarb e Litvinenko, p. 136.
47. Official Kremlin International News Broadcast, 19 de novembro, 1998.
48. *Argumenty I Fakty,* 9 de dezembro, 1998, conforme transcrito e traduzido pela BBC Worldwide Monitoring.
49. Starovoitova foi entrevistada pela TV6 em Moscou em 19 de setembro de 1998, conforme transcrito e traduzido pela BBC.
50. Entrevista do autor com Ruslan Linkov, *New York Times,* 22 de novembro, 2002.
51. *New York Times,* 23 de novembro, 1998.

52. *New York Times,* 24 de novembro, 1998.
53. *Washington Post,* 6 de dezembro, 1998.
54. Yeltsin, p. 210-211.
55. Interfax, 18 de dezembro, 1998.

CAPÍTULO 9: *KOMPROMAT*

1. Irena Lesnevskaya, a presidenta da REN TV, citada em *Kommersant,* 19 de março, 1999.
2. *Kommersant,* 19 de março, 1999.
3. Yeltsin, *Midnight Diaries,* p. 223.
4. Ibid., p. 222, 236.
5. *Washington Post,* 8 de março, 1999.
6. David Hoffman, *The Oligarchs: Wealth and Power in the New Russia* (Nova York: Public Affairs, 2002), p. 459.
7. Yeltsin, p. 227.
8. Associated Press, 17 de março, 1999.
9. Yuri Skuratov, *Variant Drakona* [A Variante Dragão] (Moscou: Detectiv Press, 2000), p. 235.
10. Ibid., p. 147.
11. Ibid., p. 236.
12. *New York Times,* 20 de dezembro, 1998.
13. Skuratov, p. 7-8.
14. Yeltsin, p. 225. Apesar de toda a amargura e controvérsia a respeito desse assunto, os relatos daquela reunião feitos por Skuratov e Yelstin não têm diferenças substanciais – apenas no tom e, é claro, no significado do que foi dito. A versão de Putin, embora truncada, aparece em Gevorkyan et al., *First Person,* p. 198-199, e também se alinha, no espectro mais amplo, com a deles.
15. A popularidade do xadrez na Rússia faz do esporte uma metáfora fácil para a política. O título do livro de memórias de Skuratov, *Variant Drakona* [A Variante Dragão], é um dos principais movimentos de abertura na Defesa Siciliana. Yeltsin se referia a suas frequentes reorganizações no governo como algo semelhante ao "roque", o movimento em que o rei e a torre trocavam de lugar; o termo em russo seria posteriormente utilizado na aposta mais importante de Putin como presidente.
16. *New York Times,* 24 de março, 1999.
17. Yeltsin, p. 236.

18. *New York Times,* 22 de março, 1999.
19. O livro *The Russia Hand,* de Strobe Talbott, oferece um relato excelente e de primeira mão da diplomacia entre os Estados Unidos e a Rússia durante a guerra de Kosovo. Ver capítulos 12 e 13.
20. Ibid., p. 336.
21. Ibid., p. 335.
22. Anos depois, Strobe Talbott chegou à conclusão de que Putin havia, de fato, mentido. "O que realmente abalou a mim e aos meus colegas foi a desenvoltura, a arrogância e o descaramento com que Putin mentiu." Ver Strobe Talbott, "The Making of Vladimir Putin", *Politico,* 19 de agosto, 2014.
23. O autor testemunhou essa cena cômica, tendo voado para o aeroporto de Pristina a bordo dos helicópteros da OTAN vindos da Macedônia.
24. Wesley K. Clark, *Waging Modern War: Bosnia, Kosovo and the Future of Combat* (Nova York: Public Affairs, 2001), p. 394.
25. Talbott, *Russia Hand,* p. 344.
26. Yeltsin., p. 273-274.
27. Ibid., p. 276.
28. Ibid., p. 275.
29. Interfax, 19 de maio, 1999.
30. *Komsomolskaya Pravda,* 8 de julho, 1999.
31. Medvedev, p. 314.
32. Yeltsin, p. 329.
33. Colton, p. 430, 586f. Colton diz que a filha e conselheira de Yeltsin, Tatyana, com quem ele debatia todos os assuntos de importância política, não discutira isso com ele antecipadamente. Talbott escreve que o primeiro-ministro de Israel, Ehud Barak, visitou Moscou – no dia 2 de agosto – e depois telefonou para o presidente Bill Clinton para comparar anotações sobre essa visita, focada na ameaça do Irã. Barak ficou impressionado com Stepashin, mas descobriu que ele seria substituído em breve por "um cara aí, o nome dele é Putin".
34. Associated Press, 18 de julho, 1999.
35. Gevorkyan et al., p. 138.
36. Yeltsin, p. 331.
37. *New York Times,* 10 de agosto, 1999.
38. Zenkovich, p. 364.
39. Gevorkyan et al., p. 139-141.

CAPÍTULO 10: NA LATRINA

1. *Nezavisimaya Gazeta,* 14 de janeiro, 2000.
2. Colton, p. 433.
3. Ibid., p. 432.
4. Matthew Evangelista, *The Chechen Wars: Will Russia Go the Way of the Soviet Union?* (Washington, DC: Brookings Institution Press, 2002), p. 90-96. As principais forças de Basayev conseguiram, evidentemente, se retirar do Daguestão sem baixas insuportáveis, o que apenas alimentou as teorias da conspiração de que seus combatentes tinham recebido um salvo-conduto como parte de um vasto complô para dar início à segunda guerra da Chechênia. Essas teorias ignoram a intensidade dos combates no Daguestão, conforme fica evidente pela destruição dos vilarejos. Elas também presumiam que a contraofensiva russa havia sido mais eficaz do que provavelmente foi.
5. NTV report, 27 de agosto, 1999, conforme transcrito e traduzido pela BBC.
6. *New York Times,* 8 de setembro, 1999.
7. *Moscow Times,* 11 de setembro, 1999.
8. Talbott, p. 359.
9. Ibid., p. 359-360.
10. Itar-Tass, 13 de setembro, 1999.
11. *New York Times,* 20 de setembro, 1999.
12. Itar-Tass, 10 de setembro; *Moscow Times,* 11 de setembro.
13. Citação aparece na *New York Review of Books,* 22 de novembro, 2012.
14. *Moscow Times,* 17 de setembro, 1999.
15. Interfax, 23 de setembro, 1999. Esta é uma das falas mais famosas da vida política de Putin, objeto de citações intermináveis e até de estudos acadêmicos. É difícil traduzi-la literalmente, e existem muitas variantes. Putin utilizou o verbo *zamochit,* que literalmente significa "molhar". Na gíria do crime, essa palavra evoca o derramamento de sangue. *Mocha* também é a palavra para "urina"; assim, "excretar" parece o termo mais apropriado. Ele prosseguiu, usando palavras russas com raízes francesas: *pardon* e *v sortire,* essa última vinda do vergo "partir" ou "sair", que em gíria russa veio a significar "a latrina". A expressão foi amplamente compreendida em sua conotação mais vulgar. Ver *Kultura,* publicado pela Universidade de Bremen, na Alemanha, em outubro de 2006, p. 3. http://www.kultura-rus.uni-bremen.de/kultura_dokumente/ausgaben/englisch/kultura_10_2006_EN.pdf.

16. Foram escritos muitos relatos dos eventos em Ryazan, diferindo na análise final, mas não nos detalhes. O relato de David Satter em *Darkness at Dawn: The Rise of the Russian Criminal State* (New Haven, CT: Yale University Press, 2003) inclui uma reconstrução meticulosa do processo. John B. Dunlop também acredita que os ataques a bomba foram uma conspiração do governo para justificar uma segunda guerra na Chechênia. Ver *The Moscow Bombings of September 1999: Examinations of Russian Terrorist Attacks at the Outset of Vladimir Putin's Rule* (Stuttgart: Ibidem, 2012).
17. Soldatov e Borogan, p. 111.
18. *Moscow Times,* 25 de setembro, 1999.
19. Evangelista, p. 68. Evangelista argumenta que Putin desperdiçou uma oportunidade para explorar as divisões entre Maskhadov e Basayev antes do início da segunda guerra.
20. *New York Times,* 30 de setembro, 1999.
21. Charles King, *The Ghost of Freedom: A History of the Caucasus* (Oxford: Oxford University Press, 2008), p. 238.
22. *Vremya,* 27 de setembro, 1999.
23. Rossiya TV, 20 de outubro, 1999, conforme transcrito pela BBC.
24. Primakov pela TV6, transcrito pela Official Kremlin International News Broadcast, 1º de outubro, 1999.
25. Yeltsin, p. 338, 344.
26. Goldfarb e Litvinenko, p. 191.
27. Hoffman, p. 461-470.
28. *New York Times,* 14 de outubro, 1999.
29. *Nezavisimaya Gazeta,* 19 de novembro, 1999.
30. Colton e McFaul, p. 56.
31. *Sevodnya,* 25 de novembro, 1999.
32. Yeltsin, p. 361.
33. *Vremya,* 27 de setembro, 1999.
34. Colton, p. 434.
35. Yeltsin, p. 6. Putin, em Gevorkyan et al., p. 204, conta uma reação similar: "Eu não estou preparado para isso".
36. Yeltsin, p. 355-356.
37. Talbott, p. 7.
38. Yeltsin, p. 7-8.
39. Ibid.
40. Interfax, 30 de dezembro, 1999.

41. A extensa reportagem da Human Rights Watch a respeito da Chechênia encontra-se disponível no site da organização, www.hrw.org.
42. Interfax, 30 de dezembro, 1999.
43. O discurso de Yeltsin e os subsequentes, de Putin, foram traduzidos e arquivados no site oficial do Kremlin: http://archive.kremlin.ru.
44. Blotsky, *Vladimir Putin: Doroga k Vlast*, p. 417.
45. Gevorkyan et al., p. 138.
46. Reportagem da NTV, 25 de dezembro, 2001.
47. A publicação do livro na Alemanha foi amplamente coberta pela mídia da época. Ver *St. Petersburg Times*, 23 de fevereiro, 2001. E posteriormente ele foi publicado na Rússia com o título "Pikantnaya Friendship", uma amizade "apimentada" ou "picante", refletindo sua visão fofoqueira do casamento de Putin.
48. Gevorkyan et al., p. 206.
49. Ibid., p. 189.
50. Yeltsin, p. 14.
51. Ibid., p. 366.
52. Gevorkyan et al., p. 144-145.

CAPÍTULO 11: TRANSFORMANDO-SE EM PORTUGAL

1. Sakwa, *Putin: Russia's Choice*, p. 43.
2. Sakwa, *Putin: Russia's Choice*, inclui uma tradução, p. 251-262.
3. Ibid., p.44.
4. *New York Times*, 5 de fevereiro, 2000.
5. Colton e McFaul, p. 176-177. Vasily Starodubtsev, o governador de Tula, foi citado no *The New York Times*, 6 de janeiro, 2000.
6. Entrevista com Natalya Timakova, uma das três pessoas a conduzir as entrevistas em março de 2013. Ex-jornalista, ela começou a trabalhar para o gabinete de imprensa de Putin quando ele se tornou primeiro-ministro, em 1999. Ela continua a servir como porta-voz para o atual primeiro-ministro.
7. Ver o ensaio de Richard Torrence em Lasky, Ruble e Brumfield, *St. Petersburg, 1992-2003*.
8. Aleksandr Oslon, *Putinskoye Bolshinstvo Kak Socialni Fact* [A Maioria de Putin como um Fato Social], março de 2001, Fund Obshchestvennoye Mneniye, o Fundo de Opinião Pública, e entrevista com Aleksandr Voloshin, abril de 2013.

9. A carta, disponível no site do Kremlin, http://archive.kremlin.ru/eng, apareceu nos jornais *Izvestiya, Kommersant* e *Komsomolskaya Pravda.*
10. Mesmo agora, as estimativas do total de baixas russas na guerra são questionadas. As perdas entre os chechenos, tanto rebeldes quanto civis, jamais serão conhecidas.
11. Michael Gordon, "The Grunts of Grozny", *New York Times Magazine,* 27 de fevereiro, 2000.
12. Em uma entrevista televisiva na época do cativeiro de Babitsky, Putin jurou apoiar a liberdade da imprensa, mas também descreveu a mídia russa como presa a interesses especiais, em vez de ao Estado. Putin compreendia profundamente a importância de controlar os contornos da opinião pública a partir do controle de informação. Ele considerava isso uma das lições primordiais de sua carreira na KGB. "O serviço de inteligência é basicamente um serviço de informação. Trata-se, antes de tudo, de um trabalho de informação." Entrevistado pela ORT, 7 de fevereiro, 2000, acessível no arquivo do Kremlin.
13. *New York Times,* 3 de fevereiro, 2000.
14. *New York Times,* 8 de fevereiro, 2000.
15. Entrevista à BBC, 5 de março, 2000.
16. Ben Judah, *Fragile Empire: How Russia Fell In and Out of Love with Vladimir Putin* (New Haven, CT: Yale University Press, 2013). Capítulo 2.
17. *Moscow Times,* 9 de setembro, 2000.
18. Medvedev, p. 360.
19. Satter em *Darkness at Dawn* o identifica como Aleksei Pinyaev, p. 30. Pinyaev posteriormente negou, na TV estatal, ter contado a história ao jornal.
20. *Novaya Gazeta,* 10 de março, 2000.
21. *Moscow Times,* 17 de março, 2000.
22. Gevorkyan et al., p. 143-144.
23. *Moskovskaya Pravda,* 22 de julho, 1999.
24. *New York Review of Books,* 13 de abril, 2000. Soros disse que "não conseguia acreditar" que as explosões foram executadas para justificar a nova guerra. "Era simplesmente diabólico demais", escreveu ele, embora acrescentasse que também não podia negar essa possibilidade. "Segundo a perspectiva de Berezovsky, os bombardeios fazem todo o sentido. Não apenas tais ataques ajudariam a eleger um presidente que forneceria imunidade a Yeltsin e sua família, como também daria a ele, Bere-

zovsky, algo com que chantagear Putin. Até o momento, não surgiu nenhuma evidência que contradiga essa teoria."

25. Colton e McFaul, p. 191.
26. Entrevista do autor com Mikhail Kasyanov, março de 2013.
27. Felshtinsky e Pribylovsky, em *The Corporation,* declaram, sem evidência alguma, que ele podia não estar sozinho quando morreu. E sugerem, de forma improvável, que ele tinha sido envenenado por seu próprio assistente, Vladimir Putin: p. 461-463. Isso parece absurdo, mas os críticos de Putin em 2000 tinham começado a encontrar um padrão nas mortes extemporâneas.
28. *New York Times,* 10 de agosto, 1996.
29. Yeltsin, p. 383.
30. Ibid., p. 384.
31. Gevorkyan et al., p. 153-161.
32. Sergei Pugachev, um banqueiro e empresário anteriormente próximo aos Putin e que, em 2010, encontrava-se autoexilado, disse em uma entrevista com o autor em Londres, em dezembro de 2014, que Lyudmila continuou ativamente envolvida nos negócios durante todo o mandato do marido na presidência, embora sempre discretamente. Isso também foi afirmado por um antigo oficial de inteligência americano, que falou apenas sob a condição de anonimato, a despeito de não haver surgido publicamente qualquer evidência de investimento ou bens.
33. *Novaya Gazeta,* 28 de janeiro, 2009.
34. Entrevista do autor com Vladimir Yakunin, janeiro de 2014.
35. Dawisha, p. 96.
36. Site do Kremlin, entrevista com a ORT, 7 de fevereiro, 2000.
37. Gevorkyan et al., p. 159.
38. Daniel Treisman, *The Return: Russia's Journey from Gorbachev to Medvedev* (Nova York: Free Press, 2011), p. 232.
39. Hoffman, p. 479.
40. Ibid., capítulo 7, oferece uma história biográfica.
41. Klebnikov, p. 153-154. Berezovsky sempre negou ter pedido a Korzhakov que organizasse o assassinato.
42. *Los Angeles Times,* 3 de junho, 2000, e *New York Times,* 18 de junho, 2000.
43. Arquivo do Kremlin de entrevista à Radio Mayak, 18 de março, 2000.
44. Talbott, p. 7. Talbott oferece uma análise do início da presidência de Putin. "Eu não tinha certeza se ele estava escondendo quantos movi-

mentos adiante ele estava pensando, se muitos ou poucos. Ele parecia ter um dom para estar no lugar certo, na hora certa, com o padrinho certo; ele foi promovido muito além do que sua experiência ou suas habilidades aparentes o teriam preparado. Ele era taticamente astuto, mas, eu desconfiava, estrategicamente à deriva. Eu ainda via Putin como, em sua essência, um policial sofisticado que tinha dado sorte, conseguindo um trabalho muito grande que exigiria dele muito mais do que sorte para executar."

45. *New York Times,* 29 de agosto, 2000.
46. As cartas de Kolesnikov foram encontradas apenas em outubro, quando os primeiros cadáveres foram recuperados do submarino. Suas anotações, exibindo sua bravura e seu amor pela esposa, renovaram a angústia dos russos e ressoaram profundamente na cultura. Em 2007, a banda de rock DDT e Yuri Shevchuk gravaram uma música emocionante baseada nas cartas, "Captain Kolesnikov Wrote Us a Letter".
47. *Moscow Times,* 2 de setembro, 2000.
48. Goldfarb e Litvinenko, p. 209.
49. Ibid., p. 210-211.
50. Hoffman, p. 488. A fonte de Hoffman é Berezovsky, cuja versão desse último encontro variava em alguns detalhes a cada vez que era contada, mas não na substância central.
51. Peter Truscott, *Kursk: The Gripping True Story of Russia's Worst Submarine Disaster* (Londres: Simon & Schuster, 2004 [publicado no Brasil como *Kursk: O Orgulho Perdido da Rússia.* São Paulo: Edit. Landscape, 2003),p. 85.
52. *The Moscow Times* publicou uma transcrição traduzida da reunião em 12 de setembro de 2000, disponível on-line em http://www.themoscowtimes.com/news/article/face-the-nation-putin-and-the-kursk-families/258935.html.
53. *Kommersant,* 24 de agosto, 2000. A manchete do artigo era "How Putin Took Vidyayevo" ["Como Putin Conquistou Vidyayevo"].
54. Ver Robert Brannon, *Russian Civil-Military Relations* (Farnham, UK: Ashgate, 2009), capítulo 6.
55. Hill e Gaddy, p. 208.
56. Entrevista do autor com Sergei Pugachev, Londres, dezembro de 2014.

CAPÍTULO 12: A ALMA DE PUTIN

1. Baker e Glasser, p. 122.
2. Condoleezza Rice, *No Higher Honor: A Memoir of My Years in Washington* (Nova York: Crown, 2011), p. 75. Antes, em seu livro de memórias, Rice relembra ter se encontrado com Putin em 1992, quando visitou São Petersburgo como professora de Stanford para discutir a criação de uma universidade europeia com Anatoly Sobchak. Sobchak realizou uma recepção que, para ela, pareceu povoada por gente chamada Tolstói ou Pushkin – e "um homem que parecia bastante deslocado, vestindo um terno mais adequado a um alto burocrata soviético", ou seja, Putin (p. 61).
3. Arquivo do Kremlin, 11 de setembro, 2001.
4. Bush, p. 196.
5. Karen Hughes, *Ten Minutes from Normal* (Nova York: Viking, 2004), p. 218.
6. Bush, p. 196.
7. Ver *georgewbush-whitehouse.archives.gov/news/releases/2001/06/20010618.html.*
8. *New York Times,* 16 de junho, 2001.
9. *Breakfast with David Frost*, BBC, 5 de março de 2000.
10. Dale R. Herspring, *The Kremlin and the High Command: Presidential Impact on the Russian Military from Gorbachev to Putin* (Lawrence: University Press of Kansas, 2006), p. 180.
11. Dmitri Trenin, "Military Reform: Can It Get off the Ground Under Putin?" *Demokratizatsiya,* 22 de março, 2001.
12. Do site do Kremlin, 9 de fevereiro, 2000. Putin regressou à frase cinco anos depois em uma entrevista à televisão alemã, em 5 de maio de 2005. "As pessoas na Rússia dizem que quem não lamenta o colapso da União Soviética não tem coração, e quem lamenta não tem cérebro. Nós não lamentamos isso. Simplesmente declaramos o fato e sabemos que precisamos olhar para frente, não para trás. Não permitiremos que o passado nos puxe para baixo e nos impeça de seguir adiante." Arquivos do Kremlin, 5 de maio, 2005. O general Alexander Lebed usou uma frase quase idêntica em seu livro de memórias, *My Life and My Country,* publicado em 1997.
13. *New York Times,* 3 de fevereiro, 2003. Putin compareceu ao 60° aniversário da vitória em Stalingrado, mas evitou usar esse nome. Quando ocorreu o 70° aniversário, a cidade havia adotado todos os anos o nome antigo ce-

rimonialmente por seis dias para marcar datas importantes da guerra, e o nome antigo apareceu salpicado em meio aos comentários dele. "Obviamente, Stalingrado sempre será um símbolo da invencibilidade do povo russo", disse ele, "da união do povo russo." *Volga-Media,* http://www.vl-g-media.ru/society/vladimir-putin-pozdravil-volgogradcev-2222.html.

14. *Izvestiya,* 5 de dezembro, 2000, acessado por meio da Lista da Rússia de Johnson, http://russialist.org.
15. *Komsomolskaya Pravda,* 7 de dezembro, 2000.
16. *Kommersant,* 21 de março, 2001.
17. *Izvestiya,* 9 de novembro, 2000. Em uma entrevista a repórteres, inclusive este autor, em dezembro de 2006, Ivanov disse que eles se conheceram em 1977, mas acrescentou: "Não quero entrar em detalhes".
18. Thomas Gomart, *Russian Civil-Military Relations: Putin's Legacy* (Washington, DC: Carnegie Endowment for International Peace, 2008), p. 52.
19. Rossiya TV, 28 de março, 2001, conforme transcrito e traduzido pela BBC.
20. *New York Times,* 20 de fevereiro, 2008. A Suíça prendeu Adamov devido a um mandado de prisão americano em 2005, mas os russos resistiram à sua extradição para os Estados Unidos, temendo que ele fosse divulgar segredos nucleares. Em vez disso, os promotores russos o acusaram de abuso de poder e o condenaram em um tribunal russo em fevereiro de 2008. Entretanto, ele foi liberado e sua sentença suspensa dois meses depois, sendo-lhe permitida uma aposentadoria tranquila, longe dos holofotes.
21. *Izvestiya,* 29 de março, 2001.
22. Associated Press, 14 de setembro, 2001.
23. Schröder pressionou Putin a interferir em um dos julgamentos mais infames a resultar da guerra – e um dos raros. Na noite da eleição de Putin, o coronel Yuri Budanov, um comandante condecorado, sequestrou uma mulher chechena, Elza Kungayeva, que havia acabado de completar dezoito anos. Ele a levou para seu alojamento, ostensivamente para interrogá-la; no entanto, a surrou, estuprou e em seguida estrangulou-a até a morte.
24. Peggy Noonan descreveu a cena em uma coluna do *Wall Street Journal,* 25 de junho, 2001.
25. Bush, p. 431.
26. Ibid, p. 200; Rice, p. 97.
27. Hughes, p. 284-285.

28. Peter Pomerantsev, "Putin's Rasputin", *London Review of Books,* 20 de outubro, 2011. Lenta.ru também tem uma biografia detalhada da vida e carreira dele. http://lenta.ru/lib/14159273/full.htm.
29. *Moscow Times,* 4 de abril, 2002.
30. Human Rights Watch, "Swept Under: Torture, Forced Disappearances, and Extrajudicial Killings During Sweep Operations in Chechnya" [*Varridos: Tortura, Desaparecimentos Forçados, Assassinatos Extrajudiciais durante as Operações na Chechênia*], 2 de fevereiro, 2002.
31. Pavel K. Baev, "Putin's War in Chechnya: Who Steers the Course?" Programa de novas abordagens à segurança russa, novembro de 2004, http://www.ponarseurasia.org/sites/default/files/policy-memos-pdf/pm_0345.pdf.
32. Pavlov entrevistado pela *Nezavisimaya Gazeta,* 9 de setembro, 2002.
33. *New York Times,* 23 de agosto, 2002.
34. *Moscow Times,* 26 de setembro, 2002.
35. Ver "Terror in Moscow", um documentário britânico exibido em 2003, no Channel 4, na Grã-Bretanha, e na HBO nos Estados Unidos. O nome verdadeiro de Movsar era Salamov, mas ele adotou o sobrenome Barayev depois da morte de seu tio.
36. RIA Novosti, 12 de outubro, 2002. Ele havia sido erroneamente declarado morto também em agosto de 2001.
37. Entrevista com um oficial veterano russo que esteve no Kremlin com Putin durante aqueles três dias, falando sob a condição de anonimato.
38. Soldatov e Borogan, p. 135-136.
39. "Terror in Moscow", o documentário britânico de 2003 (ver n. 34). Além disso, relatos vívidos aparecem no livro de Peter Baker e Susan Glasser, *Kremlin Rising;* também em Peter Truscott, *Putin's Progress: A Biography of Russia's Enigmatic President, Vladimir Putin* (Londres: Simon & Schuster, 2004), e no de Anna Politkovskaya, *A Russian Diary: A Journalist's Final Account of Life, Corruption and Death in Putin's Russia* (Nova York: Random House, 2007 [publicado no Brasil como *Um Diário Russo.* São Paulo: Rocco, 2007]).
40. Entrevista da NTV com os sequestradores em 25 de outubro, o segundo dia do sequestro, conforme transcrita pela BBC. A NTV foi proibida pelo Ministério das Comunicações de exibir o áudio da entrevista durante o sequestro e, portanto, transmitiu apenas as imagens. A não inclusão do som irritou os terroristas.

41. Entrevista do autor com Mikhail Kasyanov; Angus Roxburgh, *The Strongman: Vladimir Putin and the Struggle for Russia* (Londres: I. B. Tauris, 2012), p. 70.
42. Yavlinsky entrevistado pela Radio Liberty, 28 de outubro, 2002.
43. Anna Politkovskaya, *Is Journalism Worth Dying For?* (Nova York: Melville House, 2011), p. 229.
44. *New York Times,* 1º de novembro, 2002.
45. Soldatov e Borogan, p. 142.
46. *New York Times,* 27 de outubro, 2002.
47. Os relatos do número de mortes foram confusos nos primeiros dias após o sequestro, mas a contagem final e confiável foi feita por uma organização, a Nord-Ost, que representa as vítimas: www.nord-ost.org.
48. O Tribunal Europeu dos Direitos Humanos decidiu, em dezembro de 2011, que a Rússia violou os direitos de 64 vítimas ao não fornecer tratamento médico adequado, e ordenou o pagamento de quase 2 milhões de dólares em indenizações. A corte não julgou se o resgate em si violou algum padrão internacional de direitos.
49. *New York Times,* 13 de novembro, 2002.

CAPÍTULO 13: OS DEUSES DORMIRAM EM SUAS CABEÇAS

1. *Izvestiya,* 25 de fevereiro, 2000.
2. Gustafson, p. 283.
3. Mikhail Khodorkovsky e Nataliya Gevorkyan, *Turma i Volya* [Prisão e Vontade] (Moscou: Howard Roark, 2012), p. 228-229.
4. Richard Sakwa, *Quality of Freedom: Khodorkovsky, Putin and the Yukos Affair* (Oxford: Oxford University Press, 2009), p. 143.
5. Khodorkovsky e Gevorkyan, p. 356.
6. Entrevista do autor com Andrei Illarionov, abril de 2013. O confronto foi televisionado e amplamente relatado pela imprensa. Gustafson, Sawka e Baker, além de Glasser, também falaram sobre a reunião. A coautora de Khodorkovsky, Nataliya Gevorkyan, o descreve em *Turma i Volya* [Prisão e Vontade], p. 52.
7. Entrevista com Illarionov.
8. Baker e Glasser, p. 282.
9. Viktor Gerashchenko entrevistado pela *Novaya Gazeta,* 10 de julho, 2008, traduzido no site de Khodorkovsky, www.khodorkovsky.com.
10. Gustafson, p. 247.

11. Sakwa, *Quality of Freedom*, p. 97.
12. *New York Times*, 31 de maio, 2001.
13. Gustafson, p. 320.
14. Ibid., p. 233.
15. Ibid., p. 234.
16. As Nações Unidas formaram um comitê independente para investigar a corrupção no programa "petróleo por alimentos", ver http://www.cfr.org/corruption-and-bribery/independent-inquiry-committee-report-manipulation-un-oil—food-programme/p9116. O relatório final foi publicado em outubro de 2005 e nomeava Zhirinovsky e Voloshin como recebedores dos cupons emitidos por Saddam Hussein para permitir que empresas e indivíduos revendessem o petróleo iraquiano com lucros maiores.
17. Charles Duelfer, *Hide and Seek: The Search for Truth in Iraq* (Nova York: PublicAffairs, 2009), p. 448.
18. Bush, p. 233.
19. Baker e Glasser, p. 214-227.
20. Bush relembra essa conversa no livro de Bob Woodward, *Plan of Attack*, p. 404-405.
21. *New York Times*, 25 de março, 2003.
22. *New York Times*, 16 de janeiro, 2003.
23. *New York Times*, 23 de abril, 2003.
24. Entrevista com Kasyanov, março de 2013.
25. *New York Times*, 2 de maio, 2003.
26. Sakwa, *Quality of Freedom*, p. 91.
27. Ibid., p. 91.
28. Gustafson, p. 296.
29. Sakwa, *Quality of Freedom*, p. 144.
30. Ibid., p. 144.
31. Entrevista do autor com um ex-funcionário elevado do Kremlin, em abril de 2013. O mesmo funcionário contou uma versão similar aos correspondentes em Moscou no verão de 2003 enquanto o processo se desenrolava, chamando-o de "um ataque claramente organizado", embora executado por desconhecidos.
32. O autor se juntou a outros correspondentes baseados em Moscou para a entrevista em Novo-Ogaryovo em 19 de setembro de 2003.
33. Sakwa, *Quality of Freedom*, p. 89.

34. Gustafson, p. 304.
35. Khodorkovsky e Gevorkyan, p. 56.
36. Gustafson, p. 299-300.
37. Khodorkovsky, entrevistado pelo *New York Times,* outubro de 2003.
38. John Browne com Philippa Anderson, *Beyond Business* (Londres: Phoenix, 2011), citado em David Remnick, "Gulag Lite", *The New Yorker,* 20 de dezembro, 2010.
39. Uma transcrição da entrevista, publicada em 5 de outubro de 2003, está disponível em www.nytimes.com/2003/10/05/international/06PTEXT-CND.html.
40. Entrevista com um ex-funcionário elevado do Kremlin, abril de 2013.
41. Anton Drel, citado em *New York Times,* 1º de novembro, 2003.
42. *New York Times,* 28 de outubro, 2003.
43. Entrevista com ex-funcionário de alto escalão do Kremlin, abril de 2013.
44. Mikhail Kasyanov com Yevgeny Kiselyov, *Bez Putina* (Moscou: Novaya Gazeta, 2009), p. 222.
45. *New York Times,* 1º de novembro, 2003.
46. Entrevista com ex-funcionário de alto escalão do Kremlin, abril de 2013.
47. Ver a decisão do Tribunal de Conciliação Permanente em 18 de julho de 2014, *Yukos Universal Limited v. The Russian Federation,* p. 64.
48. *New York Times,* 7 de dezembro, 2003.
49. RIA Novosti, 9 de abril, 2005.
50. *Express Gazeta,* 16 de agosto, 2006, www.eg.ru/daily/animal/8134.
51. "O cachorro não a incomoda, não é?", perguntou Putin à chanceler Angela Merkel quando ela visitou Sochi em 2007, embora certamente estivesse ciente de que ela tinha medo de cães. Koni então se sentou aos pés de Merkel, para evidente desconforto da chanceler. Merkel contou a oficiais americanos posteriormente sobre o encontro, incluindo o comentário de Putin longe das câmeras que ela interpretou como uma referência ao perfil dela compilado por seus serviços de inteligência: "Eu sei de tudo a seu respeito".
52. Bush, p. 433. Bush depois contou a história ao primeiro-ministro do Canadá, Stephen Harper, que retrucou: "Você tem sorte de ele ter apenas lhe mostrado o cachorro dele".
53. *New York Times,* 8 de dezembro, 2003.
54. *New York Times,* 8 de dezembro, 2003.

CAPÍTULO 14: *ANNUS HORRIBILIS*

1. Em www.newsru.com, 19 de abril, 2005.
2. O autor visitou o apartamento das mulheres e refez partes de sua história em setembro de 2004. *New York Times*, 10 de setembro, 2004.
3. Paul J. Murphy, em *Allah's Angels: Chechen Women in War* (Annapolis, MD: Naval Institute Press, 2010), descreve o destino das quatro mulheres e cita relatos de que Rosa Nagayeva não esteve no ataque à estação de metrô; em vez disso, estava com Maryam Taburova, em Beslan.
4. *Washington Post*, 27 de outubro, 2003.
5. Gustafson, p. 264.
6. *Vedomosti*, 12 de janeiro, 2004.
7. Kasyanov, p. 226.
8. Vladimir Ryzhkov, "The Liberal Debacle", *Journal of Democracy* 15, nº 3 (julho de 2004).
9. *New York Times*, 9 de janeiro, 2004.
10. Itar-Tass, 13 de fevereiro, 2004.
11. Goldfarb e Litvinenko, p. 308.
12. Interfax, 10 de fevereiro, 2004.
13. *New York Times*, 3 de fevereiro, 2004.
14. *Kommersant*, 11 de novembro, 2006.
15. *New York Times*, 6 de março, 2004.
16. Relatório da Missão de Observação das Eleições da OSCE, 2 de junho, 2004.
17. Baker e Glasser, p. 325.
18. Kasyanov, p. 241.
19. Ibid., p. 241.
20. Anna Politkovskaya, *Putin's Russia* (Londres: Harvill Press, 2004), p. 274.
21. *Vedomosti*, 2 de março, 2004.
22. *Novaya Gazeta*, 11 de outubro, 2007. Fradkov se tornou o diretor do serviço de inteligência estrangeiro em 2007, sublinhando seu histórico presumido.
23. Felshtinsky e Pribylovsky, p. 80.
24. Official Kremlin International Broadcast, 16 de março, 2004.
25. *Vremya Novosti*, 15 de março, 2004.
26. Ryzhkov, p. 54, 57.
27. *Vedomosti*, 29 de março, 2004; Khodorkovsky reproduziu a carta, incluindo uma tradução, em seu site, www.khodorkovsky.com.

28. O relato mais confiável e aprofundado do sequestro em Beslan é a aterrorizante reconstrução feita por C. J. Chivers com base em entrevistas com os reféns, "The School", *Esquire,* junho de 2006, p. 140.
29. *New York Times,* 10 de maio, 2004.
30. *New York Times,* 12 de maio, 2004.
31. *New York Times,* 2 de setembro, 2004.
32. Aslambek Aslakhanov, o principal conselheiro de Putin para a Chechênia. Citado em Baker e Glasser, p. 23.
33. Hutchins e Korobko, p. 292.
34. Soldatov e Borogan, p. 159.
35. *Kommersant,* 3 de setembro, 2004.
36. Ledeneva, p. 36. Ela cita um funcionário anônimo que foi forçado a repetir a mentira sobre o número de reféns e, como outros, foi "destruído" por Beslan. Ele "se tornou uma pessoa diferente quando voltou de Beslan".
37. Politkovskaya, *Is Journalism Worth Dying For?*, p. 251-252.
38. Soldatov e Borogan, p. 157.
39. *New York Times,* 4 de setembro, 2004.
40. Ibid.
41. Soldatov e Borogan, p. 159.
42. Ibid., p. 162.
43. *New York Times,* 4 de setembro, 2004.
44. Falas completas de Putin, conforme tradução do *The New York Times,* 5 de setembro, 2004.
45. *Moskovskiye Novosti,* 17-23 de setembro, 2004.
46. Entrevista do autor com Aleksandr Drozdov, diretor executivo do Centro Yeltsin, em Moscou, em junho de 2014.
47. Marie Mendras, *Russian Politics: The Paradox of a Weak State* (Nova York: Columbia University Press, 2012), p. 185. Na reunião anual Valdai, na esteira do ataque, Putin fez um comentário similar; ele se recordou da disputa eleitoral que mediou em Karachay-Cherkessia enquanto presidente do Conselho de Segurança de Yeltsin para fornecer um exemplo de como eleições eram perigosas, segundo Clifford Kupchan, um dos presentes na reunião.
48. *New York Times,* 15 de setembro, 2004.

CAPÍTULO 15: O CONTÁGIO LARANJA

1. *New York Times,* 20 de dezembro, 2004.

2. J. V. Koshiw, *Abuse of Power: Corruption in the Office of the President* (s.l.: Artemia Press, 2013), p. 149.
3. Roxburgh, p. 108-109.
4. Ibid., p. 116.
5. Ibid., p. 129.
6. Anders Aslund, *How Ukraine Became a Market Economy and Democracy* (Washington, DC: Peter G. Peterson Institute for International Economics, 2009), p. 170.
7. Ver também "It's a Gas – Funny Business in the Turkmen-Ukraine Gas Trade", um relatório compilado pela Global Witness, disponível no site deles, www.globalwitness.co.uk.
8. *Kyiv Post*, 29 de julho, 2004.
9. Koshiw, p. 136.
10. Boris Volodarsky, *The KGB's Poison Factory: From Lenin to Litvinenko* (Minneapolis: Zenith Press, 2009), p. 98.
11. Aslund, p. 180.
12. Uma transcrição completa da entrevista de Putin encontra-se no arquivo on-line do Kremlin, 27 de outubro, 2004.
13. Mark MacKinnon, *The New Cold War: Revolutions, Rigged Elections and Pipeline Politics in the Former Soviet Union* (Nova York: Carroll & Graf, 2007), p. 181.
14. Nikolai Petrov e Andrei Ryabov, "Russia's Role in the Orange Revolution", em Anders Aslund e Michael McFaul, eds., *Revolution in Orange: The Origins of Ukraine's Democratic Breakthrough* (Washington, DC: Carnegie Endowment for International Peace, 2006), p. 158.
15. Ibid., p. 157.
16. *New York Times*, 22 de novembro, 2004.
17. Roxburgh, p. 138.
18. *New York Times*, 3 de dezembro, 2005.
19. Entrevista do autor com Viktor Yushchenko, 2006.
20. *Kyiv Post*, 29 de outubro, 2009.
21. RIA Novosti, 24 de fevereiro, 2005.
22. Peter Baker, *Days of Fire: Bush and Cheney in the White House* (Nova York: Doubleday, 2013) p. 383.
23. Bush, p. 432.
24. Rice, p. 366.
25. *New York Times*, 9 de outubro, 2005.

26. Essa passagem vem de uma tradução on-line de um jornal russo em Paris, o Возрождение (ou *Ressurgimento*), publicado em 27 de junho, 1925. A tradução, de autor desconhecido, aparece em www.freerepublic.com/focus/news/30343571/posts. Hill e Gaddy discutem Ilyin in *Mr. Putin*, p. 106-107, assim como Geraldine Fagan in *Believing in Russia – Religious Policy After Communism* (Londres: Routledge, 2013).
27. *New York Times*, 3 de julho, 2005.
28. *New York Times*, 17 de maio, 2005.

CAPÍTULO 16: KREMLIN, INC.

1. Entrevista com um oficial veterano russo, falando sob a condição de anonimato, abril de 2013. Tanto Thane Gustafson quanto Richard Sakwa defendem que o papel de Putin no ataque à Yukos foi menos premeditado e mais improvisado do que geralmente é retratado por seus críticos, embora o resultado permaneça o mesmo.
2. O livro de Gustafson, *Wheel of Fortune*, fornece uma excelente história da indústria petrolífera soviética e russa e do leilão da Yukos. Ver especialmente o capítulo 5, "The Russian 'Oil Miracle'" [*O 'milagre do petróleo' russo*].
3. Citado em Baker e Glasser, p. 347.
4. Uma década depois, em julho de 2014, o Tribunal de Conciliação Permanente decidiu que o processo era "um esforço contínuo e deliberado para destruir a Yukos, ganhar controle de seus bens e eliminar" Khodorkovsky como "um opositor político em potencial". Ver a decisão do tribunal, 18 de julho, 2014, *Yukos Universal Limited v. The Russian Federation*, p. 30.
5. Sakwa, *Quality of Freedom*, p. 92. Ele argumenta que Putin não iniciou o ataque legal, mas foi convencido por outros de que isso era necessário. Ele descreve o "politburo" por trás do desmanche da Yukos na p. 106.
6. Gustafson descreve a história da Rosneft em *Wheel of Fortune*, capítulo 8, "Russia's Accidental Oil Champion: The Rise of Rosneft" [*A campeã acidental de petróleo da Rússia: a ascensão da Rosneft*]
7. *New York Times*, 28 de outubro, 2004.
8. Gustafson, p. 343.
9. Ibid.
10. Ver o capítulo 8 de Gustafson.
11. *New York Times*, 20 de dezembro, 2004.

12. *New York Times,* 21 de dezembro, 2004.
13. *Moscow Times,* 29 de dezembro, 2004.
14. O próprio Putin admitiu isso em uma entrevista a jornalistas espanhóis em 7 de fevereiro de 2006, disponível no arquivo do Kremlin.
15. Gustafson, p. 348.
16. O Tribunal de Conciliação Permanente citou a declaração de Putin como provas contundentes de que o leilão era uma ampla conspiração; ver a decisão da corte, 18 de julho, 2014, *Yukos Universal Limited v. The Russian Federation,* p. 330. Ver também o blog *The Financial Times Alphaville,* 28 de julho, 2014, http://ftalphaville.ft.com/2014/07/28/1910622/yukos-putins-loose-lips/.
17. Foi postada uma tradução pelos apoiadores de Khodorkovsky durante o julgamento em http://mikhail_khodorkovsky_society_three.blogspot.com/2005/04/finalstatement-in-meshchansky-court.html.
18. Richard Sakwa, *Putin and the Oligarch: The Khodorkovsky-Yukos Affair* (Londres: I. B. Tauris, 2014), p. 107.
19. Associated Press, 25 de junho, 2005.
20. Kraft contou a pressão da Casa Branca em comentários feitos em um jantar beneficente em homenagem a ele no Carnegie Hall em New York, conforme relatado pelo *New York Post,* 15 de junho, 2013.
21. *Boston Globe Magazine,* 19 de março, 2007.
22. Um telegrama diplomático enviado pelo embaixador americano, William Burns, datado de 2 de abril de 2007, e liberado pelo WikiLeaks.
23. Treisman, p. 115.
24. *Moscow Times,* 19 de abril, 2005.
25. Marshall I. Goldman, *Petrostate: Putin, Power and the New Russia* (Oxford: Oxford University Press, 2008), p. 124.
26. Boris Nemstov e Vladimir Milov, ambos ex-funcionários do governo e líderes da oposição, questionaram agudamente a venda em uma série de relatórios independentes que começaram a surgir em 2008. Ver "Putin and Gazprom", originalmente publicado na *Novaya Gazeta,* 28 de agosto e 4 de setembro, 2008. Também Anders Aslund, em *Russia's Capitalist Revolution: Why Market Reform Succeeded and Democracy Failed* (Washington, DC: Peter G. Peterson Institute for International Economics, 2007), p. 253, e em outros escritos e entrevistas, argumenta que muitos dos contratos da Gazprom eram corruptos.

27. O telegrama, datado de 2 de abril de 2007, estava entre os centenas de milhares liberados pelo WikiLeaks em 2010, citado na nota 23 mais acima.
28. Citado em Edward Lucas, *The New Cold War: Putin's Russia and the Threat to the West* (Nova York: Palgrave Macmillan, 2008), p. 168. No capítulo "Pipeline Politics" [*Política dos Oleodutos*], ele descreve de forma agourenta as consequências geopolíticas da ascensão da Gazprom.
29. *Wall Street Journal,* 16 de dezembro, 2005.
30. Tom Bower, *Oil: Money, Politics, and Power in the 21st Century* (Nova York: Grand Central Publishing, 2009), p. 375.
31. *New York Times,* 6 de outubro, 2006.
32. Bower, p. 387.
33. *New York Times,* 22 e 29 de dezembro, 2006.
34. Telegrama publicado pelo WikiLeaks, 8 de dezembro, 2008, "Ukraine: Firtash Makes His Case to the USG".
35. Koshiw, p. 65. Também no Jamestown Foundation, *Eurasian Daily Monitor,* 25 de março, 2009, "The Strange Ties Between Semion Mogilevich and Vladimir Putin".
36. Margarita M. Balmaceda, *Energy Dependency, Politics and Corruption in the Former Soviet Union: Russia's Power, Oligarchs' Profits and Ukraine's Missing Energy Policy, 1995-2006* (Londres: Routledge, 2008), p. 137.
37. Treisman, p. 116.
38. As revelações sobre o palácio e as alegações do financiamento furtivo deste e de outros investimentos só vieram a público em dezembro de 2010, quando um dos envolvidos, Sergei Kolsenikov, escreveu uma carta aberta a Dmitri Medvedev, revelada em uma coluna de David Ignatius no *The Washington Post.* Artigos subsequentes na *Novaya Gazeta* em fevereiro de 2011 (http://en.novayagazeta.ru/politics/8779.html) e no *The Financial Times* em 30 de novembro de 2011 confirmaram aspectos dos contratos, apesar das consistentes negativas do Kremlin.
39. *Wall Street Journal,* 25 de setembro, 2007.
40. Entrevista do autor com Mikhail Kasyanov, junho de 2014.
41. Biografia de Kovalchuk pela Lenta.ru, em http://lenta.ru/lib/14149560.
42. Citado na *Forbes Russia,* 3 de agosto, 2008.
43. Mark Galeotti cunhou a expressão em http://inmoscowsshadows.wordpress.com/2013/08/10/the-rise-of-the-russian-judocracy/.

44. Mark Lawrence Schrad, *Vodka Politics: Alcohol, Autocracy and the Secret History of the Russian State* (Oxford: Oxford University Press, 2014), capítulo 22.
45. Entrevistas do autor com Andrei Illarionov, outubro de 2012 e agosto de 2014.
46. Illarionov, citado no *The New Times*, newtimes.ru, 4 de novembro, 2011.
47. Reimpresso no *New York Times*, 4 de fevereiro, 2006.
48. Gustafson, p. 354.
49. O prospecto está disponível no site da empresa, http://www.rosneft.com/attach/0/58/84/rosneft_prospectus.pdf.
50. Relatório anual da Rosneft em 2006: http://www.rosneft.com/attach/0/58/80/a_report_2006_eng.pdf.

CAPÍTULO 17: VENENO

1. *New York Times*, 25 de novembro, 2006. A história contada aqui sobre o envenenamento de Litvinenko, um dos assassinatos com a mais intensa cobertura pela imprensa na história, é baseada nas reportagens da época feitas pelo autor e seus colegas em Moscou e Londres, em especial Alan Cowell que, subsequentemente, escreveu *The Terminal Spy: The Life and Death of Alexander Litvinenko, a True Story of Espionage, Betrayal and Murder* (Londres: Doubleday, 2008). Outros relatos que foram úteis e interessantes incluem *The Death of a Dissident*, de Alex Goldfarb e Marina Litvinenko [publicado no Brasil como *Morte de um Dissidente: O Envenenamento de Alexander Litvinenko e a Volta da KGB*. São Paulo: Companhia das Letras, 2007], baseado no relacionamento pessoal que ambos tiveram com ele; *The Litvinenko File: The Life and Death of a Russian Spy*, de Martin Sixsmith (Nova York: St. Martin's Press, 2007); e *Putin's Labyrinth: Spies, Murder, and the Dark Heart of the New Russia* by Steve LeVine (Nova York: Random House, 2008).
2. Goldfarb e Litvinenko, p. 330.
3. O livro foi publicado em inglês após o assassinato de Litvinenko como *Blowing Up Russia: The Secret Plot to Bring Back KGB Terror* (Nova York: Encounter Books, 2007) [publicado no Brasil como *A Explosão da Rússia: Uma Conspiração para Restabelecer o Poder da KGB*. Rio de Janeiro: Record, 2007].

4. Skuratov, p. 147. Este rumor foi repetido ao autor por um ex-agente da KGB e da FSB que estava entre aqueles expurgados durante a época de Putin como diretor do serviço de segurança.
5. Entrevista do autor com Oleg Kalugin, outubro de 2012.
6. Entrevistado em Cowell, p. 209.
7. Cowell, p. 239.
8. As reuniões de Litvinenko e os pontos de vista de Grinda apareceram nos primeiros telegramas expostos pelo WikiLeaks, datados de 31 de agosto de 2009 e 8 de fevereiro de 2010. Luke Harding conta detalhes deles em *Expelled: A Journalist's Descent into the Russian Mafia State* (Nova York: Palgrave Macmillan, 2012), p. 235-239.
9. Politkovskaya, *Is Journalism Worth Dying For?*, p. 5.
10. Telegrama diplomático do WikiLeaks, datado de 9 de outubro de 2006.
11. LeVine, p. 125.
12. Os detalhes da primeira tentativa de envenenamento de Litvinenko no escritório da Erinys foram revelados ao público na Grã-Bretanha em 2015. Transcrições do inquérito estão disponíveis em www.litvinenkoinquiry.org.
13. O autor entrevistou Lugovoi e Kovtun em Moscou, em março de 2007, com Alan Cowell. *New York Times,* 18 de março, 2007.
14. Roxburgh, p. 177.
15. *Financial Times,* 25 de novembro, 2006.
16. Sakwa, *Crisis of Russian Democracy,* p. 186; também *St. Petersburg Times,* 28 de setembro, 2004.
17. Entrevista do autor com um oficial diplomático britânico, abril de 2013.
18. Entrevista do autor com Lugovoi e Kovtun, 18 de março, 2007.
19. Uma das primeiras vezes em que ele se referiu à questão de um terceiro mandato – e negou a possibilidade – foi em dezembro de 2003. *New York Times,* 19 de dezembro, 2003.
20. Esta e outras fontes sobre a disputa da sucessão a Putin vêm do artigo "Post-Putin", do mesmo autor deste livro, em *The New York Times Magazine,* 27 de fevereiro, 2007.
21. William J. Burns, o embaixador americano, explanou essa teoria de utilizar a redistribuição de bens para auxiliar os candidatos no dia 2 de abril de 2007, em um telegrama a Washington que foi revelado pelo WikiLeaks e já citado aqui.
22. *Novaya Gazeta,* 11 de outubro, 2007.
23. Sakwa, *Crisis of Russian Democracy,* p. 188-189.

24. Roxburgh, p. 196. Roxburgh, um ex-jornalista, trabalhava para a empresa de relações públicas Ketchum, que foi contratada pelo Kremlin para polir a imagem da Rússia, uma experiência frustrante que ele conta em seu livro.
25. Disponível no arquivo do Kremlin on-line, 10 de fevereiro de 2007. Este discurso, um dos mais famosos de Putin, também aparece em diversos vídeos on-line.
26. *New York Times,* 11 de fevereiro, 2007.
27. Citado e traduzido por *Der Speigel,* 12 de fevereiro, 2007: http://www.spiegel.de/international/the-world-from-berlin-a-calculating-simulation-of-the-cold-war-a-465811.html.
28. *New York Times,* 29 de maio, 2007.
29. *The Guardian,* 12 de abril, 2007.
30. *New York Times,* 1º de junho, 2007.
31. *New York Times,* 19 de julho, 2007.

CAPÍTULO 18: O PROBLEMA 2008

1. Boris Nemtsov relembrou essa história em uma entrevista com o autor em dezembro de 2013.
2. Entrevista do autor com Anatoly Pakhomov, prefeito de Sochi, dezembro de 2013.
3. Aleksandr Zhukov, entrevistado pelo autor em janeiro de 2014, contou as deliberações do Politburo sobre os futuros locais para as Olimpíadas, que só foram revelados mais tarde em um relatório que veio a público.
4. Arquivo do Kremlin on-line, 4 de julho, 2007.
5. Associated Press, 1º de julho, 2007.
6. Sakwa, *Crisis of Russian Democracy,* p. 163.
7. Roxburgh, p. 208.
8. Ibid., p. 211.
9. Hill e Gaddy, p. 181-182.
10. Ibid., p. 182. Richard Sakwa também estava presente; ver *Crisis of Russian Democracy,* p. 178.
11. Sakwa, *Crises of Russian Democracy*, p. 178.
12. *Kommersant,* 9 de outubro, 2007.
13. Conforme transcrição da Ekho Moskvy, 30 de outubro, 2007.
14. Uma versão dessa análise foi revelada pelo WikiLeaks em um telegrama do embaixador americano, William Burns, datado de 18 de outubro de

2007. "Na ausência de instituições políticas", escreveu ele, "a cola do Sistema criado por Putin é seu poder personalizado e a lealdade daqueles que nomeou para postos cruciais. Putin tentou preservar esse poder mantendo em desequilíbrio todos os que disputavam por influência contínua".

15. Sakwa, *Crises of Russian Democracy*, p. 197.
16. *Time*, 19 de dezembro, 2007. A transcrição completa da entrevista está disponível em http://content.time.com/time/specials/2007/printout/0,29239,1690753_1690757_1695787,00.html.
17. A transcrição da reunião pode ser encontrada no arquivo on-line do Kremlin, 10 de dezembro de 2007
18. Richard Sakwa argumenta que Sechin favoreceu, até o final, um terceiro mandato para Putin, apesar de o famosamente recluso Sechin nunca ter levado a público seu ponto de vista. *Crisis of Russian Democracy*, p. 272.
19. Entrevista do autor com Sergei Roldugin, São Petersburgo, setembro de 2014.
20. Michael S. Gorham, *After Newspeak: Language Culture and Politics in Russia from Gorbachev to Putin* (Ithaca, NY: Cornell University Press, 2014), p. 157.
21. Julie A. Cassiday e Emily D. Johnson, "A Personality Cult for the Post-Modern Age", em Helena Goscilo, edit., *Putin as Celebrity and Cultural Icon* (Londres: Routledge, 2013), p. 43. O filme *Potselui ne dlya Pressi* [Um beijo extra-oficial] apareceu à venda em DVD para o Valentine's Day de 2008, embora tivesse sido filmado vários anos antes. O fato de ele não ter sido exibido em cinemas sugere que o filme era muito arriscado politicamente ou, como alguns críticos comentaram, simplesmente ruim demais.
22. O jornal *L'Espresso* publicou trechos de conversas que D'Addario gravou secretamente durante seu encontro com Berlusconi em 20 de julho de 2009. Segundo telegramas diplomáticos publicados pelo WikiLeaks, diplomatas americanos também repararam no aprofundamento das relações e a admiração mútua entre Berlusconi e Putin, destacando que eles precisaram refutar os esforços de Berlusconi para servir como intermediário quando as relações com os Estados Unidos azedaram de vez.
23. *Putin: Itogi* também apareceu no site de Nemtsov, nemtsov.ru. Uma tradução para o inglês feita por David Essel, citada aqui, aparece no blog *La Russophobe*, larussophobe.wordpress.com/2008/03/31/boris-nemtsovs-white-paper-in-full/, sob o título: "Putin: The Bottom Line".
24. *Wall Street Journal*, 11 de junho, 2008.

25. O artigo sobre Timchenko e sua empresa, a Gunvor, apareceu no *The Economist* em 29 de novembro de 2008. Depois que Timchenko entrou com processo por difamação, a revista publicou um esclarecimento em 30 de julho de 2009, dizendo que aceitava as "garantias da Gunvor de que nem Vladimir Putin, nem qualquer outra figura política elevada russa possuem qualquer interesse de posse na Gunvor".
26. A existência desse estudo da CIA foi revelada ao autor por dois funcionários do governo americano familiarizados com o estudo, embora ele nunca tenha chegado ao conhecimento público e eles não pudessem discuti-lo em detalhes. Blekovsky foi o primeiro a fazer suas alegações sobre o patrimônio de Putin em uma entrevista ao jornal alemão *Die Welt*, publicada em 12 de novembro de 2007, e as repetiu em dezembro para o *The Daily Telegraph* e, depois disso, para basicamente qualquer um disposto a ouvir.
27. Os detalhes desse voo foram relatados primeiro por Boris Nemtsov em seu blog em 18 de dezembro de 2010, quando ele estava disputando um processo de difamação movido por Timchenko por causa da descrição que Nemstov fez dele como amigo de Putin em um subsequente relatório sobre a corrupção na Rússia: b-nemtsov.livejournal.com/93781.html. A Reuters também descreveu o voo e a construção do palácio em um artigo que fazia parte de uma série investigativa chamada "Comrade Capitalism" [*Camarada Capitalismo*] em 21 de maio de 2014. As alegações – junto com provas consideráveis – vieram de um dos sócios deles, Sergei Kolesnikov, que foi a público no final de 2010 com uma carta aberta a Dmitri Medvedev sobre o esquema. Desde então, ele descreveu o palácio em várias entrevistas, inclusive, especialmente, no *The Financial Times,* 11 de novembro, 2013. Karen Dawisha também detalha o escândalo em *Putin's Kleptocracy,* p. 295-304, assim como faz Ben Judah em *Fragile Empire,* p. 116-121.

CAPÍTULO 19: A REGÊNCIA

1. Ver a entrevista de Solzhenitsyn a *Der Spiegel* um ano antes de sua morte, em 23 de julho de 2007, http://www.spiegel.de/international/world/spiegel-interview-with-alexander-solzhenitsyn-i-am-not-afraid-of-death-a-496003.html.
2. *New York Times,* 28 de janeiro; Sakwa, *Crisis of Russian Democracy,* p. 279.
3. *New York Times,* 29 de janeiro, 2008.

4. Parte de um telegrama diplomático enviado por um funcionário elevado do Departamento de Estado, datado de 20 de junho de 2008, publicado pelo WikiLeaks.
5. *New York Times,* 17 de julho, 2008.
6. Roxburgh, p. 237.
7. De acordo com as investigações subsequentes conduzidas pela União Europeia e a Organização para a Segurança e Cooperação na Europa (OSCE), apenas dois soldados russos morreram no fogo inicial, enquanto vários outros foram feridos.
8. Yuri Ushakov, o ex-embaixador russo que havia regressado a Moscou para servir como conselheiro de política externa junto a Putin no gabinete do primeiro-ministro, citado em um telegrama diplomático do embaixador americano em Moscou, John Beyrle, datado de 26 de agosto de 2008, publicado pelo WikiLeaks.
9. O cronograma das ligações de Putin para Medvedev continua um ponto de polêmica. Medvedev afirma ter emitido a ordem para começar a ação militar antes de conversar com Putin, mas Putin e outros funcionários dizem que houve repetidos contatos entre os dois na primeira manhã, com Putin insistindo em uma resposta mais vigorosa.
10. Kremlin.ru archive, 8 de agosto, 2009.
11. Bush, p. 434.
12. Segundo o relatório da União Europeia, que depositava a culpa tanto na Rússia quanto na Geórgia, as perdas para todos os lados envolvidos na luta totalizavam 844 baixas. A Ossétia do Sul relatou 365 mortes, contando pessoal uniformizado e civis; a Geórgia perdeu 170 soldados, 14 oficiais de polícia e 228 civis; a Rússia perdeu 67 pessoas. Muitas centenas foram feridas, e milhares foram expulsas de seus lares na Ossétia do Sul e em partes da Geórgia.
13. Bush, p. 435.
14. RIA Novosti, 10 de agosto, 2008.
15. *New York Times,* 21 de agosto, 2008.
16. Rice, p. 688.
17. Telegrama diplomático de John R. Beyrle, 26 de agosto de 2008, publicado pelo WikiLeaks.
18. Essa conversa foi relatada pelo conselheiro de Sarkozy, Jean-David Levitte, para o *Le Nouvel Observateur.* Embora fosse inicialmente negado pelo porta-voz de Putin, o artigo inteiro foi posteriormente postado no

site do gabinete do primeiro-ministro: http://archive.premier.gov.ru/eng/premier/press/world/1182/print/.

19. Do relatório da Human Rights Watch sobre o conflito, "Up in Flames" (2009), p. 130. A organização relatou crimes de guerra cometidos por todas as partes envolvidas no conflito, e pediu que fossem abertas investigações, o que jamais ocorreu.
20. *New York Times,* 16 de novembro, 2008.
21. Sergei Guriev e Aleh Tsyvinski, "Challenges Facing the Russian Economy After the Crisis", em Anders Aslund, et al., eds., *Russia After the Global Economic Crisis* (Washington, DC: Peter G. Peterson Institute for International Economics and the Center for Strategic and International Studies, 2010), p. 17. O estudo fornece um panorama da crise, a reação do governo e muitos dos detalhes citados aqui.
22. Ibid., p. 24.
23. Anders Aslund, Sergei Guriev e Andrew Kuchins, "Russia's Course: Viable in the Short Term but Unsustainable in the Long Term", em Aslund et al., eds., *Russia After the Global Economic Crisis,* p. 259.
24. Roxburgh, p. 280.
25. *New York Times,* 6 de novembro, 2008.
26. O descarrilamento da agenda de Medvedev é baseado em uma entrevista com um assistente veterano que falou apenas sob a condição do anonimato. O veto ao discurso e o desconforto de Medvedev com a linguagem que foi inserida foram descritos em um telegrama ao Departamento de Estado do embaixador americano, datado do dia do discurso, que foi revelado pelo WikiLeaks.
27. *New York Times,* 6 de novembro, 2008.
28. Um relato do incidente, com vídeo, pode ser encontrado em www.theotherrussia.org, em um post datado de 14 de dezembro de 2008.
29. Um telegrama ao Departamento de Estado enviado pelo chefe adjunto da missão em Moscou, Eric Rubin, datado de 19 de novembro de 2008 e publicado pelo WikiLeaks.

CAPÍTULO 20: HOMEM DE AÇÃO

1. Steven Fortescue, "Putin in Pikalevo", *Australian Slavonic and East European Studies* 23, nº 1-2 (2009).
2. As falas do governador foram citadas no site www.theotherrussia.org, 21 de maio, 2009. Ver também Anna Arutunyan, *The Putin Mystique: In-*

side Russia's Power Cult (Northampton, MA: Olive Branch Press, 2014), que inclui um capítulo detalhado sobre o "The Pikalevo Effect" [*O Efeito Pikalevo*]; e o *New York Times*, 5 de junho, 2009.

3. Daniel Treisman, "Russian Politics in a Time of Economic Turmoil" em Aslund et al., eds., *Russia After the Global Economic Crisis*, p. 54.
4. Os relatos do distanciamento de Putin nos meses iniciais de 2009 foram discutidos em um telegrama do Departamento de Estado datado de 4 de março de 2009 e revelado pelo WikiLeaks.
5. As maquinações internas a respeito da decisão de Putin de acabar com as negociações da OMC foram discutidas pelos próprios funcionários em conversas com os frustrados americanos e europeus, conforme detalhado em um telegrama do Departamento de Estado datado de 19 de junho de 2009 publicado pelo WikiLeaks.
6. Ver o site da UNESCO, whc.unesco.org/en/list/900.
7. Schrad, p. 354-356.
8. *Kommersant*, 28 de abril, 2010.
9. O encerramento da investigação sobre as acusações de Morozov foi anunciado sem nenhum comentário pela RIA Novosti em 12 de abril de 2012. Morozov detalhou suas acusações em uma entrevista à *Novaya Gazeta* publicada em 4 de junho de 2010. A experiência de Morozov também figurou em um documentário, *Putin's Games*, lançado em 2014. O autor tem uma cópia de seu pedido de asilo político, que foi concedido em abril de 2010.
10. Os detalhes do processo de Sergei Magnitsky são da reconstrução feita por Ellen Barry no *The New York Times* em 23 de dezembro de 2010, além de entrevistas feitas com William Browder e documentos fornecidos por ele ao autor, assim como seu livro *Red Notice: A True Story of High Finance, Murder, and One Man's Fight for Justice* (Nova York: Simon & Schuster, 2015).
11. Angela Stent, *The Limits of Partnership: U.S.-Russian Relations in the Twentieth-First Century* (Princeton, NJ: Princeton University Press, 2014), p. 231.
12. O FBI liberou centenas de documentos relacionados à investigação, que recebeu o codinome de Operation Ghost Stories [*Operação Histórias de Fantasmas*], em seu site: http://vault.fbi.gov/ghost-stories-russian-foreign-intelligence-service-illegals/.
13. *Kommersant*, 25 de julho, 2010.
14. Peter Earley, que escreveu uma biografia de Tretyakov chamada *Comrade J: The Untold Secrets of Russia's Master Spy in America After the End of the Cold War* (Nova York: Berkley Books, 2007), e o considerava seu ami-

go, contou as circunstâncias da morte dele em seu site: www.peteearley.com/2010/07/09/sergei-tretyakov-comrade-j-has-died/. Um ano depois, os russos julgaram e condenaram, *in absentia*, outro oficial da inteligência, Aleksandr Poteyev, acusado de ter traído os agentes dormentes.

15. Entrevistado pela *Gazeta.ru*, 30 de março, 2010.
16. Diversos funcionários que trabalharam para um dos dois líderes descreveram o acordo deles de respeitar suas responsabilidades como primeiro-ministro e presidente, embora nenhum afirmasse que Putin não detinha a autoridade final.
17. Entrevistado pelo autor, abril de 2013.
18. O blog apareceu em top-lap.livejournal.com/1963.html.
19. Ver Helena Goscilo, "VVP as VIP *Objet d'Art*", p. 8, e Julie A. Cassiday e Emily D. Johnson, "A Personality Cult for the Postmodern Age", p. 43, ambos em Helena Goscilo, ed., *Putin as Celebrity and Cultural Icon*.
20. *Gazeta.ru*, 28 de outubro, 2010.
21. Os comentários do médico – e a extensão das cirurgias plásticas de Putin – apareceram em outubro de 2012 em um site especializado: http://tecrussia.ru/starplastica/308-vladimir-putin-plasticheske-operacii-foto.html.
22. *Rossiyskaya Gazeta*, 6 de setembro, 2010.
23. A desafiadora carta de Luzhkov foi publicada pela Radio Free Europe/Radio Liberty em 29 de setembro de 2010, http://www.rferl.org/content/Text_Of_Yury_Luzhkovs_Letter_To_President_Medvedev/2171682.html.
24. Ver um relatório sobre o projeto realizado pela CEE BankWatch, uma ONG promovendo governança corporativa, em http://bankwatch.org/public-private-partnerships/case-studies/moscow-st-petersburg-motorway-section-15–58-km-deal-involvi.
25. Sakwa, em *Putin and the Oligarch*, detalha o segundo julgamento de Khodorkovsky, p. 136-145.
26. *Nezavisimaya Gazeta*, 24 de dezembro, 2010.

CAPÍTULO 21: O RETORNO

1. Em 30 de novembro, o *The Times* de Londres publicou um dossiê escrito por ex-agentes da inteligência sobre a disputa para sediar as Copas do Mundo de 2018 e 2022. O comitê da Inglaterra contratou os investigadores depois de ter se candidatado (e perdido) para sediar o torneio de 2018. As acusações de corrupção nas ofertas foram investigadas e refutadas

pela FIFA, a entidade internacional que governa esse esporte, em meio a muita controvérsia.

2. Em uma entrevista no radio à Finam FM, 2 de fevereiro, 2011, disponível em www.stolica.fm/archive-view/3626.
3. *The New Yorker*, 4 de abril, 2011.
4. Em www.whitehouse.gov/the-press-office/2011/03/10/vice-president-bidens-remarks-moscow-state-university, 10 de março, 2011.
5. O funcionário da segurança conversou com o autor em uma entrevista em Moscou, em dezembro de 2013, sob a condição de se manter no anonimato.
6. *Vedomosti*, 13 de julho, 2011.
7. *The Financial Times* publicou uma transcrição completa da entrevista em 19 de junho de 2011.
8. A decisão final sobre o regresso de Putin à presidência foi descrita por três pessoas familiarizadas com alguns dos detalhes, embora, em última instância, os detalhes completos da última reunião na noite anterior à nomeação de Medvedev sejam conhecidos apenas pelos dois homens que se encontravam naquela sala.
9. Ele descreveu e defendeu o programa de modernização de Medvedev em uma entrevista longa e bastante favorável com o *The Wall Street Journal*, 10 de julho, 2011.
10. *Novaya Gazeta*, 26 de setembro, 2011.
11. *New York Times*, 30 de setembro, 2011.
12. Arutunyan, p. 207.
13. Prokhorov descreveu o recrutamento de Medvedev em uma entrevista ao *New York Times*, 17 de setembro, 2011.
14. *New York Times*, 13 de dezembro, 2011.
15. De acordo com Serge Schmemman, que se encontrava entre os presentes. *New York Times*, 23 de novembro, 2011.
16. Ver globalvoicesonline/2011/12/05/russia-election-day-ddos-alypse para um relato detalhado dos ciberataques antes e durante a eleição.
17. O vídeo do idoso preenchendo cédulas foi amplamente citado na mídia russa e mencionado no *New York Times*, 6 de dezembro, 2011. O relatório final do observador da missão da OSCE sobre as eleições está em www.osce.org/odihr/86959.
18. Citado em www.opendemocracy.net, por Olga Breininger, 28 de março, 2013.

19. *New York Times,* 22 de dezembro, 2011.
20. *Kommersant,* 10 de dezembro, 2011.
21. Citações da entrevista de Litvinenko foram publicadas no *The New York Times* em 1º de março de 2012; meu colega, Andrew Kramer, compartilhou a transcrição completa.

CAPÍTULO 22: A RESTAURAÇÃO

1. Dmitry Uzlaner, "The Pussy Riot Case and the Peculiarities of Russian Post-Secularism", *State, Religion and Church* 1 (2014): 24. A análise feita por Uzlaner do processo e do papel da igreja e do Estado na Rússia fornece um pano de fundo muito útil e traduções feitas por April French. Ver também Pussy Riot, *Pussy Riot! A Punk Prayer for Freedom* (Nova York: Feminist Press, 2013), que compila as declarações e testemunhos do grupo no tribunal; Marc Bennetts, *Kicking the Kremlin: Russia's New Dissidents and the Battle to Topple Putin* (Londres: Oneworld, 2014); e Miriam Elder, "What Does Pussy Riot Mean Now", *Buzzfeed,* 7 de fevereiro, 2014. Existem muitas traduções das letras do grupo; o autor escolheu aquelas que pareciam mais próximas do significado pretendido.
2. Entrevistado pelo autor em Washington, DC, em fevereiro de 2012.
3. Kissinger em sua entrevista com a *Time* para o número que o nomeava o Homem do Ano em 2007, disponível em seu site, henrykissinger.com.
4. *New York Times,* 8 de janeiro, 2012.
5. Reuters, 8 de fevereiro, 2013.
6. *Moscow News,* 1º de março, 2012.
7. *New York Times,* 8 de dezembro, 2011.
8. Entrevista do autor com Yekaterina Samustevich, março de 2013.
9. A postagem inicial de Navalny sobre o Pussy Riot, datado de 7 de março de 2012, está em navalny.livejournal.com/690551.html.
10. Andrei Zolotov Jr. forneceu um relato minucioso do serviço especial para a RIA Novosti, 23 de abril, 2012. O texto já não está mais disponível no site da agência, que foi rebatizada como Sputnik. Entretanto, foi reproduzido em http://www.angelfire.com/pa/ImperialRussian/news/481news.html.
11. Bennetts, p. 164.
12. *New York Times,* 7 de março, 2012.
13. Ibid.
14. *New York Times,* 6 de dezembro, 2012.

15. Relatório do Human Rights Watch, "Laws of Attrition", publicado em abril de 2013.
16. *New York Times,* 12 de junho, 2012.
17. Pussy Riot, p. 55.
18. Entrevista com Yekaterina Samustevich, Março de 2013.

CAPÍTULO 23: SOZINHO NO OLIMPO

1. Um trailer de sete minutos do filme ainda está disponível em http://rutube.ru/video/eddef3b31e4bdff29de4db46ebdd4e44/. A Forbes falou sobre o filme e sua misteriosa produção em http://www.forbes.ru/sobytiya/vlast/85216-kto-zdes-glavnokomanduyushchii.
2. Ver http://abcnews.go.com/blogs/politics/2012/03/president-obama-asks-medvedev-for-space-on-missile-defense-after-my-election-i-have-more-flexibility/.
3. http://www.justice.gov/usao/nys/pressreleases/September13/PrevezonHoldingsForfeiturePR.php.
4. *Novaya Gazeta,* 11 de novembro, 2012; traduzida para o inglês em http://en.novayagazeta.ru/politics/55288.html.
5. BBC Worldwide Monitoring, 9 de outubro, 2012.
6. "Visiting Putin" [*Visitando Putin*] NTV, 7 de outubro, 2012, www.ntv.ru.novosti/348821.
7. *Bloomberg Business Week,* 27 de agosto, 2013.
8. Entrevista com o autor, abril de 2013.
9. A entrevista de Lyudmila Narusova foi publicada na *Novaya Gazeta,* 11 de novembro, 2012.
10. Sergei Roldugin, o padrinho de Maria, revelou o casamento e o nascimento do neto de Putin em uma entrevista em setembro de 2013. A Radio Netherlands Worldwide relatou o acidente envolvendo Jorrit Faassen em 12 de janeiro de 2011, http://www.rnw.org/archive/russias-mysterious-dutch-businessman. Para mais detalhes dos problemas legais de Matvei Urin, ver http://sobesednik.ru/kriminal/matvei-urin-sgorel-na-erunde e http://rapsinews.com/judicial_news/20140528/271420339.html.
11. Os detalhes da afiliação de Yekaterina Putina à Universidade Estatal de Moscou emergiram em um relatório feito pelo jornal russo *RBK* em janeiro de 2015, http://top.rbc.ru/business/28/01/2015/54c8b4659a794730dbef8851. O jornalista Oleg Kashin foi o primeiro a identificá-la como filha de Putin em seu site no exílio, http://kashin.guru/2015/01/29/

ona/, e a identidade dela foi confirmada nos dias que se seguiram pela Reuters, em 29 de janeiro de 2005, e pela Bloomberg em 30 de janeiro.

12. *The Guardian* em 9 de maio de 2012 postou um vídeo dos destaques da partida em seu site, http://www.theguardian.com/world/video/2012/may/09/vladimir-putin-ice-hockey-russia-video.
13. *New York Times,* 6 de maio, 2012.
14. *Daily Beast,* 13 de janeiro, 2013.
15. *Der Spiegel* resenhou o livro, chamado *Putin,* em 2 de dezembro de 2013, http://www.spiegel.de/international/europe/new-book-on-vladimir-putin claims russian president flees from people-a-936801.html. Belkovsky se distanciou de algumas de suas próprias conclusões em uma entrevista em Moscou em setembro de 2014.
16. *Novaya Gazeta,* 11 de novembro, 2012.

CAPÍTULO 24: PUTINGRADO

1. Entrevista do autor com Vladimir Yakunin, janeiro de 2013. Detalhes da construção de Sochi, inclusive entrevistas com ele e Anatoly Pakhomov, também foram incorporados na *The New York Times Magazine,* 22 de janeiro, 2014.
2. Em uma entrevista à Ekho Moskvy, 11 de novembro, 2013.
3. Ver "Race to the Bottom" [*Corrida para o Fundo*], um relatório feito pela Human Rights Watch, publicado em 6 de fevereiro de 2013 e disponível no site da ONG.
4. *Esquire,* 7 de julho de 2010, disponível em esquire.ru/sochi-road.
5. Boris Nemtsov e Leonid Martynuk detalharam muitos dos custos excedentes em um panfleto: "Winter Olympics in the Sub-Tropics: Corruption and Abuse in Sochi" [*Olimpíadas de Inverno nos Subtrópicos: Corrupção e Abuso em Sochi*], lançado em 20 de maio de 2013, e atualizado em 6 de dezembro de 2013. Está disponível uma tradução feita por Catherine A. Fitzpatrick em www.interpretermag.com/winterolympics-in-the-sub-tropics-corruption-and-abuse-in-sochi/.
6. A Levada Center, uma das agências de pesquisa mais confiáveis, acompanhou a taxa de aprovação de Putin ao longo de seu governo. Após atingir o ápice em 2008, com 88%, ela caiu a seu ponto mais baixo, 61%, em novembro de 2013: www.levada.ru/indeksy.
7. Interfax, 29 de abril, 2013.

8. Tatiana Stanovaya, "Beware Medvedev", Institute of Modern Russia, 6 de março, 2013, http://imrussia.org/en/analysis/politics/405-beware-of-medvedev.
9. A Associated Press relatou, em 4 de fevereiro de 2015, que Sberbank entregou a rampa de esqui ao governo, liquidando um empréstimo de 1,7 bilhões de dólares.
10. A declaração de Snowden foi publicada pelo WikiLeaks no site deles, em 12 de julho de 2013.
11. Citado em *The New York Times*, 1º de novembro, 2013.
12. *World Policy Journal*, Outono de 2013.
13. Entrevistado pelo autor, citado em *The New York Times*, 2 de agosto, 2013.
14. Disponível no site do Vaticano: http://w2.vatican.va/content/francesco/en/letters/2013/documents/papa-francesco_20130904_putin-g20.html.
15. *New York Times*, 12 de setembro, 2013.
16. Em http://www.forbes.com/sites/carolinehoward/2013/10/30/the-worlds-most-powerful-people-2013/.
17. Entrevistas ao autor, janeiro e março de 2014.
18. *Moscow Times*, 8 de outubro, 2013.
19. Ver Radio Free Europe/Radio Liberty, Dec. 7, 2012. www.rferl.org/content/clinton-calls-eurasian-integration-effort-to-resovietize/24791921.html.
20. *The Guardian*, 22 de setembro, 2013.
21. *Der Spiegel*, 24 de novembro, 2014, http://www.spiegel.de/international/europe/war-in-ukraine-a-result-of-misunderstandings-between-europe-and-russia-a-1004706–2.html. O comentário do conselheiro sênior de Putin foi feito em uma reunião em Moscou em dezembro de 2013, conduzido sob a condição de anonimato.
22. *New York Times*, 23 de novembro, 2013.
23. *The Economist*, 23 de dezembro, 2013.
24. *Kommersant*, 6 de fevereiro, 2014.
25. *Yezhednevny Zhurnal*, 10 de fevereiro, 2014, http://ej.ru/?a ote&id=24384.
26. Leonid Bershidsky, "Olympics Bring Back the 1980s in Russia", Bloomberg, Feb. 17, 2014.

CAPÍTULO 25: NOSSA RÚSSIA

1. James Meek, "Romantics and Realists", *London Review of Books*, 20 de fevereiro, 2014.

2. Andrew Higgins e Andrew E. Kramer reconstruíram a evaporação do poder de Yanukovych na noite de 21 de fevereiro no *The New York Times,* 3 de janeiro, 2015.
3. Putin revelou sua ordem secreta para evacuar Yanukovych da Crimeia, junto com outros detalhes sobre a crise com a Ucrânia, durante uma entrevista para um documentário televisivo no canal estatal *Rossiya-1* que foi exibido em 15 de março de 2015, a tempo para o primeiro aniversário da anexação. O documentário se chamava "Crimea: The Path to the Motherland" [*Crimeia: O Caminho para a Mãe Pátria*] e está disponível on-line em vários lugares, inclusive http://en.krymedia.ru/politics/3373711-Documentary-Crimea-Path-to-Motherland-Call-and-Warning.
4. Putin fez a comparação em suas primeiras declarações públicas sobre os eventos na Ucrânia em 4 de março de 2014.
5. O representante da Rússia nos Estados Unidos leu a carta em um encontro no Conselho de Segurança em 3 de março de 2014.
6. Andreas Rinke, "How Putin Lost Berlin", *IP Journal*, Ministério de Relações Exteriores da Alemanha, 29 de setembro, 2014. Também Reuters, em 20 de março de 2014, relatou a admissão de Putin a Merkel.
7. Ver "Trends in World Military Expenditure, 2014", do Instituto Internacional de Pesquisas pela Paz de Estocolmo, disponível em books.sipri.org/files/FS/SIPRIFS1504.pdf.
8. *New York Times*, 3 de março de 2014.
9. O Departamento do Tesouro dos Estados Unidos anunciou sua segunda rodada de sanções, muito mais substancial, em 20 de março de 2014, quatro dias após a anexação da Crimeia: http://www.treasury.gov/press-center/press-releases/Pages/jl23331.aspx.
10. Entrevista do autor com Vladimir Yakunin em março de 2014.
11. Timchenko concedeu uma extensa entrevista à agência de notícias Tass, que foi postada em 4 de agosto de 2014, em tass.ru/en/Russia/743432.
12. A gravação feita pelo serviço de segurança ucraniano, conhecido como SBU, foi amplamente citada na mídia ucraniana e internacional, parte de uma guerra de informações bilateral. Embora os rebeldes negassem ter interferido com os resultados do referendo, a gravação dos envolvidos em si não pareceu ser contestada, apenas seu significado. Uma transcrição traduzida apareceu em http://ukrainianpolicy.com/sbu-audio-links-donetsk-republic-to-russian-involvement/.

13. Mark Galeotti discutiu a doutrina, pouco notada na época de sua publicação, e destacou sua relevância nos eventos na Ucrânia em 2014 em uma análise que incluía esta tradução em https://inmoscowsshadows.wordpress.com/2014/07/06/the-gerasimov-doctrine-and-russian-non-linear-war/.
14. Em maio de 2015, procuradores nos Estados Unidos e na Suíça anunciaram a prisão de funcionários de alto escalão da FIFA como parte de uma investigação de anos a respeito de subornos na escolha das cidades sede para a Copa do Mundo. O escândalo forçou o então presidente da FIFA, Sepp Blatter, a renunciar. Putin denunciou os americanos em particular, dizendo que a investigação era "outra tentativa descarada dos Estados Unidos de estender sua jurisdição a outros países".
15. O post de Strelkov na VKontakte foi depois removido, mas versões dele continuaram on-line, inclusive uma tradução em http://www.interpretermag.com/was-col-strelkovs-dispatch-about-a-downed-ukrainian-plane-authentic/.
16. Esperava-se que a investigação feita pelos holandeses e malásios sobre a destruição do Voo 17 fosse completada no final de 2015. Provas esmagadoras apontaram para o envolvimento do exército russo. Ver https://www.bellingcat.com/wp-content/uploads/2014/11/Origin-of-the-Separatists-Buk-A-Bellingcat-Investigation1.pdf e http://interpretermag.com/evidence-review-who-shot-down-mh17.
17. A frase em russo é simples, embora seja difícil de traduzir literalmente, gerando, portanto, diferentes versões. "Yest Putin, Yest Rossiya, nyet Putina, nyet Rossii", http://izvestia.ru/news/578379.
18. Ver a decisão do Tribunal Permanente de Arbitragem, 18 de julho de 2014, *Yukos Universal Limited v. The Russian Federation*, p. 330, http://www.pca-cpa.org.
19. *New York Review of Books*, 8 de maio de 2014.
20. Entrevista do autor com Garry Kasparov em Macau, junho de 2014, como parte de uma reportagem para um artigo da *New York Times Magazine* sobre sua tentativa de se tornar presidente da federação internacional de xadrez, a FIDE, 6 de agosto de 2014.
21. *New York Times*, 2 de dezembro de 2014.
22. *Vedomosti*, 1º de março de 2014.
23. *Moscow Times*, 18 de junho de 2014.
24. Entrevista do autor com Aleksei Navalny, dezembro de 2014.

25. O relatório de Nemtsov foi completado postumamente por seus colegas da oposição. Ele foi publicado na primavera de 2015 e está disponível em inglês em http://www.4freerussia.org/putin.war/.
26. *Novaya Gazeta*, 11 de agosto de 2014, http://novayagazeta.ru/politics/64784.html.
27. *New York Times*, 24 de janeiro de 2015.
28. Nikolai Gogol, *Dead Souls*, traduzido para o inglês por Richard Pevear e Larissa Volokhonsky (Nova York: Vintage, 1996)[publicado no Brasil como *Almas Mortas*, tradução de Sérgio Kon (São Paulo: Perspectiva, 2014)], p. 253.

Bibliografia

Albats, Yevgenia. *The State Within a State: The KGB and Its Hold on Russia – Past, Present and Future*. Nova York: Farrar, Straus and Giroux, 1994.

Albright, Madeleine com Bill Woodward. *Madame Secretary: A Memoir*. Nova York: Miramax Books, 2003.

Alekperov, Vagit. *Oil of Russia: Past, Present and Future*. Minneapolis: East View Press, 2011.

Andrew, Christopher e Oleg Gordievsky. *KGB: The Inside Story of Its Foreign Operations from Lenin to Gorbachev*. Nova York: HarperCollins, 1990.

Andrew, Christopher e Vasili Mitrokhin. *The Sword and the Shield: The Mitrokhin Archive and the Secret History of the KGB*. Nova York: Basic Books, 1999.

———. *The World Was Going Our Way: The KGB and the Battle for the Third World*. Nova York: Basic Books, 2005.

Anthony, Ian, ed. *Russia and the Arms Trade*. Stockholm International Peace Research Institute (Sipri). Oxford: Oxford University Press, 1998.

Applebaum, Anne. *Gulag: A History*. Nova York: Anchor Books, 2003. [Publicado no Brasil como *Gulag: Uma História dos Campos de Prisioneiros Soviéticos*. Rio de Janeiro: Ediouro, 2009.]

Arutunyan, Anna. *The Putin Mystique: Inside Russia's Power Cult*. Northampton, MA: Olive Branch Press, 2014.

Aslund, Anders. *How Ukraine Became a Market Economy and Democracy*. Washington, DC: Peter G. Peterson Institute for International Economics, 2009.

———. *Russia's Capitalist Revolution: Why Market Reform Succeeded and Democracy Failed*. Washington, DC: Peter G. Peterson Institute for International Economics, 2007.

Aslund, Anders e Michael McFaul, eds. *Revolution in Orange: The Origins of Ukraine's Democratic Breakthrough*. Washington, DC: Carnegie Endowment for International Peace, 2006.

Aslund, Anders, Sergei Guriev e Andrew Kuchins, eds. *Russia After the Global Economic Crisis*. Washington, DC: Peter G. Peterson Institute for International Economics e Center for Strategic and International Studies, 2010.

Babchenko, Arkady. *One Soldier's War*. Nova York: Grove Press, 2007.

Bain, Olga B. *University Autonomy in the Russian Federation Since Perestroika*. Nova York: RoutledgeFalmer, 2003.

Baker, Peter. *Days of Fire: Bush and Cheney in the White House*. Nova York: Doubleday, 2013.

Baker, Peter e Susan Glasser. *Kremlin Rising: Vladimir Putin's Russia and the End of Revolution*. Nova York: Scribner, 2005.

Balmaceda, Margarita M. *Energy Dependency, Politics and Corruption in the Former Soviet Union: Russia's Power, Oligarchs' Profits and Ukraine's Missing Energy Policy, 1995-2006*. Londres: Routledge, 2008.

Barylski, Robert V. *The Soldier in Russian Politics: Duty, Dictatorship and Democracy Under Gorbachev and Yeltsin*. New Brunswick, NJ: Transaction Publishers, 1998.

Bennetts, Marc. *Kicking the Kremlin: Russia's New Dissidents and the Battle to Topple Putin*. Londres: Oneworld, 2014.

Blotsky, Oleg M. *Vladimir Putin: Doroga k Vlasti* [Vladimir Putin: O Caminho para o Poder]. Moscou: Osmos Press, 2002.

———. *Vladimir Putin: Istoriya Zhizni* [Vladimir Putin: A História de uma Vida]. Moscou: Mezhdunarodniye Otnosheniya, 2001.

Bortsov, Yuri C. *Vladimir Putin*. Moscou: Feniks, 2001.

Bower, Tom. *Oil: Money, Politics, and Power in the 21st Century*. Nova York: Grand Central Publishing, 2009.

Brannon, Robert. *Russian Civil-Military Relations*. Farnham, UK: Ashgate, 2009.

Browder, Bill. *Red Notice: A True Story of High Finance, Murder, and One Man's Fight for Justice*. Nova York: Simon & Schuster, 2015.

Browne, John com Philippa Anderson. *Beyond Business: An Inspirational Memoir from a Remarkable Leader*. Londres: Phoenix, 2011.

Bruce, Gary. *The Firm: The Inside Story of the Stasi*. Nova York: Oxford University Press, 2010.

Bush, George W. *Decision Points*. Nova York: Crown, 2010.

Clark, Westley K., *Waging Modern War: Bosnia, Kosovo and the Future of Combat*. Nova York: PublicAffairs, 2001.

Clinton, Hillary Rodham. *Hard Choices*. Nova York: Simon & Schuster, 2014. [Publicado no Brasil como *Escolhas Difíceis*. São Paulo: Globo Livros, 2016.]

Cohen, Stephen F. *Soviet Fates and Lost Alternatives: From Stalinism to the New Cold War*. Nova York: Columbia University Press, 2009.

Coll, Steve. *Private Empire: ExxonMobile and American Power*. Nova York: Penguin, 2012.

Colton, Timothy J. *Yeltsin: A Life*. Nova York: Basic Books, 2008.

Colton, Timothy J. e Michael McFaul. *Popular Choice and Managed Democracy: The Russian Elections of 1999 and 2000*. Washington, DC: Brookings Institution Press, 2003.

Cornell, Svante E. e S. Frederick Starr, eds. *The Guns of August 2008: Russia's War in Georgia*. Armonk, NY: M.E. Sharpe, 2009.

Cowell, Alan. *The Terminal Spy: The Life and Death of Alexander Litvinenko, a True Story of Espionage, Betrayal and Murder*. Londres: Doubleday, 2008.

Dawisha, Karen. *Putin's Kleptocracy: Who Owns Russia?* Nova York: Simon & Schuster, 2014.

De Waal, Thomas. *The Caucasus: An Introduction*. Oxford: Oxford University Press, 2010.

De Wolf, Koenraad. *Dissident for Life: Alexander Ogorodnikov and the Struggle for Religious Freedom in Russia*. Traduzido por Nancy Forest-Flier. Grand Rapids, MI: William B. Eerdmans, 2013.

Dorofeyev, Vladislav et al. *Dmitri Medvedev: Chelovek, Kotory Ostanovil Vremya* [O Homem que Parou o Tempo]. Moscou: Eksmo, 2012.

Duelfer, Charles. *Hide and Seek: The Search for Truth in Iraq*. Nova York: PublicAffairs, 2009.

Dunlop, John B. *The 2002 Dubrovka and 2004 Beslan Hostage Crises: A Critique of Russian Counter-Terrorism*. Stuttgart: Ibidem, 2006.

———. *The Moscow Bombings of September 1999: Examinations of Russian Terrorist Attacks at the Onset of Vladimir Putin's Rule*. Stuttgart: Ibidem, 2012.

Earley, Pete. *Comrade J: The Untold Secrets of Russia's Master Spy in America After the End of the Cold War*. Nova York: Berkley Books, 2007.

Evangelista, Matthew. *The Chechen Wars: Will Russia Go the Way of the Soviet Union?* Washington, DC: Brookings Institution Press, 2002.

Fagan, Geraldine. *Believing in Russia – Religious Policy After Communism*. Londres: Routledge, 2013.

Felshtinsky, Yuri, ed. *Boris Berezovsky: The Art of the Impossible*. 3 vols. Falmouth, MA: Terra-USA, 2006.

Felshtinsky, Yuri e Vladimir Pribylovsky. *The Corporation: Russia and the KGB in the Age of President Putin*. Nova York: Encounter Books, 2008.

Freeland, Chrystia. *Sale of the Century: Russia's Wild Ride from Communism to Capitalism*. Nova York: Crown Business, 2000.

Gaidar, Yegor. *Collapse of an Empire: Lessons for Modern Russia*. Washington, DC: Brookings Institution Press, 2007.

Gessen, Masha. *The Man Without a Face: The Unlikely Rise of Vladimir Putin*. Nova York: Riverhead Books, 2012. [Publicado no Brasil como *Putin: A Face Oculta do Novo Czar*. São Paulo: HarperCollins Brasil, 2012.]

———. *Words Will Break Cement: The Passion of Pussy Riot*. Nova York: Riverhead Books, 2014. [Publicado no Brasil como *Palavras Quebrarão Cimento: A Paixão de Pussy Riot*. São Paulo: Martins Fontes, 2016.]

Gevorkyan, Nataliya, Natalya Timakova e Andrei Kolesnikov. *First Person: An Astonishingly Frank Self-Portrait by Russia's President Vladimir Putin*. Nova York: PublicAffairs, 2000. Publicado originalmente em russo como *Ot Pervovo Litsa: Razgovory c Vladimirom Putinim*.

Gilligan, Emma. *Terror in Chechnya: Russia and the Tragedy of Civilians in War*. Princeton, NJ: Princeton University Press, 2010.

Goldfarb, Alex com Marina Litvinenko. *Death of a Dissident: The Poisoning of Alexander Litvinenko and the Return of the KGB*. Nova York: Free Press, 2007. [Publicado no Brasil como *Morte de um Dissidente: O Envenenamento de Alexander Litvinenko e a Volta da KGB*. São Paulo: Companhia das Letras, 2007.]

Goldman, Marshall I. *Petrostate: Putin, Power and the New Russia*. Oxford: Oxford University Press, 2008.

———. *The Piratization of Russia: Russian Reform Goes Awry*. Londres: Routledge, 2003.

Gomart, Thomas. *Russian Civil-Military Relations: Putin's Legacy*. Washington, DC: Carnegie Endowment for International Peace, 2008.

Gorham, Michael S. *After Newspeak: Language, Culture and Politics in Russia from Gorbachev to Putin*. Ithaca, NY: Cornell University Press, 2014.

Goscilo, Helena, ed. *Putin as Celebrity and Cultural Icon*. Londres: Routledge, 2013.

Greene, Samuel A. *Moscow in Movement: Power and Opposition in Putin's Russia*. Stanford, CA: Stanford University Press, 2014.

Gurevich, Vera. *Bspominaniya o Budushchem Prezidente* [Lembranças do Futuro Presidente]. Moscou: Mezhdunarodniye Otnosheniya, 2001.

Gustafson, Thane. *Wheel of Fortune: The Battle for Oil and Power in Russia*. Cambridge, MA: Belknap Press of Harvard University Press, 2012.

Harding, Luke. *Expelled: A Journalist's Descent into the Russian Mafia State*. Nova York: Palgrave Macmillan, 2012.

Hastings, Max. *Inferno: The World at War, 1939-1945*. Nova York: Alfred A. Knopf, 2011. [Publicado no Brasil como *Inferno: O Mundo em Guerra (1939-1945)*. Rio de Janeiro: Intrínseca, 2012.]

Herspring, Dale R., ed. *The Kremlin and the High Command: Presidential Impact on the Russian Military from Gorbachev to Putin*. Lawrence: University Press of Kansas, 2006.

———. *Putin's Russia: Past Imperfect, Future Uncertain*. Lanham, MD: Rowman & Littlefield, 2003.

Hill, Fiona e Clifford G. Gaddy. *Mr. Putin: Operative in the Kremlin*. Washington, DC: Brookings Institution Press, 2013. Atualizado e ampliado em edição brochura em 2015.

Hoffman, David E. *The Oligarchs: Wealth and Power in the New Russia*. Nova York: PublicAffairs, 2002.

Hughes, Karen. *Ten Minutes from Normal*. Nova York: Viking, 2004.

Hutchins, Chris com Alexander Korobko. *Putin*. Leicester, UK: Matador, 2012.

Jack, Andrew. *Inside Putin's Russia: Can There Be Reform Without Democracy?* Oxford: Oxford University Press, 2004.

Jones, Michael. *Leningrad: State of Siege*. Nova York: Basic Books, 2008.

Judah, Ben. *Fragile Empire: How Russia Fell In and Out of Love with Vladimir Putin*. New Haven, CT: Yale University Press, 2013.

Kalugin, Oleg. *Spymaster: My Thirty-Two Years in Intelligence and Espionage Against the West*. Nova York: Basic Books, 2009.

Kasyanov, Mikhail com Yevgeny Kiselyov. *Bez Putina* [Sem Putin]. Moscou: Novaya Gazeta, 2009.

Katz, David M. e Fred Weir. *Russia's Path from Gorbachev to Putin: The Demise of the Soviet System and the New Russia*. Nova York: Routledge, 2007.

Khodorkovsky, Mikhail e Nataliya Gevorkyan. *Turma i Volya* [Prisão e Vontade]. Moscou: Howard Roark, 2012.

King, Charles. *The Ghost of Freedom: A History of the Caucasus*. Oxford: Oxford University Press, 2008.

King, William R. e David I. Cleland. *Strategic Planning and Policy*. Nova York: Van Nostrand Reinhold, 1978.

Kirschenbaum, Lisa A. *The Legacy of the Siege of Leningrad, 1941-1995: Myth, Memories, and Monuments*. Nova York: Cambridge University Press, 2006.

Klebnikov, Paul. *Godfather of the Kremlin: The Decline of Russia in the Age of Gangster Capitalism*. Orlando, FL: Harcourt, 2000.

Knight, Amy. *Spies Without Cloaks: The KGB's Successors*. Princeton, NJ: Princeton University Press, 1996.

Koehler, John O. *Stasi: The Untold Story of the East German Secret Police*. Boulder, CO: Westview Press, 1999.

Koenker, Diane P. e Ronald D. Bachman, eds. *Revelations from the Russian Archives: Documents in English Translation*. Washington, DC: Library of Congress, 1997.

Konitzer, Andrew. *Voting for Russia's Governors: Regional Elections and Accountability Under Yeltsin and Putin*. Washington, DC: Woodrow Wilson Center Press, 2005.

Koplanov, Andrei e Andrei Yudin. *Tainy Bolshovo Doma* [Segredos do Casarão]. Moscou: Astrel-SPB, 2007.

Koshiw, J. V. *Abuse of Power: Corruption in the Office of the President*. s.l.: Artemia Press, 2013.

Kotkin, Stephen. *Armageddon Averted: The Soviet Collapse, 1970-2000*. Oxford: Oxford University Press, 2001.

Kozhevnikov, Vadim. *Shield and Sword*. Londres: MacGibbon & Kee, 1970.

Lebed, Alexander. *My Life and My Country*. Washington, DC: Regnery Publishing, 1997.

Ledeneva, Alena V. *Can Russia Modernise? Sistema, Power Networks and Informal Governance*. Cambridge: Cambridge University Press, 2013.

LeVine, Steve. *Putin's Labyrinth: Spies, Murder, and the Dark Heart of the New Russia*. Nova York: Random House, 2008.

Litvinenko, Alexander e Yuri Felshtinsky. *Blowing Up Russia: The Secret Plot to Bring Back KGB Terror*. Nova York: Encounter Books, 2007.

Lucas, Edward. *Deception: The Untold Story of East-West Espionage Today*. Nova York: Walker, 2012.

———. *The New Cold War: Putin's Russia and the Threat to the West*. Nova York: Palgrave Macmillan, 2008. Atualizado em 2009.

Lynch, Allen C. *Vladimir Putin and Russian Statecraft*. Washington, DC: Potomac Books, 2011.

MacKinnon, Mark. *The New Cold War: Revolutions, Rigged Elections and Pipeline Politics in the Former Soviet Union*. Nova York: Carroll & Graf, 2007.

Macrakis, Kristie. *Seduced by Secrets: Inside the Stasi's Spy-Tech World*. Nova York: Cambridge University Press, 2008.

McDaniel, Tim. *The Agony of the Russian Idea*. Princeton, NJ: Princeton University Press, 1996.

McFaul, Michael. *Russia's Unfinished Revolution: Political Change from Gorbachev to Putin*. Ithaca, NY: Cornell University Press, 2001.

Medvedev, Roy. *Post-Soviet Russia: A Journey Through the Yeltsin Era*. Traduzido e editado por George Shriver. Nova York: Columbia University Press, 2000.

———. *Vladimir Putin: Chetyre Goda v Kremle* [Vladimir Putin: Quatro Anos no Kremlin]. Moscou: Vremya, 2004.

Mendras, Marie. *Russian Politics: The Paradox of a Weak State*. Nova York: Columbia University Press, 2012.

Merridale, Catherine. *Night of Stone: Death and Memory in Twentieth-Century Russia*. Nova York: Penguin, 2000.

Moore, Robert. *A Time to Die: The Untold Story of the Kursk Tragedy*. Nova York: Three Rivers Press, 2002.

Mukhin, A. A. *Kto Ect' Mister Putin i Kto c Nim Prishol* [Quem é o Senhor Putin e Quem Veio Com Ele]. Moscou: Gnom i D, 2002.

Murphy, Paul J. *Allah's Angels: Chechen Women in War*. Annapolis, MD: Naval Institute Press, 2010.

O'Cleary, Conor. *Moscow, December 25, 1991: The Last Day of the Soviet Union*. Nova York: PublicAffairs, 2011.

Orttung, Robert W. *From Leningrad to St. Petersburg*. Nova York: St. Martin's Press, 1995.

Orttung, Robert W., ed., com Danielle N. Lussier e Anna Paretskaya. *The Republics and Regions of the Russian Federation: A Guide to Politics, Policies, and Leaders*. Armonk, NY: M. E. Sharpe, 2000.

Pepper, John. *Russian Tide: Building a Leadership Business in the Midst of Unprecedented Change*. Cincinnati: John Pepper, 2012.

Piontkovsky, Andrei. *Treti Put k Rabstvu* [A Terceira Via é para a Servidão]. Boston: M- Graphics, 2010.

Politkovskaya, Anna. *Is Journalism Worth Dying For?* Nova York: Melville House, 2011. Publicado inicialmente como *Za Chto*, Moscou: Novaya Gazeta, 2007.

———. *A Russian Diary: A Journalist's Final Account of Life, Corruption and Death in Putin's Russia*. Nova York: Random House, 2007. [Publicado no Brasil como *Um Diário Russo*. Rio de Janeiro: Rocco, 2007.]

———. *A Small Corner of Hell: Dispatches from Chechnya*. Chicago: University of Chicago Press, 2003.

———. *Putin's Russia*. Londres: Harvill Press, 2004.

Pomerantsev, Peter. *Nothing Is True and Everything Is Possible: The Surreal Heart of the New Russia*. Nova York: PublicAffairs, 2014.

Primakov, Yevgeny. *Vocem Mesyatsev Plus...* [Mais de Oito Meses...]. Moscou: Mysl, 2001.

Pussy Riot. *Pussy Riot: A Punk Prayer for Freedom*. Nova York: Feminist Press, 2013.

Reddaway, Peter e Dmitri Glinski. *The Tragedy of Russia's Reforms: Market Bolshevism Against Democracy*. Washington, DC: United States Institute of Peace, 2001.

Reed, Joyce Lasky, Blair A. Ruble e William Craft Brumfield, eds. *St. Petersburg, 1993-2003: The Dynamic Decade*. Washington, DC: St. Petersburg Conservancy, 2010.

Reid, Anna. *Leningrad: The Epic Siege of World War II, 1941-1944*. Nova York: Walker, 2011.

Remnick, David, *Lenin's Tomb: The Last Days of the Soviet Empire*, Nova York: Random House, 1993. [Publicado no Brasil como *O Túmulo de Lênin: Os Últimos Dias do Império Soviético*. São Paulo: Companhia das Letras, 2017.]

———. *Resurrection: The Struggle for a New Russia*. Nova York: Random House, 1997.

Rice, Condoleezza. *No Higher Honor: A Memoir of My Years in Washington*. Nova York: Crown, 2011.

Rose, Richard, William Mishler e Neil Munro. *Popular Support for an Undemocratic Regime: The Changing Views of Russians*. Cambridge: Cambridge University Press, 2011.

Roxburgh, Angus. *The Strongman: Vladimir Putin and the Struggle for Russia*. Londres: I. B. Tauris, 2012.

Sakwa, Richard. *The Crisis of Russian Democracy: The Dual State, Factionalism and the Medvedev Succession*. Nova York: Cambridge University Press, 2011.

———. *Putin and the Oligarch: The Khodorkovsky-Yukos Affair*. Londres: I. B. Tauris, 2014.

———. *Putin: Russia's Choice*. Londres: Routledge, 2004.

———. *The Quality of Freedom: Khodorkovsky, Putin and the Yukos Affair*. Oxford: Oxford University Press, 2009.

Salisbury, Harrison E. *The 900 Days: The Siege of Leningrad*. Nova York: Harper & Row, 1969.

Satter, David. *Darkness at Dawn: The Rise of the Russian Criminal State*. New Haven, CT: Yale University Press, 2003.

———. *It Was a Long Time Ago, and It Never Happened Anyway: Russia and the Communist Past*. New Haven, CT: Yale University Press, 2012.

Schrad, Mark Lawrence. *Vodka Politics: Alcohol, Autocracy and the Secret History of the Russian State*. Oxford: Oxford University Press, 2014.

Semyonov, Yulian. *Seventeen Moments of Spring*. Amsterdã: Fredonia Books, 2001.

Service, Robert. *A History of Modern Russia: From Tsarism to the Twenty-First Century*. 3ª ed. Cambridge, MA: Harvard University Press, 2009.

Shevtsova, Lilia. *Putin's Russia*. Washington, DC: Carnegie Endowment for International Peace, 2005.

———. *Russia – Lost in Transition: The Yeltsin and Putin Legacies*. Washington, DC: Carnegie Endowment for International Peace, 2007.

Shlapentokh, Vladimir e Anna Arutunyan. *Freedom, Repression, and Private Property in Russia*. Nova York: Cambridge University Press, 2013.

Shvets, Yuri B. *Washington Station: My Life as a KGB Spy in America*. Nova York: Simon & Schuster, 1994.

Sixsmith, Martin. *The Litvinenko File: The Life and Death of a Russian Spy*. Nova York: St. Martin's Press, 2007. [Publicado no Brasil como *O Caso Litvinenko: A História Verídica de uma Morte Anunciada*. São Paulo: Landscape, 2007.]

Skuratov, Yuri. *Variant Drakona* [A Variante Dragão]. Moscou: Detectiv Press, 2000. Reeditada em formato modificado como parte da série *Proekt Putin, Putin – Ispolnitel Zloi Voli* [Putin – Executor de Maldades]. Moscou: Algorithm, 2012.

Sobchak, Anatoly. *Duzhina Nozhei v Spinu* [Uma Dúzia de Facas nas Costas]. Moscou: Vagrius, 1999.

———. *For a New Russia: The Mayor of St. Petersburg's Own Story of the Struggle for Justice and Democracy*. Nova York: Free Press, 1992.

Soldatov, Andrei e Irina Borogan. *The New Nobility: The Restoration of Russia's Security State and the Enduring Legacy of the KGB*. Nova York: Public Affairs, 2010.

Solovyov, Vladimir e Elena Klepikova. *Behind the High Kremlin Walls*. Nova York: Dodd, Mead, 1986.

Stent, Angela E. *The Limits of Partnership: U.S.-Russian Relations in the Twenty-First Century*. Princeton, NJ: Princeton University Press, 2014.

Stuermer, Michael. *Putin and the Rise of Russia*. Nova York: Pegasus Books, 2009.

Svanidze, Nikolai e Marina Svanidze. *Medvedev*. São Petersburgo: Amfora, 2008.

Talbott, Strobe. *The Russia Hand: A Memoir of Presidential Diplomacy*. Nova York: Random House, 2002.

Tregubova, Yelena. *Baiki Kremlyovskaya Diggera* [Contos de uma Escavadora do Kremlin]. Moscou: Ad Marginem, 2003.

———. *Proshchaniye Kremlyovskaya Diggera* [Despedida da Escavadora do Kremlin]. Moscou: Ad Marginem, 2004.

Treisman, Daniel. *The Return: Russia's Journey from Gorbachev to Medvedev*. Nova York: Free Press, 2011.

Trenin, Dmitri. *Post-Imperium: A Eurasian Story*. Washington, DC: Carnegie Endowment for International Peace, 2011.

Trenin, Dmitri V. e Aleksei V. Malashenko com Anatol Lieven. *Russia's Restless Frontier: The Chechnya Factor in Post-Soviet Russia*. Washington, DC: Carnegie Endowment for International Peace, 2004.

Truscott, Peter. *Kursk: The Gripping True Story of Russia's Worst Submarine Disaster*. Londres: Simon & Schuster, 2004. [Publicado no Brasil como *Kursk: O Orgulho Perdido da Rússia*. São Paulo: Landscape, 2003.]

———. *Putin's Progress: A Biography of Russia's Enigmatic President, Vladimir Putin*. Londres: Simon & Schuster, 2004.

Usoltsev, Vladimir. *Sosluzhivets: Neizvestniye Stranitsi Zhizni Prezidenta* [Camarada: Páginas Desconhecidas da Vida do Presidente]. Moscou: Eksmo, 2004.

Van Herpen, Marcel H. *Putin's Wars: The Rise of Russia's New Imperialism*. Lanham, MD: Rowman & Littlefield, 2014.

Volkov, Vadim. *Violent Entrepreneurs: The Use of Force in the Making of Russian Capitalism*. Ithaca e Londres: Cornell University Press, 2002.

Volodarsky, Boris. *The KGB's Poison Factory: From Lenin to Litvinenko*. Minneapolis: Zenith Press, 2009.

Waller, J. Michael. *Secret Empire: The KGB in Russia Today*. Boulder, CO: Westview Press, 1994.

Werth, Alexander. *Russia at War, 1941-1945*. Nova York: E. P. Dutton, 1964.

White, Stephen, ed. *Politics and the Ruling Group in Putin's Russia*. Nova York: Palgrave Macmillan, 2008.

Wolf, Markus com Anne McElvoy. *The Man Without a Face: The Autobiography of Communism's Greatest Spymaster*. Nova York: Times Books, 1997. [Publicado no Brasil como *O Homem Sem Rosto*. Rio de Janeiro: Record, 1997.]

Woodward, Bob. *Plan of Attack*. Nova York: Simon & Schuster, 2004.

Yeltsin, Boris. *Midnight Diaries*. Nova York: PublicAffairs, 2000.

———. *The Struggle for Russia*. Nova York: Times Books, 1994.

Zenkovich, Nikolai. *Putinskaya Entsiklopediya* [Enciclopédia Putin]. Moscou: Olma-Press, 2006.

Índice remissivo

A

Abdul Khalim Saidullayev 331
Academia de Inteligência Externa 32, 33, 35
A Casa do Iluminismo Político 76
Acordo START II 210
Afeganistão 26, 32, 173
Agência Central de Inteligência (CIA) 79, 192
Agente da inteligência 26
Ahkmed Zakayev 237
Akhmad Kadyrov 249
Albert Makashov 139
Aldrich Ames 44
Aleksander Lebed 120
Aleksandr Anikin 84
Aleksandr Belov 14
Aleksandr Belyayev 92, 106
Aleksandr Bortnikov 24, 498
Aleksandr Bulbov 353
Aleksandr Grigoryev 136
Aleksandr Korzhakov 104, 114, 120, 209
Aleksandr Lebed 130, 170
Aleksandr Litvinenko 140, 327
Aleksandr Lukashenko 465
Aleksandr Rutskoy 92
Aleksandr Sokolov 7
Aleksandr Solzhenitsyn 23
Aleksandr Voloshin 151, 160, 162, 213, 245, 253
Aleksandr Yuriev 102
Aleksandr Zhilin 198
Aleksandr Zhukov 351, 474
Aleksei Alekseyevich 117
Aleksei Bolshakov 116
Aleksei Domnin 137
Aleksei Kudrin 104, 116, 120, 268, 391, 422
Aleksei Miller 87, 306, 392
Aleksei Navalny 423, 434, 440, 446, 455, 477, 482, 490, 515
Alemanha nazista 3
Alemanha Ocidental 34, 43, 53
Alemanha Oriental 34, 37, 39, 43, 45, 48, 52, 54
Al Gore 219
Aliança do Norte 222
Alina Kabayeva 359, 410
Al-Qaeda 169, 218, 279
Anatoly Chubais 81, 113, 130
Anatoly Karpov 41
Anatoly Kulikov 120
Anatoly Kvashnin 163
Anatoly Levin-Utkin 137
Anatoly Pakhomov 469
Anatoly Rakhlin 13
Anatoly Sobchak 58, 65, 67, 70, 76, 80, 86, 89, 92, 95, 105, 125, 201
  fuga 126
Andrei Babitsky 194
Andrei Chernyshev 171
Andrei Illarionov 307, 324
Andrei Kudrin 383
Andrei Sakharov 23, 46, 59

Angela Merkel 332, 343, 477, 488, 499
Anna Politkovskaya 330, 333
assassinato 330
Arbi Barayev 232
A Revolução Laranja 297, 318
Arkady Dvorkovich 384, 411, 421
Arkady Kramarev 66, 99
Arkady Rotenberg 13, 394
Arthur George 90
Artyom Kuznetsov 398
Ásia 128
crise econômica 128
Aslan Maskhadov 153, 173, 181, 265
Áustria 34, 47
Avel Borodin 202

B

Banco Central da Rússia 147
Banco Rossiya 109
Barack Obama 399, 411, 414, 422, 454, 488, 503
Bashar al-Assad 478
Beijing 452
Berlim 9, 42
Bielorrússia 326
Bill Clinton 101, 104, 169, 185, 210
Bin Laden 169
Bloco soviético 36
Bocharov Ruchei 31
Böhms 54
Boinas Verdes na Alemanha 43
Bombardeios 169, 170, 171, 197, 199, 262
Boris Berezovsky 112, 129, 140, 213, 239, 248, 265, 328
Boris Gidaspov 66
Boris Godunov 69
Boris Gryzlov 250, 428
Boris Nemtsov 130, 264, 364
Boris Rotenberg 13
Boris Yatskevich 125
Boris Yeltsin 59, 66, 68, 76, 80, 84, 88, 91, 92, 93, 98, 101, 104, 108, 112, 126, 127, 128, 130, 138, 147, 152, 168, 175, 178, 179, 180, 182, 281
eleição presidencial 104
impeachment 130, 138, 152, 157
reforma no governo 130

C

Camarada Platov 33, 34
Carl M. Kuttler Jr. 61
Carta Olímpica 491
Casa Branca 91, 92, 93, 115
Cassinos 83
Catarina, a Grande 287
Catedral Kazan 21
Cáucaso 170, 208
Charles Duelfer 245
Chechênia 112, 136, 153, 165, 169, 170, 173, 175, 176, 181, 193, 194, 199, 212, 219, 226, 230, 261, 273, 278, 330, 332
guerra 114
independência 112
Chernobyl 46
Colapso da economia 112
Condoleezza Rice 218, 227
Copa do Mundo 393, 409
Coronel Frolov 35
Corrida do ouro pós-soviética 112
Corrupção 120, 410
Crimeia 31, 503, 505, 507, 518
anexação 504
Crise econômica 135
Cuba 222

D

Daguestão 165, 168, 170, 173, 185
David Cameron 478, 488
Democracia 95, 99
Der Spiegel 46
Diretorado Principal de Controle 128
Dissolução do conselho municipal 98
Dmitri Boitsov 507
Dmitri Chernyshenko 473

Dmitri Firtash 318
Dmitri Gantserov 19
Dmitri Kiselyov 459
Dmitri Kolesnikov 211
Dmitri Kozak 108, 257, 473
Dmitri Likhachev 69
Dmitri Medvedev 191, 313, 352, 371
Dmitri Peskov 335, 417
Dmitri Rozhdestvensky 75, 77
Doutor Jivago 56
Dresden 35, 37, 39, 40, 41, 42, 43, 46, 54
Dukavakha Abdurakhmanov 339

E

Eduard Shevardnadze 285
Edward Snowden 475, 476
Egon Krenz 48, 52
Eleição 113
Eleições legislativas 98
Erich Honecker 52, 53
Erich Mielke 45
Estados Unidos 27, 32, 154, 210, 500
Euforia política 91
Europa Oriental 67
Evolução bolchevique 6
Exército Vermelho 3, 38, 176, 233

F

Faith No More 441
FBI 220, 400
Felix Dzerzhinsky 145
Filipe Turover 119
Forças Armadas da Rússia 227
François Hollande 509
FSB 135, 137, 172, 183, 497
Fundo Monetário Internacional 131

G

G7 509
G8 500
G20 454
Galina Starovoitova 144, 147
Garry Kasparov 41, 355, 356, 371, 385, 449, 514
Gazprom 313, 314, 315, 317, 321, 349, 364, 388, 397, 415, 469
General Shirokov 54
Gennady Seleznyov 229
Gennady Shpigun 152
Gennady Timchenko 86, 90
Gennady Zyuganov 105, 113, 191, 196, 229, 258, 264, 383
George H. W. Bush 62, 79
George W. Bush 218, 227, 261, 271, 298, 377
Geórgia 377, 380
  guerra 380
Georgy Zhukov 4
Gera 40
Gerhard Schröder 226, 246, 261, 271
German Gref 324
Glasnost 45, 46, 47, 55, 61, 71, 75
Gógol 122
Golpe militar 68
Grã-Bretanha 192
Grande Guerra Patriótica 8, 14, 39, 68, 181
Greves 92
Grigory Davidov 44
Grigory Gongadze 285
Grigory Rasputin 5
Grigory Yavlinsky 190, 196
Guerra Fria 27, 35, 36, 43, 45, 48, 56, 78, 80, 220
Gulag 15, 20, 22, 69, 77

H

Hans Modrow 54
Helmut Kohl 103
Henry Kissinger 80, 435
Hillary Clinton 422
Horst Böhm 37
Horst Jehmlich 42, 44
Hu Jintao 377
Hungria 47

I

Igor Antonov 32
Igor Sechin 123, 243, 415
Igor Sergeyev 211, 224
Igor Shadkhan 75
Igor Strelkov 510
Igreja do Santo Sepulcro 11
Igreja Ortodoxa Russa 10, 43
Ihor Smeshko 283, 295
Ilya Klebanov 214
Impeachment 82
Instituto do Estandarte Vermelho 32
Investigação 151
  Mabetex 151
  Mercata 151
Investigações 147, 150, 152
Iraque 249
Ivan Ilyin 481
Ivan Shelomov 6
Ivan Shishkin 33

J

Jacques Chirac 246, 261, 271
James A. Baker III 80
Jane Fonda 96
Jogos da Boa Vontade 96, 99
Johann Weiss 14, 15
John Major 80
John McCain 380
Jörg Hofmann 55
Jorrit Faassen 463
Josef Stalin 4, 9, 20, 101, 284
Joseph Biden 412
Junichiro Koizumi 271

K

Kaj Hober 88
Kalingrado 65
Kaliningrado 29, 67, 97
Karl Marx Stadt 40
Katya 95, 203
KGB 5, 14, 15, 16, 18, 19, 20, 21, 24, 26, 27, 30, 32, 33, 34, 36, 37, 38, 39, 41, 43, 44, 46, 49, 54, 55, 57, 59, 60, 61, 63, 68, 71, 78, 83, 95, 109, 131, 135, 147, 192, 202, 206, 283
Khattab 163
Kho Moskvy 173
Kiev 31
Kim Philby 33
Klaus Zuchold 54
Kommersant 95, 121, 141
Kompromat 101
Koni 258
Konstantin Chernenko 32, 38
Kosovo 154, 159
Kremlin 27, 47, 65, 103, 116, 117, 119, 125, 129, 136, 138, 146, 151, 156, 167, 177, 180, 191, 202, 206, 215, 228, 267, 313, 347
Kryuchkov 68
Ksenia Sobchak 446

L

Larisa Kharchenko 125
lavagem de dinheiro 90
Lazar Matveyev 38
Leipzig 40, 48
Lenin 13, 76, 108, 458
Leningrado 3, 4, 6, 8, 9, 10, 16, 22, 23, 24, 25, 27, 28, 33, 34, 37, 39, 57, 58, 63, 64, 66, 75
Leonid Brezhnev 27, 31
Leonid Dobrokhotov 163, 282
Leonid Proshkin 106
Letônia 5
Levante Húngaro 23
Líbia
  guerra 416
Lituânia 5
Londres 33, 80
Luzhkov-Primakov 199
Lyudmila 28, 29, 30, 31, 33, 34, 39, 42, 53, 56, 83, 89, 95, 110, 118, 133, 134, 183, 186, 204, 466
  primeira-dama 204
Lyudmila Khmarina 27

M

Madeleine Albright 194
Madonna 441
Manifestação 68
Maria Alyokhina 486
Marina Kalijurand 346
Marina Salye 85
Marina Yentaltseva 89, 96, 110
Markus Wolf 53
Mar Negro 30
Martin Luther King Jr. 58
Maryam Taburova 262
Masha 39, 42, 90, 95, 203
Matthias Warnig 305
Matveyev 41, 42, 46, 57
Michael McFaul 437
Mikhail Bulgakov 56
Mikhail Fradkov 268, 340, 352
Mikhail Fridman 112
Mikhail Frolov 33
Mikhail Gorbachev 43, 45, 46, 47, 48, 53, 63, 70, 285
Mikhail Kasyanov 200, 206, 256, 355, 371
Mikhail Khodorkovsky 112, 229, 240, 251, 303, 309
Mikhail Khodrokovsky 308
Mikhail Leontyev 200
Mikhail Manevich 90, 108
Mikhail Prokhorov 424
Mikhail Saltykov-Shchedrin 40
Mikhail Shvydkoy 146
Mikhail Trepashkin 140
Mitt Romney 454
Moscou 4, 5, 8, 25, 31, 32, 33, 38, 47, 49, 50, 53, 54, 55, 56, 65, 76, 84, 90, 115, 139, 146, 168
Movimento Russo pela Reforma Democrática 95
Movladi Udugov 199
Movsar Barayev 232
Mstislav Rostropovich 126
Muammar al-Qaddafi 412
Muro de Berlim 48, 49, 53

N

Nações Unidas 77, 137
Nadezhda Tolokonnikova 486
Nataliya Melikova 363
Nataliya Nikiforova 79
Nazistas 5
Negócios e crime organizado 90
New START 400, 411
Nicolas Sarkozy 378
Nikita Khrushchev 17, 31, 148, 287
Nikoali Patrushev 24
Nikolai Bordyuzha 151
Nikolai Gogol 40
Nikolai Kovalyov 132
Nikolai Patrushev 131, 172, 498
Nikolai Shamalov 109
Nikolai Yegorov 116
Nikolayev 31
Nikolay Khalip 274
Nizhny Novgorod 129
NKVD 5, 37
Nova Zelândia 169
NSA 475

O

O caso Yukos 252, 311
O Lago dos Cisnes 65
Oleg Kalugin 57, 60, 329
Oleg Soskovets 103, 112
Oleksandr Turchynov 496
Olimpíadas 96, 357, 470, 471, 496
  boicote 96
Olimpíadas de Inverno 371
Olimpíadas de Verão 348
ONU 182, 400
Operação Barbarossa 4
Organização Mundial do Comércio 240
OTAN 43, 54, 68, 154, 212, 222, 284, 288, 416, 498

P

Palácio Mariinsky 69

Papa Francisco 479
Partido Comunista 9, 12, 13, 32, 52, 58, 59, 66, 76, 77, 109, 119, 147, 179, 190
Paul McCartney 441
Pavel Borodin 117, 150, 220
Pavel Grachev 121
Pedro, o Grande 5, 76
Pentágono 218, 227
Perestroika 45, 46, 47, 55, 144
Petersburgo 3
Pete Townshend 441
Petro Poroshenko, 483
Platon Levedev 303
Praça do Palácio 68
Praça Vermelha 329, 346, 434
Primavera de Praga 16
Primeira Guerra Mundial 6
Propaganda 505
Protestos 47, 92, 93, 507
Punk Prayer 433
Pussy Riot 434, 440, 447, 486, 491

R

Radeberger Pilsner 41
Ramzam Kadyrov 330
Ramzan Kadyrov 339
Redes estatais de televisão 113, 217
Revista *Time* 81
Revolução bolchevique 96
Revolução de 1917 93
Revolução de Outubro 4
Revolução de Setembro 280
Revolução Russa 45, 76
Robert Gates 343
Robert Hanssen 44, 220
Robert Kraft 312
Roman Abramovich 216, 239, 314
Ronald Reagan 27, 45
Rosa Nagayeva 262
Roy Medvedev 197
Ruslan Aushev 276
Ruslan Khasbulatov 93
Ruslan Linkov 144
Rússia 11, 63, 76, 79, 131, 170, 184, 189, 210

S

Saddam Hussein 245, 284, 378
  queda 247
São Petersburgo 76, 82, 88, 92
Semion Mogilevich 318
Sergei Chemezov 313
Sergei Guriev 514
Sergei Ivanov 24, 136, 206, 231, 498
Sergei Kiriyenko 129, 133, 190
Sergei Kozyrev 144
Sergei Lavrov 288, 495
Sergei Magnitsky 397
Sergei Mironov 264
Sergei Roldugin 25, 34, 464
Sergei Sobyanin 486
Sergei Stepashin 144, 153, 165
Shadkhan 78
Shamil Basayev 163, 165, 195, 233, 274
Shlisselburg 3
Sibéria 75, 117
Siegfried Dannath 44, 51
Siemens 109
Silvio Berlusconi 301, 362
Slobodan Milošević 154
Sochi 30
Solzhenitsyn 46
Spiridon Putin 4
Stanislav Belkovsky 366
Stanislav Merkuriev 57
Stasi 36, 39, 40, 44, 45, 47, 49, 51, 53, 54, 55, 65, 87, 98, 305
Stern 46
Steve Jobs 373
Strobe Talbott 105
Strohe Talbott 155
Submarino Kursk 211
  explosões 211
Suíça 34

T

Talibã 222, 227

Tamara Stelmakhova 17
Tártaros 32
Tatyana Dyachenko 113, 148
Tchecoslováquia 35, 42
Ted Turner 96
Terrorismo 173, 219, 237, 277
The New York Times 255, 274
Thomas Donilon 453
Tolstói 14
Tony Blair 192, 219, 271
Toska 50, 204, 258
Tosno 28
Tratado de Forças Nucleares de Alcance Intermediário 45

U

Ucrânia 31, 46, 284, 285, 293
Umar Dzhebrailov 140
UNESCO 126
União Europeia 284
União Soviética 5, 16, 17, 18, 22, 24, 26, 28, 33, 35, 36, 37, 42, 45, 46, 47, 49, 56, 62, 63, 68, 75, 77, 82, 180
Universidade Estatal de Leningrado 17, 22
Universidade Estatal de São Petersburgo 102
Usoltsev 40, 41

V

Vadim Kozhevnikov 14
Valentina Matviyenko 352, 497
Valentin Yumashev 132
Valery Musin 61
Vasily Shestakov 110
Vera Brileva 17
Vera Gurevich 12, 13, 17, 25
Vicktor Chernomyrdin 129
Victor Borisenko 16, 21
Victor Chernomyrdin 116
Viktor Cherkesov 23, 24, 81, 94, 136
Viktor Chernomyrdin 103, 138
Viktor Chersekov 206
Viktor Ivanov 24, 206, 461
Viktor Khmarin 27
Viktor Myachin 109
Viktor Yushchenko 283, 318
Viktor Zolotov 402
Viktor Zubkov 123, 243, 353
Violetta Volkova 448
Vitaly Pavlov 231
Vladimir Barkovsky 33
Vladimir Chamov 414
Vladimir Churov 426
Vladimir Gusinsky 112, 208, 239
Vladimir Kryuchkov 47, 76
Vladimir Kumarin 91
Vladimir Lênin 5
Vladimir Litvenenko 124
Vladimir Milov 364
Vladimir Potanin 112
Vladimir Putin 5, 6, 14, 21, 27, 30, 33, 37, 39, 41, 42, 45, 50, 53, 54, 56, 61, 64, 67, 71, 80, 81, 82, 88, 95, 105, 115, 127, 128, 132, 137, 168, 176, 180, 189, 245, 327, 469
  discurso de Ano-Novo 184
  presidente 183, 197
  primeiro-ministro 189
  reeleição 271
  sucessor 341
Vladimir Shirokov 49
Vladimir Smirnov 86, 90, 320
Vladimir Spiridonovich Putin 3
Vladimir Usoltsev 38
Vladimir Ustinov 263, 354
Vladimir Vladimirovich Putin 9
Vladimir Vysotsky 16
Vladimir Yakovlev 104, 190
Vladimir Yakunin 77, 86, 109, 205, 482
Vladimir Zhirinovsky 245, 264
Vladislav Surkov 229, 259, 505
Volodya Pequeno 38
Volodymyr Satsyuk 283, 297
Vsevelod Chaplin 440
Vyacheslav Shcherbakov 66

W

Wesley Clark 155
WikiLeaks 475
William Browder 397
Winston Churchill 107
World Trade Center 228

Y

Yakovlev 105
Yalta 31
Yegor Gaidar 92
Yekaterina 41
Yekaterina Andreyeva 362
Yekaterina Samutsevich 433, 440
Yelena Baturina 161
Yelena Tregubova 136, 266
Yevgeny Primakov 108, 139, 148, 159, 175, 190, 245
Yulia Tymoshenko 318, 484
Yuri Andropov 15, 22, 135
Yuri Baluyevsky 452
Yuri Gladkov 85
Yuri Ilyich 149
Yuri Kovalchuk 86, 109, 205, 320
Yuri Leshchev 63
Yuri Luzhkov 105, 156, 262, 296
Yuri Modin 33
Yuri Shchekochikhin 341
Yuri Skuratov 101, 126, 146, 177, 196, 201
Yuri Solovyev 58
Yuri Tkachenko 171
Yuri Yarov 67

Sobre o autor

Steven Lee Myers trabalhou no *The New York Times* por mais de vinte anos. Ele passou mais de sete anos, em dois períodos diferentes, como correspondente baseado na Rússia durante o reinado de Vladimir Putin. Previamente, ele havia trabalhado em Nova York, Washington, D.C. e, durante a conclusão da guerra americana no Iraque, em Bagdá. Ele agora escreve em Washington sobre questões internacionais e de segurança nacional. Este é o primeiro livro de sua autoria.

Créditos das fotos

Mapas: Mapping Specialists, Ltd

Pai de Putin: Kremlin (http://putin.kremlin.ru/bio)

Mãe de Putin: Kremlin (http://putin.kremlin.ru/bio)

Putin na escola fundamental em Leningrado: Kremlin (http://putin.kremlin.ru/bio)

Putin ao se juntar à KGB em 1975: Kremlin (http://putin.kremlin.ru/bio)

Casamento de Putin e Lyudmila Shkrebneva: Kremlin (http://putin.kremlin.ru/bio)

O casal Putin com sua filha Maria e amigos em 1985: Kremlin (http://putin.kremlin.ru/bio)

As filha de Putin, Yekaterina e Maria: Kremlin (http://putin.kremlin.ru/bio)

Putin e Boris Yeltsin: Kremlin (http://putin.kremlin.ru/bio)

Putin e sua cadela Koni: James Hill

Mikhail Khodorkovsky: James Hill

Dmitri Medvedev: James Hill

Aleksei Navalny: James Hill

Alina Kabayeva: Kremlin (http://putin.kremlin.ru/bio)

Bandeiras com a imagem de Putin: James Hill